U0225487

腓骨肌腱：
The Peroneal Tendons：
临床评估与处理原则
A Clinical Guide to Evaluation and Management

主 编 （美）马克·索贝尔（Mark Sobel）

主 审 唐康来 梁晓军

主 译 赵宏谋 陶 旭

北方联合出版传媒（集团）股份有限公司

辽宁科学技术出版社

·沈 阳·

First published in English under the title

The Peroneal Tendons: A Clinical Guide to Evaluation and Management

edited by Mark Sobel

Copyright © Springer Nature Switzerland AG, 2020

This edition has been translated and published under licence from

Springer Nature Switzerland AG.

©2023 辽宁科学技术出版社

著作权合同登记号：第 06-2022-104 号。

版权所有·翻印必究

图书在版编目（CIP）数据

腓骨肌腱：临床评估与处理原则 /（美）马克·索贝尔（Mark Sobel）
主编；赵宏谋，陶旭主译. — 沈阳：辽宁科学技术出版社，2023.1
ISBN 978-7-5591-2489-0

Ⅰ. ①腓… Ⅱ. ①马… ②赵… ③陶… Ⅲ. ①腓骨—腱疾病—诊疗 Ⅳ.
①R686

中国版本图书馆CIP数据核字（2022）第066526号

出版发行：辽宁科学技术出版社
　　　　　（地址：沈阳市和平区十一纬路25号　邮编：110003）
印 刷 者：辽宁新华印务有限公司
经 销 者：各地新华书店
幅面尺寸：210mm×285mm
印　　张：23.5
插　　页：4
字　　数：520千字
出版时间：2023年1月第1版
印刷时间：2023年1月第1次印刷
责任编辑：吴兰兰
封面设计：王思雨
版式设计：袁　舒
责任校对：黄跃成

书　　号：ISBN 978-7-5591-2489-0
定　　价：328.00元

投稿热线：024-23284363
邮购热线：024-23284502
E-mail:2145249267@qq.com
http://www.lnkj.com.cn

审译者名单

主　审

唐康来　陆军军医大学第一附属医院

梁晓军　西安交通大学附属红会医院

主　译

赵宏谋　西安交通大学附属红会医院

陶　旭　陆军军医大学第一附属医院

副主译

鹿　亮　中国科技大学附属第一医院

李文翠　深圳大学第一附属医院

丰　波　内蒙古医科大学第三附属医院

陈　磊　解放军总医院第四医学中心

译　者（按姓氏拼音排序）

曹　乐　浙江大学第二附属医院

曹广超　徐州仁慈医院

陈小强　深圳大学第一附属医院

董全宇　青岛大学附属医院

顾文奇　上海交通大学附属第六人民医院

雷　涛　西安交通大学附属红会医院

李　博　渭南市骨科医院

李江兴　甘肃省清水县人民医院

梁景棋　西安交通大学附属红会医院

刘　奔　山东大学齐鲁医院

刘培珑　西安交通大学附属红会医院

马　林　陆军军医大学第一附属医院

寿康全　宜昌市中心人民医院

王　智　首都医科大学附属北京同仁医院

王国忠　青岛大学附属医院

王震宇　陆军军医大学第一附属医院

温晓东　西安交通大学附属红会医院

杨　杰　西安交通大学附属红会医院

杨钱冬　陆军军医大学第一附属医院

姚陆丰　宁波市第六医院

张　进　贵州省人民医院

张　言　西安交通大学附属红会医院

周　朝　舟山定海广华医院

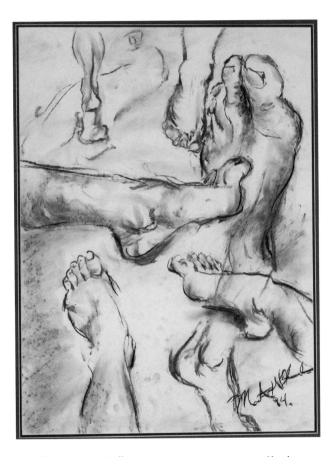

《足部习作》，Martin Blank 工作室
华盛顿州西雅图

谨以此书献给我挚爱的父母 Jane Ann 和 Murray，我的妻子 Mary Grace，我的孩子 Mark Jr.、Jay Michael 和 Grace Ann。

马克·索贝尔（Mark Sobel）

在爱的记忆里
Mark Sobel，Jr.
1993 年 12 月 15 日——2011 年 7 月 16 日
决心、动力、成功

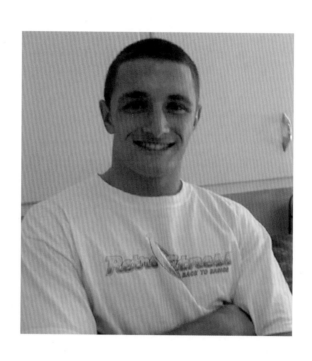

序言

腓骨肌腱

对于踝周的所有肌腱而言，腓骨肌腱可能是最不受大家青睐的了。然而，骨科医生、运动医学医生、小儿骨科医生以及足踝外科医生等相关医者都喜欢它。对肌腱的"尊重"自古就有，贯穿古今，甚至和古希腊神话中的伟大英雄相关。近期在 Google 检索跟腱相关文献，结果超 22 500 000 条。另一个位于踝关节前侧的热门肌腱便是胫前肌腱，检索结果超 3 290 000 条。排在第三位的是胫后肌腱，检索结果为 3 270 000 条。胫后肌腱在过去 70 年里因为其功能障碍会导致获得性足弓塌陷和平足外翻畸形而"走红"。然而，我们发现尽管腓骨肌腱由两条相互独立的肌腱组成，且无私地共用一个腱鞘，而检索结果却只有 878 000 条。两条腓骨肌腱都具有外翻足踝以避免摔倒的作用，更有甚者，腓骨长肌腱还有跖屈第一跖列可以提供运动中足的助推、旋转和急停等作用，多么炫酷！那为何检索结果却只能与趾长屈肌腱（868 000 条）相匹配？趾长屈肌腱只是由活动足趾的肌腱组成，其他有此功能的肌腱还包括姆长屈肌腱（460 000 条）、趾长伸肌腱（413 000 条）和姆长伸肌腱（141 000 条）。

对于跟腱，已经有很多图书介绍，在我看来，Mark Sobel 的这部著作是首部针对腓骨肌腱这个在下肢肌腱中不受青睐肌腱的专著。有趣的是，在 30 年前，针对腓骨肌腱的专业文献非常之少。实际上，1960—1990 年，PubMed 上仅有 150 条关于腓骨肌腱的专业文献。然而，这在 1987—1995 年出现变化，因为 Mark Sobel［马里兰大学著名校队足球运动员（1982 年），毕业于凯斯西储大学医学院（1987 年）］开始对此方向展开探索研究。在解剖实验室里，他的好奇心被无意中发现的腓骨短肌腱断裂所吸引，为了确定此种现象是否普遍，他申请并获准研究班里其他同学用于研究的尸体标本。在对其他尸体标本仔细解剖研究后，他发现在 80 具尸体标本中，有部分标本存在腓骨短肌腱断裂的现象。基于此发现，他在图书馆中找到 Meyer 医生于 1924 年发表的关于腓骨肌腱断裂的文章 [1]。自此，他的使命感被充分激发，他又在克利夫兰的俄亥俄足病医学院托莱多医学与生命科学大学申请了 120 具尸体标本。因此，凭借相关数据和坚实的足部解剖与功能研究基础，他开始了自己的医学博士生涯，在西奈山医院实习（1988 年），在纽约特殊外科医院做住院医生，成为足踝大师 Roger Mann（1992 年）的学生，并获得 AO 奖学金，跟随 Sigvard Hansen（1993 年）学习。在此期间，他努力研究、参加协会交流并发表了相关文章，在腓骨肌腱方面取得了坚实而独特的专业知识。到 1995 年，他已经写了 14 篇关于腓骨肌腱的同行评议的创新性文章，进行了多次演讲，并就此主题编写了教科书的相关章节。

在他成功的骨科医生生涯早期，他的动机是创建一个学术平台，以提高大家对腓骨肌腱的理解水平。3 年后的今天，他被激励去完成他的巨著，并召集世界上的专家来为下一代临床医生和科学家奠定一个新的基础。值得一提的是，Mark 的努力完全是由他对腓骨肌腱强烈的热情和让世界变得更好的愿望所驱动。如果他能激励读者更开明、更具创造性、更具创新精神，他的目标就实现了。我们希望通过他的文字以及后续的努力来"提升"这些有价值肌腱的地位，让我们的患者受益于更好的舒适度和功能！

参考文献

[1] Meyers AW. Further evidence of attrition in the human body. Am J Anat. 1924; 34: 241–267.

卢·肖恩（Lew Schon）

Director of Orthopedic Innovation, Institute of Foot and Ankle Reconstruction,

Mercy Medical Center, Baltimore, MD, USA

Faculty, MedStar Union Memorial Hospital, Baltimore, MA, USA

Professor of Orthopedic Surgery, New York University Langone,

New York, NY, USA

Associate Professor of Orthopaedics and BME,

Johns Hopkins School of Medicine, Baltimore, MA, USA

Associate Professor of Orthopaedics, Georgetown School of Medicine,

Washington, DC, USA

Fischell Literati Faculty, University of Maryland Fischell

Department of Bioengineering, College Park, MD, USA

前言

　　1983 年，当我还是俄亥俄州克利夫兰凯斯西储大学医学院的一名医学生时，我就从尸体实验室开始研究腓骨肌腱，后来在纽约特殊外科医院作为骨科住院医生时，继续在 Arnoczky 博士的比较骨科研究实验室进行相关研究。

　　自从我在 20 世纪 90 年代初发表关于这个主题的初步解剖学观察和著作以来，足踝外科相关人员对这个领域的兴趣及对其进展的热情逐渐升温。许多在文献中推动这一主题的关键贡献者都同意为本书贡献力量，这正是它与众不同的原因所在。每一章的作者都分享了治疗腓骨肌腱损伤患者的经验。

　　我希望本书能为腓骨肌腱损伤及其治疗领域的未来发展和进步奠定基础。

马克·索贝尔（*Mark Sobel*）
Atlantic Highlands, NJ, USA

致谢

大约 33 年前，当我还是凯斯西储大学医学院的一名医学生时，我开始研究腓骨肌腱的解剖学。这项工作在我做纽约特殊外科医院住院医生期间得以延续。在此期间，我非常幸运地与许多优秀的插图画家、医学生、研究员、骨科医生、放射科医生、病理科医生和科学家合作。除了本书的作者，我还要感谢以下分享我对腓骨肌腱的热情的个人：

Matthew E. Levy，MD；Steven A. Arnoczky，DVM；Mark J. Geppert，MD；W. Hodges Davis，MD；Jo A. Hannafin，MD，PhD；Walter H.O. Bohne，MD；Russell F. Warren，MD；Steven Brourman，MD；Stephen J. O'Brien，MD；John Markisz，MD；Leslie Collins，MD；Mark S. Mizel，MD；Eric J. Olsen，MD；Francesca M. Thompson，MD；Jonathan T. Deland，MD；M.B. Patel，MD；Helane Pavlov，MD；Edward. F. DiCarlo，MD。

插图：Nancy Laverne，Pauline Thomas。

编者名单

Samuel B. Adams, MD Foot and Ankle Division, Department of Orthopedic Surgery, Duke University Medical Center, Durham, NC, USA

Robert B. Anderson, MD Titletown Sports Medicine and Orthopedics, Green Bay, WI, USA

Associate Team Physician, Green Bay Packers, WI, USA

Nick Casscells, MD Medstar Georgetown University Hospital, Washington, DC, USA

Christy M. Christophersen, MD Department of Orthopaedic Surgery, Mayo Clinic, Rochester, MN, USA

Daniel J. Cuttica, DO The Orthopaedic Foot and Ankle Center, Center for Advanced Orthopedics, Falls Church, VA, USA

C. W. DiGiovanni, MD Massachusetts General Hospital, Harvard Medical School, Boston, MA, USA

Newton-Wellesley Hospital, Newton, MA, USA

Department of Orthopedic Surgery, Massachusetts General Hospital, Harvard Medical School, Boston, MA, USA

Department of Orthopedic Surgery, Newton-Wellesley Hospital, Newton, MA, USA

P. A. D. van Dijk, BSc (Med) Department of Orthopedic Surgery, Academical University Medical Centers, Amsterdam, The Netherlands

Surgical Department, Onze Lieve Vrouwe Gasthuis, Amsterdam, The Netherlands Orthopedic Research Department, Academisch Medisch Centrum, Universiteit van Amsterdam, Amsterdam, The Netherlands

Osama Elattar, MD Department of Orthopaedic Surgery, University of Toledo Medical Center, Toledo, OH, USA

Ezequiel Palmanovich, MD Meir Medical Center, Department of Orthopaedic Surgery, Affiliated with the Sackler Faculty of Medicine and Tel Aviv University, Kefar Sava, Israel

Nicholas P. Fethiere, BS University of Florida College of Medicine, Gainesville, FL, USA

Eric Folmar, PT, DPT Department of Physical Therapy, Movement & Rehabilitation Sciences, Northeastern University, Boston, MA, USA

Rabun Fox, MD Anchorage Fracture and Orthopedic clinic, Anchorage, AL, USA

Daniel J. Fuchs, MD Sidney Kimmel Medical College, Thomas Jefferson University, The Rothman Institute, Philadelphia, PA, USA

Michael Gans, PT, DPT American Academy of Orthopaedic Manual Physical Therapists, Baton Rouge, LA, USA

Physical Therapy and Sports Medicine Centers, Guilford, CT, USA

PTSMC Orthopedic Physical Therapy Residency Program, West Hartford, CT, USA

PTSMC Orthopedic Residency Program, West Hartford, CT, USA

Glenn Garrison, LPO, CPO Hospital for Special Surgery, New York, NY, USA

Mark J. Geppert, MD Department of Orthopedic Surgery, Wentworth Health Partners Seacoast Orthopedics & Sports Medicine, at Wentworth-Douglass Hospital, Dover, NH, USA

Jasen Gilley, MD Foot and Ankle Orthopedics, Signature Orthopedics, St. Louis, MO, USA

Gregory P. Guyton, MD Department of Orthopaedic Surgery, MedStar Union Memorial Hospital, Baltimore, MD, USA

Andrew E. Hanselman, MD Duke University Department of Orthopaedics, Durham, NC, USA

Rajshree Hillstrom, PhD, MBA Tandon School of Engineering, New York University, New York, NY, USA

Howard J. Hillstrom, PhD Hospital for Special Surgery, New York, NY, USA

Syed H. Hussain, MD Wake Orthopaedics, Raleigh, NC, USA

Joseph E. Jacobson, MD Department of Orthopedics, Indiana University, Indianapolis, IN, USA

Jon Karlsson, MD, PhD Department of Orthopaedics, Sahlgrenska University Hospital, Sahlgrenska Academy, Gothenburg University, Gothenburg, Sweden

Louise Karlsson, MD Department of Orthopaedics, Sahlgrenska University Hospital, Sahlgrenska Academy, Gothenburg University, Gothenburg, Sweden

Armen S. Kelikian, MD Professor of Orthopedics, Northwestern University Medical Center and Intructor at North Shore University, Chicago, IL, USA

Gokhan Kuyumcu, MD Department of Medical Imaging, University of Arizona College of Medicine, Tucson, AZ, USA

Peter Kvarda, P MD Department of Orthopedic Surgery, Massachusetts General Hospital, Harvard Medical School, Boston, MA, USA

Department of Orthopedics and Traumatology, University Hospital of Basel, Basel, Switzerland

L. Daniel Latt, MD, PhD Department of Orthopaedic Surgery, University of Arizona College of Medicine, Tucson, AZ, USA

Nicola Maffulli, MD, PhD, FRCS, (Orth) Department of Musculoskeletal Disorders, School of Medicine and Surgery, University of Salerno, Salerno, Italy

Queen Mary University of London, Barts and the London School of Medicine and Dentistry, Centre for Sports and Exercise Medicine, Mile End Hospital, London, UK

Matias Vidra, MD Tel Aviv Medical Center, Department of Orthopaedic Surgery, Affiliated with the Sackler Faculty of Medicine and Tel Aviv University, Tel Aviv-Yafo, Israel

Jeremy J. McCormick, MD Department of Orthopedic Surgery, Washington University School of Medicine, St Louis, MO, USA

Meir Nyska, MD Meir Medical Center, Department of Orthopaedic Surgery, Affiliated with the Sackler Faculty of Medicine and Tel Aviv University, Kefar Sava, Israel

Dominic Montas, BS University of Florida, Gainesville, FL, USA

Oliver Morgan, BSc Faculty of Science and Engineering, Anglia Ruskin University, Chelmsford, Essex, UK

Steven K. Neufeld, MD The Orthopaedic Foot and Ankle Center, Center for Advanced Orthopedics, Falls Church, VA, USA

Nissim Ohana, MD Meir Medical Center, Department of Orthopaedic Surgery, Affiliated with the Sackler Faculty of Medicine and Tel Aviv University, Kefar Sava, Israel

James A. Nunley, MD Duke University Department of Orthopaedics, Durham, NC, USA

Francesco Oliva, MD, PhD Department of Musculoskeletal Disorders, School of Medicine and Surgery, University of Salerno, Salerno, Italy

David I. Pedowitz, MS, MD Sidney Kimmel Medical College, Thomas Jefferson University, The Rothman Institute, Philadelphia, PA, USA

David A. Porter, MD Methodist Sports Medicine, Indianapolis, IN, USA

Steven M. Raikin, MD Anchorage Fracture and Orthopedic clinic, Anchorage, AL, USA

Ran Atzmon, MD Assuta Medical Center, Department of Orthopaedic Surgery, Affiliated with the Faculty of Health and Science and Ben Gurion University, Ashdod, Israel

Johannes B. Roedl, MD Division of Musculoskeletal Imaging and Intervention, Department of Radiology, Thomas Jefferson University Hospital, Philadelphia, PA, USA

Clelia Rugiero, MD Orthopaedic and Traumatology Department, University of Roma Tor Vergata, Tor Vergata Hospital, Rome, Italy

Kevin A. Schafer, MD Department of Orthopedic Surgery, Washington University School of Medicine, St Louis, MO, USA

Lew Schon, MD Mercy Medical Center, Baltimore, MD, USA

Eric Hamrin Senorski, PT, PhD Department of Orthopaedics, Sahlgrenska University Hospital, Sahlgrenska Academy, Gothenburg University, Gothenburg, Sweden

Rachel Shakked, MD Sidney Kimmel Medical College, Thomas Jefferson University, The Rothman Institute, Philadelphia, PA, USA

Tom Sherman, MD Orthopedic Associate of Lancaster, Lancaster, PA, USA

Mark Sobel, MD Private Practice, New York, NY, USA

Lenox Hill Hospital – Northwell Health, Orthopaedic Surgery, New York, NY, USA

Jay M. Sobel, BS Icahn School of Medicine at Mount Sinai, Biomedical Sciences, New York, NY, USA

Jinsup Song, DPM, PhD School of Podiatric Medicine, Temple University, Philadelphia, PA, USA

Kristopher Stockton, MD Texas Orthopedics, Sports & Rehabilitation Associates, Austin, TX, USA

Department of Orthopaedics, Dell Medical School – The University of Texas at Austin, Austin, TX, USA

Eleonor Svantesson, MD Department of Orthopaedics, Sahlgrenska University Hospital, Sahlgrenska Academy, Gothenburg University, Gothenburg, Sweden

Mihra S. Taljanovic, MD, PhD Department of Medical Imaging, University of Arizona College of Medicine, Tucson, AZ, USA

A. Tanriover, MD Department of Orthopedic Surgery, Massachusetts General Hospital, Harvard Medical School, Boston, MA, USA

Rull James Toussaint, MD The Orthopaedic Institute, Gainesville, FL, USA

Alessio Giai Via, MD Orthopaedic and Traumatology Department, Sant'Anna Hospital, Como, Italy

Keith L. Wapner, MD Department of Orthopaedic Surgery, Penn Medicine, Philadelphia, PA, USA

G. R. Waryasz, MD Massachusetts General Hospital, Harvard Medical School, Boston, MA, USA

Newton-Wellesley Hospital, Newton, MA, USA

Department of Orthopedic Surgery, Massachusetts General Hospital, Harvard Medical School, Boston, MA, USA

Department of Orthopedic Surgery, Newton-Wellesley Hospital, Newton, MA, USA

目录

第一章　腓骨肌腱的正常解剖

Jasen Gilley, Armen S. Kelikian

肌学

　　腓骨长肌起源于腓骨近段外侧，腓骨短肌起源于腓骨中段外侧。在腓骨的远端 1/3 处，外侧缘向后弯曲走行，腓骨长、短肌随着其变化走行至外踝后方。在外踝水平位置，肌腱位于正后方，腓骨短肌紧贴腓骨，腓骨长肌位于其上方（图 1.1）[1]。

　　外踝的下方有一条肌腱沟。Edwards 对 178 具尸体标本研究后发现，82% 的标本有凹陷的肌腱沟，11% 的标本的肌腱沟为平面，7% 的标本的肌腱沟为凸面[2]。Ozbag 等也对这个区域进行了研究，他们对 93 具尸体标本研究后发现，68% 的标本有凹陷的肌腱沟，32% 的标本肌腱沟为平面或凸面[3]。腓骨肌的作用是使足外翻，参与 3.7% 的跖屈力量和 87% 的外翻力量[1]。

图 1.1　腓骨长肌腱（1.腓骨短肌腱；2.腓骨长肌腱；3.跟腓韧带；4.腓骨肌下支持带；5.外踝尖）

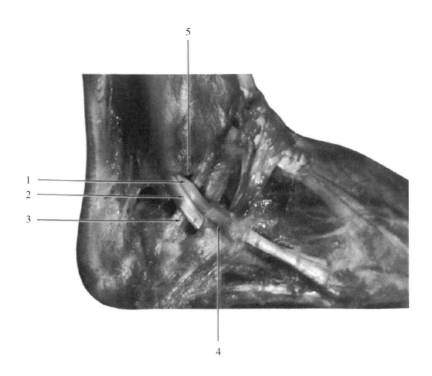

腓骨长肌

　　沿着腓骨长肌腱的轨迹，有 3 个隧道和 3 个转弯，最后走行至足底。第一个隧道是腓骨肌上支持带，由腓骨长肌和腓骨短肌共用，位于踝后。在外踝末端，肌腱向前和向下走行并穿过腓骨肌下支持带。第二个隧道位于跟骨外侧滑车切迹，这也是它第二个转弯处，从这里向下向内侧走行（图 1.2）。当其沿着骰骨和第五跖骨基底外侧走行时会做最后一次转弯。这也是它进入最后一个隧道的地方，在滑过骰骨结节前方后进入足底隧道（图 1.3）[1]。

　　在足底部，腓骨长肌腱由外向内走行并附着在第一跖骨基底部外侧的结节上。有时它也会附

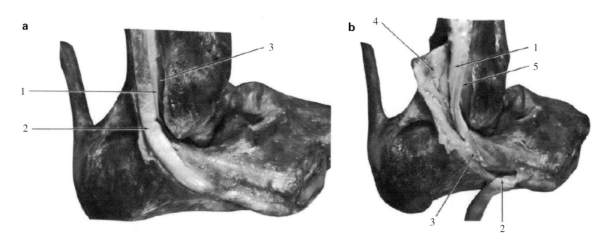

图 1.2　腓骨长肌腱。（a）剖开腓骨肌上支持带（1.腓骨短肌腱；2.腓骨长肌腱；3.腓骨肌腱沟）。（b）翻开腓骨长肌腱（1.腓骨短肌腱；2.翻开的腓骨长肌腱；3.隔膜将腓骨肌下支持带分隔为两个通道；4.腓骨肌上支持带深面；5.腓骨肌腱沟）

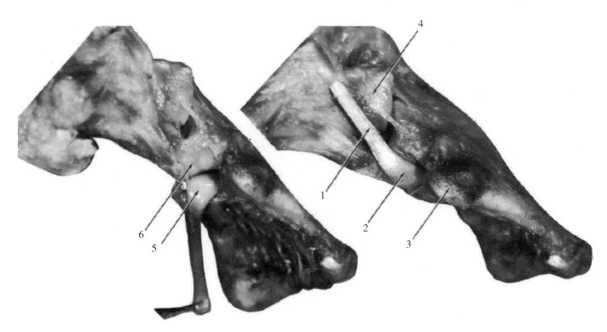

图 1.3　腓骨长肌腱（1.腓骨长肌腱；2肌腱过骰骨结节凸起部分之后进入足底 [1]；3.第五跖骨基底的结节；4.跟骨前结节；5.腓骨长肌腱关节内籽骨；6.腓骨长肌腱翻开后显露骰骨结节）

着于内侧楔骨、第二跖骨基底部和 / 或第一骨间背侧。足底骰骨部位的腓骨肌腱隧道是由纤维构成的，纤维从骰骨粗隆延伸到骰骨前端。纤维深入到长的跖骰韧带。隧道的跖侧也由足底长韧带加强到第四和第三跖骨基底部。隧道的顶部由这层纤维组织构成。

在骰骨结节水平，肌腱内通常会有一个骨性或纤维软骨性的籽骨（腓骨肌籽骨）。籽骨沿着骰骨外侧的斜行关节面滑动[4]。籽骨通常是单个圆形的，也可以表现为多个或者长方形[5]。踝关节后方的肌腱内也可能有籽骨，但是这种情况非常罕见（图 1.4）[1]。

Smith 和 Brandes 观察了 22 例腓骨长肌腱病变的手术或 MRI 表现，并利用这些信息确定了腓骨长肌腱最有可能发生损伤的 3 个区域（图 1.5）。其中包括：

· A 区：外踝尖后方上支持带覆盖的肌腱区域。
· B 区：跟骨外侧滑车水平下支持带覆盖的肌腱区域。

图 1.4 腓骨肌籽骨 ①

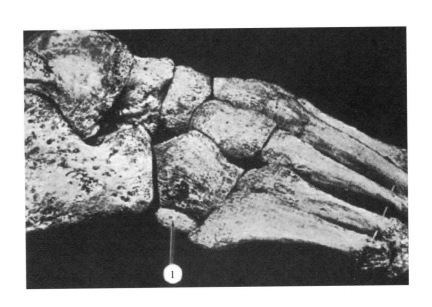

图 1.5 Smith 和 Brandes 所描述的腓骨长肌腱最容易发生损伤的 3 个区域（A 区、B 区、C 区）

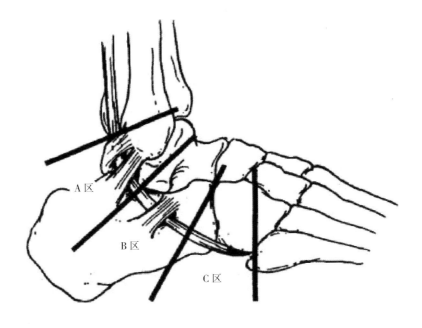

· C区：在骰骨切迹水平肌腱转向跖侧的区域。

在他们的研究中，所有的完全断裂都发生在骰骨切迹处的C区（6例患者），而几乎所有的部分断裂（9例患者中的8例）都发生在B区。然后他们尝试将隐匿性和急性的症状与特定的区域联系起来。虽然大趋势看起来，C区出现完全断裂表现为急性症状，B区出现部分断裂表现为隐匿性症状，但是都无统计学差异[6]。

通常肌腱会进入第一跖骨基底、内侧楔骨跖侧和第一跖骨头外侧。在骰骨隧道内的籽骨水平处，腓骨长肌腱的背侧部分发出向内侧楔骨的分支。这种扇形的分支向内侧延伸，最终附着在内侧楔骨跖侧前部[7]。

第一跖骨头外侧的分支来自肌腱的前部。它开始向第二跖骨基底部走行，在此处附着较少并且由横韧带构成的纤维桥支撑。当肌腱穿过第一骨间间隙时，转向第一跖骨头。在骨间间隙内，肌腱的两侧插入第一背侧骨间肌。这个分支最终附着在第一跖骨头近端1cm处的外侧。这个分支在第一跖骨头外侧形成一个拱形结构，里面由脂肪填充，使得血管可以通向足底[1]。Picou研究了54具尸体标本的不同的分支出现的情况。他发现95%的标本插入楔骨和跖骨基底，89%插入跖骨头，5.5%单独插入跖骨基底[7]。

其他异常的附着点包括在骰骨籽骨处插入第五跖骨基底。它还可以与第五趾趾短屈肌形成小连接，从而构成前系带韧带。籽骨与骰骨也可能存在后系带韧带。在多项尸体标本研究中，前系带韧带出现的概率为63%~80%，后系带韧带出现的概率为10%~13%[7, 8]。最后，Picou发现，有22%的腓骨长肌腱可与胫后肌腱有连接[7]。

Patil等对30具尸体标本的腓骨长肌腱插入位置进行了研究。所有标本的肌腱都附着于第一跖骨基底部，有23具附着于内侧楔骨（86.6%）。附着于第一跖骨颈的有3具（10%）。附着于其他跖骨基底的比例为：20%在第二跖骨基底（6具），16.6%在第四跖骨基底（5具），23.3%在第五跖骨基底（7具）。前系带韧带占83.3%（25具），后系带韧带占13.3%（4具）[9]。最后Patil等发现，9具（30%）标本第一跖楔关节附近有一条与前系带韧带非常相似的附加韧带，这表明第一和第二背侧骨间肌和第一跖侧骨间肌有共同的起点（图1.6，图1.7）。

腓骨短肌

腓骨短肌在外踝后方的后肌腱沟内滑动。肌腱在外踝尖的远端转向前方。腓骨肌腱的腱鞘在这个层面包裹着肌腱。从这里开始，当肌腱穿过跟腓韧带时它开始走向前下方并稍向外侧。最终，它在经过跟骨滑车和腓骨肌下支持带后变为扇形并止于第五跖骨基底[1]。

第三腓骨肌

第三腓骨肌位于趾长伸肌外侧，伸肌支持带下方。肌腱向前向外走行，形成扇形止于第五跖骨基底[1]。LeDouble在19世纪90年代的研究显示第三腓骨肌缺失的发生率为8.56%（65/759）[8]。Reimann也证实了这一点，他在200具尸体足部标本研究中发现有10%的第三腓骨肌缺失（图1.8）[10]。

肌腱止点的位置可能会因为额外的分支存在一定的变异。另一个分支可以附着于第五跖骨干，

图1.6　腓骨长肌常见插入点 [1.腓骨长肌腱；2.籽骨；3.前系带韧带；4.第五趾趾短屈肌；5.4 的分支来源于腓骨长肌纤维隧道；6.后系带韧带；7.内侧楔骨附着点；8.腓骨长肌腱的分支形成起始于第一背侧骨间肌的拱形结构[9]，并插入第一跖骨颈的上外侧角；9.第一背侧骨间肌起源于第一跖骨基底部；9'.第一背侧骨间肌腱；10.足背血管；11.胫后肌腱；11'.胫后肌腱的分支止于第五跖骨基底（不恒定）；12.胫后肌腱的分支止于腓骨长肌腱（不恒定）]

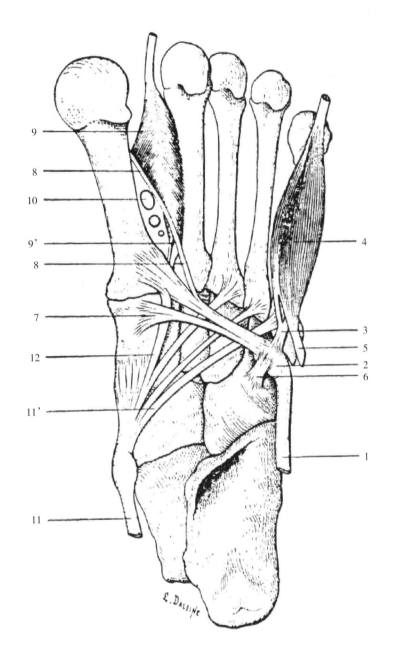

骨间间隙，第五趾骨水平，或第五长伸肌。第四跖骨基底处可能也有额外的分支。在一些罕见的情况下，这种分支可能是第三腓骨肌唯一的止点[11]。

腓骨外侧肌变异

　　腓骨外侧肌存在多种变异，描述它们的专业术语也存在差异，因此容易造成混淆[11]。为了消除混淆，Testus 通过比较解剖学特别研究了熊和猫的第五腓骨肌。熊有 3 条外侧肌腱、1 条长肌腱、1 条短肌腱，以及第五腓骨肌腱，位于前两个肌腱的中间。第五腓骨肌腱起源于腓骨远端，绕外踝尖旋转，沿着第五跖骨干的背侧，最后止于第五趾的近节趾骨。在人类身上，他认为人类也有一条第五腓骨肌并且在某些方面有一定功能，建议对多种变异进行以下分类[11]：

图 1.7 腓骨长肌腱到内侧楔骨的分支（1. 腓骨长肌腱深面；2. 浅层分支插入第一跖骨基底；3. 深层分支插入内侧楔骨）

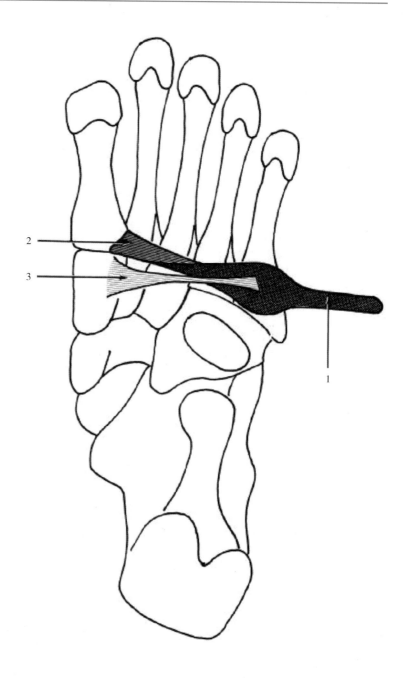

A. 完整
- 止于第五趾的近节趾骨，有一个完整的、独立的肌腹。
- 止于第五趾的近节趾骨，与腓骨短肌共用一个肌腹。
- 没有肌腹，作为腓骨短肌的分支插入第五趾的近节趾骨。

B. 不完整
- Ⅰ 型。
  - 腓跖肌，肌腱止于第五跖骨头、颈或干。
- Ⅱ 型。
  - 腓骰肌，肌腱止于骰骨。
  - 腓侧腓骨长肌，肌腱止于腓骨长肌腱（Henle 副肌腱）。

图 1.8　第三腓骨肌腱（ 1.第三腓骨肌腱；2.腓骨短肌腱；3.腓骨短肌额外分支；4.趾长伸肌腱；5.第二、三、四趾短伸肌腱；6.趾短伸肌起点；7.伸肌下支持带位于跗骨窦中前段[8]；8.跗骨窦；9.腓骨长肌腱；10.下胫腓前韧带；11.下胫腓前韧带下束 ）

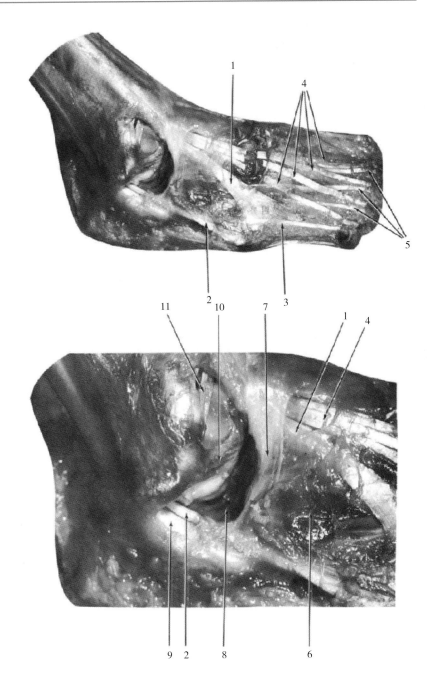

· Ⅲ型。

– 外侧腓跟肌，肌腱止于跟骨外侧（ Otto 第四腓骨肌 ）。

· Ⅳ型。

– 腓踝肌，肌腱止于外踝。

　　Huxley 第五腓骨肌是一种常见的亚型，它是腓骨短肌的一个分支，穿过第三腓骨肌随后附着于第五趾近节趾骨、伸肌腱 / 腱膜、第五跖骨头、颈、基底。多项研究报道了这种肌腱分支的发生。Wood 对 102 具尸体标本进行了研究，他发现 23% 有发育良好的分支，13% 有退化的分支，总体出现率为 36%[12]。LeDouble 对 100 具尸体标本研究后发现，发育良好的分支出现率为 21%，退化的分支出现率为 13%，总体出现率为 34%（ 图 1.9 ）[8]。

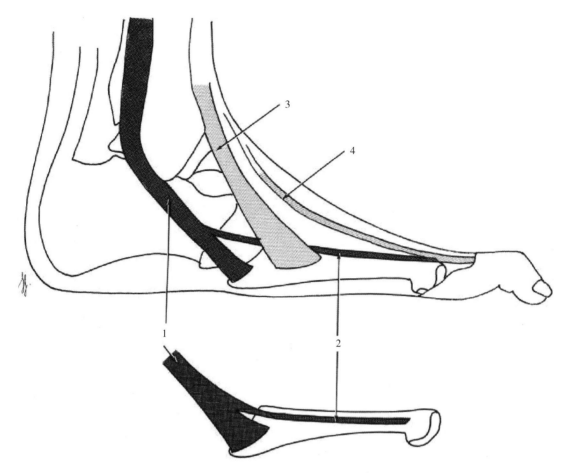

图 1.9　腓骨外侧肌变异（1.腓骨短肌腱；2.穿过第三腓骨肌的附着分支；3.止于并附着于第五跖骨干；4.或止于并附着于第五趾长伸肌）

　　Reimann 对 200 具尸体标本进行研究后发现，79.5% 的腓骨短肌存在分支。分支止点的部位存在多种变异，包括腓骨肌腱、第四和第五跖骨干伸肌腱膜、第五趾伸肌腱膜、第五跖骨干、第四和第五跖骨干、第四跖骨干、第五趾伸肌腱膜和腓骨腱、第五跖骨干和腓骨腱膜肌腱环，以及第四、第五跖骨干和第五趾伸肌腱膜 [10]。Bareither 等研究了 298 具尸体标本，发现 59.7% 的标本有从腓骨短肌到第五趾腱膜的分支 [13]。

　　1816 年，Otto 首先描述了第四腓骨肌起源于腓骨远端，在肌腱沟内沿着腱鞘走行，最终附着于跟骨外侧 [14]。Gruber 对 982 具尸体标本进行研究后发现，12% 的标本有第四腓骨肌 [15]。Wood 对 70 具尸体标本研究后发现，3% 的标本有第四腓骨肌。

　　Hecker 观察了这些外侧肌腱的变异并分为 3 组：外侧腓跟肌、腓骰肌和腓侧腓骨长肌。这项研究发现，成人和青少年标本中这些变异的发生率分别为 13% 和 20%。在这些分组中，最常见的是外侧腓跟肌（图 1.10），它有 6 种亚型 [16]：

· Ⅰ型：起自腓骨长肌和腓骨短肌的肌肉，变为腱状（直径 4mm），在绕外踝尖端运动时穿过上支持带，然后分裂成两支。薄薄的前支附着在腓骨短肌腱上方的腓骨肌下支持带的起点上。更坚固的后支附着在跟骨外侧的短肌腱下方，为短肌腱提供了一个穿过的通道。

- Ⅱ型：源自腓骨短肌腹的肌肉形成一条长 5cm、直径 2.5mm 的圆柱形肌腱。它最终以宽扇形止于在腓骨肌下支持带后面和腓骨长肌后面的外侧跟骨上。
- Ⅲ型：从远端腓骨短肌腹开始的肌肉形成一条薄肌腱，附着在跟骨外侧下支持带的下方。
- Ⅳ型：起自腓骨和后外侧肌间隔的肌肉形成一条薄肌腱，与Ⅲ型肌腱有相似的附着。
- Ⅴ型：起自腓骨短肌和外踝尖上方 3 指宽的区域，一条小的肌腱支分叉移行为跟腓韧带。肌腹变成腱状，形成 3 个不同的分支，然后所有的分支与腓骨成一直线附着在跟骨外侧。
- Ⅵ型：（罕见）起源于腓骨外侧表面中 1/3、腓骨前嵴和外侧肌内隔膜的肌肉。这种肌肉取代腓骨短肌，并形成 3 条不同的肌腱止于远端。后支薄，附着于外踝下方的外侧跟骨。中支，在跟骨外侧呈宽扇形附着。前支，附着于跟骨外侧、跟骰韧带和骰骨外侧。

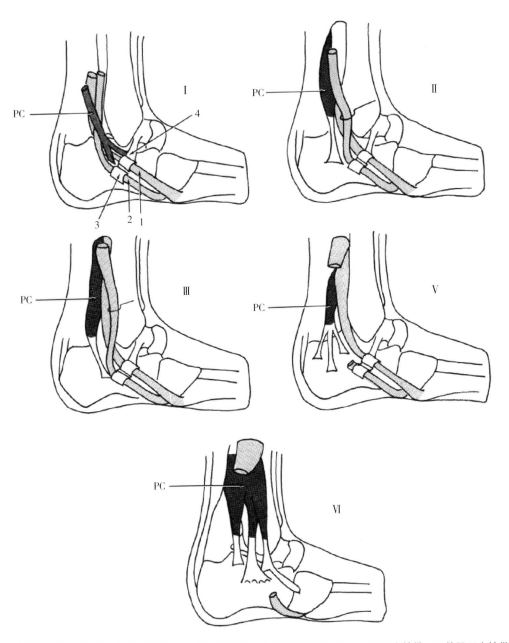

图 1.10　腓骨外侧肌变异类型（PC. 腓跟骨；1. 腓骨短肌腱；2. 腓骨长肌腱；3. 腓骨肌下支持带；4. 伸肌下支持带干部）

其他罕见的变异：

- 腓骰肌：起于腓骨前外侧部，止于骰骨外侧的肌肉。
- 腓骨长肌腱裂孔：腓骨长肌腱形成一个底孔，而腓骨短肌腱从中穿过。
- 腓侧腓骨长肌：该肌肉起于前外侧间室，移行为肌腱后融合于腓骨长肌腱。

近来，Sobel 等研究了 124 具尸体下肢标本中的第四腓骨肌及其变异肌腱的情况。他们发现第四腓骨肌在尸体标本中出现的概率为 21.7%，并且当存在第四腓骨肌时，约有 18% 的腓骨短肌会在腓骨沟内出现摩擦[17]。Sobel 等总结出 9 种常见变异：

- 63%：第四腓骨肌起于腓骨短肌腹，并止于跟骨腓结节（图 1.11）。
- 11.1%：第四腓骨肌起于腓骨短肌，并止于外侧支持带。
- 7.4%：第四腓骨肌起于腓骨短肌，其后肌腱分为两束，一束止于第五跖骨干背侧，另一束止于第五跖骨头部（图 1.12）。
- 7.4%：第四腓骨肌起于腓骨长肌近端，止于跟骨腓结节（图 1.13）。
- 3.7%：第四腓骨肌起于腓骨短肌，经后踝沟后止于腓骨长肌（图 1.14）。
- 3.7%：第四腓骨肌起于腓骨短肌，经腓骨沟后再折返止于腓骨短肌（图 1.15）。
- 3.7%：第四腓骨肌起于腓骨长肌近端，经腓骨沟后再折返止于腓骨长肌（图 1.16）。
- 3.7%：第四腓骨肌起于腓骨长肌，并止于腓骨短肌。

Sonmez 等报道在某些病例中出现双侧第四腓骨肌和腓骨小趾肌。他们还发现当出现双侧第四腓骨肌时，从胫前肌腱发出一条肌腱止于踇趾近节趾骨基底部（图 1.17~ 图 1.19）[18]。

Zammit 和 Singh 分别对 102 具尸体小腿标本和 80 例有症状的踝关节 MRI 研究后发现，第四腓骨肌的出现率分别为 5.9% 和 7.5%，总体出现率为 6.7%[19]。

Saupe 等对 65 例有症状的踝关节进行 MRI 检查研究后发现，第四腓骨肌的出现率为 17%，其止点部位很多，包括跟骨外侧、骰骨或者腓骨长肌腱[20]。

与腓肠神经的关系

腓肠神经近端位于腓骨长肌后侧。根据 Lawrene 和 Bolti 对尸体标本的研究，其位于腓骨尖近端 7cm，腓骨长肌后方约 26mm。在外踝尖水平后方约 14mm 和远端约 14mm。在此部位时，它向远端分叉走行（图 1.20，图 1.21）[2]。

血供

Sobel 等在 12 具尸体标本研究中观察了腓骨的血供，并确定每条肌腱有 3 个区域，即 A 区、B 区和 C 区。A 区包括从腱腹移行到腓骨沟近端的区域。B 区是肌腱穿过腓骨沟的部分。C 区由腓骨沟至肌腱止点处组成。肌腱近端由腓后动脉的肌肉分支供血。在研究中，他们发现沿着腓骨长

图1.11   第四腓骨肌起于腓骨短肌下 1/3 部分，止于跟骨腓结节。腓结节隆起明显

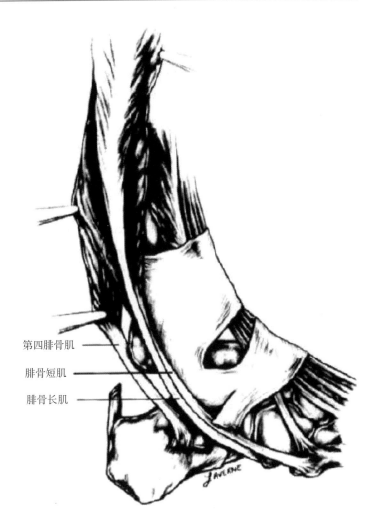

第四腓骨肌

腓骨短肌

腓骨长肌

图1.12   第四腓骨肌起于腓骨短肌，肌腱分为两束。其中一束止于第五跖骨干背侧，较长束止于第五跖骨头部

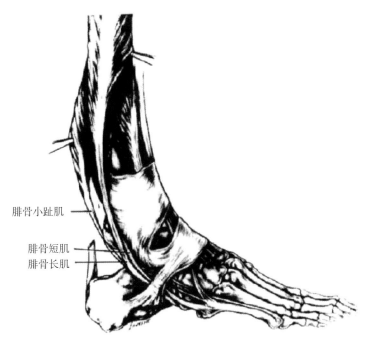

腓骨小趾肌

腓骨短肌
腓骨长肌

a

b

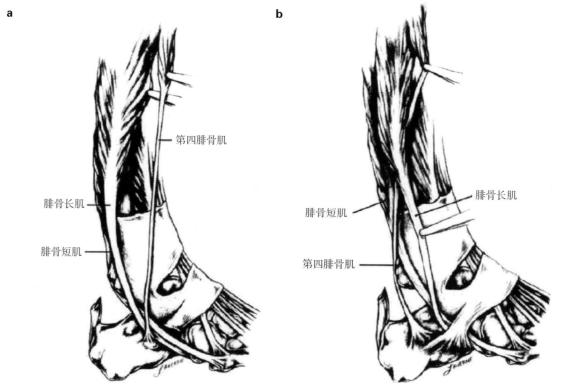

第四腓骨肌

腓骨长肌

腓骨短肌

腓骨短肌

腓骨长肌

第四腓骨肌

图 1.13 （a）第四腓骨肌起于腓骨长肌，并止于跟骨腓结节。腓结节隆起明显。（b）第四腓骨肌起于腓骨长肌，在腓骨长肌腱下走行，止于跟骨腓结节

图 1.14　第四腓骨肌起于腓骨短肌，止于腓骨沟远端的腓骨长肌

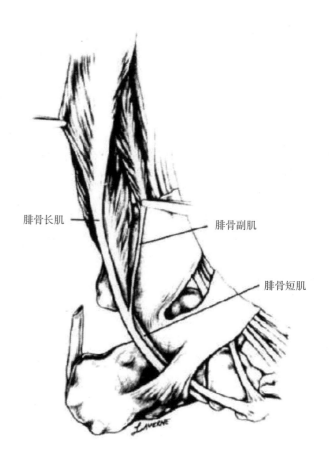

腓骨长肌

腓骨副肌

腓骨短肌

图 1.15 第四腓骨肌起于腓骨短肌，并在腓骨沟的远端止于腓骨短肌

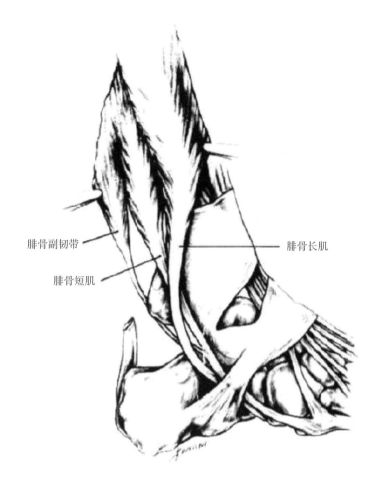

腓骨副韧带

腓骨短肌

腓骨长肌

图 1.16 第四腓骨肌起于腓骨长肌，于腓骨沟的远端止于腓骨长肌

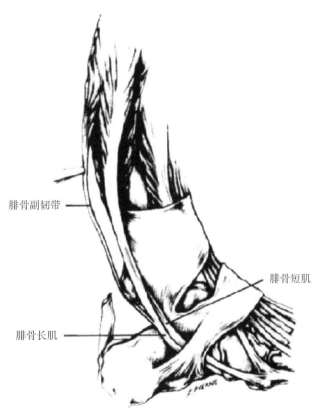

腓骨副韧带

腓骨短肌

腓骨长肌

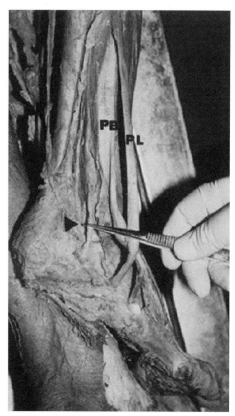

图 1.17　右足外侧观视图，显示第四腓骨肌止于跟骨上腓骨滑车（箭头处）

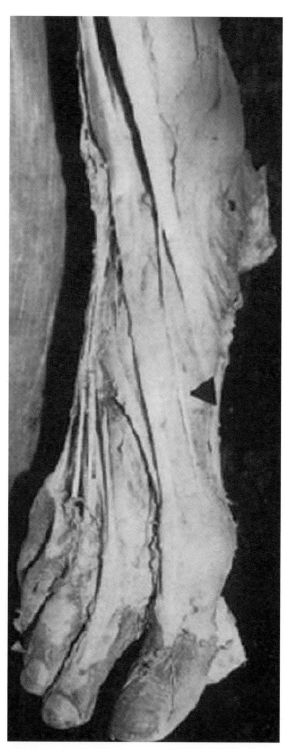

图 1.19　右足内侧观视图，显示胫前肌分支止于踇趾近端趾骨基底（箭头处）

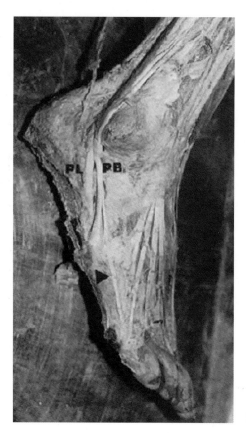

图 1.18　足外侧观视图，显示腓骨小趾肌止于第五趾腱膜（箭头处）

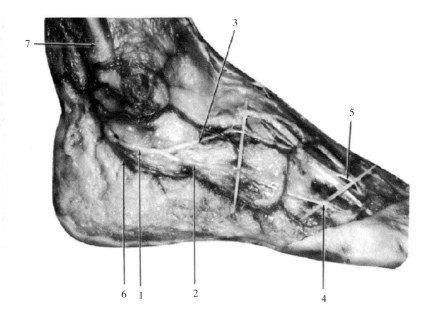

图 1.20 右足踝外侧观视图。腓肠神经（1）分为外侧支（2）和内侧支（3），外侧支形成背外侧皮神经（4）与腓浅神经的中间背侧皮神经（5）相交通。小隐静脉（6），腓骨肌腱（7）

图 1.21 腓肠神经有 4 个跟骨外侧分支（小箭头），1 个吻合分支（大箭头），以及远端分叉（远端箭头）

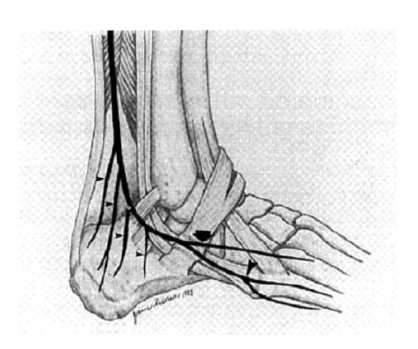

肌外周有丰富的小血管供血。短肌腱有相似的小血管网，不同之处是在 A 区和 C 区血供较丰富，在 B 区较差。尽管如此，在 10 具同时存在短肌腱和长肌腱的尸体标本中，未发现低血供区[21]。

　　Petersen 等还在一项由两部分组成的研究中报道了腓骨肌腱的血供。其中一组对 10 具新鲜尸体小腿标本采用了注射技术，另一组使用免疫组织化学方法观察了 20 具有骨附着的尸体标本的腓骨短肌腱和长肌腱[22]。

　　在第一组研究中，发现在腓骨沟水平存在一个相对无血管区。该区域的纵向血液供应平均中断了 40mm（29~55mm）。

腓骨长肌也有无血管区。第一个位于腓骨远端转弯处，另一个位于跟骨－腓骨滑车周围的弯曲处。第一个无血管区是沿着肌腱的前侧，平均跨度为 52mm（38~63mm）；第二个区域位于骰骨弯曲处，平均跨度为 25mm（18~31mm）[22]。

这项研究的免疫组织化学部分专门观察了层粘连蛋白的存在，层粘连蛋白是血管基底膜的基本成分。当观察腓骨短肌时，腓骨沟水平缺乏层粘连蛋白。腓骨长肌在该位置同样缺乏层粘连蛋白。腓骨长肌还显示了一个区域，在足外侧骰骨周围的弯曲处缺乏层粘连蛋白（图 1.22）[22]。

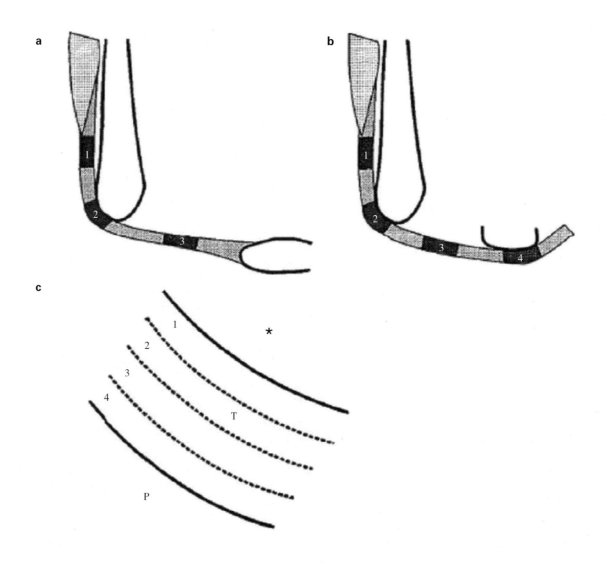

图 1.22 （a）腓骨短肌腱的 3 个节段（1~3，深色标记），通过检测层粘连蛋白的免疫组化方法证明。节段 2 来自腓骨短肌包裹外踝的区域，该节段长 2cm。（b）腓骨长肌腱活检（深色标记）位置，通过免疫组化证实。每条肌腱取 4 个节段（1~4，长 2cm）。（c）肌腱不同部位出现阳性免疫反应（1. 与滑动面相邻的前 1/4；2 和 3. 中 1/4；4. 外侧 1/4；*. 跟骨腓骨滑车；P. 肌腱外侧；T. 肌腱）

骨解剖

外踝有外侧、内侧和后侧面，整体呈金字塔形。腓骨短肌与腓骨后表面相邻。Edwards 研究了178 具尸体干燥的腓骨标本，发现 82% 有沟槽或凹陷，11% 为平坦，其余 7% 为凸起（图 1.23）[2]。

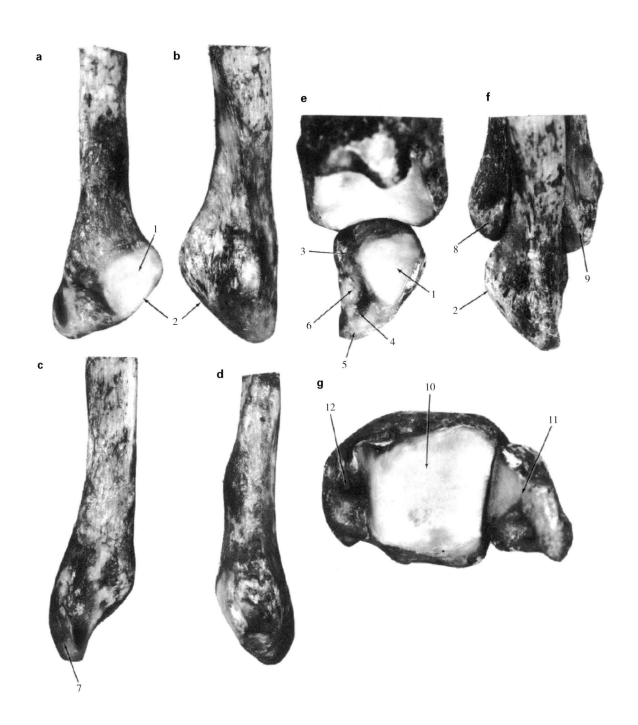

图 1.23 （a）左腓骨内侧观。（b）腓骨外侧观。（c）腓骨后侧观。（d）腓骨前侧观。（e）胫腓骨内侧观。（f）胫腓骨远端外侧观。（g）胫腓骨远端下切面（1. 关节面；2. 前缘；3. 后上结节；4. 距腓后韧带止点结节；5. 外踝尖；6. 后侧窝；7. 腓骨肌腱滑动面；8. 胫骨前结节；9. 胫骨后结节；10. 胫骨远端；11. 外踝；12. 内踝）

参考文献

[1] Kelikian AS, Sarrafian SK, Sarrafian SK. Sarrafian's anatomy of the foot and ankle: descriptive, topographical, functional. 3rd ed. Philadelphia: Wolters Kluwer Health/Lippincott Williams & Wilkins; 2011.

[2] Edwards ME. The relations of the peroneal tendons to the fibula, calcaneus, and cuboideum. Am J Anat. 1928;42(1):213–253.

[3] Ozbag D, Gumusalan Y, Uzel M, Cetinus E. Morphometrical features of the human malleolar groove. Foot Ankle Int. 2008;29(1):77–81.

[4] Parsons FG, Keith A. Seventh report of the Committee of Collective Investigation of the Anatomical Society of Great Britain and Ireland, 1896-1897. J Anat Physiol. 1897;32(Pt 1):164–186.

[5] Köhler A, Zimmer EA, Wilk SP. Borderlands of the normal and early pathologic in skeletal roentgenology. 3d American ed. New York: Grune & Stratton; 1968.

[6] Brandes CB, Smith RW. Characterization of patients with primary peroneus longus tendinopathy: a review of twenty-two cases. Foot Ankle Int. 2000;21(6):462–468.

[7] Picou R. Bulletins de la Société anatomique de Paris. 1894.; http://gallica.bnf.fr/ark:/12148/bpt6k6413780t.

[8] LeDouble A-F. Traité des variations du système musculaire de l'homme : et de leur signification au point de vue de l'anthropologie zoologique. T. 2 T. 2. Paris: Reinwald; 1897.

[9] Patil V, Frisch NC, Ebraheim NA. Anatomical variations in the insertion of the peroneus (fibularis) longus tendon. Foot Ankle Int. 2007;28(11):1179–1182.

[10] Der RR. variable Streckapparat der kleinen Zehe. Konkurrierende Muskelgruppen im Wettbewerb um die Streckfunktion an dem in Rückbildung begriffenen fünften Strahl der unteren Extremität. Gegenbaurs Morphol Jahrb. 1981;127(2):188–209.

[11] Testut L, Duval M. Les anomalies musculaires chez l'homme expliquées par l'anatomie comparée. Leur importance en anthropologie ... Précédé d'une préface par M. Duval. Paris; 1884. p. xv. 844.

[12] Wood J. V ariations in human myology observed during the winter session of 1867–1868 at King's College, London. London: Royal Society of London; 1868.

[13] Bareither DJ, Schuberth JM, Evoy PJ, Thomas GJ. Peroneus digiti minimi. Anat Anz. 1984;155(1–5):11–15.

[14] Otto AW. Seltene Beobachtungen zur Anatomie, Physiologie und Pathologie gehörig. Wilibald August Holäufer: Breslau; 1816.

[15] Gruber WL. Monographie über das Corpusculum triticeum und über die accidentelle Musculatur der Ligamenta hyo-thyreoidea lateralia. Nebst einem Anhange: mit Bemerkungen über die "Musculi thyreoidei marginales inferiores" - Gruber. St.-Pétersbourg: Eggers; 1876.

[16] Hecker P. Étude sur le péronier du tarse (variations des péroniers latéraux). Strasbourg: [publisher not identified]; 1924.

[17] Sobel M, Levy ME, Bohne WH. Congenital variations of the peroneus quartus muscle: an anatomic study. Foot Ankle. 1990;11(2):81–89.

[18] Sönmez M, Kosar, Çimen M. The supernumerary peroneal muscles: case report and review of the literature. Foot Ankle Surg Foot Ankle Surg. 2000;6(2):125–129.

[19] Zammit J, Singh D. The peroneus quartus muscle. Anatomy and clinical relevance. J Bone Joint Surg. British volume. 2003;85(8):1134–1137.

[20] Saupe N, Mengiardi B, Pfirrmann CW, Vienne P, Seifert B, Zanetti M. Anatomic variants associated with peroneal tendon disorders: MR imaging findings in volunteers with asymptomatic ankles. Radiology. 2007;242(2):509–517.

[21] Sobel M, Geppert MJ, Hannafin JA, Bohne WH, Arnoczky SP. Microvascular anatomy of the peroneal tendons. Foot Ankle. 1992;13(8):469–472.

[22] Petersen W, Bobka T, Stein V, Tillmann B. Blood supply of the peroneal tendons: injection and immunohistochemical studies of cadaver tendons. Acta Orthop Scand. 2000;71(2):168–174.

第二章 腓骨肌腱的生物力学

Oliver Morgan, Jinsup Song, Rajshree Hillstrom, Mark Sobel, Howard J. Hillstrom

背景

腓骨肌腱的功能

　　足踝复合体是一个由 28 块骨头、33 个关节以及 112 条韧带所构成的复杂结构，它同时也被 13 条外在肌和 21 条内在肌所控制。其中，腓骨肌群就是较为大家所熟知的外在肌之一，它通常包含腓骨长肌和腓骨短肌两条肌肉。腓骨肌群的主要生理功能是使足外翻[1]，其次是参与足的跖屈活动（图 2.1）。腓骨长肌结合了这些动作来保持第一跖骨头跖屈朝向地面。

　　腓骨肌腱起源于小腿外侧并走行于外踝后方，最后移行至外踝远端前侧[2]（图 2.2a）。腓骨短

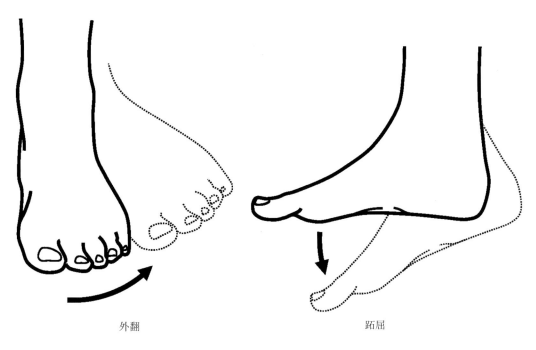

外翻　　　　　　　　　　　　跖屈

图 2.1　腓骨肌腱和腓骨肌可使足外翻和跖屈

图2.2 （a）腓骨长、短肌腱在小腿外侧沿外踝后方走行。（b）腓骨长肌腱止于第一跖骨基底部和内侧楔骨

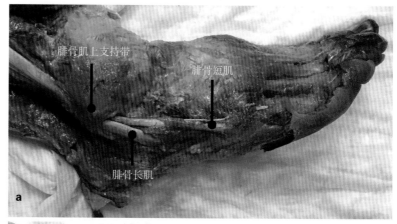

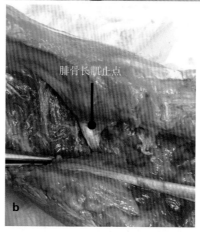

肌腱止于第五跖骨基底部（图2.2a），而腓骨长肌腱则在骰骨处转向跖侧，斜行跨过足底延伸至内侧，止于第一跖骨基底跖外侧和内侧楔骨（图2.2b）。腓骨短肌和腓骨长肌由腓神经支配。在正常人体中，腓骨肌腱腹移行部位于腓骨肌上支持带的近端。腓骨长、短肌腱相伴共同走行于腓骨肌腱鞘（外踝近端约4cm）中，腓骨肌腱鞘依靠腓骨远端的后表面（即外踝后沟）来固定腓骨肌腱，但人体外踝后沟的深度和宽度具有差异性，若后沟过于窄浅则可导致腓骨肌腱滑脱或慢性半脱位。

临床表现

腓骨长、短肌能对抗足所受的内翻力量以维持足在运动时的稳定性，同时也与踝关节外侧韧带的损伤机制相关。尤其是在踝关节扭伤当中，常因为内翻或外翻暴力而导致腓骨肌腱损伤，这种损伤通常可以通过休息、冰敷和抬高患肢来获得自愈。在诊断和治疗的过程中，特别是在怀疑有并发症时，患者可能还需要咨询运动教练员、物理治疗师、足病医生、急诊科医生、运动医学或足踝外科医生。高弓足和扁平足都有踝关节外侧韧带扭伤的风险。在美国，踝关节扭伤的发病率为21.5%（23 000人/日），估计每年造成医疗花费约为20亿美元（1美元≈7.01元人民币）[3]。

在临床上，踝关节外侧韧带（距腓前韧带、跟腓韧带）损伤通常还伴有腓骨肌腱病变。急速的内翻、跖屈暴力目前认为是造成踝关节外侧韧带、腓骨肌上支持带以及腓骨肌腱损伤的潜在危险因素。陈旧性腓骨肌腱断裂的患者由于第一跖列跖屈和踝关节背屈活动受限，通常表现为患侧

扁平足、后足外翻困难、肿胀、外侧疼痛以及功能性不稳。此外，高弓足畸形也与腓骨肌腱慢性断裂有关，先前未得到治疗的损伤、慢性炎症刺激或是肌腱紧张、摩擦等都可导致腓骨肌腱的慢性断裂 [4]。Geppert 等 [5] 在一项尸体标本研究中通过切断踝关节外侧韧带来模拟踝关节不稳，进而发现在腓骨肌上支持带上的金属球出现明显的位移。腓骨肌上支持带的作用是固定腓骨肌腱，因此当踝关节外侧不稳或扭伤时，腓骨肌腱可能就会面临损伤的风险。

解剖变异

腓骨肌腱在跟骨外侧会绕过跟骨腓结节，若腓结节增生肥大，可能会导致腓骨肌腱鞘狭窄、肌腱炎以及肌腱的磨损 [2]。腓骨肌籽骨是一种存在于腓骨长肌腱中的椭圆形副骨，在 20% 的足部中可出现该骨的骨化。在 13%~22% 的踝关节周围可存有第四腓骨肌，走行于小腿外侧部。为解决临床上跟骨腓结节识别和定位不清的问题，Ruiz 等 [6] 提出了一种可信度较高的用以定位腓结节这一骨性标志的测量方法。通过该种方法可以重建滑车后隆起和腓结节在跟骨外侧面的正确解剖形态。

我们可以把跟骨外侧面分为 3 个部分。腓结节位于中间部，它将腓骨长、短肌腱分隔开来，若出现腓结节肥大或者增生就可能限制足在运动时腓骨肌腱的正常滑动，产生病理性的摩擦。而这种摩擦将会增加腓结节与腓骨肌腱之间的剪切应力，进而导致腱鞘炎的发生，最后可导致腓骨肌腱的撕裂。位于腓结节水平的腓骨长肌腱撕裂并不常见 [7]。Sobel 等 [8] 对 124 具尸体小腿标本的外侧腓骨肌腱研究后，发现 21.7% 的标本中存在副肌和第四腓骨肌且有 63% 的远端止于腓结节。

此外还须注意的是，腓骨肌腱存在 2 个缺血区：外踝区和骰骨区。这是腓骨肌腱病变最好发的部位。关于腓结节增生肥大的病因目前还存有争议，包括第四腓骨肌的出现、腓骨长肌腱鞘炎、腓骨肌腱断裂、骨软骨瘤、扁平足以及弓形足 [7]。腓结节增大后将会增加腓骨长肌腱的力臂，使得患者在活动时加剧了后足的旋前。在腓骨肌腱功能不全的患者中，还会存在第一跖列跖屈活动度的减少或者受限。

腓骨肌腱的形态学测量

目前已经有多种多样的方法或工具被用来评估和测量腓骨肌腱及相关肌肉的形态，包括解剖、X 线、超声、CT、肌腱造影和 MRI。肌腱是由具有高度组织性和密集排列的胶原蛋白组成的，这对大多数形态测量学方法提出了挑战。Jerban 等 [9] 利用超短回声时间（UTE）磁共振成像（MRI）结合静态拉伸载荷形成极短 T2 值作为生物标志物来评估肌腱的结构。在不同静态拉伸载荷下，对 6 例人类腓骨肌腱进行了评估：3 例在 15N 拉力下（A 组）、3 例在 15N 之后加至 30N 拉力下（B 组）。研究结果显示 T2 值（横向磁化弛豫时间）在 A 组显著降低并且进一步减少，在 B 组则不明显。这些结果表明，UTE T2 值可能是一个可以用于对腓骨肌腱生物力学（载荷与形变）进行评估的生物标志物，当然这还需要更大样本量的研究予以确认。

腓骨长、短肌腱是以偏心和中心的方式转移负荷。由于肌腱病变可能包括肌腱鞘狭窄以致肌腱在腓结节处卡压、增加摩擦载荷以及存在的其他解剖变异，因此对该腓骨长、短肌腱系统的正确评估必须包括所有的受力成分。例如与无症状对照组相比，反复使用、过度损伤的旋前型跑步者的腓骨肌会显著萎缩达 12% [10]。这一试验组还表现出前足底压力峰值外展，然而在两组后足运动中没有观察到差异。这项研究最重要的成果在于，发现了足旋前畸形的跑步者往往需要更强大的腓骨肌提供运动保护[11, 12]。

薄弱的腓骨长肌难以稳定第一跖骨，使其紧贴内侧楔骨；因此像这样的运动员就更容易受伤。肌肉的几何形状也可能受到足部整体结构的影响，平足患者的腓骨肌横截面积相较于正常足弓人群减少约 14.7%[12]。

腓骨肌腱在足部结构中的作用

人类的足型通常可以分为以下 3 类：扁平足（足弓低平、跟骨外翻、伴或不伴前足内翻），正常足（足弓高度适中、水平地面的垂直线近似平分跟骨），弓形足（足弓高尖、跟骨内翻、伴或不伴前足外翻）[13]。报道足型的文献也描述了足内侧纵弓的不同构型，并确定了一般人群中常见的形态和结构变异。目前普遍认为足的结构和功能是相互关联的，这 3 类不同足型之间也存在功能上的差异[14-16]。

Kokubo 等[17]研究了胫后肌和腓骨长肌对于维持足内侧纵弓刚度的影响。他们假设足的减震作用和足弓的刚度都会受到这两条肌腱的影响。他们的研究发现，胫后肌相较于腓骨长肌在维持足弓刚度方面显示出更大的影响，这就表明腓骨肌并不具有维持足内侧纵弓的功能。然而，腓骨长肌的肌力却可以改善第一跖楔关节在矢状面半脱位（减少滑移）以及减小跖骨间角（减少外展）[18]。这就意味着腓骨长肌在负重情况下是与第一跖列相互作用的。

从结构的观点来看，腓骨长肌能"锁定"第一跖骨，使其紧靠内侧楔骨来获得稳定，由此提供了积极和消极两方面的作用（图 2.3）。Johnson 和 Christensen[19]认为第一跖骨的扭转使得中足韧带紧绷进而来稳定中间柱，这就维持了横弓的完整性。Bohne 等[20]的研究证实在切断腓骨长肌后，足横弓会出现显著的内移。从概念上讲，腓骨长肌可以凭借其跨越外踝的肌腱活动路线，通过牵拉跖屈第一跖列来帮助其抵抗过度活动。

腓骨长肌还通过背屈第一跖趾关节有助于足底"卷扬机机制"[21]发挥作用[19, 22]（图 2.4）。腓

图 2.3 当足负重（BW）时，腓骨长肌（PL）"锁定"第一跖楔关节。足部的横弓是由腓骨长肌拉伸载荷来获得稳定的

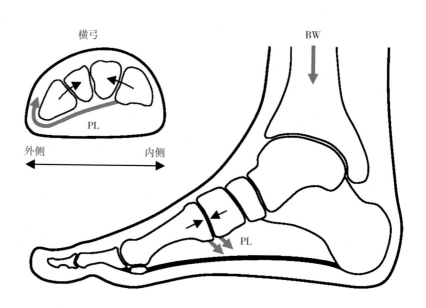

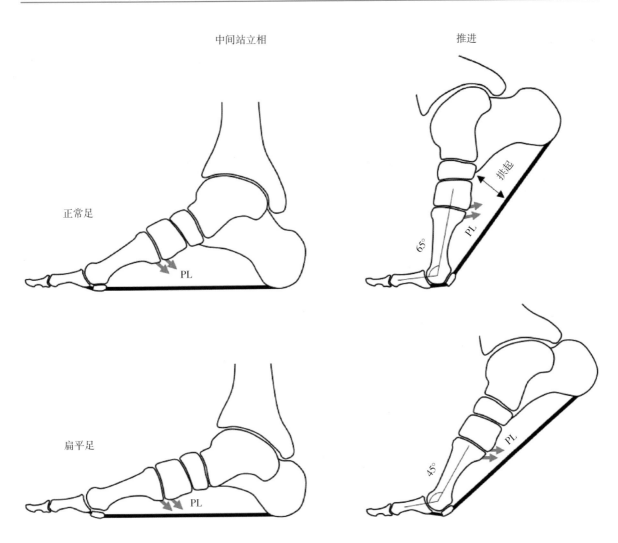

图 2.4　正常足和扁平足患者的腓骨长肌在"卷扬机机制"中的作用。在正常足的中间站立相，功能完好的腓骨长肌（PL）能够平衡跖筋膜和姆长屈肌。在推进过程中，足底软组织的所有剩余弹性用于拉长这些结构，从而使第一跖趾关节的背屈度达到 65°。对于处于中间站立相的扁平足，足弓较低，腓骨长肌降低了机械优势，使足底软组织处于几乎最大限度的伸长位置。在推进过程中，"卷扬机机制"的作用范围较小，将第一跖趾关节背屈活动限制在 ≤ 45°

骨长肌肌力的大小和方向说明了其在外翻后足、跖屈前足、维持第一跖列贴向地面中所起的作用。在中间站立相，正常足的功能完好的腓骨长肌能够平衡跖筋膜和姆长屈肌。在推进过程中，足底软组织的所有剩余弹性用于拉长这些结构，从而使第一跖趾关节的背屈度达到 65°。对于处于中间站立相的扁平足，足弓较低，腓骨长肌降低了机械优势，使足底软组织处于几乎最大限度的伸长位置。在推进过程中，"卷扬机机制"的作用范围较小，将第一跖趾关节背屈活动限制在 ≤ 45°。作为"卷扬机机制"的一部分，第一跖趾关节平移和旋转运动的相互作用可能会受到腓骨长肌功能的调节。

腓骨肌腱在足部功能中的作用

腓骨肌承担着后足外翻所需力量的 63%，同时也承担着踝关节屈曲所需力量的 4%。在单侧支撑期，腓骨肌可以平衡胫后肌、蹈长屈肌和趾长屈肌的力量。腓骨肌约在步态周期中的12%开始偏心收缩，直至在站立相全足水平放置。一旦后足开始上升，腓骨肌肉就会开始同心收缩，从而增强第一跖趾关节的柔韧性，同时将负荷从前足转移到后足[2, 22]。

足底压力分析

在理想化的正常足中，腓骨长肌可以使后足外翻，并且使第一跖列跖屈接近地面并使第一跖骨头负重。足底压力峰值通常在第一跖骨头下方最高，其次是第二跖骨头和其他较小的跖骨头的下方[16]。在柔韧性平足中第一跖列活动度较高，导致第一跖骨头不能保持紧贴地面，故而不能分担前足负荷。所以当第一跖列出现高活动度时，第二跖骨头下的压力可能就会显著增高[23, 24]。一项关于61例无症状足的足底压力分析研究显示，与正常足（n=27）相比，扁平足（n=22）在第一跖骨头下方的足底压力峰值（图2.5）显著降低，而第二跖骨头下方的足底压力峰值却显著增高[16]。

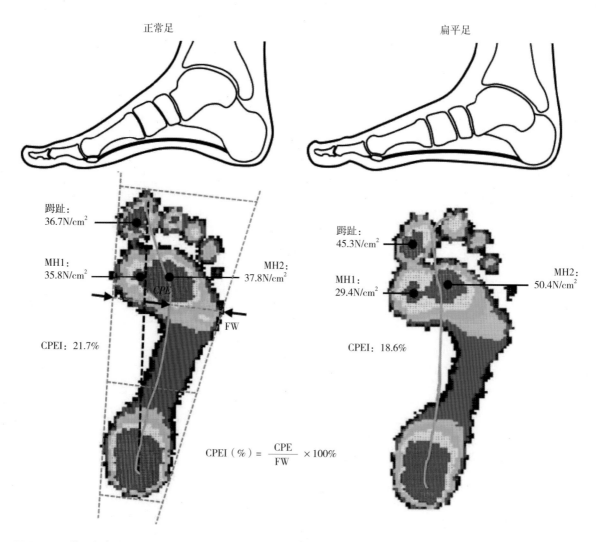

$$CPEI（\%）= \frac{CPE}{FW} \times 100\%$$

图2.5 正常足和扁平足表现出不同的生物力学功能。扁平足的足底压力分布显示前足负荷向外从第一跖骨向第二跖骨转移，这是由于第一跖列在压力中心更向内的情况下具有更大的活动度（MH1. 第一跖骨头；MH2. 第二跖骨头；FW. 足宽；CPE. 压力中心偏移；CPEI. 压力中心偏移指数）

与高活动度的效应相矛盾，扁平足的足底压力中心值（地面反作用力的矢量作用点）相较正常足减小，这是通过足底压力中心偏移指数（CPEI）来证实的 [14-16]。虽然这表明第一跖列的过度活动可能是导致第一跖骨与第二跖骨头之间负荷转移的原因，但还没有研究者研究过足底压力、足部结构、第一跖列的活动和腓骨肌腱功能之间的潜在关系。在这一领域相关的有限的研究中，Olson 等 [25] 发现腓骨长肌是增加第一跖骨头下方足底压力的主要肌肉。在爪形趾畸形的患者中，第一跖骨头下方的溃疡可能是由于腓骨长肌过度牵拉导致负重增加而发生的。

Vlahovic 等 [26] 报道了 1 例采用步态分析进行病情评估的因腓总神经病变造成足下垂的男性患者。患者 3 年前因右腓骨近端骨折、右胫骨远端螺旋斜行骨折接受了切开复位内固定的手术治疗。腓总神经支配胫前肌、趾长伸肌和跨长伸肌（背屈肌和趾伸肌）、腓骨长肌和腓骨短肌（外翻肌和跖屈肌）和股二头肌（膝关节屈肌）。由于腓总神经受损，患者失去了足背屈和趾背伸的能力，导致的明显的足下垂畸形，使患者在行走时最初与地面的接触发生在前足外侧而非足跟部，故而在站立相的足底最大压力分布异常，导致足底压力中心呈现"反向标记"（图 2.6）。从运动学上来看，患者的足部在水平面旋转增加，而膝关节和髋关节在矢状面呈过度屈曲。过度屈曲的膝关节

图 2.6　腓总神经病变引起的扁平足患者站立相的足底最大压力。当足开始由站立开始移动时，足底压力中心偏移呈现不规则的运动方式

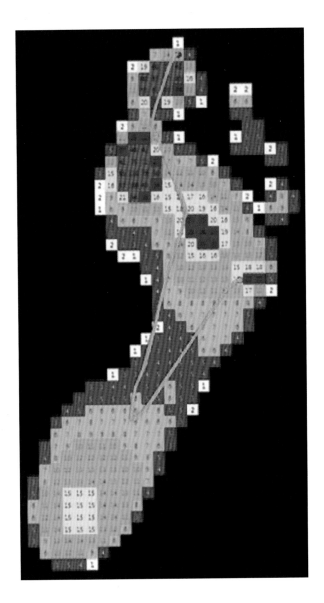

和髋关节活动是一种代偿机制，用以代偿减少落脚时足底与地面之间的间隙。对这个患者来说，失去外翻肌（腓骨长肌和短肌）不如失去足背屈肌和趾背伸肌（前胫肌、踇长伸肌和趾短伸肌）造成的破坏大。

运动学

第一跖列活动度的增加被认为与前足许多疾病的发生都具有相关性。最明显的是踇外翻[27]和功能性踇僵硬[28]的发生。由于缺乏令人信服的证据，第一跖列过度活动的许多潜在病因已被排除，但腓骨长肌的作用及其与第一跖列功能的关系一直是众多研究的主题。Duchenne[29]认为，如果没有腓骨长肌来对抗胫骨前肌，第一跖列就会被逐渐抬高而形成扁平足。这项早期研究还发现，由于腓骨长肌收缩导致足弓形成一空腔状外观，而且还有助于横弓的维持，减轻了足散开的程度。尽管这些早期的观察研究结果与现代对腓骨肌与足结构相互作用的认识不同，但他已经能正确地认识到在正常足功能中需要平衡腓骨长肌、胫前肌和胫后肌的活动。Johnson和Christensen[19]通过体外研究显示了腓骨长肌对于前足稳定的重要性。在这项使用7具新鲜冷冻尸体标本的研究中，他们模拟了来自体重的静态负荷。腓骨长肌力量增加导致第一跖骨外翻和跖屈，第一跖列下移，内侧柱在增强横弓的同时出现扭转。增大腓骨长肌的拉伸负荷，其第一跖骨冠状面运动平均差异为 $8.1° \pm 3.1°$，矢状面运动平均差异为 $3.8° \pm 0.5°$，内侧楔骨的冠状面运动平均增加 $7.4° \pm 2.6°$。内侧楔骨在矢状面（ $3° \pm 0.6°$ ）和水平面（ $2.1° \pm 1.8°$ ）的运动也因腓骨长肌载荷增加而增加，但足弓高度无显著差异。采用 Lapidus 关节融合术可以稳定跖楔关节，恢复腓骨长肌功能，改善第一跖列的运动来试图实现正常足的负重活动[30]。

动力学

Hintermann 等[31]在一项尸体标本研究中确定了腓骨长、短肌在足的屈伸活动中的位移和力臂。腓骨肌在足背伸时是最强的外翻肌之一，在跖屈时力量减弱。足在进行比较深的跖屈活动时，外翻功能的丧失与踝关节外侧扭伤的损伤机制有关，这种损伤在足跖屈时发生得更频繁。腓骨肌腱在足跖屈过程中外翻能力的降低可能会降低其稳定踝关节的能力，提示这可能存在踝关节损伤的机械机制。Ziai 等[32]在一项尸体标本研究中证实了腓骨肌腱对踝关节的被动稳定作用，他们发现切断腓骨长肌腱后可减少 18%（0.9Nm）的扭矩。将腓骨短肌腱切断后则并没有发现差异，故腓骨短肌腱被认为在踝关节的被动稳定中起辅助作用。腓骨肌腱的功能或者强度的丧失可能增加踝关节外侧扭伤的风险，是踝关节外侧不稳的原因之一。

Hunt 和 Smith[33]研究了正常足和平足在一般行走时前后足运动学、踝关节力矩和肌电图（胫前肌、腓骨肌、比目鱼肌、内侧和外侧腓肠肌）的变化情况。平足组前足在离地时内收减少，水平面运动范围减小，但在蹬地时的峰值屈曲力矩和反转力矩增大。另一方面，平足组平均相位肌电图显示胫前肌电位较高，腓骨肌、比目鱼肌和腓肠肌电位较低。对这项研究结果的解释还不清楚，因为目前还不清楚在正常足组中有多少外翻足、正常足和外旋足。尽管如此，一组具有骨骼 – 肌肉相关症状的旋前足畸形的腓骨长肌和腓骨短肌在肌电图上显示电位比正常足（无症状）组降低。这表明腓骨长、短肌肌电检查对足部结构和 / 或相关症状具有敏感性。

肌电图学

Denyer 等 [3] 研究了足的旋前或旋后畸形是否会造成神经 – 肌肉的病变。他们测量了腓骨长肌、臀中肌、胫前肌在模拟踝关节内翻性扭伤（内翻 30°、跖屈 20°）的情况下的反应时间和肌电图的情况。在这个研究中，研究人员依据舟骨坠落试验结果将 20 例健康受试者分为 3 组：旋前组（ ≥ 10mm）、正常组（5~9mm）、旋后组（ ≤ 4mm）。旋前组（49.7ms ± 9.5ms）和旋后组（47.2ms ± 5.8ms）比起正常组（39.6ms ± 5.1ms）的腓骨长肌反应时间显著降低；而臀中肌和胫前肌的反应时间在不同组间却没有显著差异。

Root 等 [34] 在早期对腓骨长肌在步态中稳定前足运动的作用机理进行了理论研究。他们认为在步态周期中，扁平足的旋前畸形可能会降低腓骨长肌的机械优势。与前述研究的腓骨长肌在体内的稳定作用不同，Murley 和 Menz[35] 证实了与对照组相比，扁平足的腓骨长肌激动显著减弱，而胫前肌随后出现代偿。与正常足组相比，平足组在触地相的肌电振幅峰值平均下降了 12.8%，中间站立相的肌电振幅峰值平均下降了 13.7%（图 2.7）[35]。

与 Duchenne 早期提出的腓骨长肌功能丢失后胫前肌会提供代偿作用的理论不同，Murley 和 Menz 发现在步态周期中扁平足和正常足受试者的胫前肌的肌电激活并没有明显差异。然而，他们的确发现胫后肌的肌电振幅峰值增加了 26.5%。扁平足可以利用胫后肌作为腓骨长肌能力减弱的代偿。不同足型之间的功能差异可能是反映了腓骨长肌的一种用以避免第一跖列的进一步过度负重的适应性。另外，Murley 和 Menz 还提出一种假说，认为扁平足外侧稳定性差，因此需要更少的腓骨长肌活动以减少相关影响。这些研究发现与先前 Gray 和 Basmajian[36] 认为的腓骨长肌在平足中活跃性更高的理论是不同的。

图 2.7　扁平足和正常足的腓骨长肌平均肌电振幅曲线图

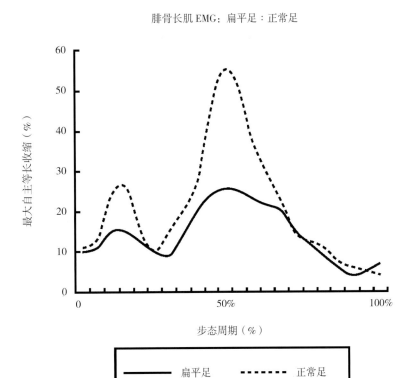

采用足踝部矫形器可以矫正重塑扁平足患者的足弓，可以显著增加腓骨长肌的激活度，文献报道可以从 16% 增加到 21%[37]，这个研究也与先前的研究结果是一致的 [38, 39]。人为地增加足弓似乎能够平衡旋后肌群，同时通过增加第一跖列的跖屈来帮助稳定前足内侧。Mitchell 等 [40] 研究了腓骨长、短肌的激活时间在踝关节扭伤机制中的影响。与对照组相比，激活腓骨肌后的踝关节稳定性显著增高。在这个由两个队列组成的研究中，研究人员还研究了姿势晃动与腓骨肌激活时间之间的关系 [41]。他们发现腓骨肌激活时间与内 – 外方向的姿势摇晃具有正向关系。在不稳定的踝关节中，腓骨长、短肌的激活均较差。足部外翻是抵抗踝关节扭伤的主要防御机制。对于反复发生的踝关节外侧韧带损伤，腓骨肌可能会延迟接收从相反的肌梭和高尔基腱器官传入的信号，这样就使得总体反应时间变慢，不足以防止踝关节扭伤。

接触力学

Potthast 等 [42] 研究了通过改变 5 例足标本的外在肌腱负荷而引起关节内接触压力的大小和分布的变化情况。腓骨肌腱负荷的增加可以导致踝关节外侧部关节应力增高。Morles-Orcajo 等在一项足的有限元模型研究中也预测了腓骨肌腱对踝关节外侧部接触力学的影响 [43]。将韧带、软骨、骨和肌肉 – 肌腱系统的三维几何形状通过数字重建形成一个动态模型。与试验观察相似，腓骨肌腱在足部产生外翻和外展作用，并且增加了籽骨下方的足底压力。胫前肌也可使足向内翻转，减轻第一跖列下的压力，这证实了 Duchenne 早期的理论，即腓骨长肌功能丧失可导致第一跖骨逐渐抬高。

腓骨肌腱的临床生物力学

腓骨肌腱断裂

Wagner 等 [44] 分析了腓骨肌腱撕裂后的机械强度。他们对 Heckman 等 [45] 提出的且在传统上被接受的 50% 肌腱撕裂的原则提出了质疑，该原则认为对于涉及 50% 的肌腱撕裂，必须进行初次修复和吻合。在 Wagner 等的研究中，研究人员人为制造了 66% 的腓骨肌腱撕裂，并对尸体标本进行了循环加载和加载 – 破坏试验后发现腓骨短肌腱的平均失效载荷为 416N，腓骨长肌腱的平均失效载荷为 723N。而实际上腓骨长肌和腓骨短肌在步态中至多产生约 217N 的肌力 [46]。本研究的临床意义在于为保守治疗无效的患者何时需要手术修复肌腱提供指导。与传统认为 50% 的原则不同，作者发现肌腱撕裂程度高达 66% 的患者却并没有自发断裂的风险，因此不需要进行肌腱修复。然而对这项研究结果的解释应该持谨慎态度。原因是研究人员仅对肌腱进行了静态加载，而其在步态中的动态功能并没有被考虑进来，因为足在不同的屈伸和外翻位时，腓骨肌腱方向的改变也可能会有导致肌腱断裂的风险。

腓骨肌腱转位

当腓骨肌腱出现不可修复的撕裂时，外科医生可能会进行肌腱移植（对腓骨长肌腱的节段切除联合肌腱固定术，自体或异体移植术）[47]。目前对腓骨肌腱重建的生物力学研究是有限的。Pellegrini 等将尸体标本足装入一个定制的夹具中，以模拟足在功能位的正常负重。与未损伤的腓骨肌腱相比，采用肌腱移植固定术后可引起更大的张力（范围：101%~120%），而同种异体肌腱更能模拟未损伤的腓骨肌腱张力（范围：94%~101%）。从体内匹配性的角度来看，同种异体移植是进行腓骨肌腱移植重建的首选。

腓骨肌腱病是一种以腓骨肌腱结构改变为特征的疾病，其病因是腓骨肌腱的过度负荷和过度使用。患肢固定、药物和物理治疗是经典的治疗方法。腓骨腱病伴发的腓骨长、短肌腱断裂的外科治疗包括端端吻合修复、同种异体移植重建和腓骨肌腱鞘重建。由于慢性腓骨肌功能障碍常与肌肉 – 肌腱复合体的微小撕裂错构、瘢痕化和肌腹萎缩有关，这些可能是同种异体肌腱移植重建的禁忌证。还有一种可以替代的方法是将踇长屈肌腱或趾长屈肌腱转移到前足外侧，通常在第五跖骨处。有研究发现趾长屈肌腱的偏移距离和肌腱有效功能的百分比与腓骨短肌腱相似，可以支持这个方法的使用 [48]。与此不同的是，Seybold 等 [49] 对踇长屈肌和趾长屈肌移植物进行了体外研究，考察了肌腱长度、直径和与后侧神经血管束的接近程度。研究者发现踇长屈肌腱具有更好的长度来保证移植物的使用安全，为转位移植提供了更大的肌腱直径，不需要额外的后内侧切口，并且不会增加腓骨沟内的肌肉体积；而使用趾长屈肌转位可压迫胫神经，引起神经炎症状。一项针对 5 例患者的体内研究 [50] 显示，在踇长屈肌和趾长屈肌向外侧转位后，腓骨肌的峰值肌力损失、平均功率损失和平均速度没有显著差异。

腓骨沟加深术

腓骨肌腱的复发性脱位常常造成肌腱损伤。如果不加以处理，腓骨肌上支持带会因复发不稳定而松弛脱落。如果紧靠腓骨肌腱的远端腓骨表面过于平坦或凸出，就可能对腓骨肌腱造成过度的压力，从而导致脱位。Kollias 和 Ferkel[51] 建议通过手术在远端腓骨内形成外踝后沟来减少接触应力。通过将腓骨后壁开槽使腓骨肌腱被完整容纳在腓骨沟内，肌腱稳定性获得显著提高，同时鞘内压力也会显著降低，从而改善疼痛和功能。腓骨沟加深术可以减少在足部的不同方向的肌腱 – 骨沟连接间的压力 [52]。该手术可以降低腓骨肌腱脱位的发生率，并改善患者的预后。

相关知识空白

需要注意的是，文献中还有若干知识空白：

· 流行病学研究。
  – 以大量的健康和患病的腓骨肌 – 肌腱系统为研究对象，研究 BMI、性别和足型等相关因素在人群的分布和影响。
· 体外研究。
  – 腓骨肌 – 肌腱系统对控制负荷响应的结构特性（例如数字图像相关、Bose 张力计、材料试验机、高保真尸体模拟器）。
  – 利用高保真尸体模拟器进行处理预测。

- 体内研究。
  - 健康和病变的腓骨肌腱的结构特性［例如横波弹性成像、高级三维成像（负重 CT、UTE MRI 和超声）］。
  - 综合性结构评估［足弓高度指数（AHI）、足弓高度柔韧性（AHF）、踝外翻指数（MVI）、第一跖列活动度和位置、2D 放射参数、3D 成像（如负重 CT、MRI）、足的位置指数（FPI）］。
  - 在日常活动中使用多段足运动学（如基于标记技术的运动捕捉、立体 X 线摄片）、后足动力学、内在肌及外在肌的肌电图学进行综合功能评估。
- 数字化模拟研究。
  - 预测前足接触力（骨骼肌肉建模）和第一跖趾关节和第一跖骨的应力（有限元模型）。
  - 使用基于 3D 图像的骨骼肌肉和体内有限元模型制定针对特定患者的治疗计划。

结论

腓骨肌腱与足的相互作用在生物力学上是复杂的，尚未完全了解。增大的腓结节可增加足的前倾力矩，并在结节–肌腱交界处承受拉伸和剪切应力，这可能是导致腓骨肌腱病变和断裂的原因。腓骨肌腱的粗细是踝关节外侧不稳定、踝关节扭伤和反复过度使用性损伤的危险因素。足型对腓骨肌腱的功能也很有影响。扁平足患者的腓骨长肌功能会减退，这可能会增加第一跖列的活动度并在步态中限制第一跖趾关节的背屈。反之，通过矫正器调整足的内侧纵弓可以改善腓骨长肌的功能。腓骨肌腱的负荷已被证明会增加踝关节外侧的应力。此外，足的计算模型证实了试验结果，即腓骨肌腱在增加籽骨下方的足底压力的同时，产生了足部外翻和外展。与传统认为的一旦超过 50% 的腓骨肌腱撕裂即需要手术修复的原则不同，现有证据表明即使高达 66% 的腓骨肌腱撕裂也可能不会造成肌腱的自发断裂，也不需要行肌腱修补固定术。同种异体肌腱移植比肌腱修补固定术产生的功能预后更佳。腓骨沟加深术能改善腓骨肌腱复发性脱位处的腱–沟连接间的压力。在腓骨肌腱生物力学方面还存在许多知识空白，包括足型对腓骨肌–肌腱系统的敏感作用等，这可以从更多的流行病学、体外、体内以及数字化模拟研究中获益。

参考文献

[1] Kumar Y, Alian A, Ahlawat S, Wukich DK, Chhabra A. Peroneal tendon pathology: pre- and post-operative high-resolution US and MR imaging. Eur J Radiol. 2017;92:132–144.

[2] Clarke HD, Kitaoka HB, Ehman RL. Peroneal tendon injuries. Foot Ankle Int. 1998;19:280–288.

[3] Denyer JR, Hewitt NLA, Mitchell ACS. Foot structure and muscle reaction time to a simulated ankle sprain. J Athl Train. 2013;48:326–330.

[4] Hamid KS, Amendola A. Chronic rupture of the peroneal tendons. Foot and Ankle Clinics of Northern America. 2017;22:843–850.

[5] Geppert MJ, Sobel M, Bohne WHO. Lateral ankle instability as a cause of superior peroneal retinacular laxity: an anatomic and biomechanical study of cadaveric feet. Foot Ankle Int. 1993;14:330–334.

[6] Ruiz JR, Christman RA, Hillstrom HJ. William J. Stickel Silver Award. Anatomical considerations of the peroneal tubercle. J Am Podiatr Med Assoc. 1993;83:563–575.

[7] Palmanovich E, Laver L, Brin YS, Kotz E, Hetsroni I, Mann G, et al. Peroneus longus tear and its relation to the

peroneal tubercle: a review of the literature. Muscle Ligaments Tendons J. 2012;1:153–160.

[8]　Sobel M, Levy ME, Bohne WHO. Congenital variations of the peroneus quartus muscle: an anatomic study. Foot Ankle Int. 1990;11:81–89.

[9]　Jerban S, Nazaran A, Cheng X, Carl M, Szeverenyi N, Du J, et al. Ultrashort echo time T2* values decrease in tendons with application of static tensile loads. J Biomech. 2017;61:160–167.

[10]　Zhang X, Pauel R, Deschamps K, Jonkers I, Vanwanseele B. Differences in foot muscle morphology and foot kinematics between symptomatic and asymptomatic pronated feet. Scand J Med Sci Sports. 2019;[Epub ahead of print].

[11]　Zhang X, Aeles J, Vanwanseele B. Comparison of foot muscle morphology and foot kinematics between recreational runners with normal feet and with asymptomatic over-pronated feet. Gait Posture. 2017;54:290–294.

[12]　Angin S, Crofts G, Mickle KJ, Nester CJ. Ultrasound evaluation of foot muscles and plantar fascia in pes planus. Gait Posture. 2014;40:48–52.

[13]　Ledoux WR, Shofer JB, Ahroni JH, Smith DG, Sangeorzan BJ, Boyko EJ. Biomechanical differences among pes cavus, neutrally aligned, and pes planus feet in subjects with diabetes. Foot Ankle Int. 2003;24:846–860.

[14]　Song J, Hillstrom HJ, Secord D, Levitt J. Foot type biomechanics. Comparisons of planus and rectus foot types. J Am Podiatr Med Assoc. 1996;1:16–23.

[15]　Ledoux WR, Hillstrom HJ. The distributed plantar vertical force of neutrally aligned and pes planus feet. Gait Posture. 2002;15:1–9.

[16]　Hillstrom HJ, Song J, Kraszewski AP, Hafer JF, Mootanah R, Dufour AB, et al. Foot type biomechanics part 1: structure and function of the asymptomatic foot. Gait Posture. 2013;37:445–451.

[17]　Kokubo T, Hashimoto T, Nagura T, Nakamura T, Suda Y, Matsumoto H, et al. Effect of the posterior tibial and peroneal longus on the mechanical properties of the foot arch. Foot Ankle Int. 2012;33:320–325.

[18]　Dullaert K, Hagen J, Klos K, Gueorguiev B, Lenz M, Richards RG, et al. The influence of the peroneus longus muscle on the foot under axial loading: a CT evaluated dynamic cadaver model study. Clin Biomech. 2016;34:7–11.

[19]　Johnson CH, Christensen JC. Biomechanics of the first ray part I. the effects of peroneus longus function: a three-dimensional kinematic study on a cadaver model. J Foot Ankle Surg.1999;38:313–321.

[20]　Bohne WHO, Lee KT, Peterson MGE. Action of the peroneus longus tendon on the first metatarsal against metatarsus primus varus forces. Foot Ankle Int. 1997;18:510–512.

[21]　21. Hicks HJ. The mechanics of the foot II. The plantar aponeurosis and the arch. J Anat.1954;88:25–30.

[22]　Roukis TS, Scherer PR, Anderson CF. Position of the first ray and motion of the first metatarsophalangeal joint. J Am Podiatr Med Assoc. 1996;86:538–546.

[23]　King DM, Toolan BC. Associated deformities and hypermobility in hallux valgus: an investigation with weightbearing radiographs. Foot Ankle Int. 2004;25:251–255.

[24]　Cooper AJ, Clifford PF, Parikh VK, Steinmentz ND, Mizel MS. Instability of the first metatarsal-cuneiform joint: diagnosis and discussion of an independent pain generator in the foot. Foot Ankle Int. 2009;30:928–958.

[25]　Olson SL, Ledoux WR, Ching RP, Sangeorzan BJ. Muscular imbalances resulting in a clawed hallux. Foot Ankle Int. 2003;6:477–485.

[26]　Vlahovic TC, Ribeiro CE, Lamm BM, Denmark JA, Walters RG, Talbert T, et al. A case of peroneal neuropathy-induced footdrop. Correlated and compensatory lower-extremity function. J Am Podiatr Med Assoc. 2000;90:411–420.

[27]　Min BC, Chung CY, Park MS, Choi Y, Koo S, Jang S, et al. Dynamic first tarsometatarsal instability during gait evaluated by pedobarographic examination in patients with hallux valgus. Foot Ankle Int. 2019;[Epub ahead of print].

[28]　Dannanberg HJ. Gait style as an etiology to chronic postural pain. Part I. functional hallux limitus. J Am Podiatr Med Assoc. 1993;83:433–441.

[29]　Duchenne GB. Physiologie de mouvements: translated and edited to physiology of motion. Bailliere, Paris: Saunders WB; 1949. p. 205–439.

[30]　Bierman RA, Christensen JC, Johnson CH. Biomechanics of the first ray. Part III. Consequences of Lapidus arthrodesis on peroneus longus function: a three-dimensional kinematic analysis in a cadaver model. J Foot Ankle Surg. 2001;40:125–131.

[31]　Hintermann B, Nigg BM, Sommer C. Foot movement and tendon excursion: an in vitro study. Foot Ankle Int. 1994;15:386–395.

[32]　Ziai P, Benca E, von Skrbensky G, Graf A, Wenzel F, Basad E, et al. The role of the peroneal tendons in passive

stabilisation of the ankle joint: an in vitro study. Knee Surg Sport Traumatol Arthrosc. 2013;21:1404–1408.

[33] 33. Hunt AE, Smith RM. Mechanics and control of the flat versus normal foot during the stance phase of walking. Clin Biomech. 2004;19:391–397.

[34] Root ML, Orien WP, Weed JH. Normal and abnormal function of the foot. Clin Biomech.1997;2:46–55.

[35] Murley GS, Menz HB, Landorf KB. Foot posture influences the electromyographic activity of selected lower limb muscles during gait. J Foot Ankle Res. 2009;26:35.

[36] Gray EG, Basmajian JV. Electromyography and cinematography of leg and foot ("normal" and flat) during walking. Anat Rec. 1968;161:1–15.

[37] Murley GS, Landorf KB, Menz HB. Do foot orthoses change lower limb muscle activity in flat-arched feet in a pattern observed in normal-arched feet? Clin Biomech. 2010;25:72–736.

[38] Ludwig O, Kelm J, Fröhlich M. The influence of insoles with a peroneal pressure point on the electromyographic activity of tibialis anterior and peroneus longus during gait. J Foot Ankle Res. 2016;9:33.

[39] Mündermann A, Wakeling JM, Nigg BM, Humble RN, Stefanyshyn DJ. Foot orthoses affect frequency components of muscle activity in the lower extremity. Gait Posture. 2006;23:295–302.

[40] Mitchell A, Dyson R, Hale T, Abraham C. Biomechanics of ankle instability. Part 1: Reaction time to simulated ankle sprain. Med Sci Sports Exerc. 2008a;40:1515–1521.

[41] Mitchell A, Dyson R, Hale T, Abraham C. Biomechanics of ankle instability. Part 2: Postural sway-reaction time relationship. Med Sci Sports Exerc. 2008;40:1522–1528.

[42] Potthast W, Lersch C, Segesser B, Koebke J, Bruggemann G-P. Intraarticular pressure distribution in the talocrural joint is related to lower leg muscle forces. Clin Biomech. 2008;23:632–639.

[43] Morales-Orcajo E, Souza TR, Bayod J, de Las Cases EB. Non-linear finite element model to assess the effect of tendon forces on the foot-ankle complex. Med Eng Phys. 2017;49:71–78.

[44] Wagner E, Wagner P, Radkievich R, Palma F, Guzmán-Venegas R. Biomechanical cadaveric evaluation of partial acute peroneal tendon tears. Foot Ankle Int. 2018;39:741–745.

[45] Heckman DS, Sudheer R, David P, Wapner KL, Parekh SD. Operative treatment for peroneal tendon disorders. J Bone Joint Surg. 2008;90:404–418.

[46] Jeng C, Thawait G, Kwon J. Relative strengths of the calf muscles based on MRI volume measurements. Foot Ankle Int. 2012;33:394–399.

[47] Pellegrini MJ, Glissons RR, Matsumoto T, Schiff A, Lavar L, Easley ME, et al. Effectivenes of allograft reconstruction vs tenodesis for irreplaceable peroneus brevis tears: a cadaveric model. Foot Ankle Int. 2016;37:803–808.

[48] Sherman TI, Koury K, Orapin J, Schon LC. Lateral transfer of the flexor digitorum longus fo peroneal tendinopathy. Foot Ankle Int. 2019;40:1012–1017.

[49] Seybold JD, Campbell JT, Jeng CL, Myerson MS. Anatomic comparison of latera transfer of the long flexors for concomitant peroneal tears. Foot Ankle Int. 2013;34:1718–1723.

[50] Seybold JD, Campbell JT, Jeng CL, Short KW, Myerson MS. Outcome of lateral transfer of FHL or FDL for concomitant peroneal tendon tears. Foot Ankle Int. 2016;37:576–581.

[51] Koallis SL, Ferkel RD. Fibular grooving for recurrent peroneal tendon subluxation. Am J Sports Med. 1997;25:329–335.

[52] Title CI, Jung H-G, Park BG, Schon LC. The peroneal groove deepening procedure: a biomechanical study of pressure reduction. Foot Ankle Int. 2005;26:442–448.

第三章　先天性腓骨肌腱变异

Jay M. Sobel, Mark Sobel

第四腓骨肌

异常的腓骨沟内第四腓骨肌可导致慢性踝关节外侧疼痛，1923 年，Hecker 解剖发现第四腓骨肌出现的概率为 13%。1990 年，Sober 等观察了 65 具尸体 124 条腿标本的第四腓骨肌变异情况，发现其中有 27 条腿（21.7%）出现第四腓骨肌。尽管肌腱起点、止点及大小变异较多，但 17 条腿（63%）有共同的解剖特点。第四腓骨肌起于下 1/3 腓骨短肌腹，止于跟骨腓骨肌腱结节，可导致骨止点增生，此处查体时可触摸到（图 3.1）[2]。

Sobel 发现第四腓骨肌的起止点如下[1]：

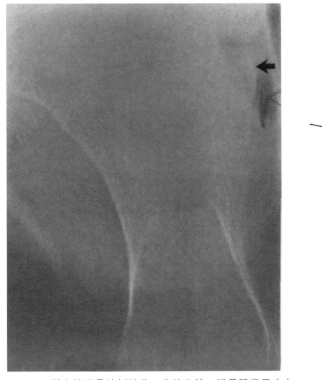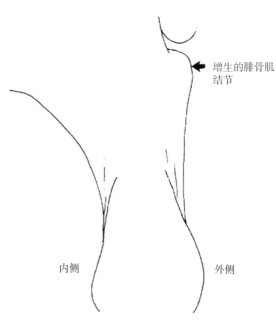

增生的腓骨肌结节

内侧　　　　外侧

图 3.1　增生的跟骨外侧结节，此处为第四腓骨肌常见止点

Ⅰ. 第四腓骨肌起于腓骨短肌下 1/3，止于跟骨腓骨肌结节（图 3.2）：63%。

Ⅱ. 第四腓骨肌起于腓骨短肌，止于腓骨长肌远端腓骨沟折返处（图 3.3）：3.7%。

Ⅲ. 第四腓骨肌起于腓骨短肌腹，止于腓骨短肌远端腓骨沟处（图 3.4）：3.7%。

Ⅳ. 第四腓骨肌起于腓骨短肌，肌腱分为两束，分别止于第五跖骨基底、第五跖骨头背侧（图 3.5）：7.4%。

Ⅴ. 第四腓骨肌起于腓骨长肌近端，止于跟骨腓骨肌结节（图 3.6a，b）。或者起于腓骨长肌腱下方，止于跟骨腓骨肌结节（图 3.6c，d）：7.4%。

Ⅵ. 第四腓骨肌起于腓骨长肌近端，止于腓骨长肌腱远端腓骨沟处（图 3.7）：3.7%。

Ⅶ. 第四腓骨肌起于腓骨短肌，止于支持带外侧：11.1%。

Ⅷ. 第四腓骨肌起于腓骨长肌，止于腓骨短肌：3.7%。

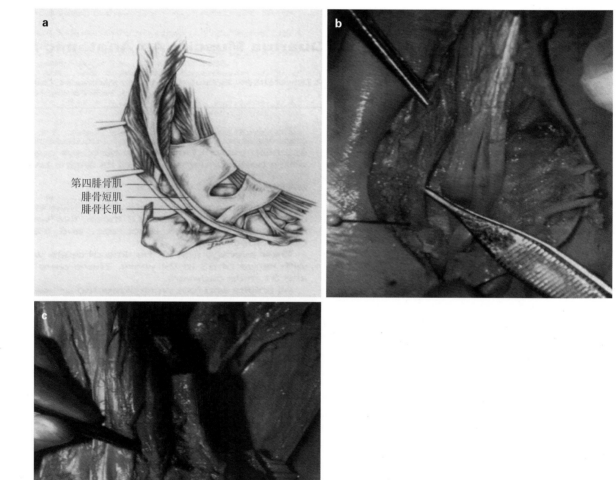

图 3.2 （a）解剖示意图。（b，c）尸体标本解剖。第四腓骨肌起于腓骨短肌下 1/3，止于跟骨腓骨肌结节。可见增生的腓骨肌结节

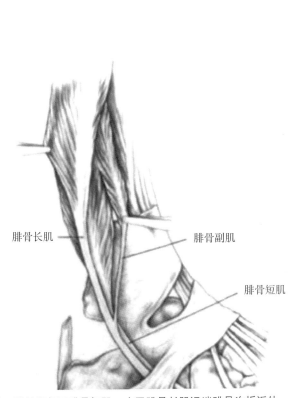

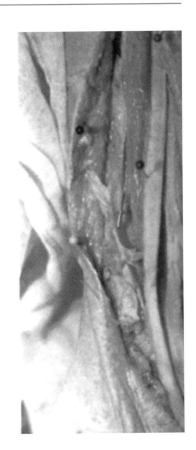

腓骨长肌

腓骨副肌

腓骨短肌

图 3.3　第四腓骨肌起于腓骨短肌，止于腓骨长肌远端腓骨沟折返处

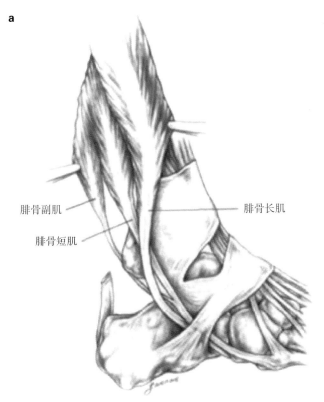

a

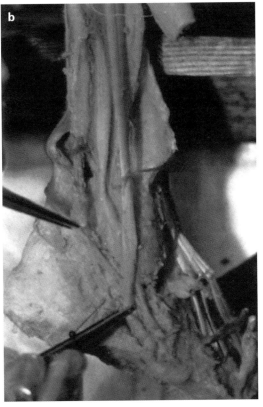

b

腓骨副肌

腓骨短肌

腓骨长肌

图 3.4　第四腓骨肌起于腓骨短肌腹，止于腓骨短肌远端腓骨沟处

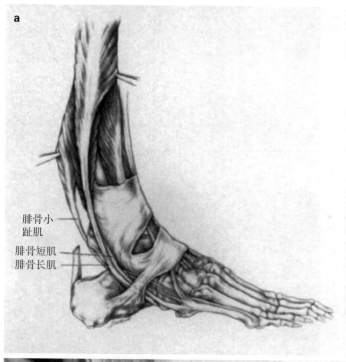

腓骨小趾肌
腓骨短肌
腓骨长肌

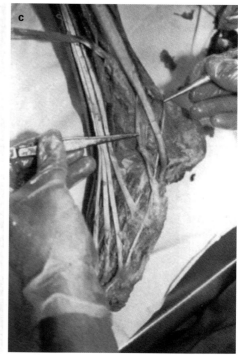

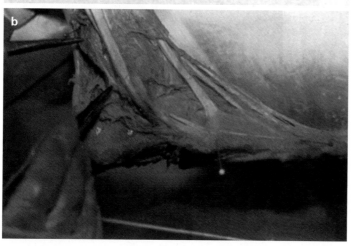

图 3.5　第四腓骨肌起于腓骨短肌，肌腱劈裂为两部分。一部分止于第五跖骨基底，另一部分止于第五跖骨头背侧

　　有趣的是，发现腓骨短肌腱存在磨损（劈开或撕裂），如图 3.8 所示。当第四腓骨肌存在时，18% 的腓骨短肌于腓骨沟处存在上述现象。

　　这种解剖发现是有临床意义的。第四腓骨肌导致腓骨沟过度拥挤，随后出现腓骨肌上支持带松弛，导致腓骨短肌滑过腓骨后侧锐利的边缘出现半脱位，导致腓骨肌腱劈裂或撕裂[3]。

　　从我们发表第四腓骨肌解剖相关的文献以及发现其与腓骨短肌劈裂或撕裂关系开始，出现了一定数量的病例报道以及临床与影像学研究，此变异需要引起我们重视。

　　这些观点我们总结如下：

　　Donley 报道 1 例 15 岁运动员，由于第四腓骨肌腱出现导致踝关节慢性疼痛。检查中未发现半脱位迹象。MRI 提示存在第四腓骨肌，其肌腹突出延伸至腓骨肌上支持带下方[4]。在一项尸体标本研究中，Zammit 和 Singh 解剖 102 条腿标本，发现第四腓骨肌出现的概率为 6.6%。他们研究

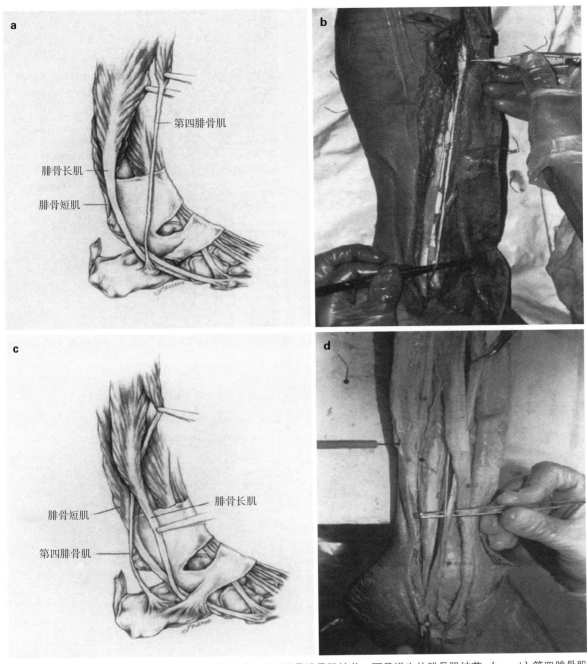

图 3.6　（a，b）第四腓骨肌起于腓骨长肌腱近端，止于跟骨腓骨肌结节。可见增生的腓骨肌结节。（c，d）第四腓骨肌起于腓骨长肌近端，在腓骨长肌腱的下方，止于跟骨的腓骨肌结节

发现第四腓骨肌与腓骨短肌腱纵向撕裂有关，同时发现明显的腓骨肌腱跟骨滑车结节突出以及薄而松弛的腓骨肌上支持带[5]。Bilgili 及其团队解剖 115 条腿标本，发现第四腓骨肌出现率为 5.2%。发现 5 具标本的第四腓骨肌起点位于腓骨短肌，1 具标本的起点位于远端腓骨。大部分止点位于跟骨腓骨肌结节。该作者发现第四腓骨肌出现与腓骨短肌退变有显著的相关性（P=0.03）[6]。Yammine 回顾性系统分析 46 篇研究 3928 条腿标本的文献，发现第四腓骨肌的出现率约 10.2%，其中 7 篇研究文献报道肌腱起点，第四腓骨肌最常见起点为腓骨短肌；10 篇研究文献报道其止点，第四腓骨肌最常见止点位于跟骨滑车突起[7]。Athavale 解剖 58 具尸体下肢标本的上腓骨腱

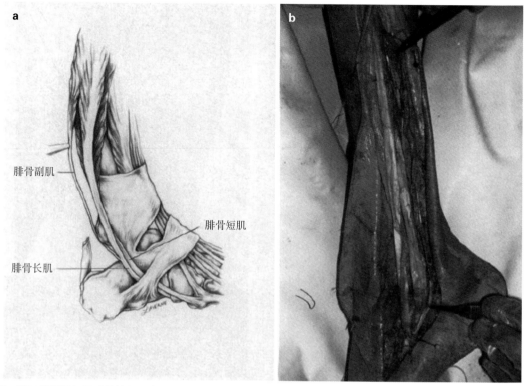

图 3.7　第四腓骨肌起于腓骨长肌近端，止于腓骨长肌穿腓骨沟处

图 3.8　图片提示腓骨短肌腱纵向撕裂，伴有肌腱磨损。图片显示肌腱从近端到远端腓骨沟处撕裂

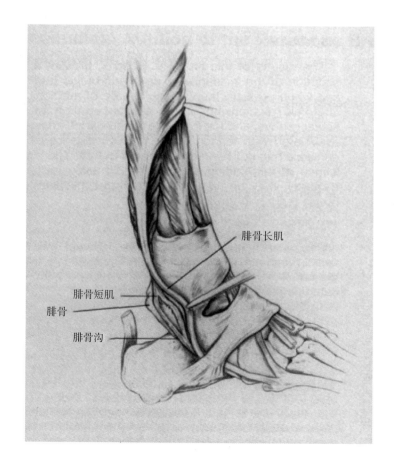

管，发现腓骨短肌经常有异常肌肉附着，把这个肌肉称作第四腓骨肌。该作者记录了其他变异包括腓骨短肌腱撕裂，两条腓骨长肌和副腓总神经[8]。1 年后，Athavale 进行了 92 具尸体标本的研究，发现第四腓骨肌的出现率为 21%，第四腓骨肌起于腓骨下外侧面、腓骨短肌基底和后侧肌间隔，止于跟骨滑车隆起处[9]。Habashy 等最近报告 1 例青少年男孩踝外翻时出现剧烈的右踝关节疼痛和腓骨肌腱半脱位。患者有非霍奇金淋巴瘤病史以及腓骨远端骨软骨瘤。外生骨突切除及腓骨肌上支持带（SPR）修复术后 1 年疼痛复发。影像显示腓骨短肌腱撕裂。手术中发现第四腓骨肌并切除，同时修复腓骨短肌腱。在 1 年的随访中患者的症状得到了改善[10]。Chinzei 等报告 1 例双侧第四腓骨引起的踝关节弹响以及疼痛。当患者出现踝关节后侧疼痛时，作者建议足踝外科医生使用 MRI 来辅助第四腓骨肌的诊断[11]。Sonmez 解剖一具 45 岁男性尸体标本时注意到双侧第四腓骨肌的存在。该肌肉起于外踝和腓骨短肌腱，止于跟骨的腓骨肌腱滑车内[12]。Moroney 和 Borton 报告了 1 例 37 岁士兵踝关节内翻伤 2 年后慢性左后外侧踝关节疼痛。磁共振成像扫描显示腓骨长肌腱和腓骨短肌腱后面的副肌炎症改变。外科检查显示两个副肌的肌腹位于外踝后沟。他们称这是一个以前未被报道的变异：第四腓骨肌[13]。Prakash 等对 70 例印第安人尸体标本进行解剖，发现其中 3 例有第四腓骨肌（4.3%）。在观察了每条腿的外侧间室后，他们注意到 20 例（28.6%）腓骨短肌腱断裂或撕裂。既往报道美国人中第四腓骨肌出现率为 6.6%~21.9%。作者得出结论，第四腓骨肌在印第安人群中的存在率相对较低[14]。Saupe 等通过 65 例无症状踝关节的 MRI 图像，观察了与腓骨肌腱疾病相关的解剖变异。他们发现第四腓骨肌 11 例（17%），腓骨肌结节 36 例（55%）。这 36 个踝关节，90% 的结节小于等于 4.6mm，中间高度 2.9mm。"外踝后沟呈凹形 18 例（28%），平坦 28 例（43%），12 例（18%）为凸形，7 例（11%）为不规则"。滑车后隆起在高度方面存在性别差异（P=0.04），男性和女性的中位数分别为 3.4mm 和 2.5mm。另外，作者发现腓骨短肌腱腹连接处位于腓骨尖近端 27mm 至远端 24mm 之间[15]。Chepuri 等通过 4 年时间研究 32 例患者的第四腓骨肌超声及 MRI 表现。他们发现了 7 例患者有第四腓骨肌（6 例起于腓骨短肌，7 例止于跟骨）。作者注意到每个第四腓骨肌有一个高回声的肌肉部分和一个高回声 / 纤维状腱部。第四腓骨肌腱腹连接部存在差异，因此，第四腓骨肌远端腓骨附近的超声表现也不同，有的为肌肉，有的为肌腱。根据这个发现，作者认为第四腓骨肌的超声表现存在变异，并精确定位这些变化将有助于准确诊断第四腓骨肌，与邻近肌腱异常的鉴别[16]。Cheung 等回顾了 136 例患者连续的 MRI 影像学研究，发现第四腓骨肌的出现率为 10%（136 例中有 14 例）。第四腓骨肌（肌肉和肌腱）从内侧和后部下降至腓骨肌腱。止点部位的变异性包括跟骨、腓骨长肌腱、腓骨短肌腱和骰骨。14 例中 11 例止点为跟骨滑车结节，3 例以跟骨滑车后隆起为止点部位。与无第四腓骨肌相比，作者发现个有第四腓骨肌组跟骨滑车后隆起明显高于对照组（$P < 0.01$）[17]。Sammarco 和 Brainard 报告了 1 例 20 岁的女大学生跳高运动员的病例，她描述了在跳跃时，脚踝外侧会有疼痛感。MRI 显示在腓骨后面的踝关节后外侧有一个纵向肿块，信号与肌肉组织一致。手术中发现了一个异常肌腱起于腓骨短肌和后侧骨间膜，止于跟骨滑车突起。切除术后第 14 周，她成功地恢复了正常运动，术后 2 年仍无症状[18]。Martinelli 和 Bernobi 报告了 1 例 28 岁的业余运动员的病例，主诉右侧腓骨后区疼痛和肿胀。患者自述 1 年前扭伤，治疗后未见好转，这期间进行常规的固定和康复训练。MRI 显示外伤后肌腱周围炎。手术中发现第四腓骨肌。这种变体起源于腓骨短肌，与腓骨肌腱相邻。行筋膜切除术，1 年后 MRI 显示存在正常的第四腓骨肌。患者症状最终消失[19]。Nascimento 等评估 211 例踝和后足 MRI，他们发现第四腓骨肌出现率为 7.62%（16 例）[20]。Kulshreshtha 等报告

了 1 例有症状的腓骨肌腱脱位合并距腓前韧带撕裂患者。作者描述了使用第四腓骨肌腱重建踝关节外侧韧带。慢性外侧踝关节不稳与腓骨肌腱损伤有关联，可能包括腓骨肌腱半脱位或撕裂、存在第四腓骨肌或腓骨短肌腹较低，这些情况均可造成腓骨沟内组织卷曲及 SPR 松弛现象。而且跟腓韧带与 SPR 为平行关系，可出现关联损伤 [21-23]。Gumasalan 和 Ozbag 解剖 1 例 75 岁男性尸体标本发现副肌起于腓骨外侧面以及肌腱隔。起点位于腓骨尖近端 7.5cm 处，肌腹呈纺锤形，长 4cm，宽 7cm，厚 3mm。肌肉聚拢为约 5.8cm 肌腱沿着腓骨长、短肌腱后方止于跟骨滑车突起。作者将此肌命名为 "跟腓外侧肌"，我们称之为第四腓骨肌 [24]。Regan 和 Hughston 报道了腓骨肌腱异常引起的慢性踝关节扭伤。患者是一名 51 岁女性，在滑雪时右脚踝受伤。之后 11 个月的踝关节外侧疼痛，局部有触痛，腓骨肌腱后外侧有充盈感。术中发现腓骨肌分为 3 束，对异常肌腱的 3 束中较小的 2 束进行切除。在 1 年的随访中，她的症状明显改善 [25]。Mick 和 Lynch 报道了 1 例采用短腿石膏固定 6 周后复发性腓骨肌腱脱位患者。最初，作者计划用 Jones 手术修复，但手术过程中发现有第四腓骨肌。他们决定用第四腓骨肌重建腓骨肌支持带。在作者的手术中，腓骨肌上支持带以及部分腓骨肌下支持带采用第四腓骨肌进行重建。用短腿石膏固定 5 周后，患者恢复正常活动，腓骨肌腱无脱位 [26]。White 等报告 1 例慢性踝关节疼痛伴腓骨肌腱病变：40 岁女性，肿胀，内翻踝关节时疼痛严重。检查结果显示踝关节腓骨肌腱压痛，伴有腓骨肌腱鞘增厚。症状出现 2 年后，进行了探查性手术，发现腓骨肌腱存在解剖变异。变异 "副腱" 起源于腓骨短肌，向下延续在外踝水平穿过腓总肌腱鞘内侧。然后在腱鞘的末端出现并附着于腓骨长肌腱。将肌腱与肌腹全部分离切除，重建腓骨腱鞘。在 2 年的随访中，患者无症状 [27]。Taljanovic 等报道了利用高分辨率超声和磁共振成像对腓骨肌腱进行成像。他们提供磁共振成像和超声的例子描述了腓骨肌腱的整个频谱包括第四腓骨肌 [28]。Öznur 等报道了 1 例病例，此患者慢性持续性踝关节外侧疼痛是由第四腓骨肌引起的，作者总结提出第四腓骨肌的存在应考虑到与慢性外侧踝关节疼痛的鉴别诊断 [29]。

总之，踝关节外侧慢性疼痛以及踝关节慢性不稳与第四腓骨肌存在关系，详细的病史及体格检查是必要的。MRI 以及高频超声对于诊断及术前计划大有用处。手术需要切除第四腓骨肌（图 3.9）以及腓骨肌上支持带重建。

腓骨沟内的异常低位腓骨短肌腹

如前所述，异常第四腓骨肌的存在可导致慢性外侧踝关节疼痛以及腓骨短肌磨损。除了这个病因之外，低位腓骨短肌腹也是一种变异，可使腓骨短肌腱易于撕裂，从而导致慢性踝关节外侧疼痛（图 3.10~ 图 3.12）。这种先天性变异导致腓骨肌腱疾病的发病机制包括腓骨沟内的占位现象、腓骨肌上支持带的拉长、腓骨短肌腱的纵向撕裂、腓骨肌腱的半脱位和腓骨肌腱鞘炎 [31]。

磁共振成像研究报告称，10%~25% 的腓骨短肌撕裂患者通常有异常的低位肌腹。在这种情况下，肌肉组织延伸到踝后沟之外，而不是聚到远端腓骨上方的肌腱中。这种变异增加了腓骨沟内肌肉的体积，引起腓骨沟拥挤从而导致腓骨肌腱病 [34]。

1992 年，Sobel 等报道了 1 例腓骨肌腱半脱位，其原因是腓骨短肌腹延伸入腓骨沟。该病例为一位 30 岁的女性，竞技运动员，打网球后扭伤，有 4 年右踝外侧慢性疼痛和不稳定的病史，在常规检查中，腓骨沟处的腓骨肌腱鞘出现肿胀，踝关节的主动背屈和外翻导致腓骨肌腱从外踝后半脱位，肌腱远端疼痛。手术探查时，从腓骨的外侧翻开骨膜瓣，显示腓骨沟中异常低位的腓骨

图 3.9　手术切除第四腓骨肌

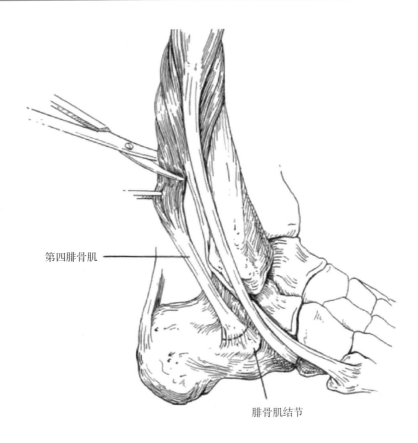

第四腓骨肌

腓骨肌结节

图 3.10　腓骨沟内异常低位腓骨短肌腹

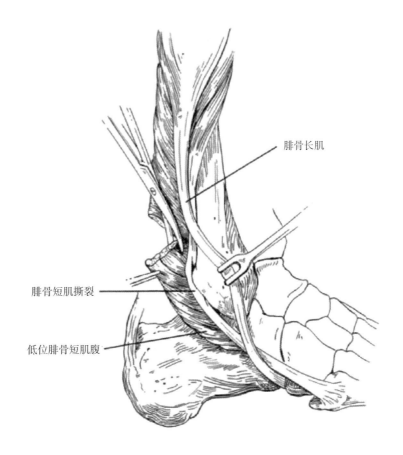

腓骨长肌

腓骨短肌撕裂

低位腓骨短肌腹

图 3.11　腓骨肌上支持带、腓骨后缘以及撕裂的腓骨肌腱之间的关系

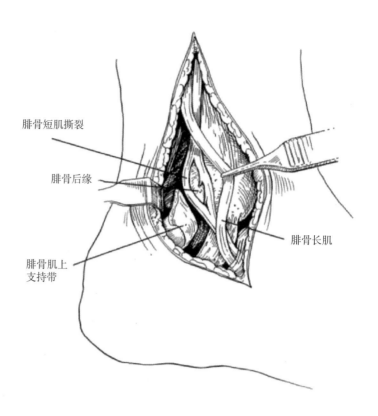

腓骨短肌撕裂

腓骨后缘

腓骨长肌

腓骨肌上
支持带

图 3.12　为撕裂腓骨短肌腱与腓骨后缘的横断面。需要注意撕裂腓骨短肌后半部分仍在腓骨沟内，另一半半脱位的肌腱位于腓骨后缘前方

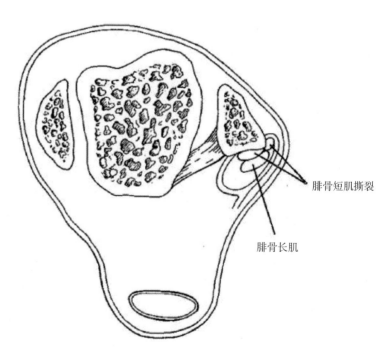

腓骨短肌撕裂

腓骨长肌

短肌腹（图 3.13a，b）[31]。

　　他们注意到腓骨沟内的过度拥挤现象，腓骨肌腱鞘炎，腓骨后缘中心可见腓骨短肌腱厚度为 1cm 的部分纵向撕裂（图 3.14）[31]。

　　在腓骨肌腱滑膜切除术和腓骨短肌腹切除至距腓骨沟近端 3cm，腓骨肌腱恢复解剖位置。术

图 3.13 （a）翻开腓骨骨膜瓣暴露腓骨肌腱，（b）异常的低位腓骨短肌腹延伸至腓骨沟内

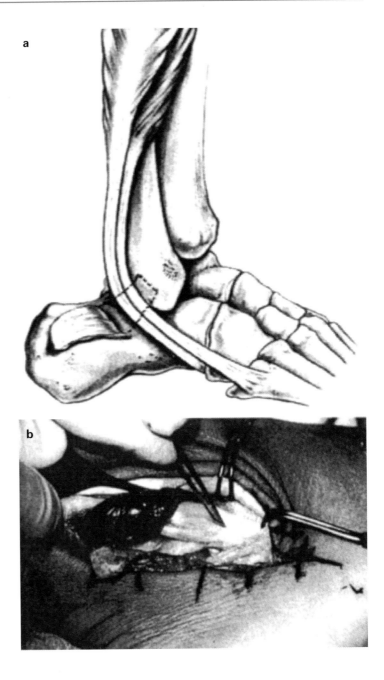

图 3.14　腓骨短肌腱纵向撕裂

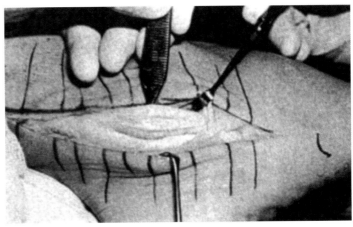

后 1 年，患者没有踝关节疼痛或不稳定的症状，也没有再次发生腓骨肌腱半脱位[31]。

Dombek 等对腓骨肌腱损伤的性质进行了为期 3 年的回顾性研究。在他们的研究中，40 例患者接受了腓骨肌腱慢性疼痛的手术。通过病历和磁共振成像，作者确定他们的病例中 88% 涉及腓骨短肌腱撕裂，33% 涉及腓骨短肌低位肌腹，20% 涉及肌腱半脱位[35]。

在尸体标本研究中，Geller 等解剖了 30 具尸体标本，以测量腓骨尖端和腓骨肌结节之间的腱腹连接（MTJ）的长度。他们在 4 例病例中发现了腓骨短肌腱的退行性纵向撕裂。此外，"在肌腱撕裂的标本中，MTJ 明显更远，肌腱更厚（$P < 0.05$）"。基于此，他们提出腓骨短肌 MTJ 的纵向位置以及肌腱的宽度可能影响退行性腓骨短肌撕裂的发展[36]。

在 5 年的时间里，Mirmiran 等进行了一项回顾性研究，评估了 50 例接受一期腓骨肌腱手术的患者的磁共振成像和术中发现。此外，他们使用这些数据来比较有低位腓骨短肌腹的患者和没有低位腓骨短肌腹患者的病理差异。作者发现，低位肌腹的存在与腓骨短肌腱半脱位之间没有统计学上的显著联系，但注意到他们的 10 例术中观察到肌腱半脱位的患者中有 9 例伴有低位肌腹[37]。

Highlander 等进行了一项病例对照研究，比较了有症状的腓骨肌腱病患者与无症状对照组的磁共振成像特征。在 87% 的有症状的腓骨肌腱病患者和 53.8% 的对照组患者中发现腓骨肌腹延伸到腓骨沟以外（$P=0.022$）。有趣的是，作者指出踝关节不稳定和距骨或胫骨关节面骨软骨缺损是与腓骨肌腱损伤病理相关的最常见诊断。在发现低位的腓骨短肌腹是对照组常见的解剖变异后，作者得出结论，这种变异合并外侧踝关节不稳定，可由于过度拥挤而引起局部疼痛[38]。Freccero 等对手术证实的腓骨短肌撕裂患者的磁共振成像结果进行了类似的研究。特别注意的是腓骨短肌腱的腱腹连接处与腓骨远端之间的距离。他们的发现显示 MTJ 与腓骨远端之间的平均距离为 33.1cm。这一距离明显小于接受手术检查但没有确定撕裂的患者（$P < 0.05$）。与对照组相比，这些发现证实了低位腓骨短肌腹会导致腓骨短肌撕裂[39]。

这些发现与 Unlu 等的发现相矛盾，他们发现从腓骨短肌的 MTJ 到腓骨远端的距离增加，而不是减少，增加了腓骨短肌腱撕裂的可能性。对 115 条新鲜尸体腿标本进行检查，发现腓骨短肌腱撕裂 15 例。有趣的是，在这项研究中没有报告低位肌腹的病例。作者的结论是，近端而不是远端的腓骨短肌 MTJ 延伸可能导致腓骨短肌撕裂[40]。Housley 等进一步研究了这一现象，他们研究了近端腓骨短肌止点标本中腓骨短肌纵向撕裂的发生率。在测量了 24 具尸体标本的腓骨短肌腱，并评估全厚度纵向撕裂后，作者发现腓骨短肌腱的纵向撕裂与腓骨短肌腱更近侧的腓骨短肌腹部止点有关。他们的发现表明，更近端的 MTJ 通过降低肌腹对腓骨后外侧表面的稳定作用，增加了腓骨肌腱半脱位或撕裂的可能性[41]。Hammerschlag 和 Goldner 报道了 1 例由异常腓骨短肌撕裂引起的腓骨肌腱半脱位。在这种情况下，作者描述了手术发现的腓骨短肌撕裂导致慢性肌腱半脱位。发现变异需要切除多余的肌腹以及重建腓骨肌上支持带，以充分缓解患者的症状[42]。

总之，腓骨沟内出现第四腓骨肌或低位腓骨短肌腹可产生过度拥挤或侵犯现象，随着时间的推移，可延长 SPR。结果造成的 SPR 功能不全导致腓骨短肌腱部分半脱位，越过腓骨远端尖锐的后嵴，随后腓骨短肌腱断裂或撕裂。腓骨长肌腱在撑开的腓骨短肌腱和骨隧道之间起着楔子的作用。

腓骨肌上支持带的变异

腓骨肌上支持带（SPR）被认为是腓骨肌腱在远端腓骨后方通过时半脱位和 / 或脱位的主要

限制因素（图 3.15）[22]。已经发现了几种 SPR 的解剖变异 [43]。最常见的变异是单束，起于腓骨后嵴，止于跟骨的外侧壁 [22, 43]。

为了更好地理解 SPR 的解剖及其在腓骨肌腱病中的作用，Davis 等进行了一项研究，定义了其变异的几种形式。在他们所有的标本中，SPR 在腓骨的后外侧嵴上有一个共同的起点。有趣的是，他们发现起点的宽度是由止点变异决定的 [22]。

作者报道了 5 种明显不同的止点变异的 SPR[22]：

· 1 型 SPR 是最常见的变异，见于 47% 的标本。起点的平均宽度为 17.2mm（5~18mm）。这种变异有两束，在离开远端腓骨的后缘后分裂。上束向后延伸并止于前跟腱鞘。下束止于跟骨的外侧壁，平行于跟腓韧带（CFL）的止点，并位于跟腓韧带止点的外侧 / 后方。上束和下束的平均宽度分别确定为 9.9mm（5~18mm）和 9.0mm（4~15mm）。需要注意的是，与 CFL 和 SPR 的平行关系可以解释慢性外侧踝关节不稳定和腓骨肌腱半脱位 / 损伤的共存（图

图 3.15 腓骨肌腱鞘的内部。箭头所示为：腓骨肌上支持带、腓骨肌下支持带以及腓骨后缘

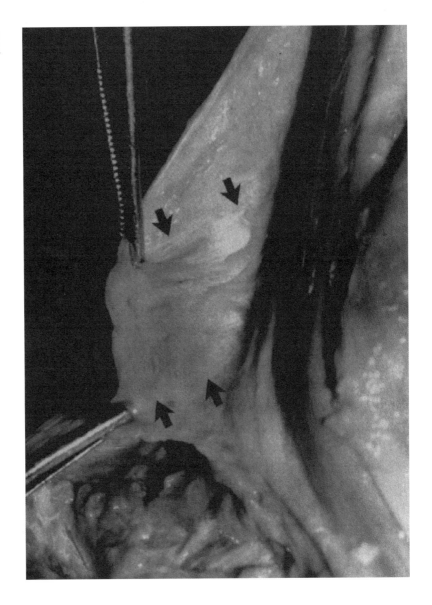

3.16a~c）。

- 2 型 SPR 是第二常见的变异，占 17%。支持带起于腓骨，然后分裂成两束，两束都止于跟骨（图 3.17）。
- 3 型 SPR 占 13%，有一条宽束止于跟腱鞘（图 3.18）。
- 4 型 SPR 占 13%，有单一宽束止于跟骨的外侧壁（图 3.19）。
- 5 型 SPR 占 10%，有一条上束止于跟腱前筋膜，一条下束止于跟骨外侧壁（图 3.20）。

对每个外侧踝关节的检查显示，SPR 在跟骨至少一个止点的标本中，腓骨短肌出现了磨损性变化（撕裂）。SPR 只有跟腱止点的标本没有显示腓骨肌腱异常的迹象。在他们所有的解剖中，至少有一条平行于 CFL，这使得 SPR 在踝关节严重内翻扭伤后有并发损伤的风险。

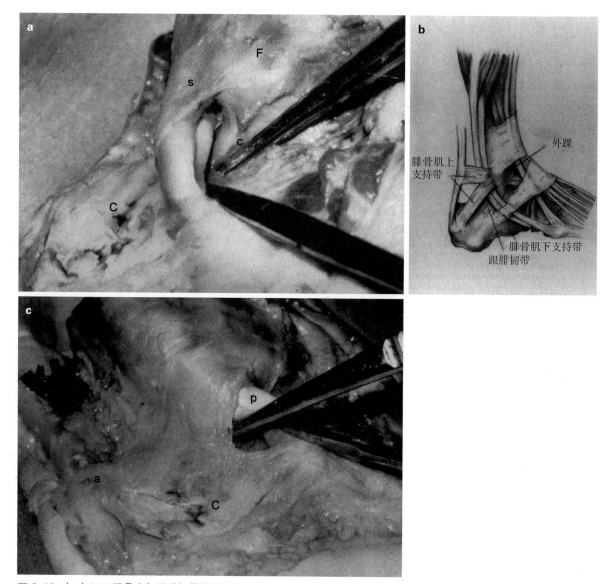

图 3.16 （a）SPR 跟骨束与跟腓韧带的平行关系（C. 跟骨；F. 腓骨；c. CFL；s. SPR）。（b）1 型 SPR，SPR 跟骨束与跟腓韧带为平行关系。（c）1 型 SPR，其上束止于跟腱鞘，下束止于跟骨外侧壁（C. 跟骨；a. 跟腱；p. 腓骨肌腱）

图 3.17　2 型 SPR（箭头），两束
止于跟骨

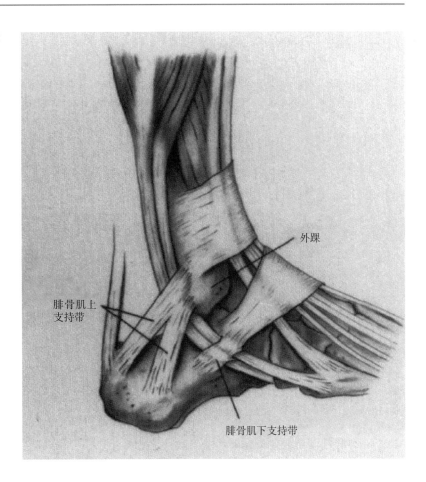

外踝

腓骨肌上
支持带

腓骨肌下支持带

图 3.18　3 型 SPR，单一宽束止于
跟腱鞘

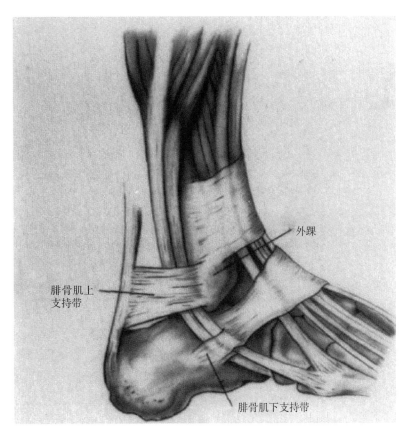

外踝

腓骨肌上
支持带

腓骨肌下支持带

图 3.19　4 型 SPR，单一宽束止于跟骨的外侧壁

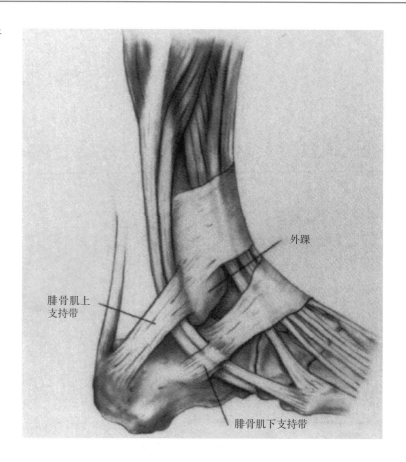

外踝

腓骨肌上
支持带

腓骨肌下支持带

图 3.20　5 型 SPR，上束止于跟腱前筋膜，下束止于跟骨外侧壁

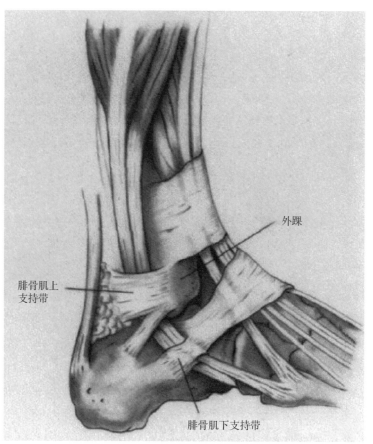

外踝

腓骨肌上
支持带

腓骨肌下支持带

在他们的研究中，Davis 和他的同事证实了 SPR 的解剖结构在宽度、厚度和止点位有所不同[22]。当诊断腓骨肌腱病和踝关节外侧损伤时，充分理解外侧踝关节结构的解剖以及 SPR 作为腓骨肌腱半脱位的主要约束是很重要的[22, 23]。传统上认为，踝关节急性损伤是由踝关节背屈外翻运动加上腓骨肌腱强有力的反射性收缩引起的[22, 23, 31, 44]。然而，这种机制并不能作为慢性外侧踝关节损伤的原因，这种损伤通常发生在踝关节内翻损伤之后。为了进一步研究这种损伤复合物与无效的 SPR、腓骨肌腱半脱位以及腓骨短肌撕裂的关系，Geppert 等通过在施加的机械内翻应力下切断外侧踝关节韧带，构建了一个踝关节不稳定的尸体模型。如图 3.21 所示，随着踝关节外侧不稳定程度的增加，会看到 SPR 的应变会增加，这表明弹簧作为踝关节内翻应力的辅助约束，导致踝关节外侧慢性不稳定的力也会损伤或削弱 SPR[3, 23, 44]。这项研究证实，SPR 实际上是踝关节外侧不稳定的第二个限制因素。此外，SPR 的跟骨束与 CFL 的平行排列表明，损伤 CFL 的力也会影响SPR，这实际上可以解释踝关节外侧韧带特别是距腓前韧带，CFL，SPR，然后是腓骨肌腱的共存病变[22, 23]。

Eckart 和 Davis 描述了急性 SPR 撕裂的 3 型，后来被 Oden 分为 4 型。Oden 对 SPR 损伤的分型如下（图 3.22）[45]：

- Ⅰ型：在腓骨沟的水平上，SPR 外踝骨膜附着处被抬高或剥离。剥离的骨膜和 SPR 在腓骨远端形成一个袋状结构，腓骨肌腱可以脱位。
- Ⅱ型：SPR 在其与远端腓骨的连接处撕裂。
- Ⅲ型：腓骨远端撕脱骨折，位于支持带与外踝的连接处。
- Ⅳ型：支持带后部附着处撕裂。

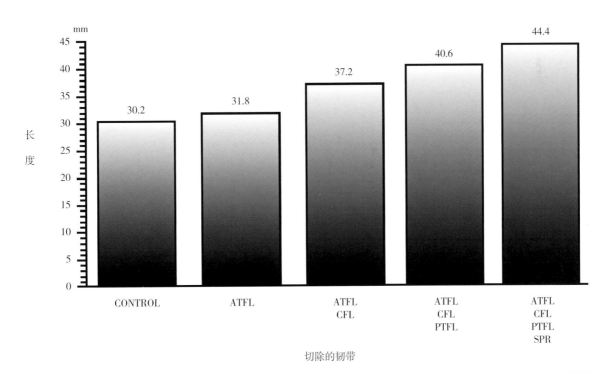

图 3.21　该图提示切断每一条韧带后增加踝关节不稳定的程度。单独切断距腓前韧带不会增加外侧不稳定。SPR 对踝关节外侧稳定性有影响。切除外侧韧带后切除腓骨肌上支持带会增加外侧的不稳定[23]

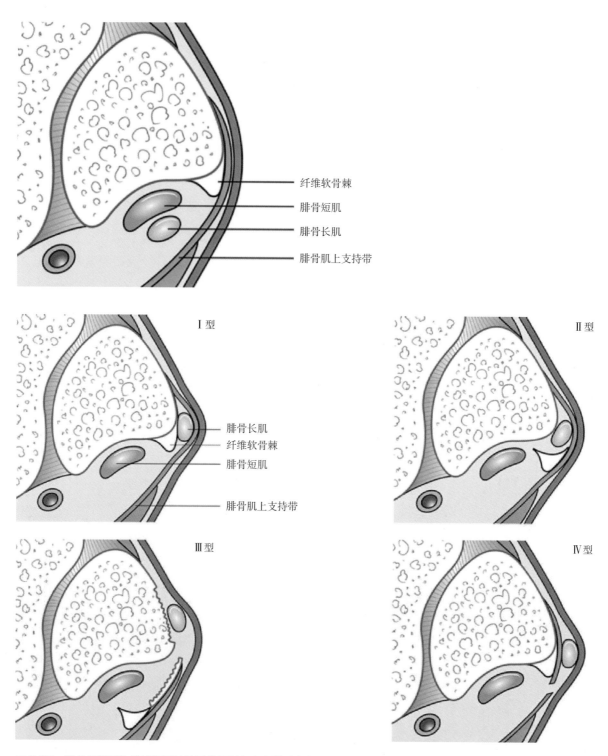

纤维软骨棘

腓骨短肌

腓骨长肌

腓骨肌上支持带

Ⅰ型

Ⅱ型

腓骨长肌

纤维软骨棘

腓骨短肌

腓骨肌上支持带

Ⅲ型

Ⅳ型

图 3.22 腓骨长肌腱和腓骨短肌腱的正常解剖包含在踝后沟内，后面图为前一段所述 Oden 对 SPR 损伤的分型

　　Rosenberg 等证明了轴向磁共振成像可能是评估 SPR 损伤的最佳方法，并可以直接观察到任何破坏 [45, 46]。熟悉 Oden 4 种 SPR 损伤的典型磁共振成像特征是有益的。Rosenberg 等和 Wang 等的影像学研究彻底解释了这些磁共振成像表现，以及腓骨肌腱疾病的影像学特征，包括腱鞘炎、断裂和脱位 [45, 46]。

总之，SPR 是腓骨肌腱半脱位的主要限制因素，并有多种止点变异。描述了 SPR 与 CFL 的平行关系，SPR 是踝关节内翻应力的第二种约束。CFL 和 SPR 的这种平行关系可能有助于解释腓骨肌腱损伤和慢性外侧踝关节不稳定的共存。

踝后腓骨沟的形态学变异

1928 年，Edwards[47] 进行了一项尸体标本研究，在 82% 的标本中发现腓骨后侧有一个实质性的凹槽。他还指出，分别有 11% 和 7% 的人有平的或凸的凹槽，这两种情况都会导致腓骨肌腱的横向半脱位 / 脱位和纵向撕裂。凹槽的深度和宽度分别为 2~4mm 和 5~10mm，凹槽本身由骨嵴突出，骨嵴被纤维软骨帽覆盖，使沟的深度增加了 2~4mm。SPR 本身与骨嵴没有牢固的连接，而是与腓骨侧面的骨膜融合在一起。与腓骨的尖锐后缘相关的是一个致密的纤维软骨嵴，它有效地加深了凹槽，这已被证明有助于腓骨后面肌腱的稳定性[47]。腓骨短肌腱撕裂经常发生在这个位置。最常见的是，腓骨的浅沟（先天性弧度）或尖锐的后嵴可能导致或使人易患腓骨肌腱损伤[3]。

在 Sobel 等的尸体标本研究中，他们发现尖锐的后嵴的存在，与圆形或扁平的后嵴相反，增强了腓骨撕裂腓骨短肌腱的能力[3]。腓骨短肌腱撕裂通常是腓骨沟内动态机械损伤的结果。在远端腓骨的纤维软骨后嵴上的一个锋利的边缘，在那里 SPR 附着可能会导致腓骨短肌腱的撕裂，因为展开的腓骨短肌腱的前半部分在腓骨长肌腱的压力下从腓骨沟中半脱位，并在远端腓骨的锋利的后嵴上裂开[3]。图 3.23~ 图 3.26 显示了腓骨长肌的牵拉和足的外翻，以及腓骨长肌在腓骨沟处压迫腓骨短肌导致腓骨短肌撕裂。

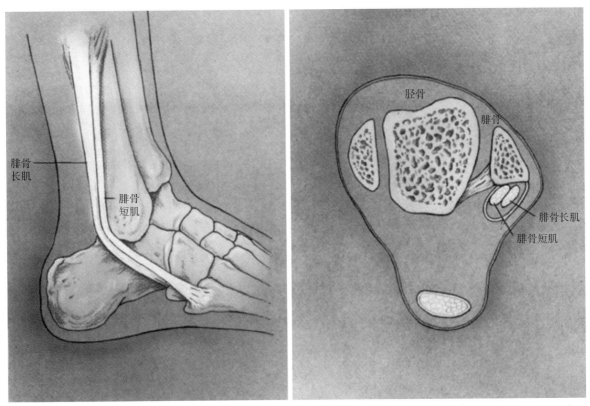

图 3.23　图片（左）和腓骨沟水平处踝的横截面（右）显示了腓骨短肌、腓骨长肌和腓骨后缘之间的关系，足位于中立位，腓骨长肌和足之间没有拉力

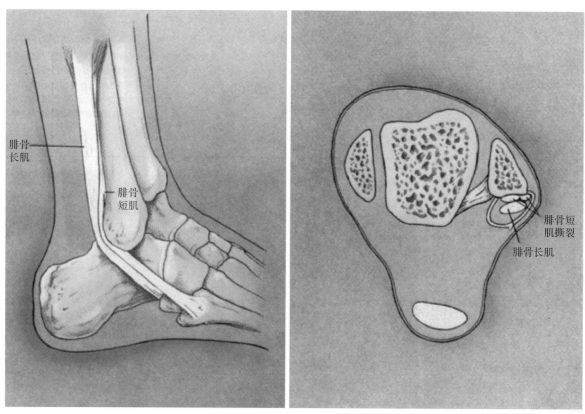

图 3.24 图片（左）和腓骨沟水平处踝的横截面（右）显示了腓骨长肌和腓骨短肌之间的关系，腓骨长肌受到适度的拉力，踝轻度外翻

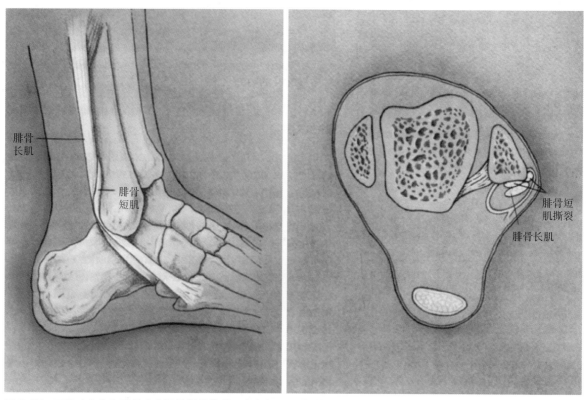

图 3.25 图片（左）和腓骨沟水平处踝的横截面（右）显示腓骨长肌和腓骨短肌之间的关系，腓骨长肌的拉力最大时，足的外翻最大

图 3.26　跟骨的轴位 X 线片（a），跟骨外侧壁可见一增大的腓骨肌结节（箭头）。(b）术中牵开肌腱可见跟骨外侧壁有一巨大的腓骨肌结节，造成籽骨和腓骨长肌腱位置偏移[49]

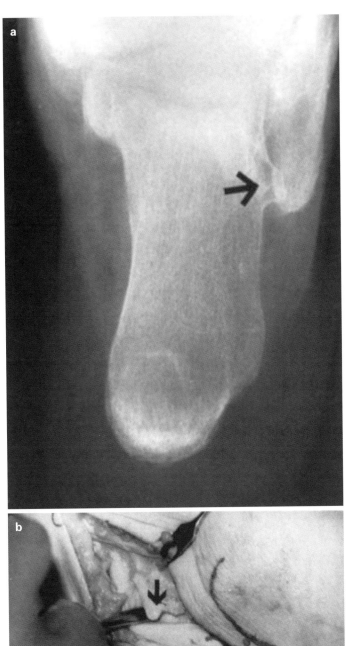

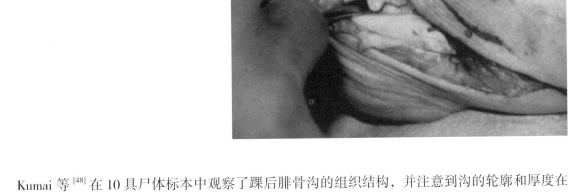

Kumai 等[48]在 10 具尸体标本中观察了踝后腓骨沟的组织结构，并注意到沟的轮廓和厚度在其近端和远端有显著差异。远端腓骨凸起，凹槽的形状由覆盖腓骨表面的纤维软骨厚骨膜垫决定。近侧，沟的形状由腓骨本身决定，骨膜薄而呈纤维状。作者得出结论，远端厚骨膜纤维软骨的限制表明，它通过使踝沟的形状适应其内肌腱的形状来促进应力消散[48]。然而，通过将骨膜限制在远端，当 SPR 撕裂或失效时，肌腱可以被骨膜纤维软骨产生的尖锐后嵴纵向切割，增加了腓骨肌

腱半脱位的损伤风险。内侧骨膜由下胫腓后韧带构成。

Athavale 等在 58 具尸体标本上观察了腓骨上隧道的解剖，以及 60 条冻干腓骨的踝后沟轮廓 [8]。作者注意到一个宽敞的隧道，其顶部由腓骨肌上支持带形成。隧道的底部有一个由腓骨的踝后沟形成的骨结构，以及一个由腿的后肌间隔下部形成的非骨结构 [8]。腓骨隧道内发现的其他内容物是腓骨短肌的肌肉组织和异常的第四腓骨肌。其他发现，包括腓骨短肌腱断裂、双腓骨长肌腱和副腓总神经。他们对腓骨标本的研究证实了踝后沟的形状呈凹形 [8]。

总之，如果在探查时发现腓骨短肌撕裂，除了肌腱通道的管状化和腓骨肌上支持带的紧缩外，肌腱边缘的清理和撕裂的修复是必要的。此外，当存在尖锐的腓骨后缘时，可以一并移除。这两者都消除了对肌腱可能的损伤，并为 SPR 的进一步修复创造了一个良好的骨床。

跟骨外侧壁；腓骨肌结节增大变异

在踝后沟下走行后，腓骨长肌腱和腓骨短肌腱分离成两个单独的滑膜鞘，并穿过跟骨的外侧壁。其表面可能有两个骨突起：腓骨肌结节和滑车后突起 [49]。

腓骨肌结节位于跟骨外侧壁的前 1/3 和中间 1/3 的连接处，当腓骨长肌和腓骨短肌分裂成两个不同的腱鞘时，将它们分开 [50, 51]。它还固定了两个肌腱的滑车 [51]。腓骨短肌位于结节上方，随后止于第五跖骨基底表面，而腓骨长肌从结节下方穿过，并继续进入骰骨隧道，在此籽骨与骰骨相关节 [50]。滑车后突起位于腓骨肌结节和肌腱的后面。Edwards 报告说，98% 的人都有这个突起 [47]。在他们的尸体标本研究中，Zammit 和 Singh[5] 报道滑车后突起是第四腓骨肌腱最常见的止点部位。存在第四腓骨肌通常会导致骨性部位肥大 [46]。1928 年，Edwards 检查了 150 块人类足跟骨，发现 24% 的标本腓骨肌结节突出且发育良好 [47]。Hyer 等研究了 114 具尸体跟骨标本，发现腓骨肌结节在 29.1% 的标本中突出，在 42.7% 的标本中平坦，在 27.2% 的标本中凹陷 [52]。Hofmeister 等研究了 35 个标本中的腓骨肌结节，发现其平均长度为 10.3mm，宽度为 5.6mm，高度为 4.0mm，距跟骰关节的平均距离为 17.2mm。腓骨肌结节肥大的发生率为 3%[53]。

跟骨外侧壁出现一个增大或巨大的腓骨肌结节，可在肌腱移位过程中卡住腓骨长肌腱和 / 或籽骨 [49]。腓骨肌结节的增大可能是先天性的，表现为获得性畸形，或由异常第四腓骨肌的止点引起 [2, 54]。这种变化会干扰腓骨长肌腱的正常滑动，导致腱鞘炎，最终导致肌腱撕裂。Wang 等还指出，腓骨肌结节上可形成外膜囊，有炎症时可出现症状 [46]。后天性的通常与扁平足、高弓足或麻痹性足有关 [54, 55]。Pierson 和 Inglis 描述了 1 例病例，其中一个扩大的腓骨肌结节与腓骨长肌腱上骨隧道的形成有关。患者表现为跟骨侧壁有一个大的骨突起，触诊时非常敏感。他们还注意到一个增大的籽骨的存在。疼痛、"咔嗒"声和不稳定的症状在肥大结节切除后完全消失 [56]。

1994 年，Sobel 等报道了 10 例足底外侧疼痛患者，其症状和发现显示为疼痛的籽骨综合征，大多数病例表现为增大或多部分的籽骨。在 1 例患者跟骨的外侧壁上发现了一个巨大的腓骨肌结节，它是籽骨和腓骨长肌腱移位的原因 [49]。Sugimoto 等描述了 3 例患者由于腓骨肌结节增大而导致腓骨腱鞘炎。所有 3 例患者都接受了手术治疗，切除了增大的腓骨肌结节，效果良好 [51]。Bruce 等报道了 3 例腓骨长肌腱狭窄性腱鞘炎伴有明显增大的腓骨肌结节。在 1 例病例中，没有籽骨，骨隧道包裹腓骨长肌腱。在另外 2 例患者中，出现了腓骨籽骨 [57]。Lui 报道了 1 例增大的腓骨肌结节行关节镜切除的病例。关节镜切除通过 2 区腓骨长肌腱镜进行，保持在腓骨肌结节和腓骨长肌腱水平手术[58]。Chen 等描述了 6 例腓骨肌结节增生疼痛患者。X 线片和计算机断层扫描显示，所有患者的外侧跟骨皮质骨突出，腓骨肌结节狭窄性腱鞘炎。经滑膜切除术和腓骨肌结节切除术治疗，效果良好。作者得出结论，增大的腓骨肌结节形成狭窄的隧道，引发痛性腓骨长肌腱鞘炎[59]。Burman 描述了腓骨肌腱狭窄性腱鞘炎和疼痛性腓骨肌结节增大[60]。Brandes 和 Smith 报道了 22 例原发性腓骨长肌腱损伤患者。在部分撕裂的患者中，89% 涉及外侧跟骨突区域。作者确定腓骨长肌腱从腓骨肌下支持带到骰骨切迹的区域是一个高应力区，是腓骨长肌腱大部分撕裂的原因[61]。Palmanovich 等发表了一篇关于腓骨长肌撕裂及其与腓骨肌结节关系的文献综述。作者阐明了跟腱的解剖、生物力学和腓骨长肌腱因腓骨肌结节增大而在跟骨外侧面撕裂的临床特征[54]。Dutton 等研究了儿童人群中疼痛性腓骨肌结节的患病率。在研究期间，有 2689 例儿童出现足踝疼痛。在 367 例接受治疗的患者中，57% 的患者有可测量的腓骨肌结节，44% 的患者腓骨肌结节为 3mm 或更大。只有 3 例患者被发现有临床症状，并最终接受了手术切除，成功缓解了症状。作者指出，在儿童人群中，腓骨肌结节增大不太可能与腓骨肌腱病和撕裂相关[62]。Taki 等报道了 1 例 11 岁青少年足球运动员双侧腓骨长肌腱狭窄性腱鞘炎伴腓骨肌结节增大的病例。磁共振成像显示腓骨长肌腱被增生的腓骨肌结节向下推动，肌腱在结节的下边缘急剧改变其走行[63]。

　　Watson 等最近报道了 11 例手术治疗狭窄性腓骨肌腱鞘炎的患者。在这组患者中发现正常的磁共振成像结果后，作者得出结论，超声引导下腓骨肌腱鞘麻醉注射以确认诊断对手术的成功至关重要。在这些病例中，远端腓骨肌腱松解术是在独立打开长肌腱鞘和短肌腱鞘并切除残余腱鞘后进行的。检查腓骨肌腱以确保没有腓骨肌腱撕裂。作者指出，狭窄区域可以通过肌腱的凹陷来显现。如果腓骨短肌腹低位或滑膜区域增厚，需要清理肌肉或滑膜间隙。在腓骨肌结节增大的情况下，切除结节，平整跟骨外侧壁。作者报告了所有 11 例接受手术的患者的症状显著改善[64]。

　　总之，沿跟骨侧壁的腓骨肌结节增大会导致腓骨长肌狭窄性腱鞘炎。手术切除扩大的腓骨肌结节和腓骨肌腱滑膜切除术通常是有效的。

骰骨通道：腓骨长肌腱中籽骨的出现率和变异

　　在骰骨通道的水平，腓骨长肌腱的纤维中存在骨或纤维软骨籽骨（图 3.27）[65]。这个籽骨通常是圆形的，但当它在骰骨通道处沿着骰骨足底面的前斜面滑动时，可以被分成几个部分[49, 65]。Sarrafian[65] 报道："籽骨总是存在于骨化、软骨或纤维软骨阶段。它可能一辈子都是纤维软骨核。"很少在腓骨长肌腱的踝后或跟骨部发现籽骨。当出现籽骨时，20% 的个体完全骨化，75% 的个体未完全骨化，5% 的个体有影像学表现[65]。Edwards[47] 发现 150 块骨中的 128 块（85%），在腓骨肌结节旁边的腓骨长肌腱的跟骨外侧表面上有一个沟。

　　1994 年，Sobel 等报道了腓骨肌籽骨疼痛综合征（POPS）是引起足底外侧脚疼痛的一系列疾病，包括以下一种或多种情况：（1）急性腓骨肌籽骨骨折或多部分腓骨肌籽骨分离，其中任何一种都可能导致腓骨长肌腱的中断；（2）慢性腓骨肌籽骨（愈合或已愈合）骨折或多部分腓骨肌籽骨分离并形成骨痂，两者均导致腓骨长肌狭窄性腱鞘炎；（3）腓骨肌籽骨近端或远端腓骨长肌腱磨损或部分断裂；（4）腓骨长肌腱明显断裂，腓骨肌籽骨近端或远端不连续；（5）跟骨外侧面出现一个巨大的腓骨肌结节，肌腱移位时会对肌腱或籽骨形成卡压。

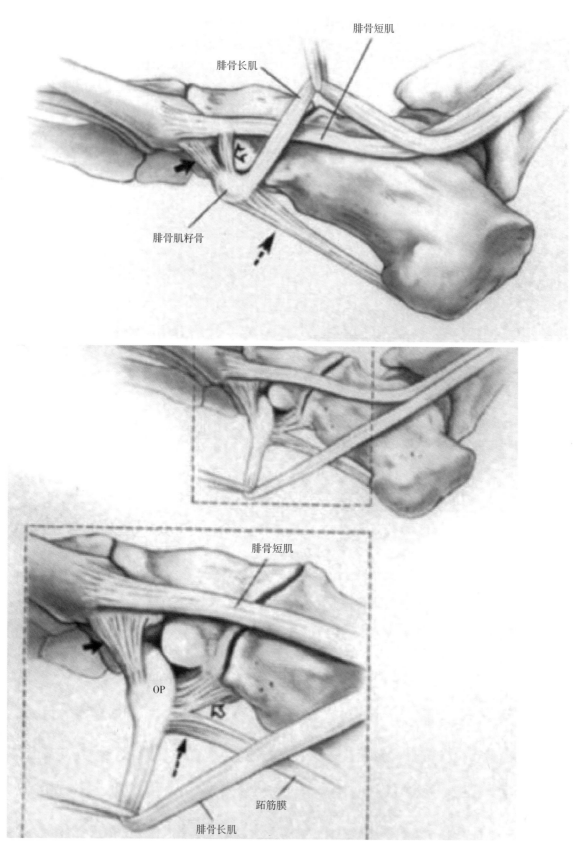

腓骨短肌

腓骨长肌

腓骨肌籽骨

腓骨短肌

OP

跖筋膜

腓骨长肌

图 3.27 腓骨肌籽骨复合体的 4 个软组织附着点：（1）跖筋膜束（黑色虚线箭头），（2）第五跖骨束（黑色实心短箭头），从腓骨肌籽骨（OP）延伸到第五跖骨底部，（3）腓骨短肌腱束（顶部为黑色空心箭头），以及（4）骰骨管束（底部为黑色空心箭头）

单足提踵试验和内翻应力试验，以及第一跖列的足底弯曲阻力，有助于临床诊断腓骨肌籽骨疼痛综合征，在骰骨通道沿着腓骨长肌腱可以定位疼痛位置。影像学诊断应包括足部斜位片，以便观察腓骨肌籽骨，如果需要，还可进行其他影像学研究（图 3.28，图 3.29）。

推荐的治疗方法包括从保守的石膏固定到手术方法，包括：（1）切除腓骨肌籽骨和修复腓骨长肌腱；（2）切除腓骨肌籽骨和退变的腓骨长肌腱，同时保留腓骨长肌到腓骨短肌腱的残余肌腱[49]。在两个肌腱都消失的情况下，自体移植或同种异体移植重建或一期趾长屈肌腱转位，或跗长屈肌腱转位[66-70]。或者，如 Wapner 所推广的，跗长屈肌可以在放置 Hunter 棒后分期转位[67]。

Barton 等[70] 报道了 2 例由于腓骨长肌腱和腓骨短肌腱的慢性横向撕裂导致的后足横向不稳定患者。患者的检查显示腓骨肌腱的连续性丧失，后足外翻无力。2 例患者都没有腓骨肌籽骨。当无法进行端端修复时，通过将趾长屈肌转位至腓骨短肌进行外科重建。2 例患者分别于 8 年和 6 年后复查时，功能良好没有任何症状[70]。虽然 CT 扫描显示 2 例患者的趾长屈肌外观正常，但腓骨肌看起来不正常。作者的结论是，趾长屈肌转位提供了一个可靠的方法来解决由于双侧腓骨肌功能丧失引起的后足外侧不稳定[69]。Blitz 和 Nemes[71] 报道了 1 例双侧腓骨长肌腱通过腓骨肌籽骨断裂的病例。该患者是高弓内翻足，当与内翻应力结合时，可导致腓骨肌籽骨损伤[71]。双足行腓骨长肌腱转位于腓骨短肌腱以及切除部分骨折的腓骨肌籽骨。在一项为期 5 年的回顾性研究中，Stockton 和 Brodsky[72] 报道了 12 例手术治疗的复杂不可修复的腓骨长肌腱撕裂与病变的腓骨肌籽骨。在 8 例患者中，腓骨长肌腱撕裂与腓骨肌籽骨骨折有关。在剩下的 4 例患者中，腓骨长肌的撕裂与腓骨肌籽骨的增大和卡压有关，从而阻止了在骰骨通道的肌腱滑移。在术中发现，腓骨长肌腱增生，纤维化，并与周围组织粘连[72]。所有患者都有一个可保留的腓骨短肌腱，并通过切除腓骨肌籽骨、清创和腓骨长肌腱转位至腓骨短肌腱的腱固定术成功地进行了治疗。12 例患者中 9

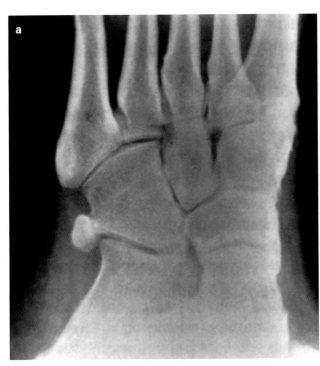 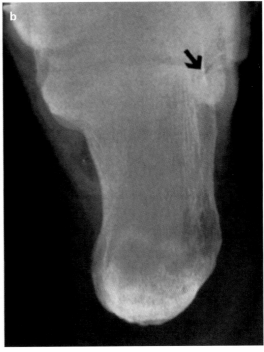

图 3.28　（a）足斜位 X 线片及（b）跟骨轴位 X 线片提示大的腓骨肌籽骨与骰骨后外侧面相关节

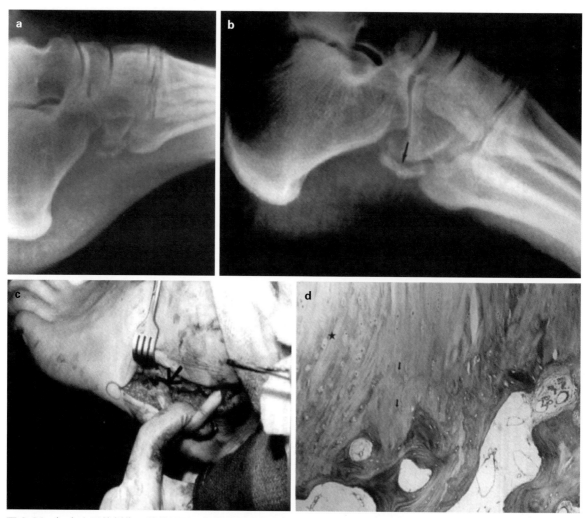

图 3.29 （a）左足的侧位 X 线片显示了与骰骨相连的多部分腓骨肌籽骨。每个碎片都有一个平滑的皮质边界。主要碎片之间有 2mm 的间隙。（b）侧位 X 线片显示，先前确定的多部分籽骨已经重塑并结合形成一个大的拉长的腓骨肌籽骨。中间部分有微弱的垂直方向的可透视区，表明之间分隔（箭头）。（c）牵开腓骨长肌腱可见骰骨通道中腓骨肌籽骨（箭头）的关节面。（d）腓骨肌籽骨边缘的显微照片显示籽骨的板层骨和肌腱止点处的退化性软骨化生（★），范围延伸到肌腱，这表明存在退化性末端病（苏木精和伊红染色，放大倍数 ×20）

例伴有腓骨短肌腱部分撕裂，均经清创缝合修复。1985—1996 年，Brandes 和 Smith 报道了 22 例原发性腓骨长肌腱病患者，82% 的患者有后足高弓内翻，6 例完全撕裂都发生在骰骨切迹处。7 例（33%）与腓骨短肌腱相关[61]。Smith 等指出，腓骨肌籽骨移位小的骨折可以通过非手术治疗，通过限制负重活动和物理治疗使高水平运动员恢复无痛状态[73]。

　　总之，POPS 是腓骨长肌腱和腓骨肌籽骨的一系列疾病，存在于跟骨的外侧壁，特别是骰骨通道，可导致足底外侧后足疼痛。对这些情况的认识，加上正确的病史和体格检查，可以指导对每种情况进行最合适的诊断，并防止该疾病的误诊或漏诊。

参考文献

[1] Hecker P. Study on the peroneus of the tarsus. Anat Rec. 1923; 26: 79–82.

[2] Sobel M, Levy ME, Bohne WHO. Congenital variations of the peroneus quartus muscle: an anatomic study. Foot Ankle. 1990; 11: 81–89.

[3] Sobel M, Geppert MJ, Olson EJ, Bohne WHO, Arnoczky SP. The dynamics of peroneus brevis tendon splits: a proposed mechanism, technique of diagnosis, and classification of injury. Foot Ankle. 1992; 13: 413–422.

[4] Donley BG, Leyes M. Peroneus quartus muscle. Am J Sports Med. 2001; 29: 373–375.

[5] Zammit J, Singh D. The peroneus quartus muscle. Anatomy and clinical relevance. J Bone Joint Surg Br. 2003; 85-B: 1134–1137.

[6] Bilgili MG, Kaynak G, Botanlıoğlu H, Basaran SH, Ercin E, Baca E, Uzun I. Peroneus quartus: prevalence and clinical importance. Arch Orthop Trauma Surg. 2014; 134: 481–487.

[7] Yammine K. The accessory peroneal (fibular) muscles: peroneus quartus and peroneus digitiquinti. A systematic review and meta-analysis. Surg Radiol Anat. 2015; 37: 617–627.

[8] Athavale SA, V angara SV. Anatomy of the superior peroneal tunnel. J Bone Joint Surg. 2011;93(6):564–571.

[9] Athavale SA, Gupta V, Kotgirwar S, Singh V. The peroneus quartus muscle: clinical correlation with evolutionary importance. Anat Sci Int. 2012; 87: 106–110.

[10] Habashy A, Cook B, Sumarriva G, Treuting R. Peroneus quartus muscle. Am J Orthop. 2017; 46: E419–E422.

[11] Chinzei N, Kanzaki N, Takakura Y, Takakura Y, Toda A, Fujishiro T, Hayashi S, Hashimoto S, Kuroda R, Kurosaka M. Surgical management of the peroneus quartus muscle for bilateral ankle pain. J Am Podiatr Med Assoc. 2015; 105: 85–91.

[12] Sönmez M, Kosar ÇM. The supernumerary peroneal muscles: case report and review of the literature. Foot Ankle Surg. 2000; 6: 125–129.

[13] Moroney P, Borton D. Multiple accessory peroneal muscles: a cause of chronic lateral ankle pain. Foot Ankle Int. 2004; 25: 322–324.

[14] Prakash NC, Singh DK, Rajini T, V enkatiah J, Singh G. Anatomical variations of peroneal muscles. J Am Podiatr Med Assoc. 2011; 101: 505–508.

[15] Saupe N, Mengiardi B, Pfirrmann CW A, Vienne P, Seifert B, Zanetti M. Anatomic variants associated with peroneal tendon disorders: MR imaging findings in volunteers with asymptomatic ankles. Radiology. 2007; 242: 509–517.

[16] Chepuri NB, Jacobson JA, Fessell DP, Hayes CW. Sonographic appearance of the peroneus quartus muscle: correlation with MR imaging appearance in seven patients. Radiology. 2001; 218: 415–419.

[17] Cheung YY, Rosenberg ZS, Ramsinghani R, Beltran J, Jahss MH. Peroneus quartus muscle: MR imaging features. Radiology. 1997; 202: 745–750.

[18] Sammarco GJ, Brainard BJ. A symptomatic anomalous peroneus brevis in a high-jumper. A case report. J Bone Joint Surg Am. 1991; 73: 131–133.

[19] Martinelli B, Bernobi S. Peroneus quartus muscle and ankle pain. Foot Ankle Surg. 2002; 8: 223–225.

[20] Nascimento SRR, Costa RW, Ruiz CR, Wafae N. Analysis on the incidence of the fibularis quartus muscle using magnetic resonance imaging. Anat Res Int. 2012; 2012: 1–6.

[21] Kulshreshtha R, Kadri S, Rajan DT. A case of unusual combination of injuries around the lateral malleolus. Foot. 2006; 16: 51–53.

[22] Davis WH, Sobel M, Deland J, Bohne WH, Patel MB. The superior peroneal retinaculum: an anatomic study. Foot Ankle Int. 1994; 15: 271–275.

[23] Geppert MJ, Sobel M, Bohne WH. Lateral ankle instability as a cause of superior peroneal retinacular laxity: an anatomic and biomechanical study of cadaveric feet. Foot Ankle. 1993; 14: 330–334.

[24] Gumusalan Y, Ozbag D. A variation of fibularis quartus muscles: musculus fibulocalcaneusexternum. Clin Anat. 2007; 20: 998–999.

[25] Regan TP, Hughston JC. Chronic ankle "sprain" secondary to anomalous peroneal tendon. Clin Orthop Relat Res. 1977; 123: 52–54. https://doi.org/10.1097/00003086-197703000-00020.

[26] Mick CA, Lynch F. Reconstruction of the peroneal retinaculum using the peroneus quartus. A case report. J Bone

Joint Surg. 1987; 69: 296–297.

[27] White AA, Johnson D, Griswold DM. Chronic ankle pain associated with the peroneus accessorius. Clin Orthop Relat Res. 1974; 103: 53–55.

[28] Taljanovic MS, Alcala JN, Gimber LH, Rieke JD, Chilvers MM, Latt LD. High-resolution US and MR imaging of peroneal tendon injuries. Radiographics. 2015; 35(1): 179–199.

[29] Öznur A, Arik A, Alanay A. Peroneus quartus muscle as a rare cause of the chronic lateral ankle pain. Foot Ankle Surg. 2002; 8(3): 227–230.

[30] Sobel M, Mizel MS. Peroneal tendon injury. In: Pfeffer GB, Frey CC, editors. Current practice in foot and ankle surgery. New York: McGraw-Hill, Health Professions Division; 1993. p. 33.

[31] Sobel M, Bohne WHO, Obrien SJ. Peroneal tendon subluxation in a case of anomalous peroneus brevis muscle. Acta Orthop Scand. 1992; 63: 682–684.

[32] Sobel M, Mizel MS. Peroneal tendon injury. In: Pfeffer GB, Frey CC, editors. Current practice in foot and ankle surgery. New York: McGraw-Hill, Health Professions Division; 1993. p. 34.

[33] Sobel M, Mizel MS. Peroneal tendon injury. In: Pfeffer GB, Frey CC, editors. Current practice in foot and ankle surgery. New York: McGraw-Hill, Health Professions Division; 1993. p. 35.

[34] Amini B. Low-lying peroneus brevis muscle belly [Internet Blog]. Roentgen ray reader 2011. Accessed 5 Nov 2018. Available from: http://roentgenrayreader.blogspot.com/2011/11/low-lying-peroneus-brevis-muscle-belly.html.

[35] Dombek MF, Lamm BM, Saltrick K, Mendicino RW, Catanzariti AR. Peroneal tendon tears: a retrospective review. J Foot Ankle Surg. 2003; 42: 250–258.

[36] Geller J, Lin S, Cordas D, Vieira P. Relationship of a low-lying muscle belly to tears of the peroneus brevis tendon. Am J Orthop (Belle Mead NJ). 2003; 32: 541–544.

[37] Mirmiran R, Squire C, Wassell D. The prevalence and role of a low-lying peroneus brevis muscle belly in patients with peroneal tendon pathologic features: a potential source of tendon subluxation. J Foot Ankle Surg. 2015; 54: 872–875.

[38] Highlander P, Pearson KT, Burns P. Magnetic resonance imaging analysis of peroneal tendon pathology associated with low-lying peroneus brevis muscle belly. Foot Ankle Spec. 2015; 8: 347–353.

[39] Freccero DM, Berkowitz MJ. The relationship between tears of the peroneus brevis tendon and the distal extent of its muscle belly: an MRI study. Foot Ankle Int. 2006; 27: 236–239.

[40] Unlu MC, Bilgili M, Akgun I, Kaynak G, Ogut T, Uzun I. Abnormal proximal musculotendinous junction of the peroneus brevis muscle as a cause of peroneus brevis tendon tears: a cadaveric study. J Foot Ankle Surg. 2010; 49: 537–540.

[41] Housley SN, Lewis JE, Thompson DL, Warren G. A proximal fibularis brevis muscle is associated with longitudinal split tendons: a cadaveric study. J Foot Ankle Surg. 2017; 56: 34–36.

[42] Hammerschlag WA, Goldner JL. Chronic peroneal tendon subluxation produced by an anomalous peroneus brevis: case report and literature review. Foot Ankle. 1989; 10: 45–47.

[43] Sobel M, Mizel MS. Peroneal tendon injury. In: Pfeffer GB, Frey CC, editors. Current practice in foot and ankle surgery. New York: McGraw-Hill, Health Professions Division; 1993. p. 32.

[44] Sobel M, Mizel MS. Peroneal tendon injury. In: Pfeffer GB, Frey CC, editors. Current practice in foot and ankle surgery. New York: McGraw-Hill, Health Professions Division; 1993. p. 30–33.

[45] Rosenberg ZS, Bencardino J, Astion D, Schweitzer ME, Rokito A, Sheskier S. MRI features of chronic injuries of the superior peroneal retinaculum. Am J Roentgenol. 2003; 181: 1551–1557.

[46] Wang X-T, Rosenberg ZS, Mechlin MB, Schweitzer ME. Normal variants and diseases of the peroneal tendons and superior peroneal retinaculum: MR imaging features. Radiographics. 2005; 25: 587–602.

[47] Edwards ME. The relations of the peroneal tendons to the fibula, calcaneus, and cuboideum. Am J Anat. 1928; 42: 213–253.

[48] Kumai T, Benjamin M. The histological structure of the malleolar groove of the fibula in man: its direct bearing on the displacement of peroneal tendons and their surgical repair. J Anat. 2003; 203: 257–262.

[49] Sobel M, Pavlov H, Geppert MJ, Thompson FM, Dicarlo EF, Davis WH. Painful Os peroneum syndrome: a spectrum of conditions responsible for plantar lateral foot pain. Foot Ankle Int. 1994; 15: 112–124.

[50] Davda K, Malhotra K, O'Donnell P, Singh D, Cullen N. Peroneal tendon disorders. EFORT Open Rev. 2017; 2:

281–292.

[51] Sugimoto K, Takakura Y, Okahashi K, Tanaka Y, Ohshima M, Kasanami R. Enlarged peroneal tubercle with peroneus longus tenosynovitis. J Orthop Sci. 2009; 14: 330–335.

[52] Hyer CF, Dawson JM, Philbin TM, Berlet GC, Lee TH. The peroneal tubercle: description, classification, and relevance to peroneus longus tendon pathology. Foot Ankle Int. 2005; 26: 947–950.

[53] Hofmeister E, Juliano P, Lippert F. The anatomical configuration and clinical implications of the peroneal tubercle. Foot. 1996; 6: 138–142.

[54] Palmanovich E, Laver L, Brin YS, Kotz E, Hetsroni I, Mann G, Nyska M. Peroneus longus tear and its relation to the peroneal tubercle: a review of the literature. Muscles Ligaments Tendons J. 2011; 4: 153–160.

[55] Dr-P A Peroneal Tendon Complex Injury And Rehabilitation. In: 986 Dr Pributs Blog. https://www.drpribut.com/wordpress/2017/10/peroneal-tendon-complex-injury-and-rehabilitation/. Accessed 24 Oct 2018.

[56] Pierson JL, Inglis AE. Stenosing tenosynovitis of the peroneus longus tendon associated with hypertrophy of the peroneal tubercle and an os peroneum. A case report. J Bone Joint Surg Am. 1992; 74: 440–442.

[57] Bruce WD, Christofersen MR, Phillips DL. Stenosing tenosynovitis and impingement of the peroneal tendons associated with hypertrophy of the peroneal tubercle. Foot Ankle Int. 1999; 20: 464–467.

[58] Lui TH. Endoscopic resection of the peroneal tubercle. J Foot Ankle Surg. 2012;51:813–815.

[59] Chen YJ, Hsu RW, Huang TJ. Hypertrophic peroneal tubercle with stenosing tenosynovitis: the results of surgical treatment. Changgeng Yi Xue Za Zhi. 1998; 21: 442–446.

[60] Burman M. Stenosing tendovaginitis of the foot and ankle: studies with special reference to the stenosing tendovaginitis of the peroneal tendons at the peroneal tubercle. AMA Arch Surg. 1953; 67: 686.

[61] Brandes CB, Smith RW. Characterization of patients with primary peroneus longus tendinopathy: a review of twenty-two cases. Foot Ankle Int. 2000; 21: 462–468.

[62] Dutton P , Edmonds EW, Lark RK, Mubarak SJ. Prevalence of painful peroneal tubercles in the pediatric population. J Foot Ankle Surg. 2012; 51: 599–603.

[63] Taki K, Yamazaki S, Majima T, Ohura H, Minami A. Bilateral stenosing tenosynovitis of the peroneus longus tendon associated with hypertrophied peroneal tubercle in a junior soccer player: a case report. Foot Ankle Int. 2007; 28: 129–132.

[64] Watson GI, Karnovsky SC, Levine DS, Drakos MC. Surgical treatment for stenosing peroneal tenosynovitis. Foot Ankle Int. 2018; 40: 282–286.

[65] Sarrafian SK. Anatomy of the foot and ankle: descriptive, topographic, functional. Philadelphia: J.B. Lippincott; 2011.

[66] Mook WR, Parekh SG, Nunley JA. Allograft reconstruction of peroneal tendons. Foot Ankle Int. 2013; 34: 1212–1220.

[67] Wapner KL, Taras JS, Lin SS, Chao W. Staged reconstruction for chronic rupture of both peroneal tendons using hunter rod and flexor hallucis longus tendon transfer: a long-term follow up study. Foot Ankle Int. 2006; 27: 591–597.

[68] Jockel JR, Brodsky KW. Single-stage flexor tendon transfer for the treatment of severe concomitant peroneus longus and brevis tendon tears. Foot Ankle Int. 2013; 34: 666–672.

[69] Seybold JD, Campbell JT, Jeng CL, Short KW, Myerson MS. Outcome of lateral transfer of the FHL or FDL for concomitant peroneal tendon tears. Foot Ankle Int. 2016; 37: 576–581.

[70] Barton DC, Lucas P, Jomha NM, Cross MJ, Slater K. Operative reconstruction after transverse rupture of the tendons of both peroneus longus and brevis: surgical reconstruction by transfer of the flexor digitorum longus tendon. J Bone Joint Surg Br. 1998; 80: 781–784.

[71] Blitz NM, Nemes KK. Bilateral peroneus longus tendon rupture through a bipartite os peroneum. J Foot Ankle Surg. 2007;46(4):270–277.

[72] Stockton KG, Brodsky JW. Peroneus longus tears associated with pathology of the os peroneum. Foot Ankle Int. 2014; 35: 346–352.

[73] Smith JT, Johnson AH, Heckman JD. Nonoperative treatment of an osperoneum fracture in a high-level athlete: a case report. Clin Orthop Relat Res. 2011; 469: 1498–1501.

第四章　腓骨肌腱损伤的病史与体格检查

Mark J. Geppert

骨骼、韧带和肌腱在内的踝关节区域是运动和创伤性损伤中最常受影响的部位之一，占所有运动损伤的 20%[1]。虽然腓骨肌腱损伤不像踝关节扭伤那么多，但腓骨肌腱损伤和疾病并不少见，近几年来相关的报道越来越多[2-9]。不幸的是，在急性踝关节创伤时[10]，由于很难区分腓骨肌腱损伤和踝关节外侧损伤，所以腓骨肌腱损伤常被漏诊。大多数踝关节损伤被笼统称为踝关节"扭伤"，最初由父母、教练、训练师、家庭医生和急诊室人员进行评估。踝关节"扭伤"如果长期没有恢复，患者最终将寻求骨科医生或足踝外科专家的诊治。结果发现，这类长期难以康复的踝关节"扭伤"很大一部分是腓骨肌腱损伤相关疾病。腓骨肌腱问题也可以在没有明显损伤或创伤史的情况下出现。腓骨肌腱损伤的原因或病理包括腓骨肌腱炎、肌腱病、撕裂、破裂、急性半脱位、急性脱位、慢性半脱位和慢性脱位。这些疾病代表了一系列病理谱系，有的患者没有急性损伤史。除非医生在损伤当时就做出准确和及时的诊断，并采取适当的干预措施，否则这类急性创伤都可能导致慢性问题[11]。

准确诊断腓骨肌腱疾病的关键在于详细的病史询问，然后进行针对性的体格检查。在触摸患者或身体部位之前，医生在心理上假设可能的疾病，并通过倾听患者讲述病史过程，准确地判断患者疼痛的部位。

既往病史和家族史

在检查踝关节和询问特定踝关节的病史之前，要回顾病史，以排除与腓骨肌腱病理相关的全身状况。在作者的经验中莱姆病和痛风可在最初表现为腓骨肌腱症状。类风湿关节炎、牛皮癣、甲状旁腺功能亢进、糖尿病神经病变和血清阴性关节病与这两种疾病类似[12]。双侧无损伤肌腱症状或伴有关节症状，可能提示患者存在一种未被诊断的系统性疾病，应进行进一步详细检查。氟喹诺酮的使用据多数报道，会对跟腱有明显的负面影响，导致跟腱断裂[13]，不过据作者所知，在腓骨肌腱病理中没有报道过氟喹诺酮的类似影响。

明智的医生一定要首先试图排除先前存在的踝关节问题和潜在的肌腱病理相关的疾病。既往病史包括既往手术史、骨折史或足和踝关节损伤史，因为腓骨骨折的外科内固定手术通常会导致腓骨肌腱的不适。先前距骨外侧突骨折可导致腓骨肌腱炎。跟骨骨折可导致后跟增宽和腓骨撞击，或跟骨手术内固定可导致继发性内固定物与腓骨撞击引发症状。

踝关节疼痛或损伤特别常见，在关注特定的腓骨肌腱病理之前，要根据解剖基础迅速排除其他情况或其他结构损伤。疼痛的位置是寻问病史中最重要的项目。前侧、内侧、后内侧和正后方的踝疼痛很少与腓骨肌腱相关。踝前侧症状可能是由于胫前肌腱炎、肌腱断裂或前踝关节撞击症。踝关节内侧疼痛可能是由于三角韧带损伤或胫骨后肌腱炎（PTT）。在 3 期 [14] 和 4 期 [15] 胫后肌腱功能不全患者中，PTT 的初始症状主要集中在内侧，晚期继发腓骨撞击引起的腓外侧症状。踝关节内侧的后突前部的疼痛可能是由于踇长屈肌腱炎或"舞蹈者肌腱炎" [16]。

踝正后方疼痛的鉴别诊断比较多，最常见的是跟腱疾病。如果在跟腱低血运区存在肿胀，即止点近端4cm处，则可能存在慢性跟腱炎。在跟腱处出现捻发音提示跟腱炎，触及间隙或瘀斑意味着跟腱断裂。经典的 Thompson 试验检查伴有足部跖屈活动消失，可以确诊跟腱断裂。中年人的跟腱止点出现明显压痛意味着止点性跟腱炎。如果压痛位于跟腱止点远端前部压痛，则提示跟骨后滑囊炎。跟骨结节下方的疼痛是跟骨疲劳骨折最常见的压痛部位。如果 8~12 岁儿童有跟骨疼痛位置比这里稍低的疼痛，则可能提示 Sever 病或跟骨隆突炎。后足外侧的软组织肿块外观上类似腓骨肌腱疾病，但实际上可能来源于退行性胫距关节或距下关节炎引起的腱鞘囊肿（图 4.1）。

距骨区正后方直接的压痛可能提示距骨压迫综合征、后撞击综合征或距骨外侧突骨折。在正常的足部 X 线片中，约有 5% 存在距骨三角骨 [17]，其位置接近腓骨肌腱。被动跖屈踝关节同时伴后方疼痛，是典型的后撞击综合征。后外侧触诊疼痛，则提示腓骨肌腱疾病。

在解剖基础上准确排除腓骨肌腱损伤，可以直接根据前、中、正后踝或肌腱疼痛来判断。腓骨肌腱损伤表现位于踝关节前外侧、外侧和后外侧。踝关节区域的骨、肌腱和韧带是浅表的，经验丰富的医生可以直接观察和 / 或触诊这些结构（图 4.2，图 4.3）。

解剖

虽然在第一章中详细描述了腓骨肌腱的局部解剖，但由于在特殊的解剖区域的局灶压痛可以揭示不同的腓骨肌腱病，因此在此处需要做个简要回顾。腓骨长肌（PL）腱起源于胫骨和腓骨近

图 4.1 距下关节后关节面退行性变，引发腱鞘囊肿的外观照片。注意肿块呈圆形外观

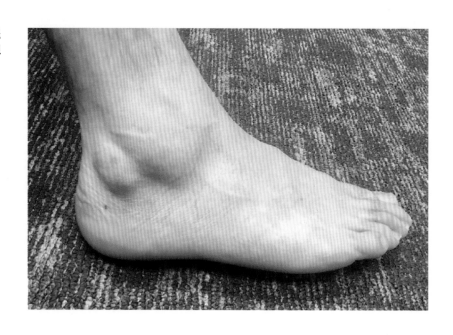

图 4.2　可见腓骨短肌腱在远端止于第五跖骨基底（A）。腓骨后侧和腓骨远端可见腓骨长肌腱（B）。腓骨肌结节处可见长肌腱和短肌腱分成两束（C）

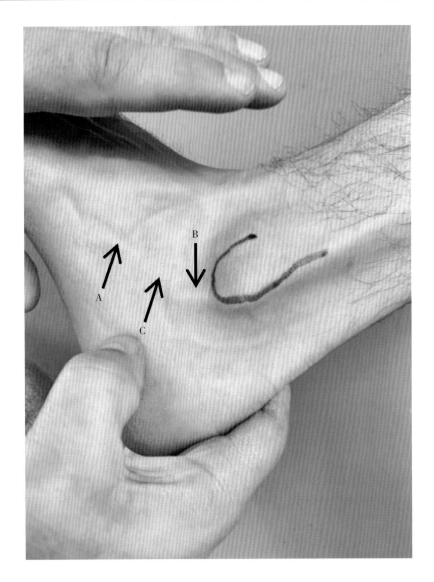

图 4.3　可见腓骨肌结节增大

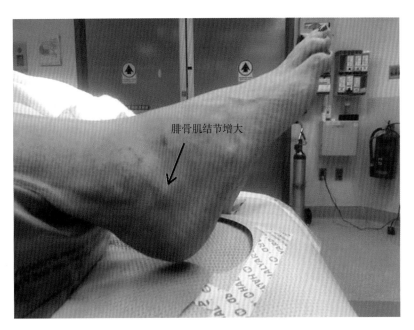

腓骨肌结节增大

端外侧，止于内侧楔骨和第一跖骨的下外侧。长肌的作用是使踝跖屈，外翻足部，并使第一跖骨跖屈。腓骨短肌（PB）起源于腓骨外侧部分的中段止于第五跖骨基底，使踝关节跖屈，足外翻。两根肌腱受腓浅神经支配。

腓骨长肌腱在腓骨尖以近端几厘米处变为腱性，而腓骨短肌腱肌肉部分可延伸至腓骨远端几厘米处。腓骨短肌这样的肌腹结构延伸被认为是导致支持带内空间过度拥挤，从而导致腓骨肌上支持带（SPR）作用衰减，并导致继发的病理改变[18]。

第四腓骨肌存在于 22% 的解剖标本之中[19]。在影像学检查中，这条正常的肌腱可被误认为是腓骨肌腱撕裂，它也可能导致 SPR 下空间过度拥挤产生症状。

腓骨长肌腱走行于腓骨短肌腱的后、外侧，它被解剖变异极其多样化的 SPR 限制在腓骨后面。在腓骨的远端，腓骨长肌腱锐角转向腓骨肌结节（PT），在那里它受到腓骨肌下支持带（IPR）的限制。腓骨肌结节存在于大多数足，在 114 例跟骨标本中 90% 中有此结节，其中 29% 有增大[20]。增大的腓骨肌结节与狭窄性腱鞘炎[21]和腓骨肌腱撕裂有关。在腓骨肌结节远端，腓骨长肌围绕着腓骨肌籽骨走行，这一钙化结构籽骨在影像学和解剖学研究报道可见于 5%~20% 的人群[22]。之后腓骨长肌腱向骰骨隧道下方走行，向内侧急剧转向。腓骨长肌与足底肌肉组织形成足底第四层结构，止于内侧楔骨和第一跖骨的跖外侧。

腓骨短肌在腓骨近端位于腓骨长肌腱的深面，两根肌腱都受 SPR 约束，位于腓骨远端后嵴的深面。SPR 损伤时，或是腓骨后方结构扁平、凸起或不规则[23]的解剖变异，都可导致 SPR 功能不全，伴有腓骨肌腱半脱位、肌腱炎和腓骨肌腱撕裂。在腓骨远端下方，腓骨短肌腱位于腓骨长肌腱之上，在腓骨肌结节上方受 IPR 的约束，之后直接止于第五跖骨基底部宽大的止点。了解正常解剖是确定损伤区域的关键，有助于确定查体时触诊压痛所显示的疑似腓骨肌腱疾病。足部很适于通过直视检查，也可通过触摸体表标志检查（图 4.4）。

最近的生物化学和组织学研究帮助定义了病理过程，并可用于鉴别肌腱炎和肌腱病[13]。肌腱炎是一种急性炎症过程，多数是可逆的，并伴有腱周围损伤。由于是急性发作，诊断应在病史中发现，通常造成日常活动的变化。此类疾病通常由于高强度训练、缺乏休息以及正常肌腱的高强度急性拉伤导致。近期有轻微损伤史，训练方案或鞋型的明显改变也可引发疾病。或运动场地面

图 4.4 正常足部：（A）腓骨远端，（B）第五跖骨，（C）距腓前韧带，（D）跟骨腓韧带，（E）前下胫腓韧带，（F）腓骨肌上支持带，（G）腓骨后嵴和腓骨长肌腱，（H）腓骨短肌腱，（I）跗骨窦，（J）骰骨隧道，（K）腓骨肌结节

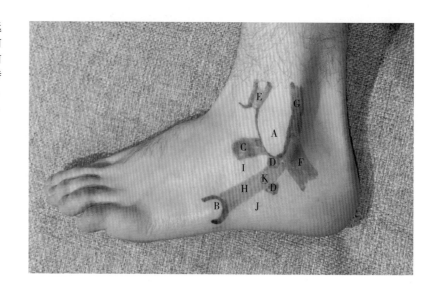

材质的改变也会增加肌腱病变的风险。与成年人相比，年轻运动员患肌腱炎的病例要少得多，这是因为年轻人骨突或肌腱止点处的骨头比肌腱本身脆弱更容易产生止点性疼痛。

肌腱病是一种不可逆的内在肌腱损伤过程，导致肌腱的组织病理学改变。它是由长期的应力、老化和修复失败造成的疾病。肌腱损伤的愈合依赖于足够的血管供应。相关研究已经在两个腓骨肌腱中发现了相对缺血区，这时与腓骨肌腱的病变部位相关。Peterson[24]检测到，腓骨远端两条肌腱转向腓骨肌结节的区域，两侧腓骨肌腱的血管供应均为低血运。另一个低血运区位于腓骨长肌腱，靠近骰骨跖侧腓骨肌腱沟附近，在此处腓骨长肌转向足底的内侧走行。

骨科对腓骨肌腱病理的广泛认识滞后，多数医生更了解胫骨后肌腱炎（PTT）引发的"多趾征"，因为 PTT 病理在骨科文献中报道得更早、更广泛。在过去的 30 年里，出现了大量的腓骨肌腱基础科学文章、病例系列和手术技术报道[12, 25-29]。随着对腓骨肌腱病理熟悉程度的增加，其诊断率将增加，"养不好"的踝关节扭伤在临床上将会减少。

创伤

如果有严重创伤、肿胀、局灶性压痛或无法负重活动的外伤史，就应该进行 X 线检查以排除骨折。如果怀疑有骨折，检查操作、触诊和进行活动度肌力检查会引发严重疼痛，对患者不友好。在 X 线检查前，在最大压痛处放置一个小的金属标记物有助于诊断，因为标记物可能指示疼痛位于增大的腓骨滑车、三角骨或是其他结构。

站立负重足前后位（如果可耐受）可显示第五跖骨基部骨折、骰骨骨折、Chopart 关节撕脱骨折、Lisfranc 损伤和舟骨骨折。足部斜位片可显示跟骨前突撕脱骨折、跟舟跖骨联合，或腓骨肌籽骨。

侧位站立位足 X 线片可以显示 Chopart 关节、距骨或跟骨的骨折。侧位距骨–跟骨角度如果大于 0°提示高弓足，小于 0°时提示存在平足。当跟骨倾斜角大于 30°时，提示存在高弓足。

踝穴位与踝关节斜位可见腓骨骨折、副腓骨、腓骨撕脱骨折或是距骨外侧突骨折以及距骨骨折。还可以显示距骨软骨损伤或是距骨软骨剥脱性软骨炎。骨折通常在平片上很明显。

腓骨肌腱症状发生病史

对与肌腱炎、撕裂、破裂或脱位相关的急性腓骨肌腱症状，通常患者可以意识到事件发生，并确定诊断。临床医生需要明确的损伤机制，特别是可能与腓骨肌腱损伤相关的特异性病史有关的腓骨肌腱病理损伤机制。受伤时脚踝是否在承重位置？脚的位置和力的方向是什么？是否有撞击或扭转机制？是否有爆裂感或其他与受伤有关的声音出现？患者能指出疼痛的位置吗？患者能通过特定的动作或活动再现病理性改变吗？虽然临床医生看到的是"新发"踝关节或腓骨肌腱问题，但仔细询问可以发现这还可能是由很久之前的损伤引发的疾病进展。症状的持续和恶化可能提示慢性腓骨肌腱疾病。

采集病史时，其他重要的因素包括发病、持续时间、病程、改善和加重因素、疼痛量和强度[30]。疲劳骨折疼痛通常随着活动而加重，如果加重，在休息时也可能发生疼痛。相反，肌腱病通常在热身后减轻，但在跑步后加重[30]。如果训练的强度或是跑步的里程明显增加，则运动后恶化。

如果每周跑步超过 32km，运动强度或跑步里程的显著增加意味着存在训练误区，这会使损伤风险显著增加 [31]。

过度依赖影像学检查

所有这些关于肌腱病理、解剖学、血液供应、急慢性疾病的医学关联的背景信息，以及基于疼痛部位排除非腓骨肌腱病理的信息，使医生能够鉴别诊断，并通过详细的体格检查进行检验。通过视诊、触诊、手法、力量评估和特殊试验，直接而有意义的体格检查可以揭示或排除病史中提示的腓骨肌腱病理。重点检查前外侧、外侧和后外侧踝关节区域，从腓骨肌腱的起点到止点，并注意体表解剖学改变，有助于准确诊断腓骨肌腱疾病。影像学检查，如 X 线检查、高分辨率超声检查和磁共振成像，应该能确认疑似诊断，最好由治疗专家开具检查。有研究发现，在无症状的志愿者中，有相当比例存在腓骨肌腱病理 MRI 阳性结果 [32, 33]。在其中一项研究中，MRI 的阳性预测值、准确率和观察者间的可靠性相对较低，这说明诊断中需要进行彻底的体格检查并结合 MRI 扫描才能明确诊断腓骨肌腱疾病 [34]。腓骨肌腱撕裂通常可以在 MRI 中发现 [35]。然而，报告正常的 MRI，也可能在手术中证实存在腓骨肌腱撕裂 [36]。

如果有多个医疗人员都开具辅助检查，那可能提示此患者临床症状不够严重，可能引导至不适当的干预。例如，作者曾有 1 例患者，该患者的初级保健医生开具踝关节 MRI 检查，结果发现腓骨短肌腱有一个小撕裂。第一个接诊的足和踝关节专科医生对其行腓骨肌腱修复手术，但术后外侧"踝关节疼痛"仍然存在。仔细的体格检查发现腓骨肌腱远端和前端存在疼痛。之后发现跟骨前突骨折未愈合，行手术切除后，症状完全消失。源自精密成像技术的发现不应成为驱动治疗方式的依据。检查应当由可以做出诊断以及能直接进行治疗或手术的医生自己开具。

体格检查

视诊检查是物理诊断的第一步。视诊检查至少要包括光脚至小腿，从膝盖以远端穿长袍或短裤来视诊，以便进行更彻底的检查。应该从患者的前方和后方观察赤足时的步态，通常让患者沿走廊，在诊室外进行步行。平稳的往复步态、具有相同的步幅、没有疼痛跛行这 3 点可作为一个充分筛选条件。从后面看，医生应该观察跟骨抬起时有无足跟内翻和足的旋后。在跟骨着地期，足跟应当外翻，足旋前，在站立中期呈现为平足状态。

当患者脱鞋后，医生应检查鞋型，如果有鞋外跟磨损，意味存在旋前畸形 [37]。内侧鞋缘和内侧鞋底磨损，提示旋前畸形 [37]。检查鞋子时，询问并查看患者是否使用了任何矫正器或有矫正器使用史。患者是否受益于或放弃原先的矫正器，以及谁开具了矫正器，为什么开具矫形器，这些都可以提供有价值的信息。

与未受影响的腿进行比较，通常会发现不同处，提示存在腓骨肌腱疾病（图 4.5）。在没有外伤或急性损伤的情况下，两条腿之间的肿胀视觉差异具有重要意义。因为严重的急性踝关节损伤会有严重的肿胀、"到处"疼痛，患者无法区分后方压痛（来源于腓骨肌腱）还是前方压痛（来源于踝关节）。

视诊检查包括对站立患者的检查。从前面，肉眼可以看到细微的高弓足，可见跟骨"躲猫猫"

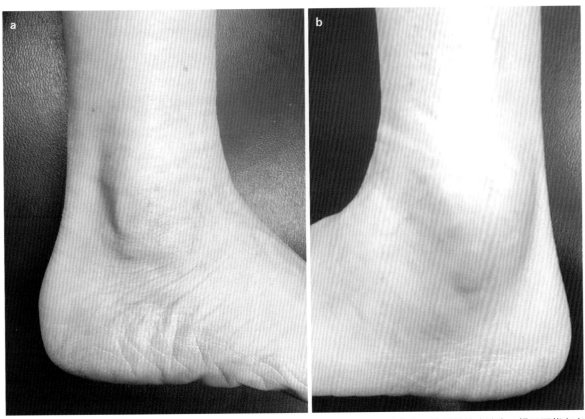

图 4.5 （a）正常小腿外侧，在腓骨后方可见凹状。（b）明显的非创伤性踝后肿胀伴正常腓骨轮廓消失，提示可能存在慢性腓骨肌腱病变

征[38]（图 4.6a）。从后面看，如果只是关注跟骨，发现跟内翻只是一点点，缺少解剖标志参考。然而，与 PTT 中常见的外侧足趾"多趾征"不同，可从后方观察到大脚趾突出，同时小脚趾缺失（图 4.6b）。由于 PTT 和高弓足相比通常是单侧的，这种内侧足趾的表现不像单侧"多趾征"的临床意义那么关键。发现隐匿或是轻度的内翻非常重要，因为腓骨肌腱疾病常常是高弓状态，而不是正常足弓或平足外观[39, 40]。之后针对高弓足的检查，包括熟知的 Coleman 木块试验，以决定是否存在可复位的距下关节，以及内翻是否为前足 – 驱动 – 后足 – 内翻[41]。这种区别对治疗的决策很重要，这将在第二十二章中讨论。从各个角度仔细检查肢体之间的差异。肉眼检查差异可见后跟增宽、后足内翻、腓骨肌腱肿胀引发解剖标志消失等表现。侧面观察负重足内侧，根据经验，可以区分扁平足、高弓足或正常足。

然后要求患者双侧足趾站立，同时膝关节伸直。"假"性的膝关节前屈以及足跟内翻受限，意味着胫后肌无力。失去足跟内翻也可能是跗骨间联合造成的，还有可能是因距下关节病变、跗骨窦综合征或是腓骨肌痉挛性平足引发。一旦双脚同时接受测试，要求患者用十趾发力抬起足跟，可查到肌肉无力的状态。

然后让患者用脚跟行走，再用脚趾行走几步。根据作者的经验，这种方法不止一次地暴露了伪装成"脚踝扭伤"的胫前肌腱断裂。足趾行走或足跟行走异常无力，也是一个快速筛查腰椎疾病的标准，有时可以与腓骨肌腱疾病相混淆。然后要求站立的患者在保持膝盖伸直的情况下试着触摸脚趾，这是一种对坐骨神经紧张的快速测试。

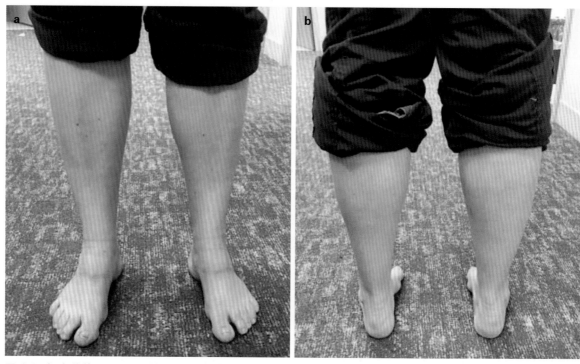

图 4.6 （a）从前面，可以看到跟骨"躲猫猫"征。（b）从后方站立观察高弓足，注意大脚趾露出，与胫后肌腱功能不全的多趾征相对比有些类似

对于足趾行走或足跟行走困难的患者，需要进行手查肌肉力量，包括姆长伸肌、胫前肌、腓肠肌，膝关节和髋关节屈肌和伸肌。评估髌腱反射和跟腱反射，以及仰卧位直腿抬高试验筛检，以排除脊柱疾病。在作者的临床实践中，1 例最初诊断为腓骨肌腱炎的患者实际上是腰椎间盘突出并神经根炎的患者，表现为腿后外侧疼痛。该患者在腓骨触诊时缺乏压痛点，且有上述坐骨神经筛查阳性体征。足踝专科医生必须随时有跳出足踝范畴思维定式的能力。

触诊主要是找到解剖结构的压痛点，这是腓骨肌腱损伤物理检查的关键步骤。如果已排除了近端涉及的脊柱病理，那么 SPR 近端腓骨肌腱的压痛可能提示存在远端肌腱炎引起的牵涉疼痛。腓骨尖以近端约 15cm 区域的叩痛，提示存在腓浅神经（SPN）神经炎，或是压迫性神经炎，因为此处为神经从筋膜中穿出的位置。SPN 和腓肠神经损伤都与踝关节内翻性扭伤有关，并可能与腓骨肌腱损伤相混淆。

SPR 近端骨面压痛提示疲劳骨折，尤其是有过度劳累的病史的老年患者。视诊检查站立患者存在跟骨过度外翻，可与腓骨尖以近端 5~8cm 的慢性疲劳骨折有关。这在极度平足的老年骨质疏松患者中尤为常见。在胫后肌腱炎 3 期和 4 期的患者，因跟骨极度外翻引发的腓骨走行区挤压，可导致腓骨下撞击征，以及腓骨肌腱炎。仔细触诊骨性压痛和后侧软组织压痛，可以区分骨性疾病和肌腱疾病。

明显而罕见的外伤性损伤可能影响腓骨肌腱的近端部分，也可能是由于胫骨 / 腓骨骨折，切割损伤肌肉而造成损伤。罕见的外伤性"刺"穿透伤也曾有报道 [42]，并造成腓骨肌腱炎。

鉴别踝关节扭伤和腓骨肌腱损伤

踝关节扭伤是踝关节损伤最常见的机制之一，通常被认为是扭伤。腓骨前下远端，前外侧疼痛被认为是"低位踝扭伤"，其机制为跖屈和内翻损伤。距腓前韧带（ATFL）是踝关节 3 条副韧带中最常损伤的一条。

在急性损伤时，广泛肿胀和压痛可能妨碍完整的体格检查。在此区域略上方的压痛提示前下胫腓韧带（AITFL）损伤，通常是外翻损伤。这称为"高位踝关节扭伤"，通常需要 2 倍的时间来恢复，其损伤机制与腓骨肌腱疾病相似。区别在于触痛的部位不同。腓骨肌腱损伤表现为腓骨肌腱结构直接压痛，向上和向后延伸。伴有腓骨肌腱鞘肿胀和局灶性压痛，提示软组织损伤。后距腓韧带损伤（PTFL）触诊压痛和损伤较罕见，提示伴有腓骨肌腱损伤。挤压胫骨 / 腓骨（离踝关节上方几厘米）疼痛或足外旋转疼痛，有助于区分腓骨肌腱损伤和高位踝关节扭伤。

腓骨挤压试验 [43] 是一项高度提示腓骨肌腱病理的敏感试验。检查时，患者取坐位，膝关节弯曲 90°，足部和踝关节放松置于内翻、跖屈位。检查者把拇指放在腓骨的后缘嵴部，挤压腓骨肌腱，同时让患者在阻力作用下强迫外翻并背伸踝关节（图 4.7）。阳性的检查会引起疼痛，偶尔会

图 4.7　用拇指行腓骨挤压试验

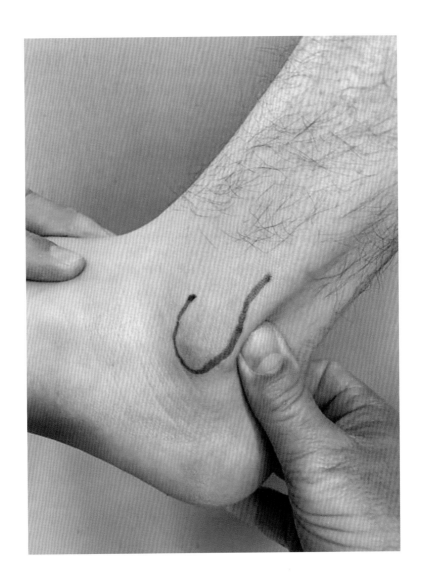

发现捻发音。有时是腓骨短肌腱的前半部分出现扳机感、弹响或弹跳过腓骨后嵴。腓骨肌挤压试验可以检查半脱位的肌腱。患者可能会有反抗，并表现出恐惧。或者，检查者可以将第二、三、四指放在腓骨后方，用另一只手对抗踝关节外翻（图4.8）。首先，挤压肌腱至腓骨面以检测压痛。然后检查者向前推肌腱，试图重现肌腱半脱位或脱位。

患者可能表述腓骨肌腱弹响或可见肌腱脱位。腓骨肌腱的完全脱位通常会伴有放射学上的"新月征"，即附着的SPR向前撕脱，并伴有一小块骨缘分离。肌腱通常在外翻时向后复位，在从腓骨后向前方施加向前方压力时可重新脱位。如果急性脱位腓骨腱已复位，再次引发急性脱位会非常痛苦。然而，慢性半脱位的腓骨肌腱疼痛要轻得多，并且可以通过腓骨挤压试验再次引发，特别是向前推动腓骨肌腱时。患者还可能表现出跖屈和背伸踝关节时伴随主动腓骨腱半脱位或脱位（图4.9）。

图4.8 第二、三、四指行腓骨挤压试验

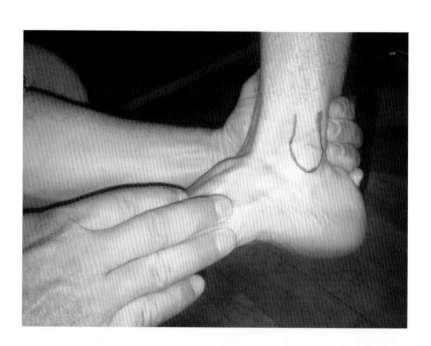

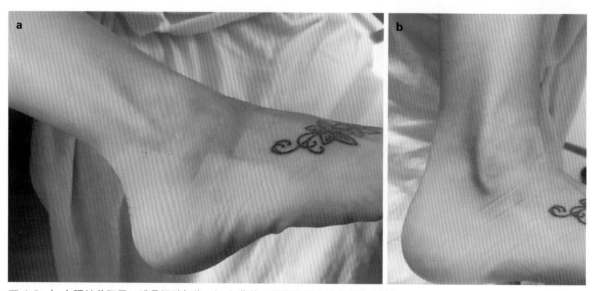

图4.9 （a）踝关节跖屈，腓骨肌腱复位。（b）背伸，腓骨肌腱主动半脱位/脱位

急性腓骨肌腱脱位通常伴有明显的暴力，患者存在踝关节扭伤史。在受伤的 X 线片上，斑点的迹象可能很明显，也可能不明显。慢性踝关节扭伤可导致 SPR 功能不全，无法有效控制腓骨肌腱。生物力学研究已经证明了 SPR 对踝关节稳定性的作用[44]。慢性外侧踝关节不稳定导致 SPR 损伤，可导致其功能不全，导致部分肌腱半脱位或全脱位。一旦愈合，被削弱的 SPR 可引起腓骨肌腱脱位。一般骨科医生熟悉踝关节不稳定的诊断，也熟悉 X 线检查内翻应力试验和前抽屉试验。当存在慢性踝关节不稳定时，骨科医生还要考虑潜在的腓骨肌腱问题，常常会存在肌腱半脱位、SPR 损伤、腓骨肌腱撕裂和踝关节韧带松弛[5, 45]。

不完整的 SPR 可造成扁平的腓骨短肌腱前部向前出现半脱位，因为它位于腓骨后缘尖锐的纤维软骨嵴上。腓骨长肌腱的反射性收缩会挤压腓骨短肌腱，这一现象可能是腓骨短肌腱撕裂的机制[43]。肌肉无力一般不明显，但腓骨嵴受压时会引起疼痛。与对侧腓骨肌腱相比，常常有肿胀。腓骨肌腱完全脱位和部分半脱位均可伴有腓骨肌腱撕裂伤。在病理过程的早期，可以发现肌腱鞘炎、肿胀和扁平的腓骨短肌腱。腓骨长肌腱在 SPR 鞘内的撕裂相对少见。

腓骨肌腱全脱位通常与严重外翻创伤有关，患者通常会指出脱位的腓骨肌腱。足部抗阻力外翻通常会引发疼痛，并会引发肌腱半脱位。与未受影响的对侧肢体进行比较将使诊断更明显。患者可能会抱怨有弹响，或在体格检查中无法证实的主观肌腱反常运动感。当很难对半脱位的肌腱做出明确诊断时，可以通过 MRI 检查来证实。在 T2 图像横断面上可以观察到 SPR 不完整、后软骨嵴撕脱，或至少鞘内有积液等表现。一般情况下，在 SPR 区域内，腓骨短肌腱的病理表现为明显的纵向"连续撕裂"，腓骨短肌腱断裂，前半部分会向前脱位。

Raikin 和他的同事[46]描述了 SPR 鞘内两种类型的半脱位，患者表现为疼痛弹响，或腱性运动时不伴有腓骨短肌腱前半脱位，或腓骨肌腱总鞘的肿胀。最常见的类型表现为腓骨长肌上方的短肌腱向后外侧半脱位，伴弹响，称为"鞘内半脱位"[46]。通过物理检查想发现这一现象会很难，而且可表现"正常"的 MRI。动态高分辨率超声可观察到鞘内半脱位，但这是高度依赖操作者的技术水平，并不是在所有诊所都可进行。鞘内肌腱半脱位的推定诊断需要机敏的临床医生和经验丰富的超声检查人员共同检查才能确诊。腓骨肌腱病理的这种细微的病理特点，提醒我们"眼睛只看到头脑知道的东西"（William G. Hamilton，*Personal Communication*）。腓骨长肌腱和腓骨短肌腱鞘内半脱位但不越过腓骨后嵴，这一现象目前已经被腓骨肌腱镜直接观察证实[47]。

除了特定解剖部位疼痛以外，临时出现的因素也可提示病理过程。急性踝关节扭伤、肌腱脱位或断裂都和创伤史相关。慢性外侧踝关节不稳定或先前损伤后恢复失败的病史提示存在一个慢性过程。腓骨肌腱无力是踝关节扭伤后持续疼痛的最常见原因之一。常见的踝关节扭伤恢复缓慢且不完全，注意潜在的腓骨肌腱损伤可解释持续存在踝关节不适。

腓骨肌腱撕裂的部位

Brandes 和 Smith[39]定义了腓骨长肌腱发生 3 个疾病解剖区（图 4.10，图 4.11）。这些区域也有助于确定腓骨短肌腱的病理区域。A 区是外踝顶端的区域，包括 SPR。B 区是跟骨外侧滑车突或腓骨肌结节区。此处两条肌腱开始分开走行于腓下支持带的肌腱鞘内。腓骨长肌腱在腓骨尖端形成锐角的转迴，这与 Petersen 的腓骨短肌腱和腓骨长肌腱低血运区相一致[24]。局灶性压痛常与腓骨肌结节增大有关。在压痛处可以放置一个小的金属标记物，在跟骨外侧和轴位片上很容易证

图 4.10 足部外观。A 区指腓骨尖端区域，包括腓骨肌上支持带。B 区包括腓骨肌结节和腓骨肌下支持带。C 区指骰骨结节区，此处腓骨长肌腱经过后转向足底并最终止于第一跖骨基底部

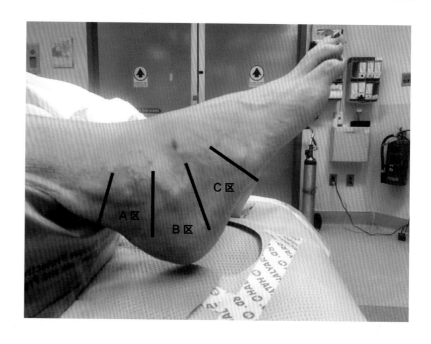

图 4.11 解剖绘图，显示出皮肤下的结构，并提示相区域中可能存在的腓骨肌疾病

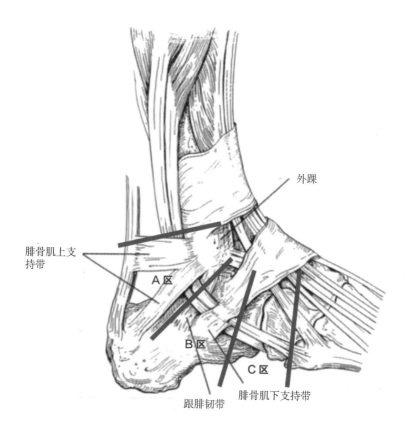

实腓骨肌结节的增大。手术探查通常会发现肌腱肿胀，在靠近 IPR 处出现沙漏状收缩，提示狭窄性腱鞘炎。

　　在腓骨肌腱远端，腓骨短肌腱直接止于第五跖骨的底部，该区域被定义为 C 区。在常规 X 线

片上很容易排除此处有无骨折，如果仍有压痛，可提示存在腓骨肌止点性肌腱炎。此区域的疼痛可包括腓骨长肌腱或腓骨短肌腱的疾病，但腓骨短肌腱发病可能更高，并且向第五跖骨基底部延伸。

腓骨长肌腱包绕着腓骨肌籽骨（OP），腓骨肌籽骨其实存在于所有人[48]，但不常钙化，因此在常规斜位足片上常常不会见到。疼痛的腓骨肌籽骨疼痛综合征（POPS）[22]已经成为一个更被广泛认识的疾病，它引发的疾病位于腓骨肌腱与跟骰关节之间。有时，多次行X线检查发现进展性的腓骨肌腱多分籽骨变长表明存在POPS。POPS是一个使用上更为流行的术语，指在C区出现腓骨肌籽骨骨折，分裂或是腓骨长肌腱炎，或是在C区断裂，正如Brandes和Smith在文献中的描述[39]。POPS可以急性出现，伴有腓骨长肌腱完全断裂，或籽骨的分裂（骨折）。更常见的是，慢性症状伴有腓骨肌腱的消耗性撕裂、慢性破裂或腓骨肌籽骨的骨折不愈合。体格检查时，足部置于内翻、旋后内收位，然后让第一跖列抗阻跖屈，此时可以引发疼痛。患者也可能会感觉到像踩在鹅卵石上，这是腓骨长肌腱断裂后的表现，也可能是腓骨肌籽骨因力线改变从它原先与骰骨形成的关节脱出，向近端移位。

这3个区域通过局部压痛的位置，有助于理顺腓骨肌腱疾病的诊断。腓骨肌腱撕裂的脱位和半脱位会有腓骨抗压试验阳性，且在A区会有半脱位或是脱位的表现。腓骨短肌腱撕裂在A区也较多见，腓骨长肌腱的撕裂更多见于B区和C区。腓骨肌结节增大，尤其是有压痛，与两条肌腱撕裂和腓骨腱鞘炎有关。在B区，增大的腓骨肌结节可以包绕腓骨长肌腱，形成狭窄性腱鞘炎[49]。C区是腓骨长肌腱疾病以及POPS最多见的区域。大多数腓骨肌腱撕裂为触诊发现的持续性疼痛撕裂。虽然从理论上讲，外翻强度的丧失可以揭示腓骨短肌腱的病理，第一跖骨的跖屈力量丧失则表明腓骨长肌腱的异常，但运动无力并不会在所有的病例中出现或检测到。虽然很少见，但两个肌腱完全的断裂也可以发生。此时可能没有腓侧力量减弱的表现，这一断裂最多见于C区，涉及腓骨长肌腱[39]。阻力测试通常会检测到疼痛而不是肌力下降，这可能是由于连续撕裂比完全断裂更多见。

虽然大多数系列报告的病例不是腓骨长肌腱就是腓骨短肌腱，但腓骨短肌腱多数发生在A区和B区，且最常见的是"连续撕裂"。完全断裂很少见，多见的是伴有连续性的撕裂，最多见的是同时涉及C区的腓骨长肌腱。B区是出现狭窄性腱鞘炎、连续性撕裂的区域，通常累及腓骨长肌和腓骨短肌。手术病例分析和磁共振成像结果显示腓骨短肌腱的损伤更多见[5]。在C区偏足背侧的疼痛，位于骰骨肌腱沟处，还可能存在具有争议的"骰骨综合征"。这种情况在物理治疗、运动和舞蹈医学文献中的描述更多见[50, 51]。它可以通过按摩和复位动作来治疗，有报道称可以立即缓解症状。然而在足踝外科的著作中并没有收录这种诊断。作者很清楚这种疾病情况，并收治过1例患者（1例骰骨综合征患者），但却没有诊断出来。

腓骨肌结节稍背侧和远端处的跗骨窦区域的压痛可由跗骨窦综合征引起[52]，并可被误认为腓骨肌腱疾病。腓骨肌腱的痉挛或僵直在体格检查中可以通过发现腓骨肌腱的紧绷和压痛或是失去足跟内翻而被注意到。腓骨痉挛性扁平足的经典测试，在坐位患者进行腓骨压迫测试后，前足用力进行距下快速内翻活动。反射性出现肌肉收缩、僵直或疼痛，可提示某种程度的距下关节病理改变，包括跗骨联合、距下不稳定或跗骨窦综合征。由距下韧带损伤引起的距下不稳定，可以由了解这些情况的有经验的临床医生从应力片透视中检测出来。应当时刻具有诊断此类问题的意识。

在我的执业中，几乎所有基层医生的转诊单都诊断"脚踝扭伤"；几乎没有人怀疑过距下不稳定、跗骨窦综合征、骰骨综合征或腓骨肌腱损伤这些诊断。在这些诊断具有困难的病例中，磁共振成像或高分辨率超声可以作为有价值的辅助手段，有效地指导病史询问和体格检查。

评估足和踝关节损伤的临床医生的职责是在适当的时间以经济有效的方式准确诊断病情。首先对需要紧急护理的情况有明确认识，但并不是所有的主诉或损伤都需要进行全面的放射学、超声或 MRI 检查，也不是所有的情况都需要手术治疗。应向患者提供治疗选择和可说明症状的病情可能性（鉴别诊断），以规划预期的临床康复过程。腓骨肌腱损伤最常见的并发症是不能做出正确的诊断[53]。

腓骨肌腱炎、肌腱病、撕裂、半脱位、脱位和肌腱断裂的治疗方法都要求首先有准确的诊断。当有患者出现此类症状时，足踝外科专家应当意识到或是认识到潜在的病理改变，以便做出准确的诊断。临床医生应当提供诊断和列出一系列的恰当的治疗过程。临床医生还需要认识到，哪些疑似或确定的诊断需要紧急手术，或是可能需要手术干预。以上对这些情形的诊断已经一一列出。更为详细的治疗方案会在后面的章节中描述。

参考文献

[1] Baumhauer JF, Nawoczenski DA, DiGiovanni BF, Flemister AS. Ankle pain and peroneal tendon pathology. Clin Sports Med. 2004; 23: 21-34.

[2] Brodsky JW, Zide JR, Kane JM. Acute peroneal injury. Foot Ankle Clin. 2017; 22: 833-841.

[3] Dombek MF, Lamm BM, Saltrick K, Mendicino RW, Catanzariti AR. Peroneal tendon tears: a retrospective review. J Foot Ankle Surg. 2003; 42: 250-258.

[4] Heckman DS, Gluck GS, Parekh SG. Tendon disorders of the foot and ankle, part 1 peroneal tendon disorders. Am J Sports Med. 2009; 37: 614-625.

[5] Roster B, Michelier P, Giza E. Peroneal tendon disorders. Clin Sports Med. 2015; 34: 625-641.

[6] Sammarco GJ. Peroneal tendon injuries. Orthop Clin North Am. 1994; 25: 135-145.

[7] Sammarco GJ, Mangone PG. Review article: diagnosis and treatment of peroneal tendon injuries. Foot Ankle Surg. 2000; 6: 197-205.

[8] Slater HK. Acute peroneal tendon tears. Foot Ankle Clin. 2007; 12: 659-674.

[9] Wukich DK, Tuason DA. Diagnosis and treatment of chronic ankle pain. Instr Course Lect. 2011; 60: 335-350.

[10] Scanlan RL, Gehl RS. Peroneal tendon injuries. Clin Podiatr Med Surg. 2002; 19: 419-431.

[11] Lau BC, Moore LK, Thuillier DU. Evaluation and management of lateral ankle pain following injury. JBJS Rev. 2018;6:1–10.

[12] Selmani E, Gjata V, Gjika E. Current concepts review: peroneal tendon disorders. Foot Ankle Int. 2006; 27: 221-228.

[13] Sharma P, Maffulli N. Current concepts review: tendon injury and tendinopathy: healing and repair. J Bone Joint Surg Am. 2005;87:187-202.

[14] 14. Johnson KA, Strom DE. Tibialis posterior tendon dysfunction. Clin Orthop Relat Res. 1989; 239: 196-206.

[15] Myerson MS. Adult acquired flatfoot deformity: treatment of dysfunction of the posterior tibial tendon. J Bone Joint Surg Am. 1996; 78: 780-792.

[16] Hamilton WG, Geppert MJ, Thompson FM. Pain in the posterior aspect of the ankle in dancers. Differential diagnosis and operative treatment. J Bone Joint Surg Am. 1996; 78: 1491-1500.

[17] Bizarro AH. On sesamoid and supernumerary bones of the limbs. J Anat. 1921; 55: 256-268.

[18] Cerrato RA, Myerson MS. Peroneal tendon tears, surgical management and its complications. Foot Ankle Clin. 2009; 14: 299-312.

[19] Sobel M, Levy ME, Bohne WH. Congenital variations of the peroneus quartus muscle: an anatomic study. Foot Ankle Int. 1990; 11: 81-89.

[20] Hyer CF, Dawson JM, Philbin TM, Berlet GC, Lee TH. The peroneal tubercle: description, classification, and relevance to peroneus longus tendon pathology. Foot Ankle Int. 2005; 26: 947-950.

[21] Bruce WD, Christoferson MR, Phillips DL. Stenosing tenosynovitis and impingement of the peroneal tendons associated with hypertrophy of the peroneal tubercle. Foot Ankle Int. 1999; 20: 464-467.

[22] Sobel M, Pavlov H, Geppert MJ, Thompson FM, DiCarlo EF, Davis WH. Painful os peroneum syndrome: a spectrum of conditions responsible for plantar lateral foot pain. Foot Ankle Int. 1994; 15: 112-124.

[23] Wang XT, Rosenberg ZS, Mechlin MB, Schweitzer ME. Normal variants and diseases of the peroneal tendons and superior peroneal retinaculum: MR imaging features. Radiographics. 2005; 25: 587-602.

[24] Petersen W, Bobka T, Stein V, Tillmann B. Blood supply of the peroneal tendons: injection and immunohistochemical studies of cadaver tendons. Acta Orthop Scand. 2000; 71: 168-174.

[25] Arbab D, Tingart M, Frank D, Abbara-Czardybon M, Waizy H, Wingenfeld C. Treatment of isolated peroneus longus tears and a review of the literature. Foot Ankle Spec. 2013; 7: 113-118.

[26] Diaz GC, van Holsbeeck M, Jacobson JA. Longitudinal split of the peroneus longus and peroneus brevis tendons with disruption of the superior peroneal retinaculum. J Ultrasound Med. 1998; 17: 525-529.

[27] Squires N, Myerson MS, Gamba C. Surgical treatment of peroneal tendon tears. Foot Ankle Clin. 2007; 12: 675-695.

[28] Stockton KG, Brodsky JW. Peroneus longus tears associated with pathology of the os peroneum. Foot Ankle Int. 2014; 35: 346-352.

[29] Wind WM, Rohrbacher BJ. Peroneus longus and brevis rupture in a collegiate athlete. Foot Ankle Int. 2001; 22: 140-143.

[30] Plastaras CT, Rittenberg JD, Rittenberg KE, Press J, Akuthota V. Comprehensive functional evaluation of the injured runner. Phys Med Rehabil Clin N Am. 2005; 16: 623-649.

[31] Macera CA. Lower extremity injuries in runners. Advances in prediction. Sports Med. 1992; 13: 50-57.

[32] Saupe N, Mengiardi B, Pfirrmann CWA, Vienne P, Seifert B, Zanetti M. Anatomic variants associated with peroneal tendon disorders: MR imaging findings in volunteers with asymptomatic ankles. Radiology. 2007; 242: 509-517.

[33] Galli MM, Protzman NM, Mandelker EM, Malhotra AD, Schwartz E, Brigido SA. An examination of anatomic variants and incidental peroneal tendon pathologic features: a comprehensive MRI review of asymptomatic lateral ankles. J Foot Ankle Surg. 2015; 54: 164-172.

[34] Park HJ, Cha SD, Kim HS, Chung ST, Park NH, Yoo JH, et al. Reliability of MRI findings of peroneal tendinopathy in patients with lateral chronic ankle instability. Clin Orthop Surg. 2010; 2: 237-243.

[35] Giza E, Mak W, Wong SE, Roper G, Campanelli V, Hunter JC. A clinical and radiological study of peroneal tendon pathology. Foot Ankle Spec. 2013; 6: 417-421.

[36] Redfern D, Myerson M. The management of concomitant tears of the peroneus longus and brevis tendons. Foot Ankle Int. 2004; 25: 695-707.

[37] Davis WH, Mann RA. Principle of the physical examination of the foot and ankle. In: Coughlin MJ, Mann RA, Saltzman CL, editors. Surgery of the foot and ankle. 8th ed. Philadelphia: Mosby; 2007. p. 45-70.

[38] Manoli A II, Graham B. The subtle cavus foot, "the underpronator," a review. Foot Ankle Int. 2005; 26: 256-263.

[39] Brandes CB, Smith RW. Characterization of patients with primary peroneus longus tendinopathy: a review of twenty-two cases. Foot Ankle Int. 2000; 21: 462-468.

[40] Hodgkins CW, Kennedy JG, O'Loughlin PF. Tendon injuries in dance. Clin Sports Med. 2008; 27: 279-288.

[41] Coleman SS, Chestnut WM. A simple test for hindfoot flexibility in the cavovarus foot. Clin Orthop Relat Res. 1977; 123: 60-62.

[42] Yewlett A, Oakley J, Makwana N, Patel HJ. Retained blackthorn causing peroneal tendonitis: a case report. Foot Ankle Surg. 2009; 15: 205-206.

[43] Sobel M, Geppert MJ, Olson EJ, Bohne WHO, Arnoczky SP. The dynamics of peroneus brevis tendon splits: a proposed mechanism, techniques of diagnosis, and classification of injury. Foot Ankle Int. 1992; 13: 413-422.

[44] Geppert MJ, Sobel M, Bohne WHO. Lateral ankle instability as a cause of superior peroneal retinacular laxity: an anatomic and biomechanical study of cadaveric feet. Foot Ankle Int. 1993; 14: 330-334.

[45] DiGiovanni BF, Fraga CJ, Cohen BE, Shereff MJ. Associated injuries found in chronic lateral ankle instability. Foot Ankle Int. 2000; 21: 809-815.

[46] Raikin SM, Elias I, Nazarian LN. Intrasheath subluxation of the peroneal tendons. J Bone Joint Surg Am. 2008; 90: 992-999.

[47] Vega J, Golano P, Batista JP, Malagelada F, Pellegrino A. Tendoscopic procedure associated with peroneal tendons. Tech Foot Ankle Surg. 2013; 12: 39-48.

[48] Sarrafian SK. Osteology. In: Sarrafian SK, editor. Anatomy of the foot and ankle. Philadelphia: JB Lippincott; 1983. p. 35-106.

[49] Pierson JL, Inglis AE. Stenosing tenosynovitis of the peroneus longus tendon associated with hypertrophy of the peroneal tubercle and an os peroneum. J Bone Joint Surg Am. 1992; 74: 440-442.

[50] Jennings J, Davies GJ. Treatment of cuboid syndrome secondary to lateral ankle sprains: a case series. J Orthop Sports Phys Ther. 2005; 35: 409-415.

[51] Marshall P, Hamilton WJ. Cuboid subluxation in ballet dancers. Am J Sports Med. 1992; 20: 169-175.

[52] Frey C, Feder KS, DiGiovanni C. Arthroscopic evaluation of the subtalar joint: does sinus tarsi syndrome exist? Foot Ankle Int. 1999; 20: 185-191.

[53] Molloy R, Tisdel C. Failed treatment of peroneal tendon injuries. Foot Ankle Clin. 2003; 8: 115-129.

第五章 腓骨肌腱损伤在高清 B 超和磁共振成像上的表现

L. Daniel Latt, Gokhan Kuyumcu, Mihra S. Taljanovic

引言

常见的腓骨肌腱病变包括腓骨肌腱炎、腓骨肌腱撕裂和腓骨肌腱脱位或半脱位。其表现往往可以通过病史询问及体格检查来判断。明确诊断往往需要更进一步的影像学检查。可以使用磁共振成像（MRI）和超声来评估腓骨肌腱病变。这两个检查各有利弊，并不能说哪一个更好。超声检查，因为它是一个动态的检查，适合用来评估腓骨肌腱的不稳定性，尤其是用来判断鞘内的半脱位。MRI 相较于超声检查，它的优势在于显示骨髓水肿更加清楚。

有研究用 MRI 来评估腓骨长、短肌腱撕裂的敏感性及特异性，通过术中观察比较（表 5.1），大部分研究显示，MRI 具有较高的特异性，但是在诊断腓骨肌腱撕裂上缺乏敏感性。反之，通过术中对比，超声检查敏感性达到 100%，特异性 80% 以上。

我们研究了 21 例患者，踝关节后方疼痛，对比超声和磁共振成像，术中发现证实，13 例患者中，MRI 全部证实存在腓骨短肌腱撕裂，而超声只证实 11 例患者有撕裂（敏感性 90%），不过超声检查证实了其中有 3 例存在半脱位，而 MRI 只证实了 3 例半脱位中的其中 1 例（表 5.2），换句话说，超声和 MRI 在发现腓骨肌腱撕裂中均具有较高的准确性，但是在发现半脱位时，超声检查具有更高的敏感性，这个结果在以往的文献中未被提及。

总而言之，评估腓骨肌腱病变，MRI 的优点是可以发现造成慢性踝关节外侧疼痛有关的病变，比如慢性踝关节不稳，距骨软骨损伤，下胫腓联合损伤，踝关节外侧韧带损伤[6]，然而，骨科医

表 5.1 MRI 及超声检查的术中结果对比

检查方法	研究	比较	腓骨肌腱撕裂	腓骨短肌腱撕裂	腓骨长肌腱撕裂
MRI	Lamm 等 [1]	术中发现		83%/75%	50%/99%
	Khoury 等 [2]	术中发现	91%/50%ª		
	Park 等 [3]	术中发现		44%/99%	50%/96%
超声	Waitches 等 [4]	术中发现（腓骨长肌 / 腓骨短肌 / 胫后肌腱 / 趾长屈肌）	100%/88%		
	Grant 等 [5]	术中发现（腓骨长肌 / 腓骨短肌）	100%/85%		

a：通过研究中提供的数据计算所得

表 5.2　研究结果比较 MRI 和超声在 21 例踝后疼痛的患者中，其影像学检查肌腱炎、腓骨短肌腱撕裂、腓骨长肌腱撕裂及腓骨肌腱半脱位

	肌腱炎	腓骨短肌腱撕裂	腓骨长肌腱撕裂	腓骨肌腱半脱位
术中检查	18	16	4	3
MRI	18	16	4	1
超声	18	14	4	3

生可以利用 MRI 检查来制订术前手术方案。相反，超声检查有以下优点：（1）费用更低，时间更短，（2）可以根据患者的症状主诉，疼痛的部位进行检查，是一个动态的检查，（3）很容易和对侧进行比较[7, 8]，（4）对于腓骨肌腱的不稳定，更具敏感性。

影像技术

X 线片

　　对于所有慢性踝关节疼痛需要评估的患者，其检查应包括负重位踝关节 3 个体位的平片（前后位、侧位和踝穴位），对于踝关节后方的疼痛，这 3 个影像学体位对于以下几点非常重要：（1）评估后足力线；（2）发现撕脱性骨折（图 5.1）；（3）发现腓骨肌籽骨。在临床体格检查中，如果怀疑后足有内翻或者外翻，可以在足的负重 3 个体位（正位、侧位、斜位）得到证实。高弓内翻足（图 5.2）的力线异常可导致足部外侧过分负重，伴随腓骨肌腱撕裂，导致外侧副韧带

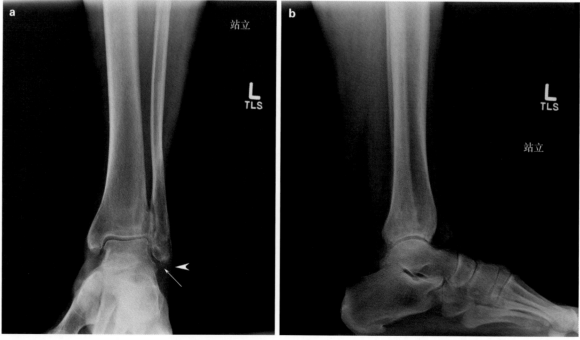

图 5.1　左踝关节站立踝穴位（a）和侧位（b）X 线片。踝穴位 X 线片显示，与跟腓韧带撕脱骨折相关的外侧踝关节（箭头尖）和小的骨碎片（箭头）上的软组织肿胀

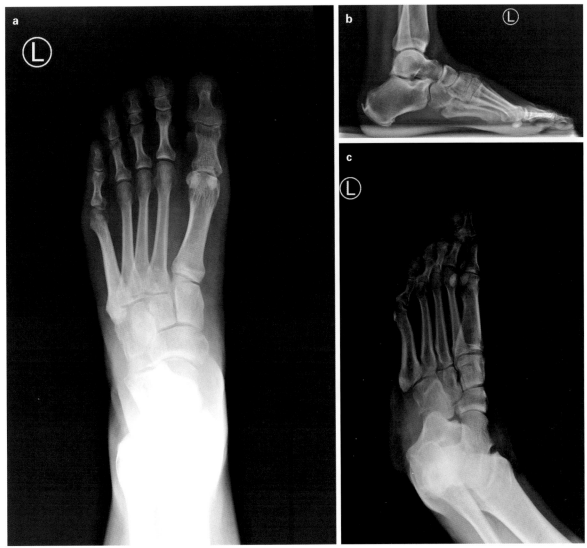

图 5.2　足附中正位（a）、侧位（b）和斜位（c）X 线片显示高弓内翻力线异常，跟骨倾斜角增大。跗骨窦增大，Meary 角增加，侧位片上第一跖骨及第五跖骨重叠消失，跟骨和距骨及跗骨在前后位上重叠

损伤后延迟愈合。在高弓内翻力线异常的患者中，超过 80% 需要手术处理撕裂的腓骨长肌腱[9]。同样，平足外翻力线异常可以造成踝关节下方狭窄（外踝下方撞击），从而导致腓骨肌腱鞘炎和肌腱撕裂。标准站立负重位通常足够了，对于评估后侧内翻，可以拍摄后足力线位[10]或者跟骨长轴位 X 线片。

磁共振成像

技术

通常用常规的踝关节 1.5T 或者 3.0T MRI 来评估腓骨肌腱病变[11, 12]。把踝关节放在专用的踝关节线圈，置于中立位，没有内外翻，使踝关节大约跖屈 20°（图 5.3），轻度跖屈位可以使腓骨肌腱与腱鞘分离。在 3 个体位（胫骨远端的水平位、矢状位、冠状位）中，典型的影像序列应该包

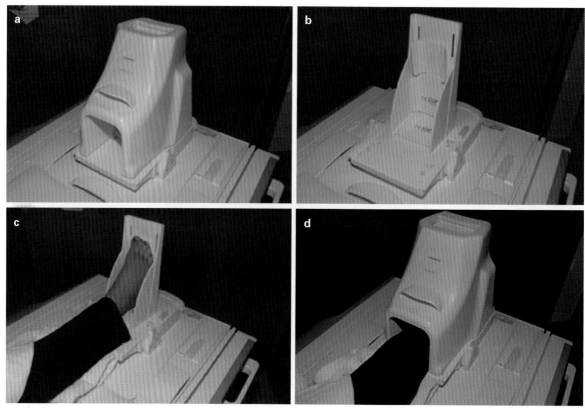

图 5.3 专用踝关节线圈。外壳（a）和足支撑（b）磁共振成像收发线圈。行磁共振成像检查时，患者仰卧，踝关节中立位，大约 20° 跖屈（c）轴位片上，跖屈 20° 可以用来使腓骨肌腱及腓骨肌腱鞘分开，（d）患者体位及踝关节完全用线圈固定

括 T1（解剖）加权像、T2 加权像或者 PD 脂肪像（液体敏感序列）。T1 加权序列检查时没有脂肪像。通常用 3mm 厚的序列，除了矢状位（4mm 厚度 /0.5mm 间隙）。有时为了评估胫距关节软骨，可能会用三维不用亚微米的梯度回声序列（0.7mm 厚度）。在 3 个平面中，对于腓骨肌腱的损伤，往往在 T1 加权像和脂肪像中看得更清楚。如果腓骨长肌腱损伤部位在肌腱的远端足底侧，则用另外的平行垂直于跖骨长轴的序列可以看到更清楚。

正常影像及陷阱

在所有 MRI 序列（图 5.4）中，正常的肌腱是低信号的（黑色），在所有序列上高信号说明肌腱有病变，肌腱炎或者肌腱撕裂。压脂敏感序列可以帮助用来识别特定的紊乱序列。信号不均匀、肌腱增粗通常伴随着腱鞘炎或者局部肌腱缺损，高信号或者部分肌腱增粗可能提示部分肌腱撕裂。腱鞘内肌腱周围液体信号增高提示腱鞘炎的存在，肌腱信号不均匀或者肌腱增厚。然而，高信号也有可能是由"魔角效应"造成的，在 T1 序列中，设备与磁场成 55° [13]（ET < 38ms）。跖屈 20°可以最大限度地减少魔角效应。所有 T1 序列上的结果都必须在液体敏感序列上得到验证，以免漏诊。

肌腱的结构在 MRI 上的显示也尤其重要。在踝关节后方的沟中，腓骨短肌腱在轴位序列中往往是椭圆形的、平的，或者轻度的新月形的（宽的），然而，腓骨长肌腱是球状的、圆的（面条状）[6, 12]，如果在横断位上，腓骨短肌腱呈现出轻度平的，则不要误以为是撕裂。

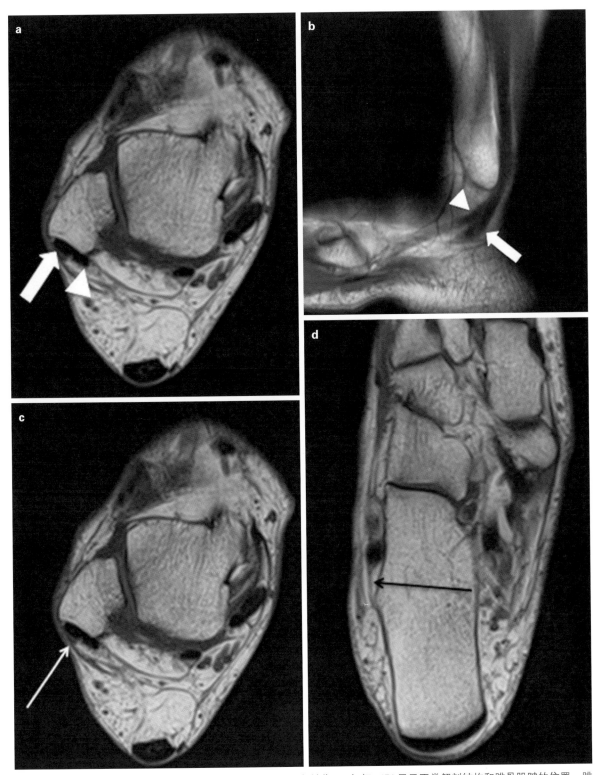

图 5.4 正常腓骨肌腱，伸肌上支持带和伸肌下支持带：（a）轴位 T1 加权 MRI 显示正常解剖结构和腓骨肌腱的位置。腓骨长肌腱（白色厚箭头）往前方指向腓骨短肌腱（白色箭头）在踝后方的沟处。腓骨短肌腱呈扁平或者新月形，腓骨长肌腱呈圆形。（b）矢状位 T1 加权 MRI 显示腓骨短肌腱（白色箭头），注意在腓骨短肌腱及腓骨长肌腱之间的均匀低信号。（c）轴位 T1 加权 MRI 显示伸肌上支持带（白色薄箭头）在踝后方沟处的腓骨肌腱。（d）伸肌下支持带（黑色薄箭头）后足腓骨肌腱重叠。（e）轴位 T1 加权 MRI 显示正常踝后沟处的凹陷（黑色箭头）。（f）踝后凸起较浅（白色箭头），此结构可增加腓骨肌腱不稳定的风险

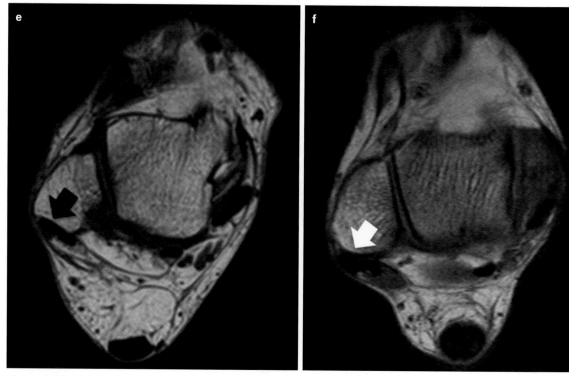

图 5.4（续）

超声

技术

相较于 MRI 对于常规评价腓骨肌腱在影像学上的作用，超声对于腓骨肌腱的检查一定要是动态的操作，作者的习惯是用高分辨率的 8~18Hz "曲棍球棒" 样的探头式的超声系统做检查。患者仰卧位，膝关节屈曲 45°~90°，髋关节内旋以暴露足和踝的外侧。用大量的耦合剂涂抹于外踝凸起的地方，来避免超声探头的压力可能造成肌腱移位。在横轴（短轴）、纵轴（长轴）平面，分别获取踝上、踝下、踝后方的影像，包括腓骨长、短肌腱的远端部分，暴露肌腹部分。从近端往远端检查，两条肌腱一起检查，直至伸肌下支持带，此处两条肌腱分开至各自的腱鞘。然后分别检查两条肌腱，检查腱鞘的厚度、滑膜积液情况。用强力多普勒或彩色多普勒检查血管增生。检查伸肌上支持带时，探头应斜着沿着其走行，动态检查伸肌上支持带是为了发现瞬时的腓骨肌腱脱位或半脱位，当患者做对抗最大限度背伸外翻动作时，探头沿着肌腱的长轴做检查。检查腓骨长肌腱在跖侧的长轴时，患者仰卧位，踝关节跖屈暴露足的跖侧面。探查腓骨长肌腱在第一跖骨基底部跖侧止点处，沿着其长短轴往外侧近端直到骰骨处。

正常影像及陷阱

正常超声影像中，腓骨肌腱呈现出高信号及纤维组织样信号[6, 7]（图 5.5）。有时高信号也可能是由于超声探头没有垂直于肌腱而引起的。这种情况往往会出现在踝下方的区域，因为这里探头必须根据肌腱走行的方向斜着进行检查[8]，腓骨肌腱鞘在超声下往往看不到，除非里面有大量的增生滑液组织或者增生的滑膜。伸肌上支持带的前侧部分可见一个较薄的高回声或者低回声带，

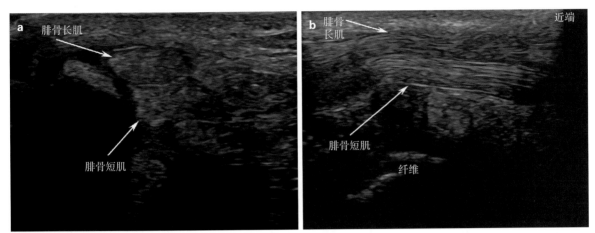

图 5.5 超声检查腓骨肌腱正常影像短轴（a）和长轴（b）在外踝后方沟处超声显示正常腓骨长、短肌腱的纤维结构

止于纤维软骨带，其后方很难看得到，跟骨处的腓骨肌结节是凸起于跟骨的外侧面[7, 14]，其伸肌下支持带很难看得到。如果存在腓骨肌籽骨，在腓骨长肌高信号时可能可以看到。

功能性影像

弹性成像[15]是最近发展的技术，它可以灵活地"看到"软组织的僵硬程度，可能会最终决定肌腱和韧带的预后，在治疗决策上起到很大的作用[16]。

剪波是继发于原波散发出的直线超声波，相较于影像波，它更垂直于初始波形。记录剪波通过软组织的传播速度，如果已知组织密度，则可根据剪切速度（$G = rho \times c2$）计算组织的剪切模量[15]。

剪波影像目前是经过 FDA 认证的，最好的超声品牌包括（Philips、GE Healthcare、Siemens Healthineers、Ultrasonix 和 Supersonic Imagine），有助于肌骨超声的诊断。尽管在肌肉骨骼组织中做了大量的研究，如跟腱、髌韧带和肩胛上肌，但是这个检查没有被临床广泛接受并作为常规化使用。超声对于慢性腓骨肌腱损伤的意义在于，帮助判断肌腱愈合能力，从而选择修复、固定还是重建。

肌腱变形、肌腱炎和腱鞘炎

肌腱炎（腱鞘炎）通常是踝关节内翻损伤后引起的，往往和踝关节扭伤、距骨软骨损伤和其他的后足损伤同时发生[17]，为了防止损伤时踝关节过度内翻，腓骨肌腱被动受力造成损伤。腱鞘炎也可能是由以下情况引起的：反复压力性损伤，风湿疾病，或感染[6, 7, 12]。沿着腱鞘的走行处往往会有肿胀和压痛（图 5.6）。正常的腱鞘包括少量滑膜组织，3mm 之内通常都被认为是正常的[6, 18-20]。水肿可能会延伸到腱周组织中。在 T1 增强脂肪像中，炎性的肌腱滑膜增生可以看得最清楚。在超声检查中，炎性的、增厚的肌腱、滑膜炎的腱周组织呈现出低回声，而滑膜液体则呈无回声。彩色多普勒影像可以用来显示炎性滑膜组织的多血管化充血。

相反，腓骨肌腱炎是非炎性的退化过程，大多数情况下是由于容纳腓骨肌腱的空间变小或者肌

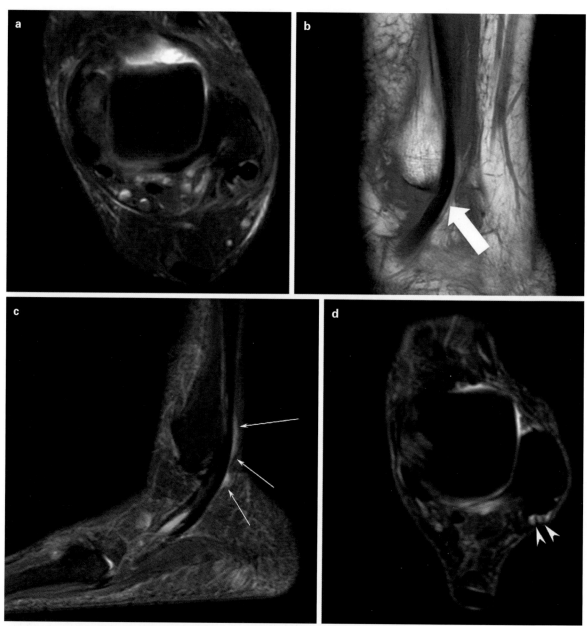

图 5.6 标记出来的是没有撕裂的腓骨肌腱。(a) 轴位 T2 矢状位 T1 加权和 (b) 矢状位 T1 和 T2 加权脂肪像显示增厚的没有撕裂的腓骨短肌腱（粗箭头）或肌腱变性，中间劈裂。狭窄性腱鞘炎（c）矢状位 STIR 和 (d) 轴位 T2 加权脂肪像显示腓骨肌腱鞘不规则，不均匀的液体复合物增加（箭头）。(d) 多出直线型低信号带（箭头尖）伴有狭窄性腱鞘炎

腱慢性过度负重引起的。在 MRI 的 T1 和 T2 序列上表现为信号增强，肌腱增粗[6, 12, 18, 21, 22]，感染在超声上显示低信号或者肌腱增粗，没有肌腱分离及撕裂[6]（图 5.7）。外踝下方容积减小可以造成腓骨下方撞击，对于长时间负重站立的严重平足患者，其跟骨外侧壁与腓骨远端产生撞击，从而减少了腓骨肌腱在外踝下方的容积。外踝下方或者后方的相对容积减小可能是由于腓骨短肌腱的肌腹过低或者第四腓骨肌造成的。跟骨骨折畸形愈合也可以造成腓骨肌腱炎，因为其跟骨增宽，造成外踝后方及下方空间减小。腓骨肌腱的慢性过度负重可以造成外侧韧带的慢性不稳定，腓骨肌腱需要来对抗内翻应力，稳定踝关节。这种情况常见于踝关节扭伤的患者，后足力线内翻，应

图 5.7　肌腱炎和腓骨长、短肌腱鞘炎。超声显示，短轴上灰色区域，增厚的不均匀腓骨肌腱信号（箭头）同时伴有轴位低信号的滑膜液体组织，提示腱鞘炎或肌腱炎

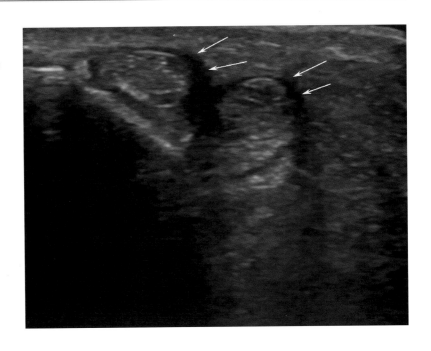

力向外侧结构转移，造成持续性的外侧负重过度，包括外侧的腓骨肌腱。

狭窄性腱鞘炎是由于腓骨肌腱和外踝下方凸起的腓骨肌腱结节或者增厚的伸肌下支持带之间产生摩擦[23, 24]，长时间站立使得肌腱在隧道内压力增大造成肌腱滑膜纤维化或者滑膜炎，从而阻碍肌腱的滑动。MRI 的非对比序列显示，整个肌腱的中间可以看到纤维化或者低信号的滑膜液体组织，而在对比序列中可以看到腱鞘。在液体敏感序列中则看不到滑液。

腓骨肌腱撕裂

对于慢性踝关节外侧不稳的患者，尤其疼痛部位局限于外踝尖后下方，要高度怀疑腓骨肌腱撕裂。造成的原因包括急性创伤（踝关节扭伤）或者慢性退变。腓骨肌腱撕裂很常见，在 11% 的解剖尸体中存在[25]，但幸运的是大多数都没有症状，只有当急性创伤后症状持续存在才会进行影像学检查，腓骨肌腱撕裂往往是复杂损伤的一部分（在踝关节不稳手术中，30% 存在腓骨肌腱损伤[26]），也存在于后足力线异常的患者中（高弓内翻足或者平足外翻畸形伴随外踝下方撞击）。

腓骨短肌腱撕裂大多发生于外踝后方区域，此处腓骨短肌和腓骨长肌腱在踝关节后方的腓骨沟处压力更大。腓骨短肌腱撕裂的因素很多，包括以下几方面：（1）外踝后方的肌腱沟不规则，较浅或者凸起；（2）腓骨短肌腱肌腹较低造成拥挤；（3）存在第四腓骨肌；（4）由于伸肌上支持带撕裂造成半脱位或者脱位[27]。若是肌腱部分撕裂，腓骨短肌腱呈"飞镖样"包裹着腓骨长肌腱，这个和肌腱中心变薄造成退变是一个道理（图 5.8），在 MRI 上，累及的肌腱存在不规则信号及密度改变，与之相对应的是，在超声检查中表现为低回声，没有正常的纤维样信号。肌腱纵向劈裂损伤往往伴随肌腱增厚或者变薄。对于增厚的肌腱，很难鉴别是肌腱病变还是肌腱部分撕裂，而变薄的肌腱往往提示肌腱撕裂[6, 7, 12]。

肌腱增厚纵向撕裂往往累及腓骨短肌腱的后方部分。撕裂可以往前方延伸，造成腓骨长肌腱在腓骨短肌腱中间处完全断裂（图 5.9）[6, 7, 27]，腓骨肌腱撕裂往往始于踝关节后方区域。MRI 显

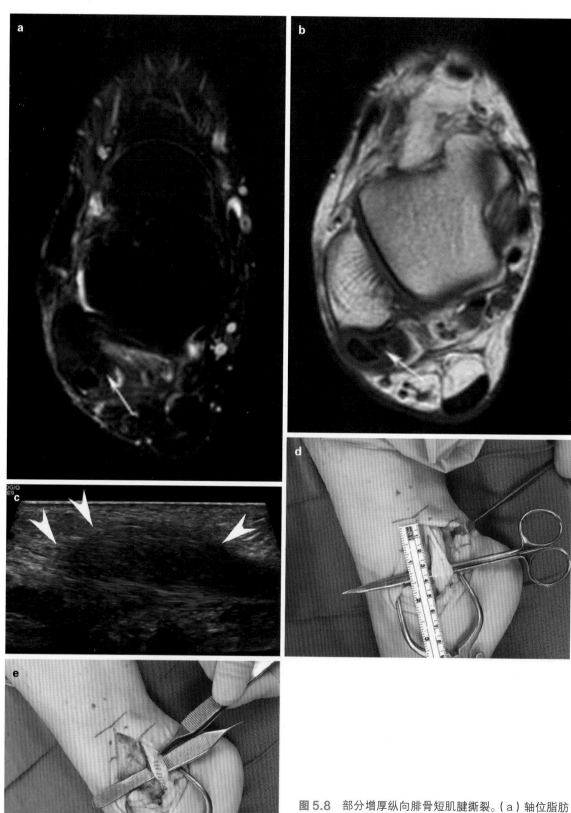

图 5.8 部分增厚纵向腓骨短肌腱撕裂。（a）轴位脂肪像 T2 加权和轴位（b）T1 加权 MRI 显示腓骨短肌腱后方不规则高信号（箭头）。伴有部分增厚的肌腱撕裂。（c）长轴超声显示腓骨短肌腱增厚，不规则，正常纤维结构缺失（箭头尖），部分增厚，撕裂。（d）术中照片显示部分增厚肌腱撕裂和（e）进行肌腱清理和修复

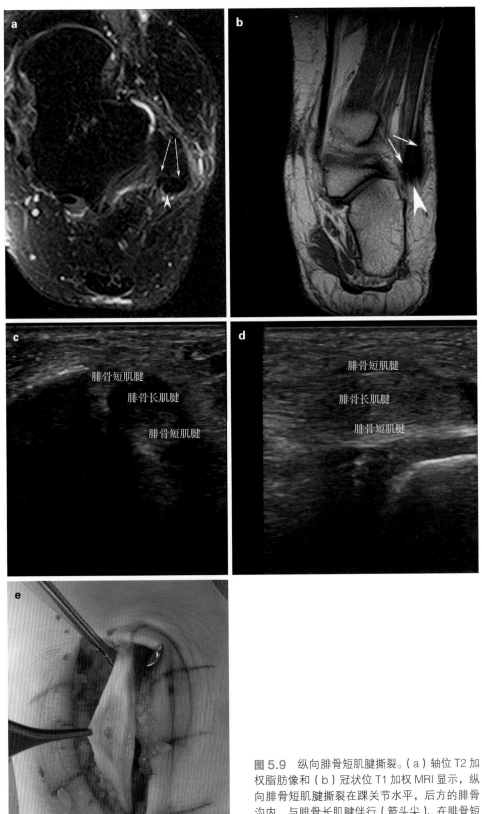

图 5.9　纵向腓骨短肌腱撕裂。(a) 轴位 T2 加权脂肪像和 (b) 冠状位 T1 加权 MRI 显示，纵向腓骨短肌腱撕裂在踝关节水平，后方的腓骨沟内，与腓骨长肌腱伴行（箭头尖），在腓骨短肌腱两头之间（箭头），外踝后沟腓骨肌腱的 (c) 短轴和 (d) 长轴超声图像显示，在腓骨短肌腱两头之间的腓骨长肌腱发生纵向撕裂。(e) 术中照片证实腓骨长肌腱纵向撕裂

示，肌腱纵向完全撕裂表现为高信号，肌腱内纤维组织不连续[6,12]。肌腱中间撕裂往往伴随边界不规则。这种撕裂在轴位和冠状位 MRI 上更清楚。在超声检查中，肌腱完全撕裂表现为低回声或无回声，撕裂处有液体或纤维不连续。在休息位时，可以在短轴和长轴像上都可以看到肌腱撕裂。动态超声检查肌腱时，应把踝关节放于跖屈、距下关节外翻位。腓骨短肌腱纵向撕裂往往和踝关节外侧损伤同时存在，包括距腓前韧带损伤（50%）和伸肌上支持带损伤。腓骨短肌腱完全损伤或撕裂通常比较少见。腓骨肌腱完全撕裂表现为肌腱纤维连续性不存在，没有伸缩（图5.10）。

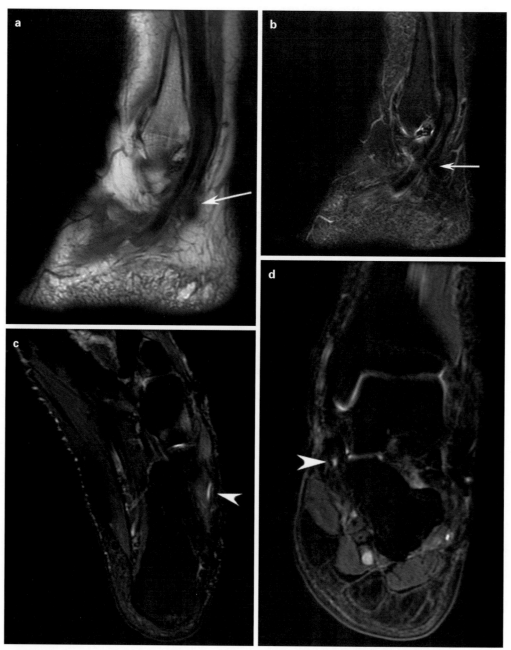

图 5.10　腓骨短肌腱完全撕裂后回缩。（a）矢状位 T1 加权和（b）STIR MIR 显示腓骨短肌腱增厚。（c）轴位 T2 加权脂肪像和（d）冠状位加权脂肪像 MRI 显示撕裂的腓骨短肌腱撕裂，外踝下方肌腱缺失（箭头尖）。（e）术中照片确认了完整的腓骨长肌腱，腓骨短肌腱则完全撕裂

图 5.10（续）

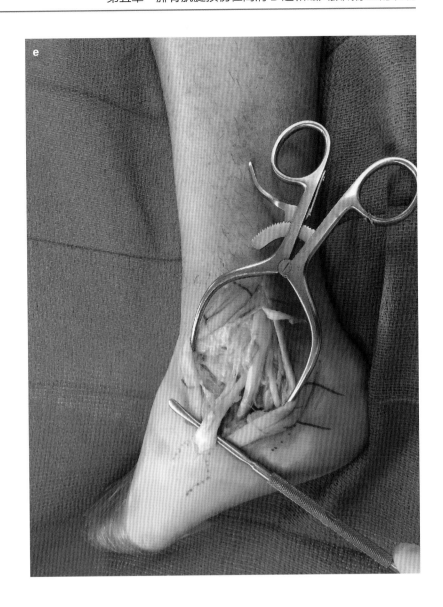

　　相比于腓骨短肌腱，腓骨长肌腱撕裂比较少见。急性撕裂往往是直接创伤或者运动损伤造成的。慢性撕裂往往伴随着后足高弓内翻力线异常[9] 和腓骨肌结节肥大[12]。腓骨长肌腱撕裂和腓骨短肌腱损伤类似，分为部分撕裂和纵向完全撕裂。纵向撕裂往往发生在肌腱踝后方部分，伴有腓骨肌结节凸起，然而畸形撕裂发生在骰骨处，腓骨长肌腱在此处有 90° 转弯，从外侧拐到足底侧[9]。腓骨长肌腱撕裂往往伴有肌腱病变及肌腱滑膜炎[20]。可以发现骨髓水肿及腓骨肌结节过度增大及骰骨侵蚀性改变[28]。

腓骨肌腱不稳定

　　伸肌上支持带把腓骨肌腱稳定在踝后方的腓骨肌腱沟内。伸肌上支持带损伤包括纤维软骨棘损伤和伸肌支持带在腓骨后方止点的损伤都可以造成腓骨肌腱不稳定（部分脱位和完全脱位）。初始损伤往往是在剧烈运动时腓骨肌突然收缩，来抵抗踝关节内翻应力[29, 30]，或者在慢性踝关节不稳的患者中也存在腓骨肌腱不稳定。

腓骨肌腱半脱位或者脱位是常见的损伤，发病率为 0.3%~0.5%[31]。导致踝关节异位的因素有：踝后方容积减小（包括腓骨短肌腹过低，第四腓骨肌，腓骨肌腱沟较浅），先天性伸肌上支持带缺失和韧带松弛[12]。腓骨肌撕裂是根据其损伤的位置进行分类的[30]：Ⅰ型撕裂（51% 的患者），其伸肌上支持带从腓骨侧撕脱；Ⅱ型撕裂（33% 的患者），其在伸肌上支持带上的纤维软骨棘上移；Ⅲ型撕裂（13% 的患者），有个小的骨片连同软组织从腓骨侧撕脱[32]；Ⅳ型撕裂，为伸肌支持带从后方附着处完全撕脱，肌腱游离于支持带之外。

腓骨肌腱稳定性影像取决于肌腱损伤的类型。在 X 线片上看不出腓骨肌腱半脱位或完全脱位，有时可以根据腓骨后方有无撕脱骨块同时伴有腓骨沟处腓骨皮质的骨折得到印证，也就是在Ⅲ型撕裂中出现所谓的"斑点"征（图 5.2）。

在轴位 MRI 上所有序列中，正常的伸肌上支持带表现为薄的低信号带，邻近的纤维软骨棘是半月板状的三角形结构，也是低信号[14]。然而，损伤的伸肌支持带在所有序列中表现为和周围软组织一样的高信号，并且较厚。在液体敏感序列中表现为骨髓水肿样的高信号。在休息位时，也可以在 MRI 上看到腓骨肌腱半脱位或者完全脱位[33-35]（图 5.11）。

在 MRI 上，固定的半脱位或者完全脱位呈现高信号。但是如果半脱位或者完全脱位是在踝关节负重背伸时短暂发生，则在 MRI 中不一定能显示。

在超声检查中，正常的伸肌上支持带是薄的直线状的高信号或者是邻近腓骨肌腱的低信号带[7]。相反，伸肌上支持带损伤后变厚，变为不规则的低信号，在高清或者彩色多普勒中，可以看到血管增生。

超声检查有其优点，它是一个动态的检查，检查者可以通过手法引出其症状。在腓骨肌腱半脱位或全脱位的病例中，还应该做抗阻力踝关节背伸、外翻时，超声显示腓骨肌腱在腓骨后侧沟中所处的位置。

腓骨肌腱在鞘内发生半脱位时，上支持带往往是完整的，但是腓骨后方的隧道是增大的，在后足做外翻及背伸运动时，腓骨肌腱可以在腓骨后方的隧道中做往返运动。如果患者有肌腱"咔嗒"声，并伴有疼痛，即使其没有明显的脱位或者半脱位，也应该接受动态超声检查，它可以检查肌腱的位置。

解剖变异

腓骨肌籽骨

腓骨肌籽骨是位于腓骨长肌下方骰骨沟内的籽骨，它可能是一个软骨，也可能是一个硬化骨，硬化骨约占 30%。它可以增强腓骨长肌腱的力臂[36]。在超声下显示腓骨长肌的高回声影。在磁共振成像上，硬化骨有正常的骨髓特征[6, 7, 12]。疼痛性腓骨肌籽骨综合征可发生于籽骨骨折、多分籽骨、腓骨长肌腱炎、腱鞘炎或肌腱撕裂（图 5.12）[12, 37, 38]。在腓骨长肌撕裂的患者中，腓骨肌籽骨可发生分离（近端撕裂向远端移位，远端撕裂向近端移位）。腓骨长肌撕裂或腓骨肌籽骨骨折时，可以在 X 线片上看到移位的骨块（图 5.13a，b）。

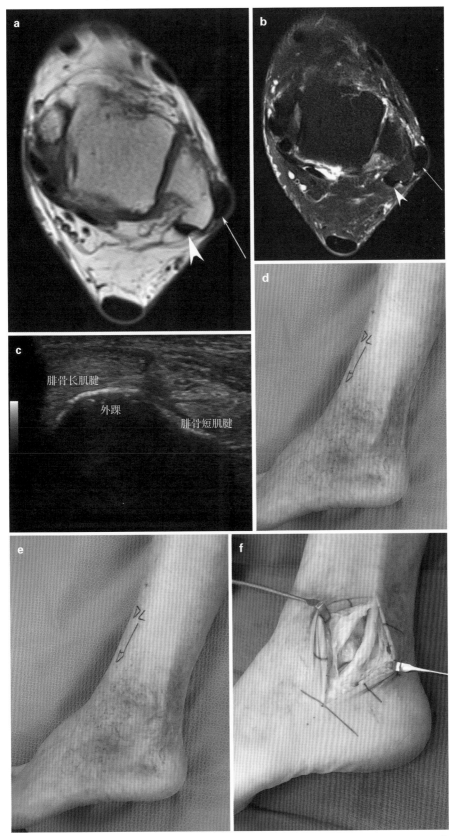

图 5.11　腓骨肌腱半脱位。轴位（a）T1 加权脂肪像和（b）T2 加权脂肪像，MRI 显示前后位上腓骨长肌腱脱位（箭头）。腓骨短肌腱（箭头尖）可以在踝关节后侧沟处可以看到。临床照片显示（d）前脱位和（e）腓骨肌腱复位。（f）术中照片显示脱位的腓骨肌腱、滑膜炎、腓骨远端及外侧面的症状可能是慢性脱位造成的

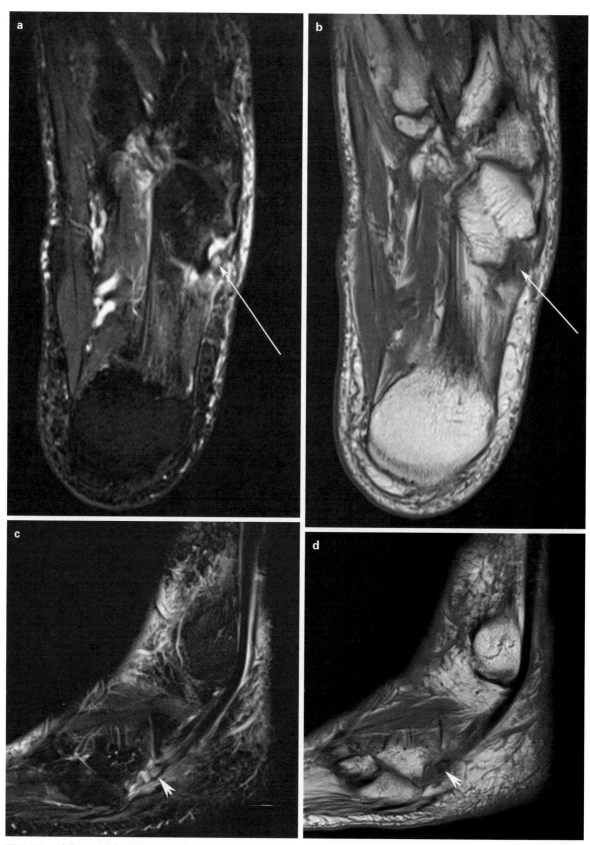

图 5.12 继发于二分籽骨的腓骨肌籽骨综合征。轴位（a）T2 加权脂肪像。（b）轴位 T1 加权及矢状位（c）STIR 和（d）T1 加权 MRI 显示二分腓骨肌籽骨骨髓水肿，伴有临床上持续的疼痛性腓骨肌籽骨综合征

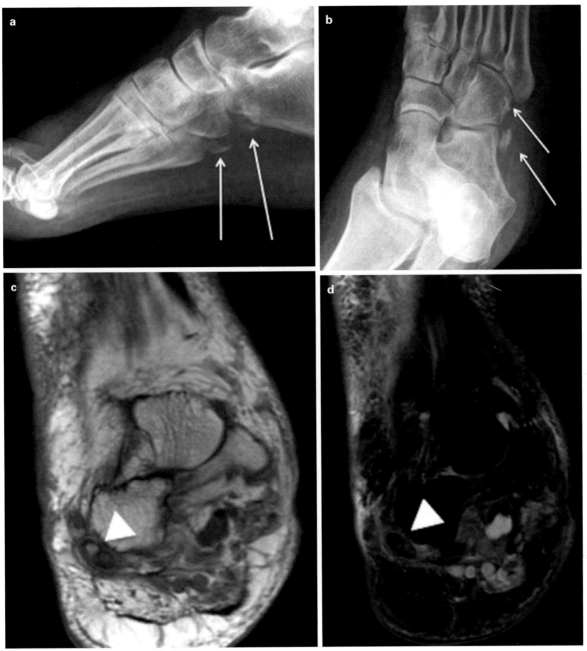

图 5.13　腓骨肌籽骨骨折。(a) 侧位和 (b) 斜位 X 线片显示腓骨肌籽骨骨折 (箭头)，分离大于 6mm，至跟骰关节位置，显示腓骨长肌撕裂。(c) 冠状位 T1 加权和 (d) T2 加权脂肪像显示腓骨肌籽骨骨折 (△)，同时伴有腓骨长肌撕裂

第四腓骨肌

　　第四腓骨肌是一个副肌腱，存在于 12%~22% 的个体中 [39, 40]。通常来自腓骨短肌。止于跟骨侧凸起的腓骨肌结节处，也可以止于跟骨侧的其他位置，或腓骨长肌、腓骨短肌、第五跖骨。它没有特定的功能，但却占据了腓骨沟的位置，同时增加了腓骨肌腱炎的风险 [25]。在 MRI 上，第四腓骨肌显示中等密度信号，腱性部分在所有序列中显示的是低信号。在超声上，相比于腱性部分的高回声，其肌腹是低回声区 [41]（图 5.14）。

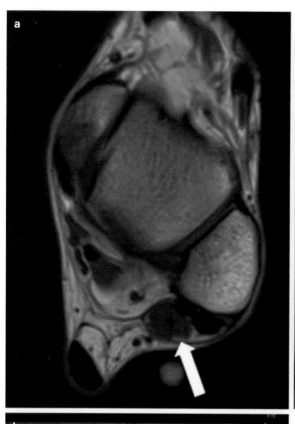

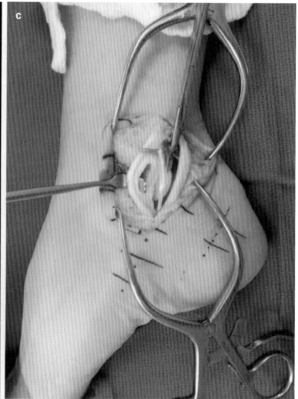

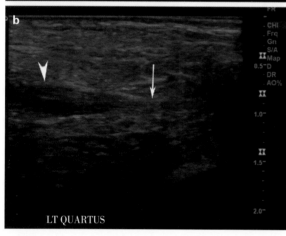

图 5.14　第四腓骨肌。（a）轴位 T1 加权 MRI 显示在腓骨长、短肌的后方，外踝的后侧沟内有一个小的第四腓骨肌（粗箭头），造成拥挤。（b）外踝处长轴超声显示下可见第四腓骨肌低信号（箭头尖），并伴有远端腱性部分的高信号（箭头）。（c）术中照片显示第四腓骨肌及其腱性部分就在纵向撕裂的腓骨短肌的后方

低位的腓骨短肌腹

　　腓骨短肌腹比腓骨长肌更往远端延伸。腓骨短肌腹和外踝的距离变异很大，其测量是和踝关节跖屈的角度有关。正常的腓骨短肌腹多靠远端，至今还没有共识。有研究显示，腓骨短肌腹的远端在外踝以近 12~27mm 之间，且正常的个体平均误差为 0mm[19]。所以，通常认为肌腹位置在距离外踝尖 15mm 以内的，可以称之为"低位"[19]。低位的腓骨短肌腹在腓骨沟内可造成拥挤，同时可伴有腱鞘炎或者腓骨肌腱的撕裂[37, 42, 43]（图 5.15）。

　　一项回顾性的研究显示，对于有症状的腓骨肌腱综合征的患者进行手术治疗发现，有腓骨肌腱撕裂的，肌腹位置距离外踝尖约（30.3±9）mm，不伴有撕裂的，肌腹位置距离外踝尖约

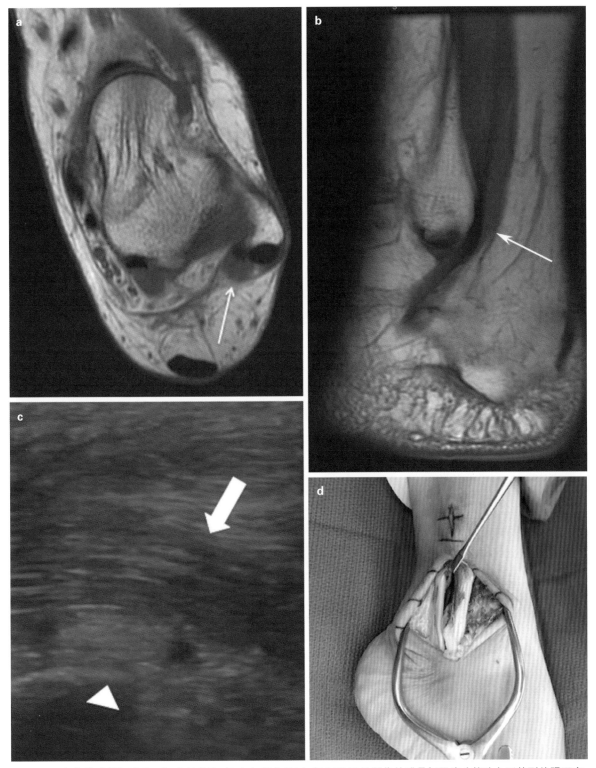

图 5.15 低位的腓骨短肌腹。(a) 轴位和 (b) 矢状位 T1 加权 MRI 显示低位的腓骨短肌腹（箭头）延伸到外踝下方。(c) 长轴超声显示低位的腓骨短肌腹（粗箭头）延伸到外踝下方（△）。(d) 术中显示低位的腓骨短肌腹

（46.3 ± 11）mm[44]。

跟骨外侧壁的肥大凸起

滑车后的凸起是一个腓骨肌腱后方的骨性凸起，在 98% 的跟骨中存在 [12]。腓骨肌腱处的凸起也是骨性的，这个骨性凸起是腓骨肌后下支持带的附着处，功能是为腓骨长、短肌各自滑动时提供支点，在 90% 的跟骨中存在 [45]。如果这个跟骨上的凸起超过 5mm，则认为这个骨突过大了（图 5.16）。如果腓骨肌结节骨突大于 1/4，则需要切除，使其形成一个凹面 [45]。肥大的腓骨肌结节可以刺激腓骨长肌腱或者腱鞘，形成肌腱炎，肌腱部分或完全撕裂，或者滑囊炎 [12, 23, 45]。

腓骨沟形态

腓骨后侧沟形态上变异很大，评估腓骨沟最好的方法是用轴位的 MRI，大约在胫骨穹隆以近 1cm 处。这个沟应该是一个凹形的结构，腓骨后侧的关节面是一个往前方的压缩面。当没有压力的时候，这个面是平的。如果这是一个凸面，说明腓骨后方中心部分的皮质是往后鼓起的 [46]。在尸体解剖研究中发现，腓骨沟的凹面占 68%，平面占 32%[47]。平的或者凸起的沟可能会增加腓

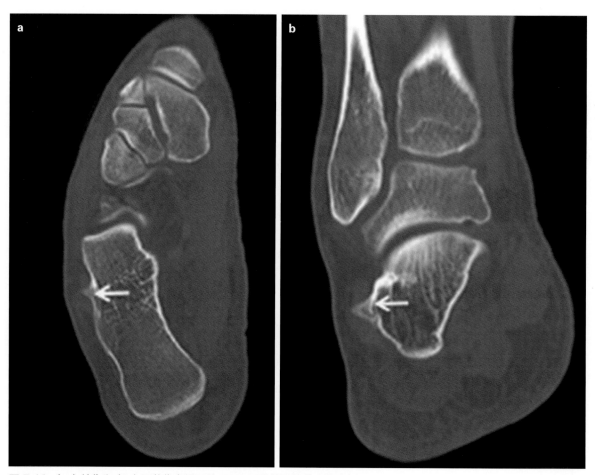

图 5.16 （a）轴位和（b）冠状位多平面的 CT 显示腓骨肌结节（箭头）

骨肌腱不稳定的风险。然而，腓骨沟的形状和肌腱脱位的关系近来是有争议的话题，最近有研究表明，相比于以前观点认为，即腓骨后方的纤维软骨嵴是肌腱的原始稳定因素，患者腓骨沟的形态和稳定性变化无明显差异[48]。

结论

对于怀疑腓骨肌腱脱位的患者，影像学应该包括负重位足和踝的拍片，可以用来发现撕脱骨折或腓骨肌籽骨，评估高弓内翻的异常力线。增强磁共振成像或超声影像可以用来辨别肌腱炎（腱鞘炎或者慢性肌腱退化），肌腱撕裂或者半脱位。MRI 具有一定优势，它可以发现一些额外的病变或伴随的症状，对于术前计划尤为重要。不同的是，超声检查相比来说更省时间，更经济，对于肌腱撕裂和半脱位的诊断准确率高。这两种检查方式都可以呈现解剖上的变异，包括低位腓骨短肌腱的肌腹、腓骨肌籽骨、第四腓骨肌和凸起的腓骨肌结节。

参考文献

[1] Lamm BM, Myers DT, Dombek M, Mendicino RW, Catanzariti AR, Saltrick K. Magnetic resonance imaging and surgical correlation of peroneus brevis tears. J Foot Ankle Surg. 2004;43(1):30–36. https://doi.org/10.1053/j.jfas.2003.11.002.

[2] Khoury NJ, el-Khoury GY, Saltzman CL, Kathol MH. Peroneus longus and brevis tendon tears: MR imaging evaluation. Radiology. 1996;200(3):833–841.

[3] Park HJ, Lee SY, Park NH, Rho MH, Chung EC, Kwag HJ. Accuracy of MR findings in characterizing peroneal tendons disorders in comparison with surgery. Acta Radiol. 2012;53(7):795–801. https://doi.org/10.1258/ar.2012.120184.

[4] Waitches GM, Rockett M, Brage M, Sudakoff G. Ultrasonographic-surgical correlation of ankle tendon tears. J Ultrasound Med. 1998;17(4):249–256.

[5] Grant TH, Kelikian AS, Jereb SE, McCarthy RJ. Ultrasound diagnosis of peroneal tendon tears. A surgical correlation. J Bone Joint Surg Am. 2005;87(8):1788–1794. https://doi.org/10.2106/JBJS.D.02450.

[6] Lee SJ, Jacobson JA, Kim SM, et al. Ultrasound and MRI of the peroneal tendons and associated pathology. Skelet Radiol. 2013;42(9):1191–1200. https://doi.org/10.1007/s00256-013-1631-6.

[7] Bianchi S, Delmi M, Molini L. Ultrasound of peroneal tendons. Semin Musculoskelet Radiol. 2010;14(3):292–306. https://doi.org/10.1055/s-0030-1254519.

[8] Klauser AS, Peetrons P. Developments in musculoskeletal ultrasound and clinical applications. Skelet Radiol. 2010;39(11):1061–1071. https://doi.org/10.1007/s00256-009-0782-y.

[9] Brandes CB, Smith RW. Characterization of patients with primary peroneus longus tendinopathy: a review of twenty-two cases. Foot Ankle Int. 2000;21(6):462–468. https://doi.org/10.1177/107110070002100602.

[10] Saltzman CL, el-Khoury GY. The hindfoot alignment view. [see comment]. Foot Ankle Int. 1995;16(9):572–576.

[11] Schubert R. MRI of peroneal tendinopathies resulting from trauma or overuse. Br J Radiol. 2013;86(1021):20110750. https://doi.org/10.1259/bjr.20110750.

[12] Wang XT, Rosenberg ZS, Mechlin MB, Schweitzer ME. Normal variants and diseases of the peroneal tendons and superior peroneal retinaculum: MR imaging features. Radiographics. 2005;25(3):587–602. https://doi.org/10.1148/rg.253045123.

[13] Mengiardi B, Pfirrmann CW, Schottle PB, et al. Magic angle effect in MR imaging of ankle tendons: influence of foot positioning on prevalence and site in asymptomatic subjects and cadaveric tendons. Eur Radiol. 2006;16(10):2197–2206. https://doi.org/10.1007/s00330-006-0164-y.

[14] Demondion X, Canella C, Moraux A, Cohen M, Bry R, Cotten A. Retinacular disorders of the ankle and foot. Semin

Musculoskelet Radiol. 2010;14(3):281–291. https://doi.org/10.1055/s-0030-1254518.

[15] Taljanovic MS, Gimber LH, Becker GW, et al. Shear-wave elastography: basic physics and musculoskeletal applications. Radiographics. 2017;37(3):855–870. https://doi.org/10.1148/rg.2017160116.

[16] Taljanovic MS, Melville DM, Klauser AS, et al. Advances in lower extremity ultrasound. Curr Radiol Rep. 2015;3(6):1–12.

[17] DiGiovanni BF, Fraga CJ, Cohen BE, Shereff MJ. Associated injuries found in chronic lateral ankle instability. Foot Ankle Int. 2000;21(10):809–815.

[18] Kijowski R, De Smet A, Mukharjee R. Magnetic resonance imaging findings in patients with peroneal tendinopathy and peroneal tenosynovitis. Skelet Radiol. 2007;36(2):105–114. https://doi.org/10.1007/s00256-006-0172-7.

[19] Saupe N, Mengiardi B, Pfirrmann CW, Vienne P, Seifert B, Zanetti M. Anatomic variants associated with peroneal tendon disorders: MR imaging findings in volunteers with asymptomatic ankles. Radiology. 2007;242(2):509–517. https://doi.org/10.1148/radiol.2422051993.

[20] Wang CC, Wang SJ, Lien SB, Lin LC. A new peroneal tendon rerouting method to treat recurrent dislocation of peroneal tendons. Am J Sports Med. 2009;37(3):552–557. https://doi.org/10.1177/0363546508325924.

[21] Bencardino JT, Rosenberg ZS, Serrano LF. MR imaging features of diseases of the peroneal tendons. Magn Reson Imaging Clin N Am. 2001;9(3):493–505, x.

[22] Mota J, Rosenberg ZS. Magnetic resonance imaging of the peroneal tendons. Top Magn Reson Imaging. 1998;9(5):273–285.

[23] Bruce WD, Christofersen MR, Phillips DL. Stenosing tenosynovitis and impingement of the peroneal tendons associated with hypertrophy of the peroneal tubercle. Foot Ankle Int. 1999;20(7):464–467. https://doi.org/10.1177/107110079902000713.

[24] Taki K, Yamazaki S, Majima T, Ohura H, Minami A. Bilateral stenosing tenosynovitis of the peroneus longus tendon associated with hypertrophied peroneal tubercle in a junior soccer player: a case report. Foot Ankle Int. 2007;28(1):129–132. https://doi.org/10.3113/FAI.2007.0022.

[25] Sobel M, Bohne WH, Levy ME. Longitudinal attrition of the peroneus brevis tendon in the fibular groove: an anatomic study. Foot Ankle. 1990;11(3):124–128.

[26] Squires N, Myerson MS, Gamba C. Surgical treatment of peroneal tendon tears. Foot Ankle Clin. 2007;12(4):675–695, vii. https://doi.org/10.1016/j.fcl.2007.08.002.

[27] Sobel M, Geppert MJ, Olson EJ, Bohne WH, Arnoczky SP. The dynamics of peroneus brevis tendon splits: a proposed mechanism, technique of diagnosis, and classification of injury. Foot Ankle. 1992;13(7):413–422.

[28] O'Donnell P, Saifuddin A. Cuboid oedema due to peroneus longus tendinopathy: a report of four cases. Skelet Radiol. 2005;34(7):381–388. https://doi.org/10.1007/s00256-005-0907-x.

[29] Butler BW, Lanthier J, Wertheimer SJ. Subluxing peroneals: a review of the literature and case report. J Foot Ankle Surg. 1993;32(2):134–139.

[30] Oden RR. Tendon injuries about the ankle resulting from skiing. Clin Orthop Relat Res. 1987;216:63–69.

[31] Magnano GM, Occhi M, Di Stadio M, Toma P, Derchi LE. High-resolution US of non-traumatic recurrent dislocation of the peroneal tendons: a case report. Pediatr Radiol. 1998;28(6):476–477. https://doi.org/10.1007/s002470050388.

[32] Eckert WR, Davis EA Jr. Acute rupture of the peroneal retinaculum. J Bone Joint Surg Am. 1976;58(5):670–672.

[33] Neustadter J, Raikin SM, Nazarian LN. Dynamic sonographic evaluation of peroneal tendon subluxation. AJR Am J Roentgenol. 2004;183(4):985–988. https://doi.org/10.2214/ajr.183.4.1830985.

[34] Raikin SM. Intrasheath subluxation of the peroneal tendons. Surgical technique. J Bone Joint Surg Am. 2009;91(Suppl 2 Pt 1):146–155. https://doi.org/10.2106/jbjs.h.01356.

[35] Raikin SM, Elias I, Nazarian LN. Intrasheath subluxation of the peroneal tendons. J Bone Joint Surg Am. 2008;90(5):992–999. https://doi.org/10.2106/jbjs.g.00801.

[36] Muehleman C, Williams J, Bareither ML. A radiologic and histologic study of the os peroneum: prevalence, morphology, and relationship to degenerative joint disease of the foot and ankle in a cadaveric sample. Clin Anat. 2009;22(6):747–754. https://doi.org/10.1002/ca.20830.

[37] Bashir WA, Lewis S, Cullen N, Connell DA. Os peroneum friction syndrome complicated by sesamoid fatigue fracture: a new radiological diagnosis? Case report and literature review. Skelet Radiol. 2009;38(2):181–186. https://doi.org/10.1007/s00256-008-0588-3.

[38] Sobel M, Pavlov H, Geppert MJ, Thompson FM, DiCarlo EF, Davis WH. Painful os peroneum syndrome: a spectrum of conditions responsible for plantar lateral foot pain. Foot Ankle Int. 1994;15(3):112–124. https://doi.org/10.1177/107110079401500306.

[39] Cheung YY, Rosenberg ZS, Ramsinghani R, Beltran J, Jahss MH. Peroneus quartus muscle: MR imaging features. Radiology. 1997;202(3):745–750. https://doi.org/10.1148/radiology.202.3.9051029.

[40] Sobel M, Levy ME, Bohne WH. Congenital variations of the peroneus quartus muscle: an anatomic study. Foot Ankle. 1990;11(2):81–89.

[41] Griffith, James F. An introduction to musculoskeletal ultraound. In. Rotations in Radiology Musculoskeletal Imaging Volume 2 Metabolic, Infectious, and Congenital Diseases; Internal Derangement of the Joints; and Arthrography and Ultrasound In: Mihra ST, Imran MO, Kevin BH, and Tyson SC, editors. Musculoskeletal imaging, rotations in radiology. New York: L. D. Latt et al.123Oxford University Press; 2019. p. 329–340. https://global.oup.com/academic/product/musculoskeletal-imaging-volume-2-9780190938178?lang=en&cc=us#.

[42] Geller J, Lin S, Cordas D, Vieira P. Relationship of a low-lying muscle belly to tears of the peroneus brevis tendon. Am J Orthop (Belle Mead NJ). 2003;32(11):541–544.

[43] Mirmiran R, Squire C, Wassell D. Prevalence and role of a low-lying peroneus brevis muscle belly in patients with peroneal tendon pathologic features: a potential source of tendon subluxation. J Foot Ankle Surg. 2015;54(5):872–875. https://doi.org/10.1053/j.jfas.2015.02.012.

[44] Freccero DM, Berkowitz MJ. The relationship between tears of the peroneus brevis tendon and the distal extent of its muscle belly: an MRI study. Foot Ankle Int. 2006;27(4):236–239.

[45] Hyer CF, Dawson JM, Philbin TM, Berlet GC, Lee TH. The peroneal tubercle: description, classification, and relevance to peroneus longus tendon pathology. Foot Ankle Int. 2005;26(11):947–950.

[46] Rosenberg ZS, Bencardino J, Astion D, Schweitzer ME, Rokito A, Sheskier S. MRI features of chronic injuries of the superior peroneal retinaculum. AJR Am J Roentgenol. 2003;181(6):1551–1557. https://doi.org/10.2214/ajr.181.6.1811551.

[47] Ozbag D, Gumusalan Y, Uzel M, Cetinus E. Morphometrical features of the human malleolar groove. Foot Ankle Int. 2008;29(1):77–81. https://doi.org/10.3113/fai.2008.0077.

[48] Adachi N, Fukuhara K, Kobayashi T, Nakasa T, Ochi M. Morphologic variations of the fibular malleolar groove with recurrent dislocation of the peroneal tendons. Foot Ankle Int. 2009;30(6):540–544. https://doi.org/10.3113/fai.2009.0540.

第六章 腓骨肌腱损伤的保守治疗：制动／护具／支具

Glenn Garrison

腓骨肌腱损伤的保守治疗在很多时候还是很理想的一种选择。首先，保守治疗可以延缓或避免手术治疗的必要性，尤其是患者症状比较轻微时。很多患者对于足踝部疼痛、功能障碍、运动受限是非常焦虑的，甚至对看医生也存在一定心理压力[1]。手术以及术后的制动／康复则更会增加患者的焦虑。因此，患者对于足踝部问题，常会在最初的治疗计划中，选择保守治疗。

保守治疗的另一个好处是可以立即开始，而且，治疗费用往往比较低廉。但是，保守治疗常需要较长的治疗周期，有时需要几个月才能见效。另外，手术治疗的费用多非常高昂，尤其对于没有保险或保险之外的患者。

在一些情况下，使用支具或护具固定足踝部的活动的效果与手术类似。患者在获得与手术相似效果的同时，可以避免手术相关并发症。在固定期间，可以给患者和医生充足的时间来确定最终的治疗方案。每个支具固定，都有其特有的优缺点，在使用时应该和患者沟通清楚。有时也会考虑费用问题，治疗的时间，周期，经济状况，患者的期许，以及对患者生活的影响和生活方式的改变。

行走靴

足踝部保守治疗的第一步经常是对足踝的制动。传统的固定方式一般是石膏或高分子石膏固定。石膏可以提供非常好的固定效果，然而，固定后患者或照顾者很难将其取下来。正是由于无法自行取下来，所以确保了固定的效果和依从性，但不便于患者皮肤的护理，局部皮肤观察，因此，有局部皮肤压伤及出现皮肤溃疡的风险。

另一种更舒适的方法是使用可拆卸的行走支具。这种固定支具有很多厂家生产，品牌也是各种各样。这种支具大体上可以分为 3 种类型，2 种高度。类型包括可充气、不可充气以及负压系统；但不同的类型有共同的特点就是对踝关节的固定，即限制踝关节的屈伸活动度，通过足底的弧形结构来辅助行走，完成步态周期中对触地相的要求。这种支具一般可以使用 3 个月以上。如果需要更长时间的固定，可能需要定制的支具。

可充气的踝关节行走靴（图 6.1）包括硬的塑料外壳以及内侧的充气囊。充气的量可以根据固定需求来调整，以及通过前侧可拆卸的保护壳来调整。气囊的设计符合患者腿的外形并保持其与下肢的持续接触。需要注意的是，气囊不需要过度的充气加压。稍低的充气压力可以使足在行走时获

图 6.1　Aircast 的长充气靴

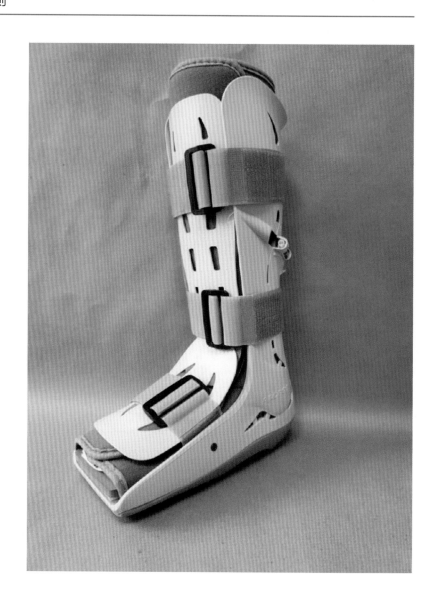

得更大的接触面积。气囊的整体压力可以通过外在的绑带来调整。充气靴的优点在于可以提供全方位的接触与持续的整体加压，但缺点在于外壳无法塑形，在过大或过小的足踝中使用会有些限制。

非充气的行走靴（图 6.2）一般是比较便宜的选择。其组成包括靴子内部的轻型泡沫及布内衬，外部包括硬的足底支撑结构和中足可调整固定带。足底一般是摇椅样设计，外部可调节的绑带可根据小腿的形态调整。如此设计可适应不同患者的腿部形态。靴子的内部为透气设计，可保持干燥。价格也是其优势。其缺点则是内部泡沫垫及布内衬无法像充气靴及真空靴那样提供较好的支撑。

负压系统踝关节行走支具（图 6.3）是最不常用的一种类型。其构型包括外在的硬外壳以及内在的真空衬垫。这种内衬非常柔软，易于塑形以满足患者的腿部形态。一旦应用并调整皮带张力，患者使用手持式排气泵将空气从衬垫中排出。一旦空气从衬管中排出，曾经在衬管中自由移动的"珠子"就被牢牢地锁定在适当的位置。曾经柔韧的衬垫在塑料框架内变成了一个坚硬的外壳，它符合患者腿和脚的形状。这个坚硬的外壳为足和踝提供了极好的支撑。该矫形器有多种设计，可以是刚性的，也可以在脚踝处铰接，并且可以在矢状面上调整或锁定到各种位置。随着负压的释放，衬垫将恢复到柔软、柔韧、可塑形的状态。这通过拉出阀环并让空气进入缸套很容易完成。

图 6.2　Breg 的 "J 行走靴"

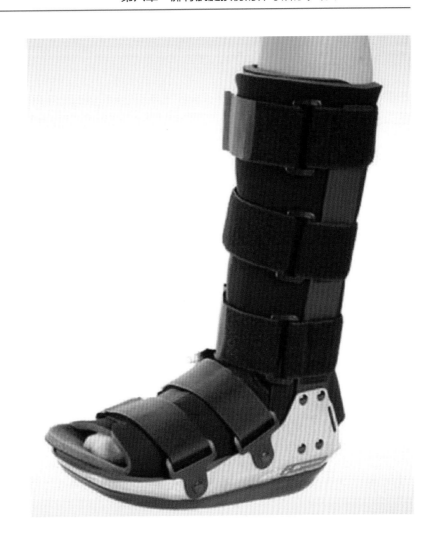

可通过排空空气来形成真空和刚性，并允许空气回流到内衬中，从而使内衬柔韧且易于重塑，从而对内衬进行无限次的重塑。对于肢体体积日复一日发生显著变化或腿非常细或非常粗的患者，该设备非常有用。

　　负压系统支具的最大缺点是成本。这些系统的成本往往远远高于保险报销金额，因此，一般供应商不提供这种产品作为患者的选择。分发这些设备的供应商通常要求患者为设备支付 "附加费" 或 "溢价"。

　　使用最多的踝关节固定行走靴仍为标准长度的或短的充气靴（图 6.4）。

　　当患者坐着且膝关节弯曲至 90° 时，标准高度的踝关节助行器应从足底表面延伸至腘窝正下方。全长装置包括整个足、踝和几乎整个小腿。它提供了在矢状面上对足和踝的良好控制。踝关节在冠状面的控制取决于患者和器械之间的尺寸关系、矫形器的设计以及配件的质量。在预制的踝关节步行矫形器中很难控制所有的内翻／外翻运动。对于腓骨肌腱损伤的患者，这种长的行走靴更可取，因为可以更好地控制足和踝，限制足踝的运动，从而使得肌肉和长肌腱得到更好的休息。

　　与大多数矫形器一样，矫形师需要更长的杠杆臂，以便以最小的软组织压力进行更好的控制。另一方面，患者希望尽可能使用最小、限制最少的设备。他们更喜欢短的踝关节助行器，该助行

图 6.3　VACO 负压衬垫的"跟腱
损伤 / 骨折固定靴"

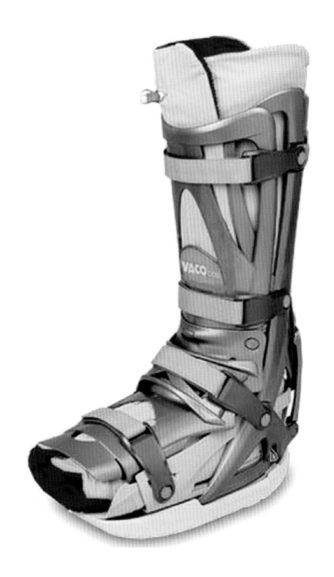

器从足的下部延伸至踝上 5~13cm。这些设备在衣服下，往往比较轻且不那么突出。虽然它们可以
很好地稳定一些中足和前足的问题，但它们通常不能提供腓骨肌腱损伤所需的稳定。短的侧支柱
和较短的总长度不能有效地控制胫骨干和踝关节的运动。踝关节运动会继续给腓骨肌肉和肌腱施
加压力，因此不能提供所需的缓解作用。

　　大多数踝关节步行矫形器的大小取决于患者的脚长。患者的足趾不应超过底板的长度，以防
止在行走过程中可能造成创伤。足趾也应该在远端可见，尤其是在下肢有循环问题的情况下。

足部矫形器

　　轻度至中度腓骨肌腱损伤的限制性最小的器械是足部矫形器。这些装置可以根据患者脚的形
状进行预制或定制。它们被设计成穿在一只封闭的鞋子里，里面有足够的空间来容纳矫形器和患
者的足。许多步行鞋和运动鞋的鞋垫可能需要去掉，以便为足部矫形器留出更多空间。

　　足部矫形器的设计或改良应可以减轻腓骨肌腱的压力 / 应力。这是通过在足部矫形器的鞋底

图6.4 Aircast 的"长 / 短行走靴"

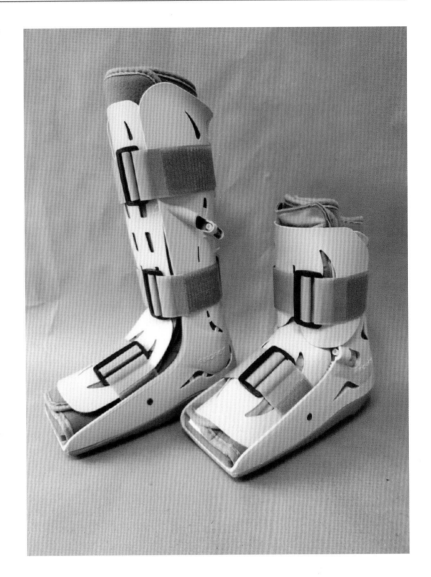

加入一个外侧足跟楔块（图6.5）来实现的。足跟楔块可以补充一个横向中足支柱。这些改良将把脚放在一个旋前的位置，这反过来应该减轻对腓骨肌腱的压力 [2]。

　　腓骨肌腱损伤伴高弓内翻足的患者可能需要更大程度的足部矫形器矫正。尤其是在内侧减少跖骨头的应力需要特别注意。额外的足部矫形器组件，如内侧足弓垫、跖骨垫、内侧翼状跖骨垫和第一跖骨头凹陷，可能是改善应力分布和减轻不适感所必需的。这些相同的足部矫形器组件可能需要融入定制踝足矫形器的设计。

预制的踝足矫形器

　　有市售的预制塑料踝足矫形器（AFO）（图6.6），用于轻度至中度腓骨肌腱损伤。如前所述，保守治疗的目标，尤其是在中度至重度病例中，是足和踝关节的固定，以便在刺激的急性期让受影响的肌肉和肌腱避免载荷与休息。根据设计，预制 AFO 是一种塑料夹板，通常适合于小腿和脚踝，并延伸到脚下。这些设备中的大多数设计用于控制"足下垂"并提供某种类型的灵活性，特

图 6.5 高弓内翻／旋后（高弓）
（此图版权归 Foot Scientific 所
有，Moore[4]）

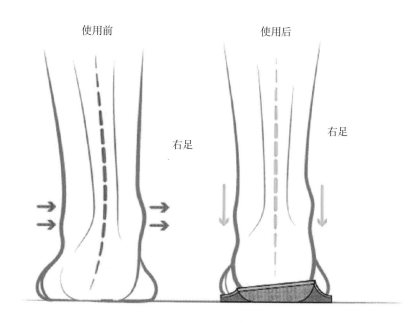

使用前　　　　　　使用后

右足　　　　　　右足

图 6.6 AFO 踝足支具

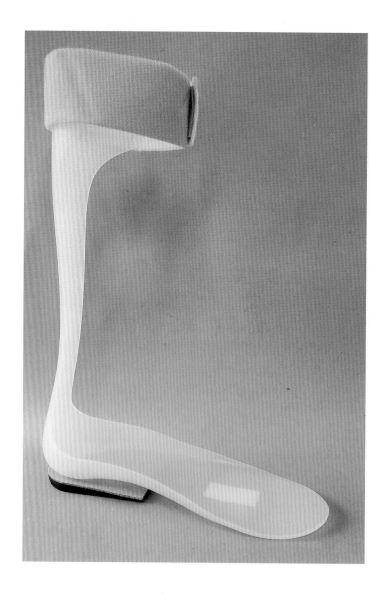

别是在背屈方面，以使患者在步态周期中平稳地用受伤的脚行走。这些设备通常太灵活，无法真正固定足和踝。为数不多的能在矢状面上固定踝关节的预制装置，其形状通常非常通用，以适合大量患者。中性设计往往不能对踝和足在正面提供足够的控制，以有效地固定足和踝关节。

定制的踝足矫形器

最有效的能长期固定足踝的矫形器是通过定制的 AFO 实现的。这些定制的模制设备是由患者肢体的铸型或扫描制成的。根据铸型或扫描，制作出精确的模型，用于制造成品装置。模型可以是石膏或其他刚性材料的实物模型，也可以是计算机或打印输出查看的虚拟模型。对患者模型进行修改或操作，以校正力线、为压力不耐受区域释压，或增加压力耐受区域的压力分布。一旦模型被修正或校正，就可以根据其参数制造定制设备。传统上，矫形器是通过热塑性塑料或成形皮革来制作患者模型的。随着三维打印技术的出现，可以打印出与患者扫描创建的虚拟设计相匹配的 AFO。定制 AFO 设计的有效性取决于患者模型矫正和制造、材料选择和设计。在制造过程中可能会使用多种塑料、皮革、衬垫和捆扎材料，这些材料可能会影响肢体的控制和患者的舒适度。定制优化了组件材料选择和设计/装配过程。

护踝

踝关节矫形器最古老的设计之一是护踝，它可以环绕小腿和足的一部分。直至目前，护踝仍然很受欢迎，是许多设备的基础设计。许多现代的护踝是由布料、帆布、尼龙、弹力、氯丁橡胶和塑料制成的。护踝的硬度在很大程度上取决于制造中使用的材料、设计中提供的加固、护踝的近端和远端长度以及配合的定制。

最近的护踝设计结合了定制模制塑料 AFO 的刚性和定制模制皮革护踝包装。这些定制的混合设计，有时被称为"亚利桑那型"矫形器（图 6.7），成品可提供多种选择类型。一些可能的修改包括张贴和/或楔入鞋跟，鞋跟处的安全窗，以及关于加强塑料壳的刚度和尺寸的多种设计选择。较新的功能包括带关节的护踝设计。

为了最大限度地控制腓骨肌腱使其放松，定制的护踝应包括一个坚实的踝塑料加固设计，向远端延伸至跖骨头，并从足底表面向近端延伸至少 23cm。近端通常止于小腿肌肉组织的远端或接近远端，因此不会增加小腿肌肉的体积或限制其运动。应仔细注意铸型或扫描技术，以确保足踝的位置（装配的后跟高度）与患者使用的鞋子匹配。同样，足踝的位置也应调整得当，距下关节和前足应处于所需的位置。在矢状面上对模型的铸造后调整相当简单。旋前－旋后和内收－外展的调整则是非常困难的。

定制的护踝有以下优点：

- 周围有坚固的皮革包裹，在所有平面上都能很好地控制足踝。
- 柔软的皮革衬里贴在患者皮肤上"感觉"很好，尽管患者应始终在皮肤和护踝之间穿一只袜子。
- 随着时间的推移，皮革包裹物将模制成患者肢体的形状，使其具有更具轮廓的外观，并更好

图 6.7 定制皮革护踝

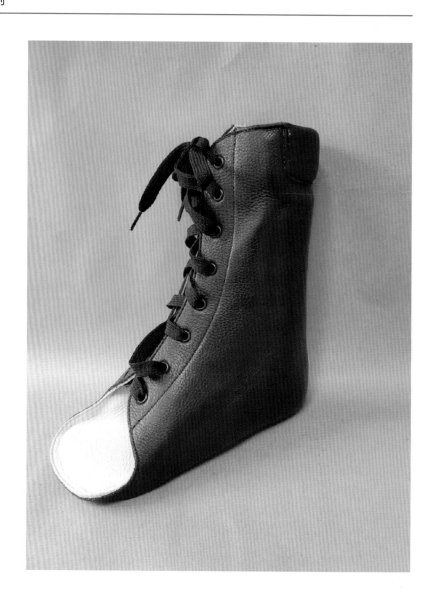

地控制患者肢体。

· 该设备可能比传统塑料 AFO 短得多。
· 外层皮革可以是多种颜色，包括天然皮革色、棕褐色、黑色、白色、棕色和米色。其他颜色可根据制造商提供的皮革而定。

定制的护踝有以下缺点：

· 皮革吸收汗液，难以清洁。长期使用可能会导致皮革表面变质和出现不好的气味问题。可能需要进行日常维护，以清洁或修复 / 更换变质的皮革。
· 亚利桑那型矫形器往往有点厚和笨重，因为有两层皮革，一个模压塑料外壳，衬垫，以及可能的矫正垫。有时患者需要更大或更宽的鞋子来容纳它。
· 为了最大限度地固定和控制，如果先佩戴花边封套和调节张力，则护踝的效果最佳。应用时可能需要一点时间来系紧矫形器（这类似于系紧靴子或溜冰鞋）。它控制得很好，但需要时间来穿戴固定。

· 如果患者的手功能受损，很难独立完成。

· 定制设备，可能需要 2~4 周的时间来制作。

· 昂贵的定制设备。使用公认的保险账单代码。

· 矫形器完全包裹足踝。穿着感觉暖和 / 热。足不能"呼吸"。

· 限制足踝的运动。

随着塑料技术的进步，可用于矫形制造的材料范围也在不断扩大。为了弥补定制皮革护踝的一些明显缺点，定制护踝最近完全由塑料制成（图 6.8）。而不是使用皮革作为主要材料，可制作一个非常柔软的塑料内靴。这种柔软的塑料内衬是模压到患者模型，将轻轻地控制足踝的位置。然后在软塑料内靴的外侧放置一个刚性塑料框架。塑料框架提供的功能与传统定制护踝的定制模制加固塑料壳相同。除了完全由塑料制成外，软塑料内靴和刚性框架这两部分通常不会相互连接。这使患者能够先穿上模制内靴，然后再使用刚性框架。

与定制皮革护踝相比，这种新型全塑料设计的优点如下：

图 6.8 PASS 踝关节硬型支具

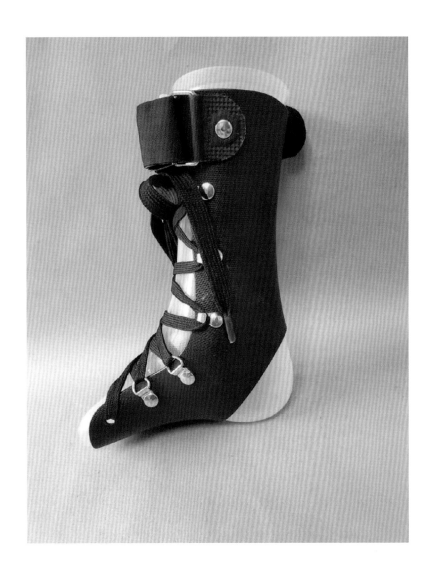

- 塑料易于内外清洁。
- 材料不会变质，尤其是暴露在湿气中时；气味不是问题。
- 体积更小，可能不需要更大的鞋。
- 限制足踝的运动。
- 对于一些患者来说，穿戴可能更容易一些。
- 外观非常高科技。

全塑料护踝有一些明显的缺点。软塑料内壳不像皮革那样柔软或舒适。对一些患者来说，皮革的触感和手感更理想，而塑料仍然"感觉"硬。这些装置仍然需要更多的时间，由于系带的刚性框架横跨腿的前面。全塑料护踝通常是一个稍微昂贵的选择。

运动员和其他活动患者对全塑料护踝的接受度和要求越来越高。易于清洁和更高科技的外观使它成为许多患者的首选。

后侧加固的 AFO 踝足支具——"Sobel 型"

用于固定足踝的常见装置是定制的模制后部实心踝足 AFO（图 6.9）。该矫形器是根据患者模

图 6.9　后侧加固的 AFO 踝足支具

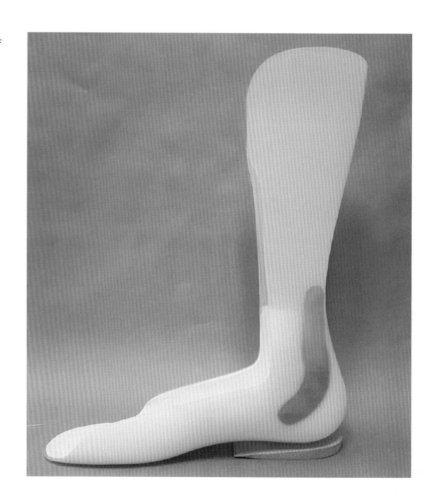

型定制的。它由小腿的后壳组成，从小腿延伸到足趾。根据提供者的偏好，不同的从业者有许多不同的设计特征。

经过多年的实践，我们已经开发出一种特殊设计的定制后侧踝关节 AFO，用于固定足与踝关节，以治疗各种疾病，包括腓骨肌腱损伤。任何设备的关键在于设计、制造和装配的细节。医生和矫正师之间的沟通是至关重要的。特别感兴趣和讨论的领域包括患者的诊断和特定需求，患者的任何外部或普通解剖特征，以及任何重要的相关问题，如职业、家庭支持、家庭障碍、爱好和 /或娱乐活动、制造时间，最后，为设备和服务付费的资源。

我们采用的后侧实心踝关节 AFO 设计（Sobel 型）（图 6.10）延伸至腓肠肌腹近端 1~2cm。接近这一点时，成形良好的 AFO 将开始向胫骨内侧延伸，并可能在走动或患者坐下时"嵌"入软组织。只有在极少数情况下，AFO 的近端边缘应延伸至腓骨颈 4~5 cm。

AFO 的侧面应向前延伸 4~5cm，距离中线前方 7~8 cm 长。AFO 的这一部分作为 AFO 近端前带的固定点和过渡点。从这一点向远端，外侧三棱线向后延伸到小腿中线后 2~3cm，正好在踝关节顶点后，沿着足中线向前。

足底板的侧壁不应修剪到低于跖骨干中线的位置，特别是当矫形器用于控制前足外展或内收时。正常情况下，侧壁朝着足底板向下修剪，就在跖骨头附近。如果需要限制足趾的活动，外侧三棱线可以延伸到跖骨头以外。需要注意的是，保持外侧边线向足背的高度高于跖骨干的中线可能会使穿戴和固定更加困难。此外，高的侧板将使穿鞋更困难，因为增加了底板的宽度。

图 6.10　Sobel 型 AFO 踝足支具

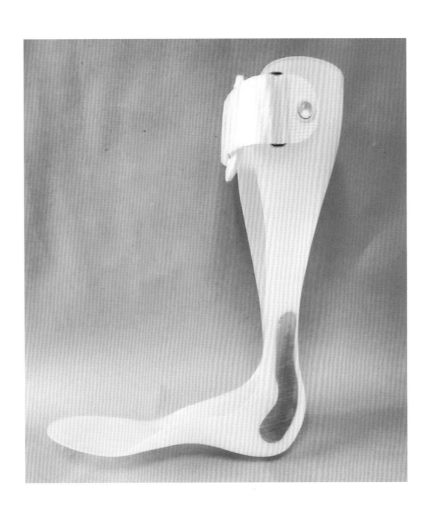

我们的设计习惯是整块材料。在患者装配过程中，对足底板的长度进行修剪以露出足趾。一些患者则希望足底板应该修剪到近跖骨头或足底沟长度。如果不限制脚趾运动，全脚板会影响或限制步态周期中足趾的推离作用。

定制的 AFO 是用比标准背屈辅助 AFO（4~6mm）稍厚的聚丙烯模压而成。为了帮助固定，在制造过程中，碳加固插入物被模制到 AFO 的踝关节区域（图 6.11）。碳嵌件可从多种制造商处购买。插入物本身使踝关节的踝关节区域变硬，以消除跖屈和 / 或背屈，并在行走时限制踝关节区域的张开或扩张。

任何涉及踝和足的矫形设计的一个关键组成部分是患者的足、矫形器和鞋之间的关系。鞋必须足够大，以容纳矫形器，且不挤脚。如果患者需要，足趾盒中应该有足够的空间让足趾摆动 [3]。鞋面的踝部应足够大，以允许足和矫形器组合轻轻滑入鞋内。半筒靴或手术鞋是首选，因为这些设计允许更多的空间在踝部。鞋应包括易于调整的松紧装置，如鞋带，最好能延伸至小腿末端。鞋带是保持患者的足向下并回到矫形器的关键部件，这是足踝固定的一个重要因素。

与鞋底内侧的形状和轮廓相比，AFO 足底表面的形状和轮廓是一个同样重要的因素（图 6.12）。

最理想的鞋跟需较低较宽。这跟提供了一个更稳定的基础上的支持和平稳过渡在步态周期。足与踝关节的石膏和 / 或扫描位置应与患者将要使用的鞋后跟高度相匹配。同样，制备患者模型时，应使小腿垂直（胫骨前倾角为 10°），同时将足放在与患者鞋跟高度相同的位置。如果患者使用的鞋后跟比 AFO 内置的鞋后跟高，其效果将是背屈矫形器 / 鞋的组合，患者会感觉自己在"下坡"行走。他们也很难保持膝关节笔直，因为 AFO 会对膝盖施加弯曲力。相反，如果患者使用鞋跟高度低于 AFO 内置高度的鞋，则最终效果将是跖屈矫形器 / 鞋组合，患者将感觉自己在"上坡"行走。由于 AFO 将对其膝盖施加伸展力，患者将感觉难以弯曲膝关节。在评估和测量患者时，应该花足够的时间来教育他们在使用踝后固定式踝关节矫形器时保持脚跟高度一致的重要性。

第二个鞋类考虑因素是鞋底鞋头翘度。鞋头翘度是从鞋的跖骨头部区域到足趾盒末端的上升量。这是一种前掌摇杆内置的形式。由于后部实心踝关节 AFO 设计用于抑制或消除足趾活动，因

图 6.11 Sobel 型 AFO 踝足支具与相应鞋子

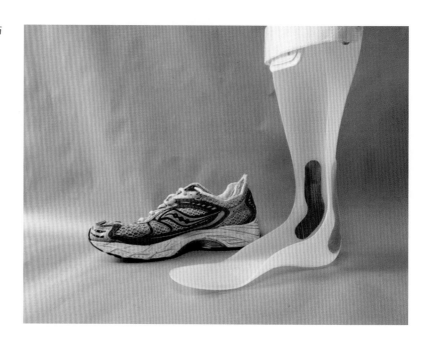

图 6.12　穿在鞋子里面的 Sobel 型 AFO 踝足支具

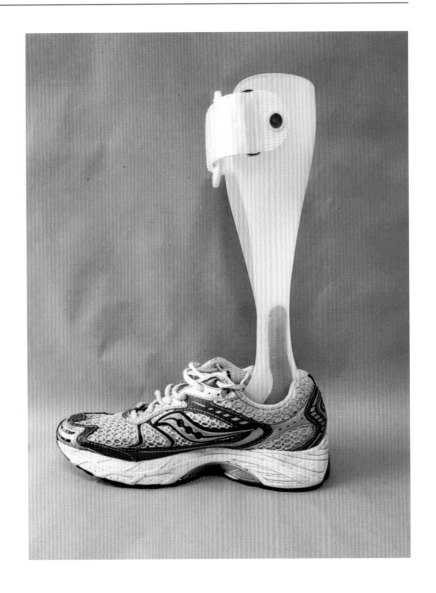

此 AFO 前足的形状和内置在 AFO 中的鞋头翘度必须与鞋的内侧相匹配（图 6.13）。如果 AFO 是依据脚掌远端扁平而制成的，并且与鞋的形状不匹配，那么在距骨头处和鞋头内，足和足趾会不必要和不舒服地拥挤在鞋内。此外，AFO 中没有足够的前掌摇杆，这会增加矫形器的应力，并在从足跟到足趾的步态阶段迫使患者的足背屈。

　　最后，后部实心踝关节 AFO 有一条前部近端束带，用于将患者的小腿固定回矫形器中。这通常是一条 5cm 宽的带子，以及一个额外的衬垫以保护胫骨嵴。如果鞋类的鞋面闭合不足以使足踝向下并回到矫形器中，则增加第二条紧靠踝关节带子（图 6.14）。

　　后部实心踝关节 AFO（Sobel 型）的优点如下：

· 长矫正杠杆臂提供优越的足与踝关节固定。
· 流线型全长脚板与鞋跟高度匹配，提供较长的前掌摇杆，消除足与踝部的背屈力。
· 更纤细的设计消除了对更大 / 更宽鞋款的需求。
· 矫形器为定制形状，提供正面平面控制，无须包裹整个足踝。

图 6.13　Sobel 型 AFO 踝足支具与鞋子的形态能良好匹配

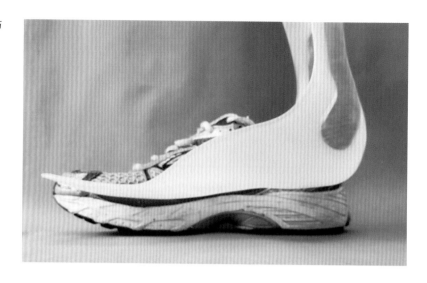

图 6.14　患者穿戴 Sobel 型 AFO 踝足支具

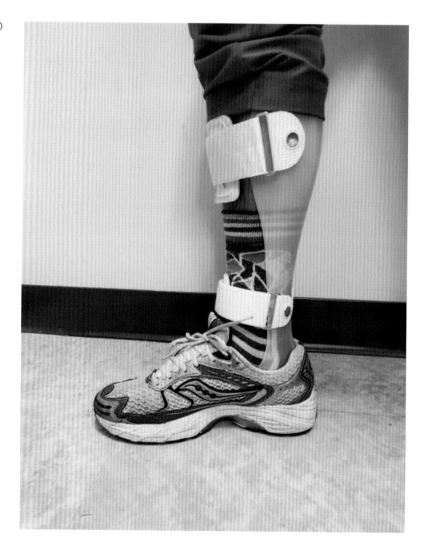

- 易于穿脱，仅需两条尼龙扣带即可调节。
- 只能佩戴后部塑料、较冷的矫形器。
- 易于清洁和维护。
- 可能很容易藏在袜子下面。

后部实心踝关节 AFO（Sobel 型）的缺点如下：

- 从小腿高处延伸至足趾末端的长器械。
- 依靠鞋子将患者正确固定在设备中。
- 定制设备，可能需要 2~3 周的时间来制作。
- 昂贵的定制设备。使用公认的保险账单代码。
- 限制足踝的运动。

易于使用、清洁和维护，以及该装置的有效性，使其越来越受中重度腓骨肌腱损伤患者的欢迎。

结论

腓骨肌腱损伤的保守治疗需要有效的、长时间的足踝部制动。踝关节行走支具可用于短期治疗，并非长期使用设计。踝关节行走靴包括充气靴，非充气靴，以及负压系统设计的行走靴。足部矫形器可用于轻度至中度病例，可预制或定制。足部矫形器应该用外侧足跟楔子进行改良，使足部处于旋前位置，以减轻腓骨外侧肌腱的应力。

中重度腓骨肌腱损伤需要固定足与踝关节。虽然预制踝足矫形器是可用的，大多数设计允许一定程度的"踝屈伸活动度"。预制的足前臂具有足够的刚性才能固定踝关节，通常没有必要在冠状面控制足和踝关节接触轮廓。

中重度腓骨肌腱损伤的最有效的长期治疗方法是定制的 AFO。定制的设备有一些基本的设计，可以定制以满足患者的个人需求。亚利桑那型护踝较短，完全包围小腿、踝和足。它们可以由皮革或柔软的软塑料制成，并用硬塑料支撑壳加固。定制的后部实心踝关节 AFO 较长，从小腿上部延伸至足部末端。这些矫形器仅覆盖腿部和足部的后部，并依靠患者的鞋子将足部正确固定到位。

尽管定制矫形装置往往很贵，但它们比手术选择便宜得多，而且通常可以获得保险报销。这些装置的制造可能需要几天到几周的时间。一旦有合适的患者，定制的支具可能是一个有效的工具，固定足踝，可减轻或缓解腓骨肌腱症状至数年。这种不那么激进的治疗计划给了患者机会，让他们自己"治愈"，获得基本等同手术治疗的结果，并争取必要的时间做出最佳的手术决策。

参考文献

[1] Nixon DC, Schafer KA, Cuswoth B, McCormick JJ, Johnson JE, Klein SE. Preoperative anxiety effect on patient-reported outcomes following foot and ankle surgery. Foot Ankle Int. 2019;40(9):1007–1011. https://doi.

org/10.1177/1071100719850806.

[2] Anderson RB, Folmar E, Gans M, Sobel M. Peroneal tendon injury in the elite athlete. In: The peroneal tendons: a clinical guide to evaluation and management. New York: Springer; 2020.

[3] Janisse DJ, Janisse E. Shoe modification and the use of orthoses in the treatment of foot and ankle pathology. J Am Acad Orthop Surg. 2008;16:152–158.

[4] Moore G. Arches™ type 3 specialty orthotics [Internet]. Foot Scientific. Utah: Gary Moore; 2016 [cited 2019 Aug 26]. Available from https://www.footscientific.com/type-3-arches-orthotics/.

第七章　腓骨肌腱损伤的保守治疗：康复

Eric Folmar, Michael Gans

学习目标

完成本章的学习后，读者将掌握：

1. 确定与腓骨肌腱损伤相关的危险因素，包括异常生物力学。
2. 解释用于识别腓骨肌腱损伤的评估过程，包括物理评估、功能评估及结果衡量标准的使用。
3. 对腓骨肌腱损伤和相关疾病进行全面的鉴别诊断。
4. 清晰地描述腓骨肌腱病的分型及相对应的临床表现。
5. 准确叙述腓骨肌腱损伤非手术治疗的循证医学策略。
6. 应用正常和病理步态的知识，评估损伤和功能代偿潜力，进而选择适当的处理措施，包括贴扎和支具。

引言

腓骨长肌和腓骨短肌是小腿外侧间室的肌肉，与前侧间室和深部间室的外部肌肉连接在一起，它们在提供足和踝关节复合体的静态和动态稳定性方面发挥着重要作用。腓骨肌的主要功能是外翻后足，与此同时腓骨长肌还有跖屈第一跖骨的作用，提供着地的稳定性[1]。腓骨肌的功能是平衡胫后肌、胫前肌和趾长屈肌的活动[1]。需要特别强调的是腓骨长肌和胫后肌的功能是在步行过程中控制距下关节和跗骨间关节[2]。胫后肌张力增加会加强足的僵硬程度，而腓骨长肌张力增加会降低足部的张力[3]。这些肌肉激活而产生的最佳平衡和张力时常有助于在步态中优化足部生物力学。这些肌肉的失衡和／或无力会对稳定性产生负面影响，并导致疼痛和反复的踝关节损伤[4]。

对于腓骨肌腱损伤有效的临床处理，常需要详细了解正常的和病理状态下的生物力学，以及这些生物力学状态与周围环境的相互作用。腓骨肌腱损伤的非手术治疗需要详细评估肌腱损伤的性质、相关的病理机制、环境因素，以及识别如韧带损伤和慢性踝关节失稳的伴随损伤。

腓骨肌腱损伤通常是骨骼生物力学的适应性调整和肌腱韧带重建所造成的结构异常和损伤的结果。有效的治疗需要对足部力线及畸形进行详细的检查和评估。特别是，腓骨肌病变常见于慢性踝关节不稳和高弓内翻足的个体中。反复活动或反复扭伤 / 内翻损伤常与腓骨肌病理有关。

病史

大多数腓骨肌腱损伤是由于踝关节扭伤造成的。既往存在第一次踝关节扭伤的患者更有可能会出现第二次扭伤[5-12]。一项关于高校足球及篮球运动员的前瞻性研究提示，有过踝关节扭伤史的患者，其持续扭伤的风险是前者的 2 倍（风险比为 2.14）[13]。腓骨肌腱损伤更容易发生在反复踝关节扭伤导致的慢性踝关节不稳（CAI）中。对于急性踝关节扭伤我们筛查的主要问题是利用 X 线检查排除骨折。Ottawa 踝关节规则（OAR）是一种可靠有效的工具，被证明对骨折100% 敏感，并有可能让医生安全地减少 1/3 的踝关节损伤患者的 X 线检查次数[14]。自最初发表以来，已有 21 项关于 OAR 的敏感性和特异性的主要研究，研究发现敏感性和特异性分别为92%~100% 和 16%~51%[15]。为了提高 OAR 的特异性，提出了其他的评估方法，如 Bernese 踝关节规则。振动音叉试验和超声检查可用于 OAR 阳性患者，以减少 X 线检查的需要。如果患者无法承重行走四步，或在以下部位有压痛，建议使用 X 线检查以排除骨折的可能，检查部位包括腓骨远端 5cm 以内的后侧、内踝、舟骨、第五跖骨基底部（图 7.1）。

腓骨肌损伤的机制通常是踝关节内翻扭伤导致腓骨肌腱张力增高。两条腓骨肌的作用是使足跖屈的同时外翻，腓骨长肌还能使第一跖骨跖屈。这在多个步态周期中产生疼痛和困难，特别是对于在稳定初期的内翻足，在踝关节负重和蹬地时将踝关节迅速跖屈从而向前推进。腓骨肌在整个负重期起到稳定外踝的功效。扭转、屈曲、非平面运动通常会加重症状，如不稳感和无力感这些表现会有助于对踝关节功能性失稳的诊断。腓骨肌腱急性半脱位的患者可能有背屈性损伤或内翻损伤的病史。他们可能会表述在外踝后侧有弹响，并随后有外踝疼痛。患者会描述在不平整的路面行走时出现不稳定感，有时伴有外踝的折断或弹响感。对于内翻损伤，如果疼痛局限于腓骨肌腱沟，临床医生应高度怀疑腓骨肌腱损伤，因为单独的距腓后韧带损伤并不常见[16]。

危险因素

目前没有明确的证据表明性别、年龄、身高和体重等生理特征是踝关节扭伤的危险因素[17]。有一些危险因素与踝关节活动受限有关，特别是踝关节背屈受限[18]。踝关节不灵活的人（负重状态下背伸平均 34°）发生踝关节扭伤的可能性是平均背伸 45°的人的 5 倍[19]。临床医生应识别出有急性外踝扭伤高风险的人群，这些人群有以下病史：（1）有踝关节扭伤病史；（2）未曾使用过外固定；（3）运动前进行了不适当的静态拉伸和动态热身；（4）没有正常踝关节背伸运动范围；（5）有陈旧性踝关节扭伤史后未进行平衡 / 本体感受训练[17]。临床医生也应该意识到进展为踝关节失稳的高风险因素人群有以下病史：（1）距骨曲度的增加；（2）未使用外固定；（3）或者在急性踝关节扭伤后未进行平衡或者本体感受训练[17]。

鉴别诊断

详尽的病情应鉴别区分腓骨肌腱炎 / 肌腱病，腓骨长肌腱籽骨综合征，腓骨长、短肌撕裂，

图 **7.1**　Ottawa 踝关节规则在急性
踝关节扭伤中的影像学应用

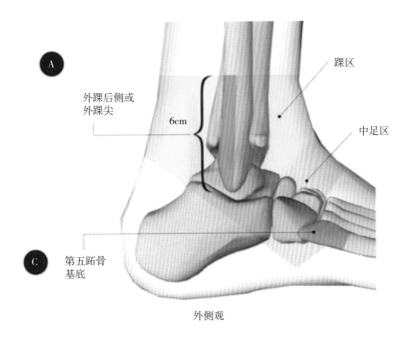

外侧观

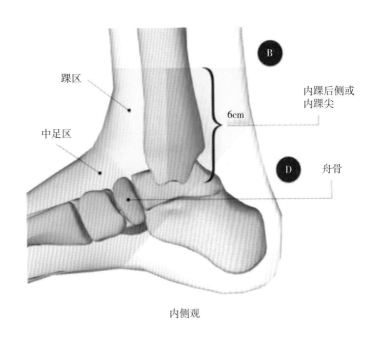

内侧观

以及腓骨肌腱半脱位。

腓骨肌腱炎 / 肌腱病

　　腓骨肌腱炎通常与过度使用有关。最常见的症状是伴随腓骨肌收缩或过度使用的疼痛、炎症和压痛。肌腱病是一个广泛使用的术语，用来描述与异常压力或过度使用有关的状态造成的肌腱疼痛。与肌腱炎（炎症引发的疼痛）不同，肌腱炎常意味着疼痛继发于炎症，而肌腱病更能反映由于一段时间内的异常应力而引起的组织病理学变化。其中一些变化导致这些疾病被认为是退行性改变，包括血管增生、细胞增多、炎症细胞的持续缺失这些变化在内的一些情况。肌腱的增厚、撕裂、疼痛与轻微炎症相关，影响肌腱的机械功能 [20]。腓骨短肌腱病常伴随沿腓骨肌的疼痛，而腓骨长肌腱的症状出现在两根肌腱分离区的远端并延伸到骰骨周围和足底的长肌腱沿线。

肌腱断裂 / 撕裂

腓骨肌腱断裂常见于外踝后侧腓骨肌腱沟水平的腓骨短肌腱。在这个位置腓骨长肌腱走行于腓骨短肌腱之上。导致纵向撕裂的主要原因是机械应力 [21, 22]。典型的病史包括踝关节内翻损伤。腓骨肌上支持带受损，造成沟内肌腱不稳定。这导致肌腱骑跨在腓骨沟嵴上，造成了肌腱的物理磨损。因为这种机械磨损会持续一段时间，所以这些撕裂通常是退行性改变的结果（图 7.2）。

腓骨长肌腱籽骨

腓骨肌籽骨是一个圆形或椭圆形的小骨，位于腓骨长肌腱远端的骰骨附近。Sobel 等描述了腓骨肌籽骨疼痛综合征（POPS）包括一系列导致足外侧疼痛的疾病 [23]。可能导致腓骨长肌腱断裂最常见的类型是籽骨骨折或骨裂。慢性损伤导致的骨痂形成和肌腱狭窄、磨损或破裂（部分或全部）、腓骨肌结节增大都可能是特征表现。影像学检查是诊断的关键（图 7.3）。临床表现可表现为急性或慢性疼痛，但急性疼痛不常见。典型的特征是腓骨远端沿腓骨长肌腱走行的弥漫性疼痛，并伴有明显的进行提踵和第一跖列跖屈的不适 [23]。

腓骨肌腱半脱位 / 脱位

腓骨肌上支持带是维持腓骨肌腱在腓骨沟中的主要结构。损伤后会导致肌腱的急性或慢性半脱位 / 脱位（图 7.4）。急性损伤通常涉及被动踝关节背伸，导致腓肌强烈收缩来对抗运动。慢性损伤常是极端姿势中反复劳损的结果，如跳芭蕾舞。急性损伤经保守治疗容易复发，通常需要手

图 7.2 对于腓骨肌腱断裂 – 腓骨短肌腱纵向撕裂，可以通过器械穿过撕裂处来识别损伤

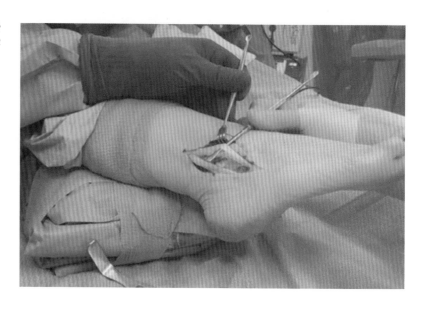

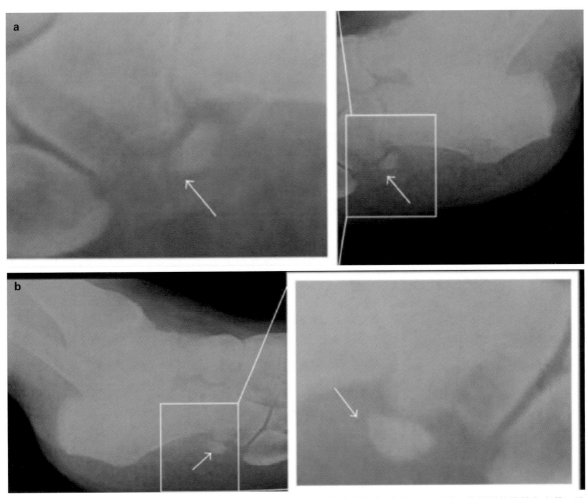

图 7.3 （a）右足：患侧，腓骨肌籽骨不规则碎裂，密度不均匀（箭头处）。（b）左足：对侧，腓骨肌籽骨整齐完整，轮廓规则，密度均匀

图 7.4 踝关节跖屈位可见腓骨肌腱半脱位

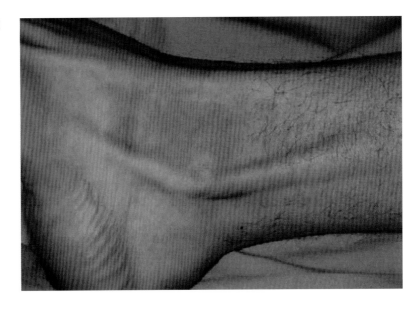

术干预以防止复发。当腓骨肌腱半脱位越过腓骨沟尖锐的嵴时，常同时发生腓骨肌腱断裂 / 撕裂。

体格检查

结果评估

自我评估的结果评估是一个很好来收集更多关于患者总体状况的信息的方法。正如目前《踝关节稳定性和运动协调障碍的临床实践指南》的建议：临床医生应纳入经检验的功能测量结果，如足和踝关节能力测评（FAAM）和下肢功能量表（LEFS），可作为标准临床检查的一部分[17]。这些评估应在干预前后进行，以减轻与踝关节扭伤和不稳定相关的身体功能和结构损伤、活动受限和参与受限。

FAAM 是一种针对特定区域的评估工具，旨在评估一般足部和踝关节肌肉骨骼疾病患者的活动受限和参与受限[24]。这涵盖了那些踝关节扭伤的患者。它由 21 个项目的日常生活活动（ADL）和 8 个单独项目的运动分量表进行评分。FAAM 在内容效度、结构效度、测试重测信度和对常规足踝部肌肉骨骼疾病的反应性方面有着强有力的证据支持[25]。对于慢性踝关节失稳的患者也有有效的证据支持。在 ADL 亚量表中，测试 – 复测 ICC 和 95% 可信区间下的最小可检测变化值（MDC95）分别为 0.89 和 5.7，运动分量表为 0.87 和 12.5。据报道，ADL 和运动分量表在 4 周范围内的最小临床重要差异值分别为 8 分和 9 分。FAAM 是足、踝部残疾指数（FADI）的升级版本。足、踝部残疾指数（FADI）所含的 5 个额外附加项目，4 项与疼痛有关，1 项与睡眠有关，在因素和项目反应理论分析后被删除[25]。

LEFS 是一种广泛的针对特定区域的评价方法，适用于髋、膝、踝或足部的肌肉骨骼疾病的患者[26]。LEFS 由 20 个项目组成，评估活动受限和参与受限。测试 – 复测信度为 r=0.87，对于急性踝关节扭伤的受试者，在 1 周的间隔时间内 90% 可信区间为 9.4。将踝关节扭伤后 6 天或更长时间的患者与不到 6 天的患者进行比较，可以发现在 1 周时间内的评分变化有显著差异。在一组有髋关节、膝关节、踝关节和足部病变的受试者中，最小的临床重要差异值在 4 周的期间为 9 分[26]。

足姿和步态分析

足姿指数（FPI 6）是一种高度可靠和有效的评估静态足位置的方法[27, 28]。FPI 6 包括 6 个静态评估，每次评估给出在 –2~+2 的得分。负的分数表示足旋后位，正的分数表示足旋前位（图 7.5a，b）。较低的足姿评分（0~–5）的患者被定义为旋后足[29-31]。旋后是指后足的过度内翻。步态中运动学的改变，特别是在足着地初期时后足过度内翻的位置，可能使人更易出现踝关节扭伤。尤其是患有慢性踝关节不稳定的人群，已被证明有以一个过度外翻的踝关节姿态行走的倾向[32, 33]。

活动度测量

踝关节活动度的测量缺乏可靠性[34]。踝与距下关节运动的测量存在评估者间信度的问题，并

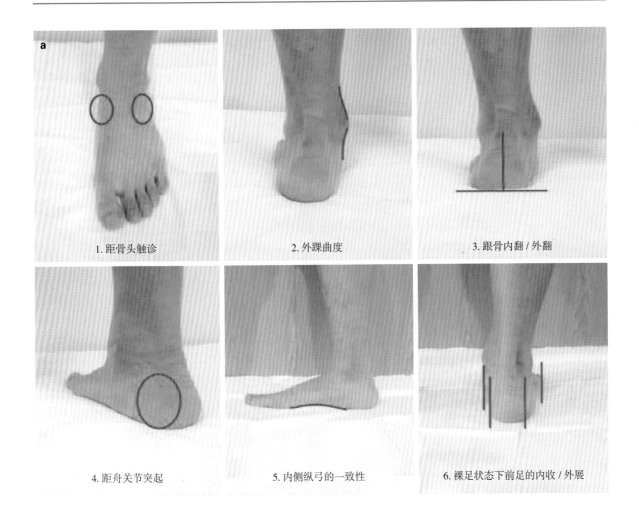

a

| 1. 距骨头触诊 | 2. 外踝曲度 | 3. 跟骨内翻/外翻 |
| 4. 距舟关节突起 | 5. 内侧纵弓的一致性 | 6. 裸足状态下前足的内收/外展 |

b

	−2	−1	0	1	2
距骨头触诊	距头在外侧可触及/但内侧不能触及	外侧可触及距骨头/内侧稍可触及	距骨头在外侧和内侧均可触及	距头外侧稍可触/内侧可触	距头在外侧不可触及/但内侧能触及
外踝曲度	踝部以下的曲线：直/凸	踝下平面曲线呈凹形，但比踝上曲线平坦	踝下与踝上的曲线大致相等	踝下曲线比踝上的更凹陷	踝下曲线较踝上曲线明显凹陷
跟骨内翻/外翻	超过估计的内翻5°（内翻足）	在中立和估计内翻5°之间（内翻）	中立状态	在中立和估计外翻5°之间（外翻）	超过估计的外翻5°（外翻足）
距舟关节突起	TNJ区域明显凹陷	TNJ区域稍小，但是凹形	TNJ区域平坦	TNJ区略隆起	TNJ区明显隆起
内侧纵弓一致性	足弓高，与内侧纵弓的后端成锐角	足弓略高，弧形稍向后成角	足弓高度正常且弧形正常	足弓较低，中部扁平	足弓很低，中央部分严重塌陷，与地面接触
裸足状态下前足的内收/外展	外侧未见明显突起，内侧清晰可见	中间的突起清晰，比侧面更明显	内外侧突起物均可见	外侧较内侧更明显	内侧未见明显突起，外侧清晰可见

图 7.5　足姿指数（FPI 6）;（a）足姿指数6项;（1）距骨头触诊,（2）外踝曲度,（3）跟骨内翻/外翻,（4）距舟关节突起,（5）内侧纵弓的一致性,（6）裸足状态下前足的内收/外展。（b）FPI评分

且这种信度只有中等水平[35]。踝关节非负重下背伸角度测量需要膝关节伸直 0° 到屈曲 45° 的情况下来完成。膝关节伸直是为了描述腓肠肌的柔韧性，而测量屈曲膝关节的方法被认为是为了显示比目鱼肌的柔韧性。这些方法也可以在站姿下进行。这是一项重要的测量，因为它评估了在负重状态下胫骨与踝关节的功能。负重状态下背伸活动度的丧失与生物力学变化有关，从而导致更高的踝关节扭伤风险，以及运动链上其他病理变化（图 7.6）。

肌力测试

临床医生通常采用徒手肌肉测试（如多篇文章所述）作为评估肌肉功能的主要方法。在临床现实中，通过昂贵的设备和成本获得结果可能令人望而却步。用 Biodex 测量仪对健康成年人踝关节内翻和外翻肌力进行等速测试是非常可靠的[36]。手持式肌力测量仪对踝关节背伸、内翻和外翻的重测信度和评估者间信度都有很好的效果[37-40]。

特殊检查

韧带的稳定性是需要评估的。腓骨肌腱半脱位是通过屈曲膝关节和患者主动踝关节跖屈和背

图 7.6 负重踝关节背屈活动范围测量（负重突进测试）

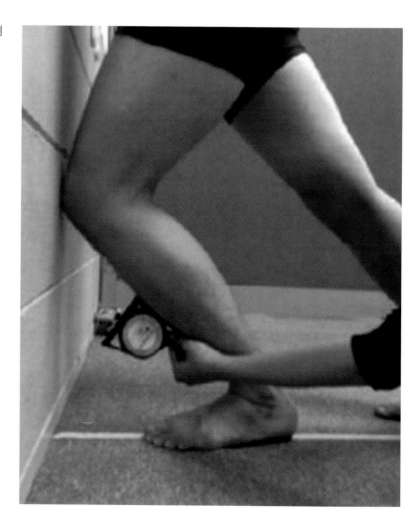

伸并且外翻抗阻来检查。当看到或触到腓骨肌腱半脱位在外踝前侧时，检测结果为阳性。如果肌腱相对移位，而没有真正超过外踝前侧，则应考虑是鞘内半脱位可能。腓骨挤压试验可用于评估腓骨短肌腱炎；要进行这项测试，需要将踝关节外翻和背伸，同时对腓骨沟施加压力。引发疼痛提示测试阳性[23]（图 7.7）。

功能测试

功能测试可以满足临床要求，并在研究环境中有着多方面的用途。这些测试通常被用于确立功能的基线水平，是指示进展的标志，并可作为重返活动或体育运动的参考阈值。虽然不是特异性的病理结果，但这些测试适用于广泛的人群，可以非常有效地确定功能障碍的水平。

简单的平衡测试是嘱患者睁眼单腿站立 1min，闭眼单腿站立 1min。与对侧腿的任一点接触都被认为是"接触"点或失败点。受试者双腿轮换能够保持单腿直立平衡长达 1min 的测试也被称为单肢平衡测试（SLBT）[41]。踝关节失稳个体在单纯平衡试验和 SLBT 中的表现存在差异，

图 7.7　腓骨肌腱压缩试验

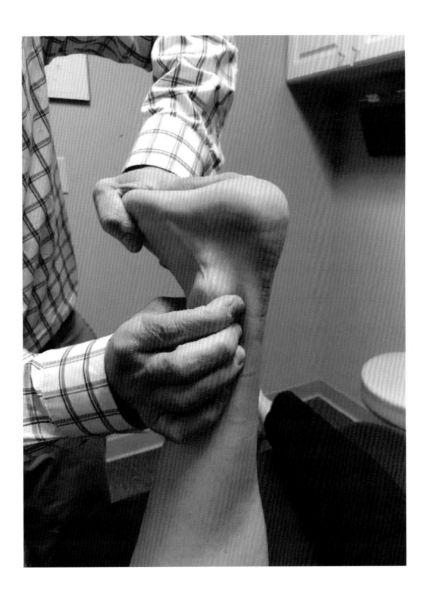

踝关节失稳患者在损伤踝关节和未损伤踝关节上的表现也存在差异[41-44]。20~49 岁的人在睁眼状态下平均单下肢平衡时间为 29.7~30.0s，闭眼状态下平均单下肢平衡时间为 24.2~28.8s。年龄在 50~79 岁之间的人，睁眼状态下的平均时间缩短到 14.0~29.4s，闭眼状态下缩短至 4.3~21.0s[45]。

平衡误差评分系统（BESS）是一种功能和本体感觉缺陷的测量方法，包括计算偏离标准站立位置的次数。保持平衡的测试是在硬质地面和柔软地面上分别测试双肢、单肢与串联姿势，以及在 20s 内对这 6 种情况中每一种"误差"进行评分。站姿的要求是受试者站立，双手放在髂嵴上，头部中立，眼睛闭上。当受试者出现以下情况时记录一个"错误"：（1）睁开眼睛；（2）走出、跌倒或脱离测试位置；（3）将手从髋部移开；（4）髋关节屈曲或外展超过 30°；（5）抬起足趾或足跟；（6）离开测试位置超过 5s。标准数据：年龄在 20~54 岁之间的平均 BESS 得分在 11~13 个"错误计分"之间，55~69 岁之间的平均 BESS 得分在 15~21 个"错误计分"之间（n=589）[46]，最小可检测的变化是 7~9 分[47]（图 7.8）。

星形偏移平衡测试（SEBT）和 Y 形平衡测试要求患者保持一侧下肢平衡，同时用另一侧尽量伸展（图 7.9）。SEBT 伸展在 8 个不同的方向，而 Y 形平衡测试伸展仅在前侧、后外侧和后内侧方向[48]。SEBT 的布局由 8 条线组成，从中心点排列呈 45°。这些标记线按照它们的位置按逆时针方向分别标记为：前侧、前外侧、外侧、后外侧、后侧、后内侧、内侧、前内侧。Y 形平衡测试使用的平台只能达到前侧、后外侧和后内侧方向。该测试包括让受试者站着，将测试下肢至于中心，同时测量对侧下肢沿每个方向线获得的最大可达距离。受试者不允许移动支撑脚，手应放置于髋部。该测试包括 6 次实践和 8 个方向线上分别进行 3 次试验。通过将偏移距离除以下肢长度，可对测试距离进行标准化[49]。SEBT 和 Y 形平衡测试具有良好的组内和组间的可信度[49, 50]。踝关节失稳的患者与健侧和健康个体相比，其步行距离减少[51-53]。患侧前、后内侧伸展距离的减少是踝关节失稳的预测因素[54]。前内侧、内侧和后内侧方向被认为是区分踝关节不稳定和健康个体的最佳方向[52]。因素分析结果显示，向后方位与 SEBT 整体表现的相关性最高（α =0.96）[52]。下肢前

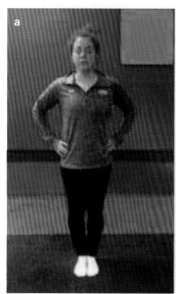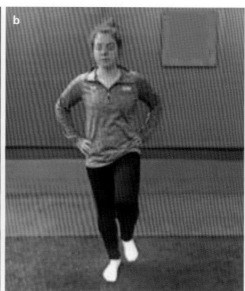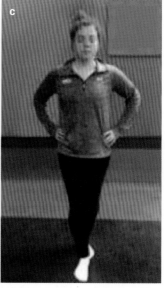

图 7.8 平衡误差评分系统（BESS）和评分：（a）双腿，硬质地面；（b）单腿，硬质地面；（c）前后站立，硬质地面；（d）双腿，柔软地面；（e）单腿，柔软地面；（f）前后站立，柔软地面

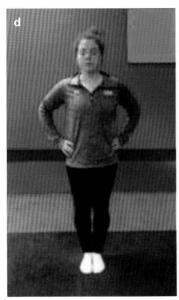
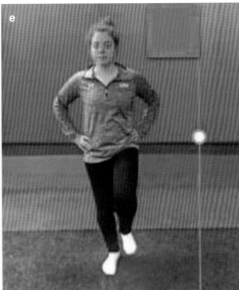
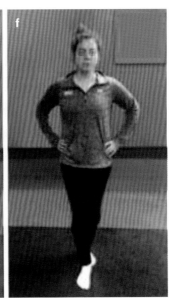

图 7.8（续）

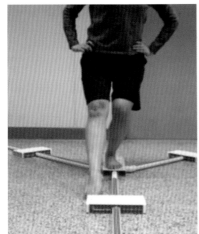
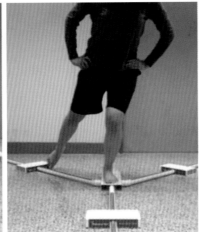
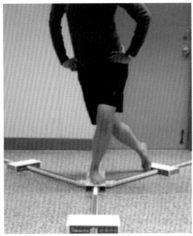

图 7.9　Y 形平衡测试

伸距离差大于 4cm 的个体发生下肢损伤的可能性要高 2.5 倍。标准化转换后所能达到的距离小于其下肢长度 94% 的女性发生下肢损伤的可能性要高 6.5%[48]。

干预

在病理解剖模型中，腓骨肌腱损伤主要分为 3 类：（1）肌腱炎和腱鞘炎；（2）肌腱半脱位和脱位；（3）肌腱撕裂和断裂。文献中报道了各种肌腱病理模型，一般可以根据病理的主要特征进行分类，包括胶原蛋白破坏、炎症和肌腱细胞反应等[55]。无论何种情况，针对不同肌腱病理阶段进行适当的干预是最重要的。由 Cook 和 Purdham 提出的连续模型建议基于病理阶段的干预措施，即反应性肌腱病变 / 早期肌腱修复不良和晚期肌腱修复不良 / 变性[56]。在反应阶段，药物干预的重点是减少炎症和抑制腱细胞上调。物理康复包括通过评估来确定负荷管理和进行相应的调整强度和频率以改变有害负荷[56]。在肌腱病理中后期退行性阶段，关注的焦点是刺激细胞活性和增加蛋白质的合成，以期促进肌腱的重组和修复，尽管文献表明这可能不会发生。药物干预可能包括选择如增殖疗法，而物理治疗包括离心训练和按摩疗法等。疼痛可能会在这些阶段无时无刻地产生影响。在以提高肌腱负荷能力和综合功能为最终目标的整体过程中，疼痛管理也是贯穿于这个连续过程中的一个必要组成部分。

肌腱是肌肉到骨骼间传递力量的组织。重要的是需要认识到，肌腱长期的休息是不利的。为了维持肌腱健康，正常、生理性的负荷是必要的，以维持腱组织的稳态，并最终防止细胞外基质降解的增加[57]。力传导是细胞将机械力刺激转化为电化学活动的过程。正常和异常的机械应力对肌腱均有效应，包括应力的方向、频率、大小和持续时间。肌腱接触到的力有拉力、压力和剪切力。根据不同的病理阶段采用适当的力学疗法（运动、徒手治疗等），在功能重建过程中使外力正常化，为肌腱愈合提供最佳环境。

特殊腓骨肌腱病变的保守治疗

腓骨肌腱炎／腱鞘炎

腓骨肌腱炎患者对保守治疗反应良好，包括使用非甾体类抗炎药（NSAIDs）、足跟外侧楔形垫，也可在症状严重时进行一段时间的固定[58]。物理治疗的干预措施也被推荐。物理治疗应遵循基于损伤的方法，包括牵伸和加强运动，使用工具，如踝关节生物力学平台系统（BAPS）板，改善踝关节背屈和外翻的徒手治疗，以及平衡／本体感受训练。也可以适用其他物理治疗，如电刺激、超声和低能量激光治疗。

腓骨肌腱病

由于腓骨肌腱病的慢性退行性的特点，不推荐使用抗炎方法来治疗。针对这种情况，非甾体类抗炎药和皮质类固醇类药物尽管可以实现短期的镇痛作用，但并未证明是长期有效的措施。物理治疗措施需要使用高特异性的治疗性训练方案。离心训练和混合离心训练方案一直被推荐用于治疗跟腱病变和肱骨外上髁炎。其他的治疗方法，如低能激光、超声、深层按摩、药物电离子导入疗法和超声药物导入均有文献记载。在临床试验中，低能量激光和治疗性超声表现出了不同的临床效果。深层按摩疗法也被证实其疗效微乎其微。药物电离子导入法和超声导入法涉及抗炎药的使用，同样证明效果甚微。

腓骨肌籽骨疼痛综合征（POPS）

腓骨肌籽骨疼痛综合征的患者早期治疗均采用保守方法，这包括使用 NSAIDs、足跟外侧楔形垫、物理治疗，如果有压痛，还可以采用一段时间的制动。物理治疗包括牵伸和加强运动、本体感觉训练。物理治疗师使用的其他方法，包括按摩疗法和特指的方法。如果需要一段时间的制动，可以使用短腿石膏或踝关节活动范围限制靴来控制炎症。疼痛一旦缓解，患者就可以开始接受物理治疗。

腓骨肌腱脱位

急性腓骨肌腱脱位可尝试非手术治疗；在腓骨肌腱张力较高的运动员中，仍有较高的复发率。保守治疗可采用短腿石膏固定，将足置于中立和轻度内翻位，可使腓骨肌上支持带在腓骨后缘自我修复[1]。

腓骨肌腱撕裂

腓骨肌腱撕裂的患者最初可采用保守治疗，包括 NSAIDs、足跟外侧楔形垫、物理治疗，如果局部有压痛或水肿，还需要一段时间的固定。物理治疗包括牵伸和加强运动，使用 BAPS 板，以及治疗师使用的其他方法，包括按摩疗法、超声波和电刺激。早期为了控制炎症反应可以使用短腿石膏或者 CAM 靴进行一段时间的制动。一旦疼痛缓解，随即可以开始物理治疗。

腓骨肌腱撕裂的保守治疗包括使用 NSAIDs、物理治疗、运动调整和支具或可行走短腿石膏制动。然而，尽管进行了非手术治疗，症状仍可能反复出现，特别是在慢性踝关节失稳、慢性腓骨肌腱半脱位或后足内翻畸形的情况下[59, 60]。

康复策略

方式

选择适当的治疗方式是基于预期的治疗结果和采用该治疗方法的时机。超声波治疗多年来一直是一种选择。普遍来看，除了功能锻炼和低能量激光，文献没有显示利用超声波治疗的优点。低能量激光疗法在促进愈合方面显示了一些潜力，尽管这些临床研究等级较低。超声波治疗和低能量激光治疗在恢复过程的不同阶段的镇痛效果有更多的好处，但不建议单独使用，而是应该作为整个物理治疗方案中的辅助手段。

手法治疗

手法治疗，如关节松动、推拿和动态关节松动，用于改善有腓骨侧损伤，踝关节扭伤，以及其他踝关节病变患者的踝关节活动度和本体感觉。

关节松动被推荐用以改善踝关节的灵活性，并已证明能够改善疼痛、活动范围和踝关节内翻扭伤者的功能[61-64]。改善踝关节背伸的方法有：徒手距骨拔伸松动法、胫距关节的距骨向后滑动法和负重下动态松动法。距骨拔伸松动法是治疗腓骨肌腱损伤非常成熟的技术，因为治疗后踝关节处于轻微外翻状态，减少了对肌腱的压力。该技术是在仰卧位下进行的，理想情况下患者的小腿稳定在治疗台上。治疗师将他们的手重叠，将其第 5 指置于距骨前。踝关节进行轻微背屈和外翻，并进行高速、低振幅纵向推力。如果需要的话，这个动作可以在不同角度的背屈状态进行多次，但即使是一次手法可以产生气穴现象或出现"砰"的声音，从而使周围的肌肉组织放松，减少疼痛，并改善活动范围（图 7.10）。

在进行距骨的关节松动时，重要的是要明确背伸和跖屈过程中的整体弧形的运动轨迹。踝关节的最大松弛位是轻微的跖屈，是距骨后前松动的首选位置，但如果患者已经背伸受限，需要将踝关节置于更充分的分离位。操作过程的一个临床指标是患者应感受到踝关节前侧的"挤压"感。在治疗手进行距骨向后的关节松动操作时，重要的一点是将胫腓骨远端的后侧固定在治疗台上、治疗垫或者辅助手上。在进行关节松动操作时施术者将腿放置于足底用以协助稳定足的跖屈角度。

图 7.10　距骨拔伸分离

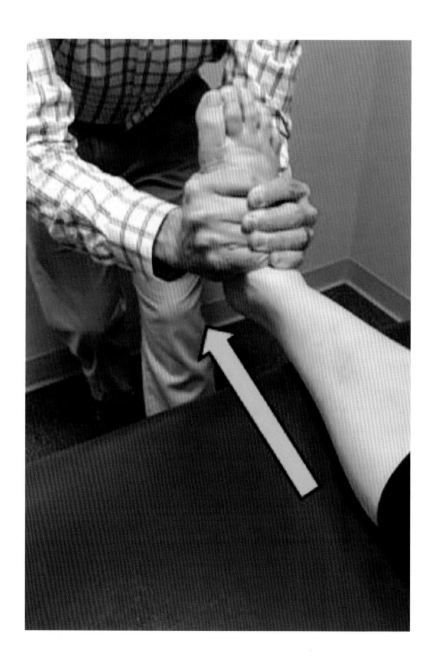

动态关节松动（MWM）最初由 Brian Mulligan 于 1995 年提出。治疗师针对关节进行被动滑动松动（通常是附属运动），并且在执行涉及四肢的物理治疗时对关节进行支撑。动态关节松动术可以在仰卧位、非负重位或负重位进行。推荐的治疗体位是负重位，将患者的足放在椅子或治疗台上。治疗师将治疗带置于患者胫骨远端，并用辅助手使足部固定在治疗台上。然后当患者将膝关节移过脚趾时，调节治疗带使其在胫骨上提供一个从后到前的力。在对小腿后侧均匀施压过程中重要的是治疗带要保持与胫骨垂直，防止产生拧压。

距下关节松动治疗可以用来帮助改善踝关节外翻，减少对足跟外侧楔形垫或贴布的需要。受累侧的侧卧位是治疗的最佳体位。治疗师一手稳定前足于外翻背伸位，施术手置于跟骨进行外翻的松动治疗（图 7.11）。

骰骨整复：骰骨整复技术能够改善踝关节灵活性和旋前功能。该技术的治疗体位是在俯卧下小腿离开床面膝关节屈曲 45°。治疗师双手握紧患者的中足，双手大拇指压于骰骨在足底的投影区。在活动足和小腿并迅速伸直膝关节的同时立即跖屈踝关节，在此过程中大拇指施加对骰骨上由足底到足背的推力，如图 7.12 所示。手法治疗后采用旋后位贴布固定技术进行矫正固定。

图 7.11　距下关节外翻固定

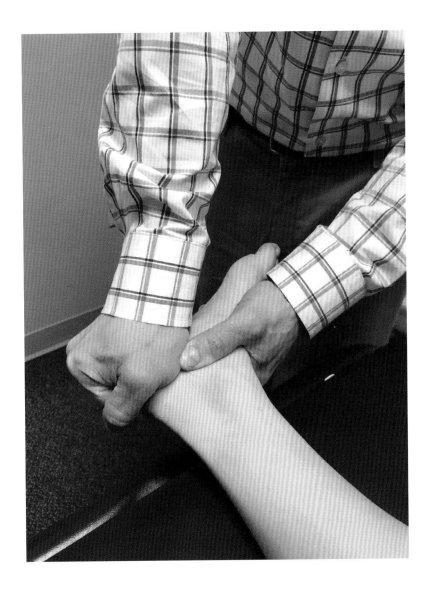

图 **7.12** 骰骨整复操作技术

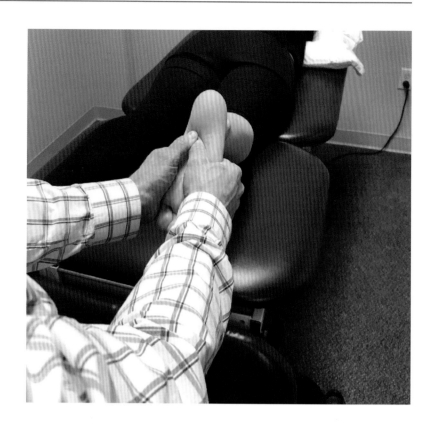

软组织松解术可用于改善柔韧性，减少腓骨肌腱损伤和踝关节扭伤引起的肿胀和疼痛。工具辅助的软组织松解术在短期内可能可以增加关节活动度，但其循证依据等级较低[65]。采用 IASTM 技术进行软组织松解能够促进韧带愈合具有中等等级的循证依据。Loghmani 和 Warden[66] 研究了以 IASTM 技术进行徒手治疗对韧带愈合的潜在效用。结果表明，在伤后第 4 周，接受 IASTM 治疗的韧带比未治疗的对侧损伤韧带强度高 43%，稳定性高 40%，能多吸收 57% 的能量。出现这些力学上的差异可能机制是由于 IASTM 技术对底层胶原亚结构组织的有利作用。在腓骨肌腱损伤的治疗中，IASTM 技术并非是一种主要的治疗手段，但可能对踝关节背屈功能受限的患者提供一些灵活性的改善。针对腓骨肌区域的疼痛和肌肉僵硬，软组织松解术是有效的干预措施，在腓骨肌腱炎的病例中也可以考虑采用。

触发点针刺

有证据表明，针对踝关节失稳患者进行的包含针刺腓骨外侧肌触发点（TrP–DN）在内的本体感觉 / 强化训练的治疗方案，治疗结束 1 个月后在疼痛和功能方面取得了良好的结果[67]。虽然目前仅有有限的证据支持，但对于腓骨肌腱炎的病患应考虑使用它来帮助减轻疼痛和改善功能。

贴扎 / 支具

鉴于踝关节扭伤的高发病率和随之而来的经济负担，重视预防措施势在必行。预防性贴扎、支具、神经肌肉训练和穿特殊鞋子在理论上都被认为对降低踝关节扭伤的发生率和严重程度有着积极的作用。外踝扭伤的人群易发展为慢性机械性（如韧带松弛）和功能性（无韧带松弛的神经肌肉功能障碍）踝关节不稳定[68, 69]。患有机械性或功能性踝关节失稳的患者通过接受如贴扎和 / 或支具等外治法的预防性治疗可以取得较好的预防扭伤反复出现的结果，神经肌肉功能训练除外[70, 71]。

　　贴扎和支具疗法的影响尚不清晰。虽然已有关于对本体感觉改善可能有益的报道，但有证据表明，贴扎或支具都不会增加关节位置觉或运动觉[72]。贴扎的效果可能得益于影响外部形态进而改善足踝部运动学，特别是在步态中的支撑期。

非弹性运动贴扎

　　贴布公认的作用是预防踝关节扭伤。文献报道已经明确地指出，进行贴扎比不进行贴扎能明显降低踝关节扭伤率，特别是对于有踝关节扭伤病史的患者[73, 74]。目前有各种材质和多种贴法的贴布可供采用，但是在文献中被采用最多的是非弹性运动贴布（图 7.13）。

　　治疗师常使用白色运动透气贴布以闭环筐篮式标准贴法来治疗和预防踝关节扭伤[75]。这种贴法能够有效地限制踝关节的内翻避免扭伤距小腿外侧韧带[76]。白色运动透气贴布是目前治疗和预防踝关节损伤的标准方法，这种方法能够在各个方向对踝关节的活动度进行限制，有效地预防踝关节损伤[77-79]。然而近期的研究指出了这种方法的一些弊端，包括不舒适、活动后的松弛和对各个方向的活动度限制[79, 80]。其他的方法包括采用雷库贴布的刚性贴扎法，这种方法类似于外侧楔形矫形垫的作用。贴布固定在跟骨内侧并且跨越骰骨横跨距小腿关节覆盖足底。这种方法能够将足牵伸至旋前位，减轻发炎的腓骨肌腱的压力。

踝关节弹性贴扎

　　有各种形式的弹性胶带［肌效贴（KT）］，已经成为各种情况普遍的治疗方法，特别是对于运动员这类特殊人群。不同于经典的 WAT，肌效贴由轻薄、有弹性、有黏性的纤维制作而成，旨

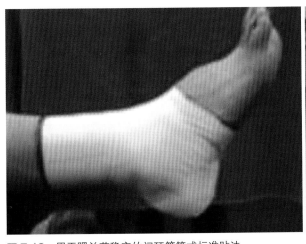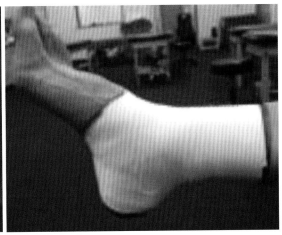

图 7.13　用于踝关节稳定的闭环筐篮式标准贴法

在模仿人类的皮肤。这种弹性贴布的理论是在不限制关节活动度的情况下为肌肉和关节提供稳定性[81, 82]。KT也被提及可以改善肌肉易化，增强关节稳定性和本体感觉，并有增加组织间隙的作用，促进淋巴回流和减轻水肿[81, 82]。几乎没有文献支持在有踝关节疾病的人群中改善肌肉易化、抑制肌肉活动的理论。一些临床证据显示KT在改善踝关节损伤患者本体感觉方面没有效果[83]。然而，在站立过程中，KT的机械力学特性可能会对后足的位置产生潜在的影响，特别是对于慢性踝关节失稳的患者[84]（图7.14）。

踝关节支具

使用支具也被证明是预防踝关节扭伤的一种有效的外用预防措施。支具已被证明优于单独的神经肌肉训练，并具有与踝关节贴布类似的降低损伤率的功效[85]。使用支具可能是最节省成本和时间的预防措施，因为使用贴布材料的成本和时间是限制因素[73]。半刚性支具也被证明可以限制踝关节的活动范围[86]。

运动疗法

规范的运动疗法已被证明是肌腱疾病康复中最重要的考量因素。在康复过程中，必须考虑到疾病的病理性质和时间阶段。制订运动计划时应考虑生物力学、肌肉功能、关节活动度、本体感觉受限程度。

腓骨肌腱损伤患者的典型临床表现为后足外翻无力。腓骨肌群的作用是用来拮抗足内翻的肌肉力量，因此在负重活动中可能会出现稳定性的丧失。最终，由于腓骨长肌沿足内侧远端附着，可能会出现第一跖骨不稳和前足横弓高度塌陷。运动治疗是解决无力和这种无力导致的功能障碍的各种临床表现的必要方法。

在慢性踝关节失稳这种情况下，关节本体感觉的缺失常伴随损伤出现。此外，如果采用制动和/或外用辅具来预防、控制类似的情况，则也会存在本体感觉缺陷。有很多形式的神经肌肉再学习和本体感觉训练用来帮助本体感觉缺陷的恢复。在康复治疗的早期，非负重下的动作再学习是有

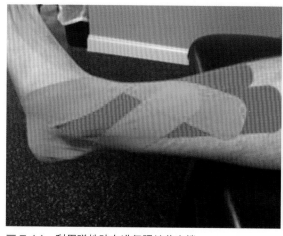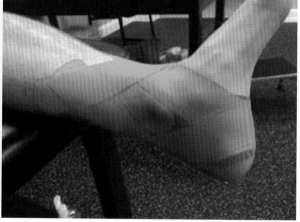

图7.14　利用弹性贴布进行踝关节支撑

助于本体感觉恢复的，随着组织愈合达到相应的条件，进阶到包括反应性训练在内的负重平衡训练将有助于改善本体感觉。最后，进阶到特定的功能训练对患者来说是恢复到先前功能水平的关键。

生物力学和功能的优化应涵盖在所有足与踝关节损伤的康复过程中，包括改善足部固有肌的力量和功能，以提高足弓的稳定性，这点与腓骨肌的功能也密切相关。负重状态下足部过度旋前会导致足弓高度的下降，这会影响腓骨肌的力线，可能造成肌腱负荷改变和肌肉功能下降。在足部的其他区域，会有异常应力增加的潜在可能。过度旋后状态的足有增加侧向负荷和内翻损伤的倾向，这两种情况都可能导致腓骨肌损伤。除了重视足内在肌的功能，加强足非固有肌的训练也非常重要，包括但不限于针对腓骨肌的负重状态下的特异性功能训练。由于腓骨长肌腱对于保持足内侧柱的稳定非常重要，进行如足内侧柱触地提踵训练非常必要（图 7.15）。

肌肉收缩方式、强度、负荷也是制定康复训练计划需要考虑的重要因素，特别是对于制订适合损伤组织的方案。疼痛是定制运动处方中的一个限制因素。早期应用等长收缩的方法进行特定肌肉的训练有改善皮质功能的潜力，有改善疼痛的作用。特别是对退行性肌腱病离心训练已被证明是一种有效的训练方法，特别在功能重建阶段 [56]。

预防

为了降低腓骨肌腱损伤的发病率，应做到降低外踝扭伤、内踝扭伤的复发及发展成为慢性踝关节失稳的发生率。主动的本体感觉特异性训练、肌力训练和护具的使用是所有潜在性损伤的积极预防措施。

结论

就像身体的其他部位一样，对于腓骨肌腱损伤成功的康复必须是制定特异性个体化的康复方案，不存在所谓的"万全之策"的治疗方法。识别病理情况、相关的生物力学机制和功能受限情况，进行详细的和连续的评估，监测治疗反应是做到成功康复的必要举措。

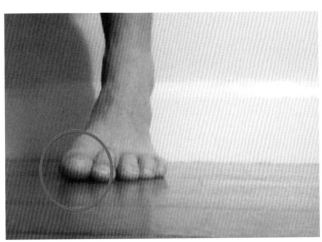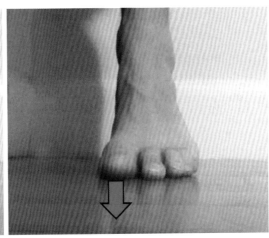

图 7.15 提踵练习，重点强调第一跖骨在地面的接触（重点在腓骨长肌）

参考文献

[1] Selmani E, Gjata V, Gjika E. Current concepts review: peroneal tendon disorders. Foot Ankle Int. 2006;27(3):221–228.

[2] Perry J, Burnfield J. Gait analysis: normal and pathological function. Thorofare: Slack, Inc; 2010.

[3] Kokubo T, Hashimoto T, Nagura T, et al. Effect of the posterior tibial and peroneal longus on the mechanical properties of the foot arch. Foot Ankle Int. 2012;33(4):320–325.

[4] Baumhauer JF, Alosa DM, Renstrom AF, Trevino S, Beynnon B. A prospective study of ankle injury risk factors. Am J Sports Med. 1995;23(5):564–570.

[5] Arnason A, Sigurdsson SB, Gudmundsson A, Holme I, Engebretsen L, Bahr R. Risk factors for injuries in football. Am J Sports Med. 2004;32(1_suppl):5–16.

[6] Bahr R, Bahr IA. Incidence of acute volleyball injuries: a prospective cohort study of injury mechanisms and risk factors. Scand J Med Sci Sports. 1997;7(3):166–171.

[7] Noronha M, França LC, Haupenthal A, Nunes GS. Intrinsic predictive factors for ankle sprain in active university students: a prospective study. Scand J Med Sci Sports. 2013;23(5):541–547.

[8] Emery CA, Meeuwisse WH. The effectiveness of a neuromuscular prevention strategy to reduce injuries in youth soccer: a cluster-randomised controlled trial. Br J Sports Med.2010;44(8):555.

[9] Engebretsen AH, Myklebust G, Holme I, Engebretsen L, Bahr R. Intrinsic risk factors for acute ankle injuries among male soccer players: a prospective cohort study. Scand J Med Sci Sports. 2010;20(3):403–410.

[10] Hiller CE, Refshauge KM, Herbert RD, Kilbreath SL. Intrinsic predictors of lateral ankle sprain in adolescent dancers: a prospective cohort study. Clin J Sport Med. 2008;18(1):44–48.

[11] Kofotolis ND, Kellis E, Vlachopoulos SP. Ankle sprain injuries and risk factors in amateur soccer players during a 2-year period. Am J Sports Med. 2007;35(3):458–466.

[12] McKay GD, Goldie PA, Payne WR, Oakes BW. Ankle injuries in basketball: injury rate and risk factors. Br J Sports Med. 2001;35(2):103–108.

[13] McGuine TA, Keene JS. The effect of a balance training program on the risk of ankle sprains in high school athletes. Am J Sports Med. 2006;34(7):1103–1111.

[14] Shell IG, Greenberg GH, McKnight R, et al. Decision rules for the use of radiography in acute ankle injuries: refinement and prospective validation. JAMA. 1993;269(9):1127–1132.

[15] Jonckheer P, Willems T, De Ridder R, et al. Evaluating fracture risk in acute ankle sprains: any news since the Ottawa ankle rules? A systematic review. Eur J Gen Pract. 2016;22(1):31–41.

[16] Roth JA, Taylor WC, Whalen J, Roth JA, Taylor WC, Whalen J. Peroneal tendon subluxation: the other lateral ankle injury. Br J Sports Med. 2010;44(14):1047–1053.

[17] Martin RL, Davenport TE, Paulseth S, Wukich DK, Godges JJ. Ankle stability and movement coordination impairments: ankle ligament sprains. J Orthop Sports Phys Ther. 2013;43(9):A1–A40.

[18] de Noronha M, Refshauge KM, Herbert RD, Kilbreath SL. Do voluntary strength, proprioception, range of motion, or postural sway predict occurrence of lateral ankle sprain? Br J Sports Med. 2006;40(10):824–828.

[19] Pope R, Herbert R, Kirwan J. Effects of ankle dorsiflexion range and pre-exercise calf muscle stretching on injury risk in Army recruits. Aust J Physiother. 1998;44(3):165–172.

[20] Andres BM, Murrell GA. Treatment of tendinopathy: what works, what does not, and what is on the horizon. Clin Orthop Relat Res. 2008;466(7):1539–1554.

[21] Karlsson J, Wiger P. Longitudinal split of the peroneus brevis tendon and lateral ankle instability: treatment of concomitant lesions. J Athl Train. 2002;37(4):463–466.

[22] Sobel M, DiCarlo EF, Bohne WH, Collins L. Longitudinal splitting of the peroneus brevis tendon: an anatomic and histologic study of cadaveric material. Foot Ankle. 1991;12(3):165–170.

[23] Sobel M, Pavlov H, Geppert MJ, Thompson FM, DiCarlo EF, Davis WH. Painful os perineum syndrome: a spectrum of conditions responsible for plantar lateral foot pain. Foot Ankle Int.1994;15(3):112–124.

[24] Martin RL, Irrgang JJ. A survey of self-reported outcome instruments for the foot and ankle. J Orthop Sports Phys Ther. 2007;37(2):72–84.

[25] Martin RL, Irrgang JJ, Burdett RG, Conti SF, Van Swearingen JM. Evidence of validity for the Foot and Ankle

Ability Measure (FAAM). Foot Ankle Int. 2005;26(11):968–983.

[26] Binkley JM, Stratford PW, Lott SA, Riddle DL. The Lower Extremity Functional Scale (LEFS): scale development, measurement properties, and clinical application. North American Orthopaedic Rehabilitation Research Network. Phys Ther. 1999;79(4):371–383.

[27] Redmond AC, Crane YZ, Menz HB. Normative values for the foot posture index. J Foot Ankle Res. 2008;1(1):6.

[28] Redmond AC, Crosbie J, Ouvrier RA. Development and validation of a novel rating system for scoring standing foot posture: the foot posture index. Clin Biomech (Bristol, Avon). 2006;21(1):89–98.

[29] Cornwall MW, McPoil TG, Lebec M, Vicenzino B, Wilson J. Reliability of the modified foot posture index. J Am Podiatr Med Assoc. 2008;98(1):7–13.

[30] Keenan AM, Redmond AC, Horton M, Conaghan PG, Tennant A. The foot posture index: Rasch analysis of a novel, foot-specific outcome measure. Arch Phys Med Rehabil.2007;88(1):88–93.

[31] McLaughlin P, Vaughan B, Shanahan J, Martin J, Linger G. Inexperienced examiners and the foot posture index: a reliability study. Man Ther. 2016;26:238–240.

[32] Delahunt E, Monaghan K, Caulfield B. Altered neuromuscular control and ankle joint kinematics during walking in subjects with functional instability of the ankle joint. Am J Sports Med. 2006;34(12):1970–1976.

[33] Monaghan K, Delahunt E, Caulfield B. Ankle function during gait in patients with chronic ankle instability compared to controls. Clin Biomech (Bristol, Avon). 2006;21(2):168–174.

[34] Martin RL, McPoil TG. Reliability of ankle goniometric measurements: a literature review. J Am Podiatr Med Assoc. 2005;95(6):564–572.

[35] Elveru RA, Rothstein JM, Lamb RL. Goniometric reliability in a clinical setting. Subtalar and ankle joint measurements. Phys Ther. 1988;68(5):672–677.

[36] Aydog E, Aydog ST, Cakci A, Doral MN. Reliability of isokinetic ankle inversion- and eversion-strength measurement in neutral foot position, using the Biodex dynamometer. Knee Surg Sports Traumatol Arthrosc. 2004;12(5):478–481.

[37] Fraser JJ, Koldenhoven RM, Saliba SA, Hertel J. Reliability of ankle-foot morphology, mobility, strength, and motor performance measures. Int J Sports Phys Ther. 2017;12(7):1134–1149.

[38] Kelln BM, McKeon PO, Gontkof LM, Hertel J. Hand-held dynamometry: reliability of lower extremity muscle testing in healthy, physically active, young adults. J Sport Rehabil.2008;17(2):160–170.

[39] Ancillao A, Palermo E, Rossi S. Validation of ankle strength measurements by means of a hand-held dynamometer in adult healthy subjects. J Sens. 2017;2017:8.

[40] Alfuth M, Hahm MM. Reliability, comparability, and validity of foot inversion and eversion strength measurements using a hand-held dynamometer. Int J Sports Phys Ther. 2016;11(1):72–84.

[41] Chrintz H, Falster O, Roed J. Single-leg postural equilibrium test. Scand J Med Sci Sports. 1991;1(4):244–246.

[42] Forkin DM, Koczur C, Battle R, Newton RA. Evaluation of kinesthetic deficits indicative of balance control in gymnasts with unilateral chronic ankle sprains. J Orthop Sports Phys Ther. 1996;23(4):245–250.

[43] Jerosch J, Prymka M. Proprioception and joint stability. Knee Surg Sports Traumatol Arthrosc. 1996;4(3):171–179.

[44] Lentell G, Katzman LL, Walters MR. The relationship between muscle function and ankle stability. J Orthop Sports Phys Ther. 1990;11(12):605–611.

[45] Bohannon RW, Larkin PA, Cook AC, Gear J, Singer J. Decrease in timed balance test scores with aging. Phys Ther. 1984;64(7):1067–1070.

[46] Iverson GL, Kaarto ML, Koehle MS. Normative data for the balance error scoring system: implications for brain injury evaluations. Brain Inj. 2008;22(2):147–152.

[47] Finnoff JT, Peterson VJ, Hollman JH, Smith J. Intrarater and interrater reliability of the Balance Error Scoring System (BESS). PM R. 2009;1(1):50–54.

[48] Plisky PJ, Rauh MJ, Kaminski TW, Underwood FB. Star excursion balance test as a predictor of lower extremity injury in high school basketball players. J Orthop Sports Phys Ther. 2006;36(12):911–919.

[49] Gribble PA, Kelly SE, Refshauge KM, Hiller CE. Interrater reliability of the star excursion balance test. J Athl Train. 2013;48(5):621–626.

[50] Hertel JMS, Denegar CR. Intratester and intertester reliability during the star excursion balance tests. J Sport Rehabil. 2000;9:104–116.

[51] Gribble PA, Hertel J, Denegar CR, Buckley WE. The effects of fatigue and chronic ankle instability on dynamic postural control. J Athl Train. 2004;39:321–329.

[52] Hertel J, Braham RA, Hale SA, Olmsted-Kramer LC. Simplifying the star excursion balance test: analyses of subjects with and without chronic ankle instability. J Orthop Sports Phys Ther. 2006;36(3):131–137.

[53] Olmsted LC, Carcia CR, Hertel J, Shultz SJ. Efficacy of the star excursion balance tests in detecting reach deficits in subjects with chronic ankle instability. J Athl Train. 2002;37(4):501–506.

[54] Hubbard TJ, Kramer LC, Denegar CR, Hertel J. Contributing factors to chronic ankle instability. Foot Ankle Int. 2007;28(3):343–354.

[55] Cook JL, Rio E, Purdam CR, Docking SI. Revisiting the continuum model of tendon pathology: what is its merit in clinical practice and research? Br J Sports Med. 2016;50(19):1187–1191.

[56] Cook JL, Purdam CR. Is tendon pathology a continuum? A pathology model to explain the clinical presentation of load-induced tendinopathy. Br J Sports Med. 2009;43(6):409–416.

[57] Galloway MT, Lalley AL, Shearn JT. The role of mechanical loading in tendon development, maintenance, injury, and repair. J Bone Joint Surg Am. 2013;95(17):1620–1628.

[58] Heckman DS, Gluck GS, Parekh SG. Tendon disorders of the foot and ankle, part 1: peroneal tendon disorders. Am J Sports Med. 2009;37(3):614–625.

[59] Krause JO, Brodsky JW. Peroneus brevis tendon tears: pathophysiology, surgical reconstruction, and clinical results. Foot Ankle Int. 1998;19(5):271–279.

[60] Redfern D, Myerson M. The management of concomitant tears of the peroneus longus and brevis tendons. Foot Ankle Int. 2004;25(10):695–707.

[61] Whitman JM, Cleland JA, Mintken P, et al. Predicting short-term response to thrust and nonthrust manipulation and exercise in patients post inversion ankle sprain. J Orthop Sports Phys Ther. 2009;39(3):188–200.

[62] Pellow JE, Brantingham JW. The efficacy of adjusting the ankle in the treatment of subacute and chronic grade I and grade II ankle inversion sprains. J Manipulative Physiol Ther.2001;24(1):17–24.

[63] Vicenzino B, Branjerdporn M, Teys P, Jordan K. Initial changes in posterior talar glide and dorsiflexion of the ankle after mobilization with movement in individuals with recurrent ankle sprain. J Orthop Sports Phys Ther. 2006;36(7):464–471.

[64] Cleland JA, Mintken PE, McDevitt A, et al. Manual physical therapy and exercise versus supervised home exercise in the management of patients with inversion ankle sprain: a multicenter randomized clinical trial. J Orthop Sports Phys Ther. 2013;43(7):443–455.

[65] Cheatham SW, Lee M, Cain M, Baker R. The efficacy of instrument assisted soft tissue mobilization: a systematic review. J Can Chiropr Assoc. 2016;60(3):200–211.

[66] Loghmani MT, Warden SJ. Instrument-assisted cross-fiber massage accelerates knee ligament healing. J Orthop Sports Phys Ther. 2009;39(7):506–514.

[67] Salom-Moreno J, Ayuso-Casado B, Tamaral-Costa B, Sánchez-Milá Z, Fernández-de-Las-Penas, Alburquerque-Sendín F. Trigger point dry needling and proprioceptive exercises for the management of chronic ankle instability: a randomized clinical trial. Evid Based Complement Alternat Med. 2015;2015:790209.

[68] Hiller CE, Nightingale EJ, Lin CW, Coughlan GF, Caulfield B, Delahunt E. Characteristics of people with recurrent ankle sprains: a systematic review with meta-analysis. Br J Sports Med. 2011;45(8):660–672.

[69] Morrison KE, Kaminski TW. Foot characteristics in association with inversion ankle injury. J Athl Train. 2007;42(1):135–142.

[70] Verhagen EA, Bay K. Optimising ankle sprain prevention: a critical review and practical appraisal of the literature. Br J Sports Med. 2010;44(15):1082–1088.

[71] Verhagen EA, van Mechelen W, de Vente W. The effect of preventive measures on the incidence of ankle sprains. Clin J Sport Med. 2000;10(4):291–296.

[72] Janssen KW, Kamper SJ. Ankle taping and bracing for proprioception. Br J Sports Med. 2013;47(8):527–528.

[73] Olmsted LC, Vela LI, Denegar CR, Hertel J. Prophylactic ankle taping and bracing: a numbers-needed- to-treat and cost-benefit analysis. J Athl Train. 2004;39(1):95–100.

[74] Rovere GD, Clarke TJ, Yates CS, Burley K. Retrospective comparison of taping and ankle stabilizers in preventing ankle injuries. Am J Sports Med. 1988;16(3):228–233.

[75] Simoneau G. Changes in ankle joint proprioception resulting from strips of athletic tape applied over the skin. J Athl Train. 1997;32:141–147.

[76] Beam JW. Orthopedic taping, wrapping, bracing, and padding. 2nd ed. Philadelphia: F. A. Davis Company; 2012.

[77] Best R, Mauch F, Bohle C, Huth J, Bruggemann P. Residual mechanical effectiveness of external ankle tape before and after competitive professional soccer performance. Clin J Sport Med. 2014;24(1):51–57.

[78] Simoneau GG, Degner RM, Kramper CA, Kittleson KH. Changes in ankle joint proprioception resulting from strips of athletic tape applied over the skin. J Athl Train. 1997;32(2):141–147.

[79] Purcell SB, Schuckman BE, Docherty CL, Schrader J, Poppy W. Differences in ankle range of motion before and after exercise in 2 tape conditions. Am J Sports Med. 2009;37(2):383–389.

[80] Cordova ML, Takahashi Y, Kress GM, Brucker JB, Finch AE. Influence of external ankle support on lower extremity joint mechanics during drop landings. J Sport Rehabil. 2010;19(2):136–148.

[81] Bicici S, Karatas N, Baltaci G. Effect of athletic taping and kinesiotaping(R) on measurements of functional performance in basketball players with chronic inversion ankle sprains. Int J Sports Phys Ther. 2012;7(2):154–166.

[82] Briem K, Eythorsdottir H, Magnusdottir RG, Palmarsson R, Runarsdottir T, Sveinsson T. Effects of kinesio tape compared with nonelastic sports tape and the untaped ankle during a sudden inversion perturbation in male athletes. J Orthop Sports Phys Ther. 2011;41(5):328–335.

[83] Halseth T, McChesney JW, Debeliso M, Vaughn R, Lien J. The effects of kinesio taping on proprioception at the ankle. J Sports Sci Med. 2004;3(1):1–7.

[84] Yen SC, Folmar E, Friend KA, Wang YC, Chui KK. Effects of kinesiotaping and athletic taping on ankle kinematics during walking in individuals with chronic ankle instability: a pilot study. Gait Posture. 2018;66:118–123.

[85] Janssen KW, van Mechelen W, Verhagen EA. Bracing superior to neuromuscular training for the prevention of self-reported recurrent ankle sprains: a three-arm randomised controlled trial.Br J Sports Med. 2014;48(16):1235–1239.

[86] Cordova ML, Ingersoll CD, LeBlanc MJ. Influence of ankle support on joint range of motion before and after exercise: a meta-analysis. J Orthop Sports Phys Ther. 2000;30(4):170–7; discussion 178–182.

第八章 腓骨肌腱损伤的保守治疗：超声引导下腓骨肌腱鞘内注射皮质类固醇

David I. Pedowitz, Rachel Shakked, Daniel J. Fuchs, Johannes B. Roedl

引言

骨科界历来一直致力于强调非手术治疗，以避免手术带来不必要的风险和潜在的并发症。鉴于此，采用注射皮质类固醇的方法来缓解各种炎症引起的相关疼痛。

疼痛性腓骨肌腱病变主要分为三大类：肌腱病、肌腱不稳（半脱位或脱位）、肌腱撕裂与断裂。虽然有时具有自限性，但腓骨肌腱病变可表现为急性创伤性或慢性隐匿性踝关节外侧疼痛并伴有踝关节外翻无力。急性或慢性的腓骨肌腱病变可导致踝关节内翻性损伤。

在无症状人群中，腓骨肌腱病变的发生率很高且在 MRI 上正常变异可被误认为病变，比如魔角效应、腓骨短肌腱假性半脱位、腓骨短肌腱分叉或第四腓骨肌止于腓骨短肌中[1]。因此，腓骨肌腱鞘内（PTS）局部封闭试验可作为一种有用的诊断方法[2, 3]。

对于有症状的腓骨肌腱病变和撕裂，传统的治疗方法是首先使用非甾体类抗炎药（NSAIDs）、调整休息/活动、物理治疗和制动。对于非手术治疗方法难以治愈的病例，通常考虑手术治疗[4]。2018 年一个欧洲足踝外科组织发表了一份专家共识，该共识基于病因学的腓骨肌腱病变的治疗流程[4, 5]。他们指出，由于发表的文章数据有限，无法就皮质类固醇注射对于治疗或诊断的有效性达成共识[4]。就此而论，大多数骨科医生因为担心发生肌腱自发性断裂，所以对于使用皮质类固醇激素的注射较为保守。

虽然有一些证据表明当注射皮质类固醇用于肱骨外上髁炎或扳机指时可出现肌腱自发性断裂，但是仅有少量病例报道支持注射皮质类固醇后现腓骨肌腱自发断裂的风险增加[6–8]。在作者所在的医院，当其他保守治疗方式无效时会使用腓骨肌腱鞘内注射皮质类固醇，并且是在超声引导下进行，以增加精确性和避免注射至肌腱内[2]。

作者最近的一项研究中，对于在超声引导下进行皮质类固醇注射治疗慢性肌腱病变或撕裂的临床结果和安全性进行了报道。本治疗的最终目的是缓解腓骨肌腱处的疼痛和改善其功能，且不增加肌腱自发性断裂和其他相关并发症的概率。

技术

超声诊断

对于诊断性超声检查，患者处于轻度侧卧，向对侧依靠，如图 8.1 所示。用 15MHz 的超声小探头（例如曲棍球探针），从腓骨中部的肌腹－肌腱结合处扫描到腓骨沟水平，并向远端延伸至第五跖骨基底（腓骨短肌）和第一跖骨基底（腓骨长肌）的附着处。

评估腓骨肌腱有无肌腱变性（肌腱增厚）和肌腱撕裂。一般来说，撕裂可表现为部分或全层撕裂，最常见于腓骨沟水平或其远端（在腓骨下区）或突出的腓骨肌结节水平。如果是部分撕裂，则进一步分为轻度部分撕裂（包括小于 50% 的肌腱厚度）和重度部分撕裂（超过 50% 的肌腱厚度）。对于腓骨短肌腱，典型的病理学进展是腓骨短肌变菲薄且呈 U 形或回形，腓骨长肌腱被推入 U 形内（图 8.2），后在 U 形的拐点处部分撕裂（图 8.3），然后出现腓骨短肌腱全层的撕裂，从而

图 8.1　患者体位

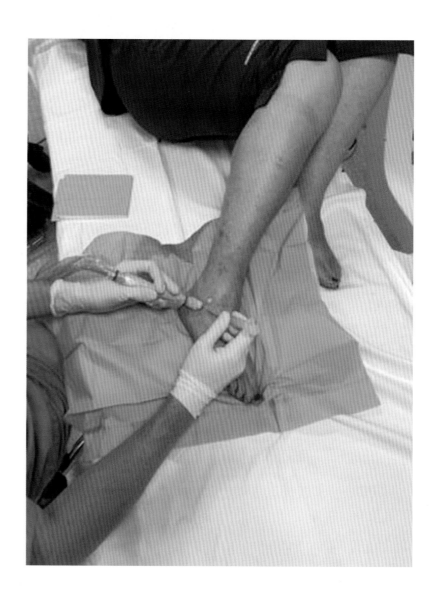

图 8.2　U 形变菲薄的腓骨短肌腱

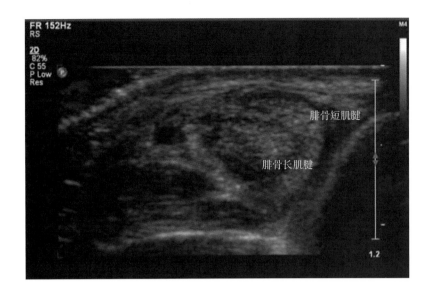

图 8.3　腓骨短肌腱部分撕裂伴腓骨长肌腱插入至腓骨短肌腱

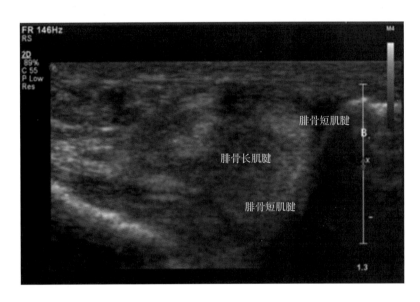

出现 2 个肌腱断端。然后，腓骨长肌腱从腓骨短肌腱断端处脱出（图 8.4）。

除此之外，需要判断是否存在腱鞘周围滑膜增生（图 8.5），并且可根据血流情况（图 8.6）评估急性炎症的程度。

最后，使用超声动态评估腓骨肌腱的鞘内半脱位程度，嘱患者跗趾缓慢地进行画圈运动，腓骨肌腱半脱位的患者会出现腓骨短肌腱与腓骨长肌腱弹响及位置的改变（图 8.7~ 图 8.9）。

超声引导下注射

首先对皮肤进行无菌消毒，铺单，所有仪器和工作区域都覆盖有无菌单（图 8.1）。我们建议在腓骨尖和腓骨肌结节之间的腓骨下区域进行注射。在更近端处，进针点可能会受到附近区域的腓骨、跟腱或腓肠神经的影响。在更远端处，由于重力的作用无法向近端 1/3 的腱鞘内注射药物。

图 8.4 腓骨短肌腱全层撕裂

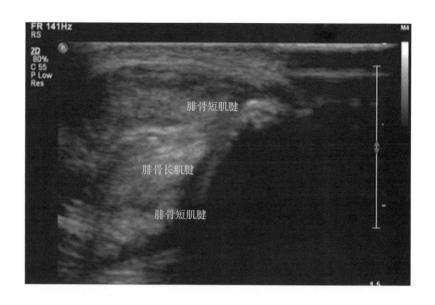

图 8.5 中重度腓骨肌腱鞘内滑膜炎

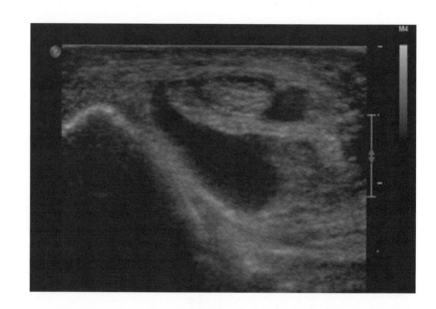

图 8.6 轻度肌腱周围滑膜炎，血流增多（表明为炎症急性期）

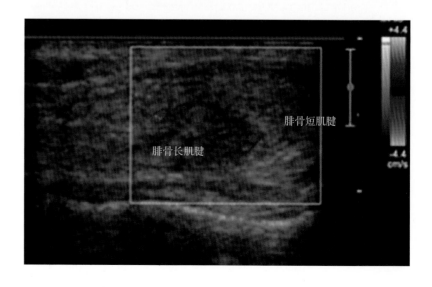

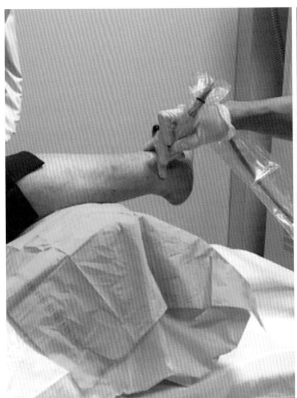
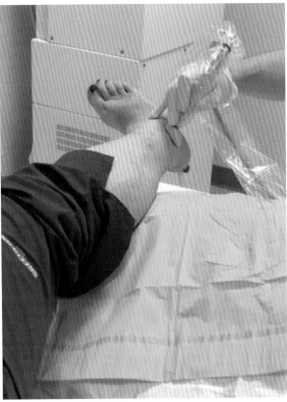
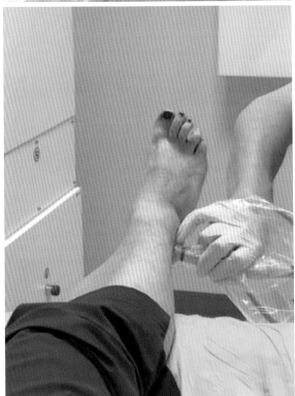

图 8.7~ 图 8.9 足部旋转不同阶段时肌腱半脱位的动态超声评估

超声引导下，使用 15MHz 的小超声探头（如曲棍球棒探头），腓骨肌腱在短轴上显示，在该区域从内侧探查时更容易探查到（图 8.1）。使用 25 号 3.8cm 的针头穿过皮下脂肪后进入腓骨肌腱鞘内，避免刺穿肌腱。建议在皮下脂肪层使用一枚 1~2cm 的套筒以避免皮质类固醇的反流溢出以及随后出现的皮肤褪色或萎缩。这个套筒也可降低感染的风险。

在针头插入腓骨肌腱鞘后，首先进行腱鞘液抽吸（如果存在），然后注射少量局麻药物（0.5mL），以确定针在腱鞘内。使用 1% 利多卡因和 0.5% 布比卡因混合物进行局部浸润麻醉。然后将 0.5mL 皮质类固醇（3mg 倍他米松）和 0.5mL 局麻药混合物注入腱鞘内，并通过超声确认是否充分填充浸润。建议在腱鞘内使用可溶性皮质类固醇（如倍他米松），而不是可溶性较低的皮质类固醇（如曲安奈德或甲泼尼龙），以避免皮肤或皮下脂肪萎缩或皮肤褪色。拔针后立即用纱布按压皮肤穿刺部位，然后贴上绷带。患者第二天取下敷料，无须制动和限制，注射后大约 6 周时进行随访。

结果

非手术治疗腓骨肌腱病变或撕裂通常包括物理治疗，服用 NSAIDs，活动调整和支具制动。在考虑手术前，腱鞘内注射可的松可能有利于诊断和治疗。先前有病例报道在腱旁组织附近注射可的松可导致自发性肌腱断裂 [5-7, 9]。然而，最近作者所在医院进行了一项回顾性研究，96 例患者进行了 109 次注射，发现单次超声引导下腱鞘内注射是安全有效的 [10]。1 例患者（0.9%）注射后 1 周出现腓骨长肌腱撕裂；然而，该患者既往有在外部机构注射羊水的病史，同时也接受过包括腓骨长肌腱鞘管置入在内的相关手术。虽然大多数患者的疼痛缓解时间很短，但约 1/3 的患者疼痛缓解持续超过 3 个月。一般来说，在症状持续时间较短的患者中，疼痛缓解持续时间最长。多次注射可能会增加肌腱断裂的风险 [10]，所以应采用超声引导下注射来避免肌腱内注射。一项尸体标本研究显示超声引导的精确度为 100%，而没有超声引导时其精确度仅为 60%[2]。2011 年进行的一项调查研究发现，54% 的美国足踝外科协会成员对腓骨肌腱炎进行了皮质类固醇注射，而只有 2% 的成员在跟腱中段注射过皮质类固醇 [11]。

讨论

超声引导下腓骨肌腱鞘内注射是一种安全有效的技术，可用于腓骨肌腱炎或腓腱撕裂的保守治疗。它可以与支具固定和物理治疗相结合，可能有助于避免或延迟手术。从理论上讲，足踝部的肌腱注射皮质类固醇会有医源性肌腱断裂的风险。但是，仅有少量的证据可以明确腓骨肌腱或其他上下肢的肌腱医源性断裂的风险。虽然许多个案报道指出注射皮质类固醇后发生肌腱断裂 [5, 12]，但是在一项纳入 991 例患者的大型系统评价中结果显示，仅有 1 例出现在肱骨外上髁、肩峰下关节囊或跟腱处注射皮质类固醇后发生肌腱断裂 [12]。

最近一项研究显示了超声引导下腓骨肌腱鞘皮质类固醇注射的疗效和风险 [10]。最值得注意的是，注射的相关风险非常低。在 96 例患者 109 次注射中，仅有 2 例（1.8%）出现并发症。其中包括 1 例腓肠神经炎和 1 例腓骨长肌撕裂。相当多的患者（44%）仅有 0~1 周的疼痛缓解时间，而 37% 的患者有超过 12 周的缓解时间。疼痛缓解的持续时间与注射前症状的持续时间呈反比。最后，25% 的患者在接受注射治疗平均 151 天后进行了腓骨肌腱手术治疗。

　　为了更好地评估超声引导下腱鞘内皮质类固醇注射的疗效，还需要进一步的研究。设立一个没有接受注射或注射安慰剂生理盐水的对照组可能是有价值的，可以结合对照组进行数据研究。不过，该方法应该被认为是非手术治疗腓骨肌腱疾病的一部分。现在有令人信服的数据表明，此类注射风险较低，可以让一部分患者的疼痛得到较长时间的缓解。此外，这项操作特别是对于那些暂时疼痛缓解的患者，还有一定的诊断价值。在骨科其他领域中的研究结果表明，通过局部注射后的短暂的阳性反应反而可以预测出可能会有一个较好的术后长期随访的结果 [13]。

结论

　　腓骨肌腱病变的保守治疗包括多种方式，但基于近期研究的数据结果，应包括超声引导下腓骨肌腱鞘内皮质类固醇注射。早期结果表明，对于顽固性疼痛或术后出现肌腱疼痛和压痛的患者，该技术是安全的，并且能显著改善症状。虽然该注射需要一定的技术，但当传统的非手术方式无法缓解疼痛时，至少应该考虑该技术。

参考文献

[1] Wang XT, Rosenberg ZS, Mechlin MB, Schweitzer ME. Normal variants and diseases of the peroneal tendons and superior peroneal retinaculum: MR imaging features. Radiographics. 2005;25(3):587–602.

[2] Muir JJ, Curtiss HM, Hollman J, Smith J, Finnoff JT. The accuracy of ultrasound-guided and palpation-guided peroneal tendon sheath injections. Am J Phys Med Rehabil. 2011;90(7):564–571.

[3] Resnick D, Goergen TG. Peroneal tenography in previous calcaneal fractures. Radiology. 1975;115(1):211–213.

[4] van Dijk PA, Miller D, Calder J, DiGiovanni CW, Kennedy JG, Kerkhoffs GM, et al. The ESSKA-AFAS international consensus statement on peroneal tendon pathologies. Knee Surg Sports Traumatol Arthrosc. 2018;26(10):3096–3107.

[5] Smith AG, Kosygan K, Williams H, Newman RJ. Common extensor tendon rupture following corticosteroid injection for lateral tendinosis of the elbow. Br J Sports Med. 1999;33(6):423–424. discussion 4-5

[6] Borland S, Jung S, Hugh IA. Complete rupture of the peroneus longus tendon secondary to injection. Foot (Edinb). 2009;19(4):229–231.

[7] Madsen BL, Noer HH. Simultaneous rupture of both peroneal tendons after corticosteroid injection: operative treatment. Injury. 1999;30(4):299–300.

[8] Simpson MR, Howard TM. Tendinopathies of the foot and ankle. Am Fam Physician. 2009;80(10):1107–1114.

[9] Cigna E, Ozkan O, Mardini S, Chiang PT, Yang CH, Chen HC. Late spontaneous rupture of the extensor pollicis longus tendon after corticosteroid injection for flexor tenosynovitis. Eur Rev Med Pharmacol Sci. 2013;17(6):845–848.

[10] Fram BR, Rogero R, Fuchs D, Shakked RJ, Raikin SM, Pedowitz DI. Clinical outcomes and complications of peroneal tendon sheath ultrasound-guided corticosteroid injection. Foot Ankle Int. 2019;40(8):888–894.

[11] Johnson JE, Klein SE, Putnam RM. Corticosteroid injections in the treatment of foot & ankle disorders: an AOFAS survey. Foot Ankle Int. 2011;32(4):394–399.

[12] Coombes BK, Bisset L, Vicenzino B. Efficacy and safety of corticosteroid injections and other injections for management of tendinopathy: a systematic review of randomised controlled trials. Lancet. 2010;376(9754):1751–1767.

[13] Green DP. Diagnostic and therapeutic value of carpal tunnel injection. J Hand Surg Am. 1984;9(6):850–854.

第九章 肌腱的结构及肌腱病的发病机制

Kevin A. Schafer, Samuel B. Adams, Jeremy J. McCormick

肌腱的结构及肌腱病的发病机制

肌腱病是最常见的骨骼肌疾病之一，活动量大或久坐的人群都有可能患病。在所有骨骼肌问题的会诊中，肌腱病约占30%[1]。肌腱病是一个用来描述失能肌腱的宽泛的非专用"名词"，更专用的"名词"诸如肌腱变性、肌腱炎或腱鞘炎指的是导致肌腱病的不同进程，尽管这些"名词"常被不正确地交替使用。肌腱炎指的是肌腱本身的炎症，常发生于肌腱过快或过强的超负荷，如微撕裂（图9.1）[2]。腱鞘炎同样也是一种炎性进程，其同时发生于肌腱及腱鞘。因此，只有腱鞘包裹的肌腱如腓骨肌腱，可发展为腱鞘炎[3]。从另一方面而言，肌腱变性指的是肌腱纤维束的退变，而无明显的炎症。

目前已有大量有关全身各类常见肌腱病病因的研究。通常，慢性疼痛的跟腱常被认为继发于炎性进程，可同时表现为疼痛及失能，因此，常将其定义为"肌腱炎"。然而，早期细胞学及组织学发现慢性损伤期可探测的炎症水平很低，甚至未见炎症反应，挑战了该理论[4, 5]。这些发现提示大多数常见的肌腱病实质为继发于慢性过度使用及重复性劳损的慢性病变，更正确地应称为"肌腱变性"。然而，最近的动物及人体研究提示在炎症介质改变细胞通路的过程中，存在更复杂及综合的进程，如肌腱结构的改变[6, 7]。因此，目前用专用性更低的"名词""肌腱病"来命名这类尚未明了的进程最为合适。

更好地理解肌腱病的发病机理应从理解肌腱的基本结构及功能开始。肌腱是一类将强大的肌肉力量传递至骨骼，从而使全身关节产生活动的特殊结缔组织。腓骨肌腱的主要功能是外翻及距屈足部，并与其他动态稳定结构一同稳定距下关节。肌腱的微结构对其功能而言至关重要。当肌腱的主要成分为水（约占重量的55%）时，其净重主要为 I 型胶原纤维（约70%）[8]。排列有序的 I 型胶原纤维在肌腱内紧密成束且走行方向一致，形成了具有强大拉伸强度的组织[9]。此外，诸如蛋白聚糖及弹性蛋白等其他分子有助于润滑及赋予弹性[10]。这些分子共同形成了极其特殊的肌腱基质及整体动态组织。

该整体结构的重要性在健康及损伤肌腱的组织病理学分析中均十分突出。较之健康肌腱，病变肌腱的组织学研究证实其胶原束排列紊乱，平行排列丢失，蛋白多糖及黏多糖含量增加，血管及神经长入亦增加[9]。此外，研究发现退变肌腱的总胶原含量显著减少，III型胶原与 I 型胶原的含量比增加，胶原分子自身及分子间互联（交联）发生改变[11]。

病理	组织学变化	图示
肌腱变性	肌腱内胶原纤维退变	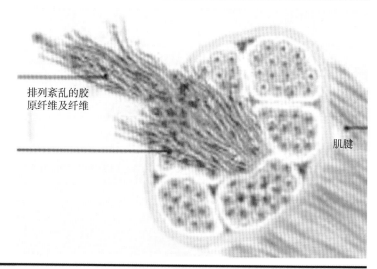
肌腱炎	肌腱实质的炎症	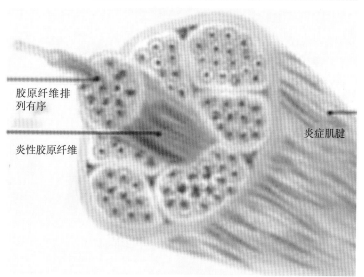

图9.1 排列紊乱的胶原纤维及纤维 / 肌腱

胶原纤维排列有序 / 炎性胶原纤维 / 炎症肌腱

图 9.1　肌腱变性及肌腱炎 [3]

虽然肌腱病的镜下变化已有记载，但其根本的发病机制尚不明确。已证实肌腱微结构及肌腱基质的损伤可诱导由破坏酶及组成酶、生长因子及信号分子等调控的重塑进程 [11]。实际上，目前认为肌腱基质与骨骼类似，在生命过程中亦不断地进行重塑。对于肌腱病的发病机理，作者目前的理解是，各类内外因联合作用导致组织更新及内环境稳定的失衡，从而引起整个肌腱发生改变。

与组织更新失衡相关的分子通路尚未明确定义。有一种假说，称为"神经源性假说"，源于组织学研究发现退变肌腱内的 P 物质及神经肽（图 9.2a）[11-13]。总之，该假说支持反复的力学应力可诱导传入神经纤维释放神经调节物质，如 P 物质，从而激发肥大细胞释放组胺。结果导致参与调控的血管通透性、血管再生、细胞分化及细胞外基质形成的下游通路发生改变 [11, 14]。最终，组织的内环境稳定被打破，肌腱微结构发生改变，从而导致肌腱完整性的破坏。这些分子通路在急性损伤中被激活，并作为肌腱愈合的正常组分发挥作用及适应训练（图 9.2b）。然而，目前认为这

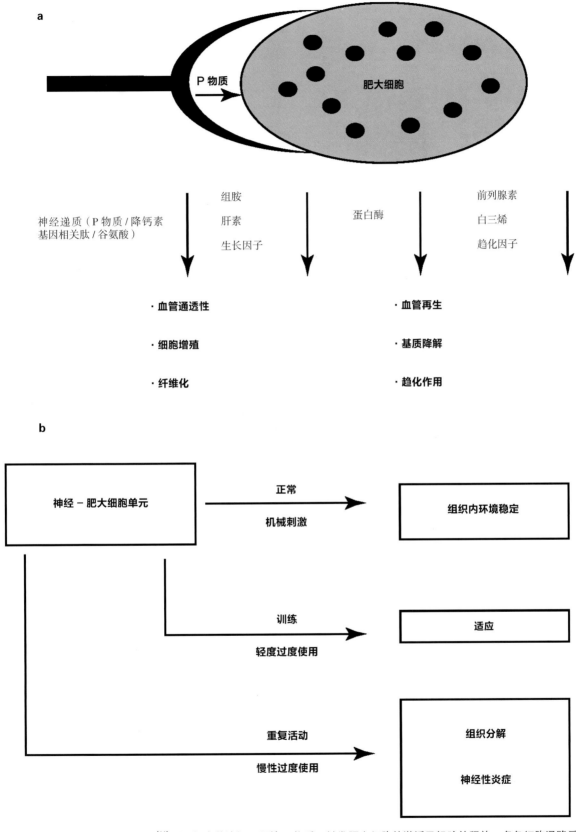

图 9.2 肌腱病的神经源性假说[11]。(a)感觉神经元释放 P 物质，触发肥大细胞的激活及组胺的释放。多条细胞通路受影响。(b)这些通路被认为在正常的组织内环境稳定及适应训练中起着重要的作用，但当这些通路被慢性激活时，同样可能导致肌腱完整性的破坏

些通路的慢性激活可能在退行性肌腱病的发病机制中起着重要的作用。因此，这些通路可能是未来药物治疗的潜在靶点[14]。总之，目前对于这些通路的研究强调炎症及肌腱慢性退变并非肌腱病唯一的病理变化，更确切地说，应该是细胞水平上环环相扣的病变过程。

肌腱病的内因及外因

尽管对于肌腱病所涉及的细胞机制仍在积极探索中，我们必须思考这些病变过程及肌腱最终断裂为何会发生于每一位患者。在每一例肌腱病的临床病例中，以下诸多原因都有可能造成控制肌腱内环境稳定的重塑通路的破坏（图 9.3）。

内因

许多内因可以使患者更易进展为腓骨肌腱病，这些因素包括患者的解剖学、血供、患者年龄、遗传及全身性因素[3, 15]。

每个患者的解剖学特点形成了独特的肌腱机械环境。力线不良，如较之中立位后足力线，高弓马蹄足畸形在动态、静态下都会对腓骨肌腱施加更多的重复负荷。同样，缺乏柔性或过度柔性、肌肉力量弱及不平衡都需要动态稳定肌群，如腓骨肌腱在基本活动及剧烈运动时会增加重复负荷。

此外，还有一些腓骨肌腱特异性的解剖学因素使患者更易发生损伤。浅的外踝后沟被认为会改变腓骨肌腱的稳定性，并可能导致肌腱撕裂[16]。同样地，腓骨肌上、下支持带可对腓骨肌腱形成压力及摩擦力，可能会限制正常的肌腱滑动，并导致腱鞘炎的发展，其尤其常见于腓骨肌腱或腓骨肌腱鞘肥厚的患者。另一种与腓骨肌腱病变相关的解剖变异是存在突出的腓骨肌结节，即位

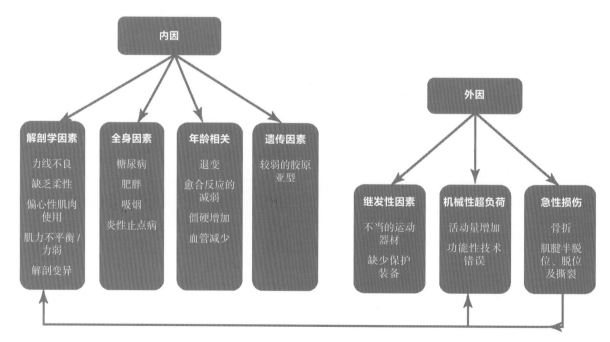

图 9.3　肌腱病的内因及外因

于跟骨外侧壁维持腓骨长、短肌腱分隔的骨性突起[3]。该解剖变异见于40%的个体中，并被认为与肌腱撕裂及腱鞘炎有关[17]。一些病例中还可发现副肌、第四腓骨肌，这些都可能在腓骨肌腱隧道中挤压腓骨长、短肌从而导致病变[18]。最后，有些患者中发现存在腓骨短肌低位肌腹，肌肉部分延伸至腓骨沟内，挤压腓骨肌隧道内容物，从而导致肌腱病的发生[19]。

肌腱血供对于肌腱重塑、修复及维持其结构性的能力而言同样至关重要。肌腱在骨性止点及肌肉-肌腱移行部接受直接血供。有腱鞘包裹的肌腱，如腓骨肌腱及胫后肌腱还可接受来自腱纽及腱系膜的额外血供。腓骨长、短肌腱主要由腓动脉提供血供，腓骨长肌同时接受位于足背外侧的胫前动脉分支提供的大量血供[20]。虽然血供条件良好，但两条肌腱仍有部分区域血供相对较少，称为分水岭或少血供区。这些区域发生继发于愈合反应减弱的退变风险相对增加[3, 21]。然而，关于腓骨肌腱的解剖学研究发现腓动脉远端分支良好地灌注了腓骨短肌腱全程[20]，其与腓骨短肌腱在外踝水平存在一少血供区的理论相悖[22]。然而，研究发现在80%的样本（8/10）中[20]，腓骨长肌存在少血供区，与之前描述的腓骨长肌在外踝处或肌腱行经骰骨后走向足底的骰骨隧道处存在潜在的分水岭区相一致[20, 22]。

年龄增长同样被认为是肌腱退变的内在风险因素。众所周知，肌腱血供随年龄增长而减少，因此，肌腱的顺应力及愈合潜能也随之减弱[23]。此外，对老年人群细胞过程的研究发现，其干细胞计数减少，腱细胞的蛋白合成能力亦减弱[24, 25]。这些因素共同导致肌腱对损伤的反应及恢复能力的减弱。

最近很多研究探究了遗传因素作为内因在肌腱及韧带损伤中所起的作用，并认为，遗传驱动的胶原成分的改变可能使部分患者肌腱及韧带损伤的风险增加。V型胶原，蛋白调控的纤维直径及胶原纤维的装配[26]已成为诸多研究的焦点。最近一项Meta分析研究了11项分析肌腱及韧带损伤中（包括跟腱病、肱骨外上髁炎及前交叉韧带断裂）V型胶原α1链（COL5A1）多态性作用[27]，发现某些多态性对于白种人具有保护及减少肌腱及韧带损伤风险的作用。与此不同，其他研究发现COL5A1的个别变异与肌腱病发病风险增加有关[28]。

最后，全身性因素亦可影响组织结构的完整性及肌腱修复机制。糖尿病在人体及动物模型中已得到广泛研究，结果发现糖尿病患者发生肌腱病的可能性是非糖尿病患者的3倍[29]。研究还发现在无炎症加剧的情况下，糖尿病的肌腱大小增加，纤维束亦明显不规则[30]，提示调控肌腱内环境稳定及修复的通路受到直接干扰。吸烟同样可以直接影响肌腱的完整性，并减弱其修复能力[31]。在糖尿病及吸烟患者中的研究结果，在某种程度上可能是由于疾病进程作用于机体微血管及大血管系统所导致的[32]。最后，肥胖也可通过重量驱动的机械性超负荷导致肌腱病的发展。由于研究发现炎症介质，如脂肪因子的升高及整体血脂异常可能会直接改变肌腱结构，因此肥胖亦可能全身性地影响肌腱病的发展[33, 34]。

外因

肌腱病最主要的外因是机械性超负荷。超负荷可能继发于短暂且高强度的力量，及频率增加或持续时间较长的低强度力量。因此，超负荷可发生于基本的低水平活动及剧烈的体育运动。体育运动中常见的原因包括技术或训练方式错误（如突然增加训练强度及频率）[35]。此外，不合适的鞋具及某些训练场地表面亦可导致超负荷[35-37]。对于机械性超负荷，产生重复负荷的因素特别需要注意，因为这些负荷可能在肌腱重塑或修复前导致反复的微损伤。

最后，急性损伤可破坏正常的肌腱状态及继发形成新的、损伤前不存在的内在或外在性风险因素。例如，骨折、肌腱脱位或半脱位可改变静态及动态解剖（如柔性不良、肌力不平衡及改变关节轴线），从而可能造成远期损伤及影响肌腱完全恢复的能力。这些发生改变的解剖学因素同样可以给患者带来机械性超负荷的风险。急性损伤本身同样可能破坏胶原微结构，其破坏能力超过完全重塑及修复的能力，并增加远期损伤的可能性。

结论

总之，腓骨肌腱病是个复杂的病变。细胞过程调控肌腱重塑及修复机制尚未明了，但损伤在某种程度上可改变细胞信号及肌腱微结构。医生可通过考虑导致损伤的内外因而制定最佳治疗方案。发现这些因素，尤其是可改变的因素，可以最大限度地影响患者康复及最终功能。本书的后续章节将对腓骨肌腱相关问题的评估及治疗进行全面彻底的回顾，其目的在于为我们的患者提供最佳的诊疗。

参考文献

[1] Andarawis-Puri N, Flatow EL, Soslowsky LJ. Tendon basic science: development, repair, regeneration, and healing. J Orthop Res. 2015; 33(6): 780-784.

[2] Bass E. Tendinopathy: why the difference between tendinitis and tendinosis matters. Int J Ther Massage Bodywork. 2012; 5(1): 14-17.

[3] Federer AE, Steele JR, Dekker TJ, Liles JL, Adams SB. Tendonitis and tendinopathy: what are they and how do they evolve? Foot Ankle Clin. 2017; 22(4): 665-676.

[4] Boyer MI, Hastings H 2nd. Lateral tennis elbow: "is there any science out there?". J Shoulder Elb Surg. 1999; 8(5): 481–491.

[5] Khan KM, Cook JL, Kannus P, Maffulli N, Bonar SF. Time to abandon the "tendinitis" myth. BMJ. 2002; 324(7338): 626–627.

[6] Abate M, Silbernagel KG, Siljeholm C, Di Iorio A, De Amicis D, Salini V, et al. Pathogenesis of tendinopathies: inflammation or degeneration? Arthritis Res Ther. 2009; 11(3): 235.

[7] Millar NL, Murrell GA, McInnes IB. Inflammatory mechanisms in tendinopathy-towards translation. Nat Rev Rheumatol. 2017; 13(2): 110-122.

[8] Thorpe CT, Screen HR. Tendon structure and composition. Adv Exp Med Biol. 2016; 920: 3-10.

[9] Xu Y, Murrell GA. The basic science of tendinopathy. Clin Orthop Relat Res. 2008; 466(7): 1528-1538.

[10] Chiodo CP. Understanding the anatomy and biomechanics of ankle tendons. Foot Ankle Clin. 2017; 22(4): 657–664.

[11] Riley G. The pathogenesis of tendinopathy. A molecular perspective. Rheumatology (Oxford). 2004; 43(2): 131-142.

[12] Ackermann PW. Neuronal regulation of tendon homoeostasis. Int J Exp Pathol. 2013; 94(4): 271-286.

[13] Ljung BO, Forsgren S, Friden J. Substance P and calcitonin gene-related peptide expression at the extensor carpi radialis brevis muscle origin: implications for the etiology of tennis elbow. J Orthop Res. 1999; 17(4): 554-559.

[14] Han SH, Choi W, Song J, Kim J, Lee S, Choi Y, et al. The implication of substance P in the development of tendinopathy: a case control study. Int J Mol Sci. 2017; 18(6).

[15] Almekinders LC. Tendinitis and other chronic tendinopathies. J Am Acad Orthop Surg. 1998; 6(3): 157-164.

[16] Heckman DS, Reddy S, Pedowitz D, Wapner KL, Parekh SG. Operative treatment for peroneal tendon disorders. J Bone Joint Surg Am. 2008; 90(2): 404-418.

[17] Bruce WD, Christofersen MR, Phillips DL. Stenosing tenosynovitis and impingement of the peroneal tendons

associated with hypertrophy of the peroneal tubercle. Foot Ankle Int. 1999; 20(7): 464-467.

[18] Lui TH. Tendoscopic resection of low-lying muscle belly of peroneus brevis or quartus. Foot Ankle Int. 2012; 33(10): 912-914.

[19] Mirmiran R, Squire C, Wassell D. Prevalence and role of a low-lying peroneus brevis muscle belly in patients with peroneal tendon pathologic features: a potential source of tendon sublux ation. J Foot Ankle Surg. 2015; 54(5): 872-875.

[20] van Dijk PA, Madirolas FX, Carrera A, Kerkhoffs GM, Reina F. Peroneal tendons well vascular ized: results from a cadaveric study. Knee Surg Sports Traumatol Arthrosc. 2016; 24(4): 1140-1147.

[21] McCarthy MM, Hannafin JA. The mature athlete: aging tendon and ligament. Sports Health. 2014; 6(1): 41-48.

[22] Petersen W, Bobka T, Stein V, Tillmann B. Blood supply of the peroneal tendons: injection and immunohistochemical studies of cadaver tendons. Acta Orthop Scand. 2000; 71(2): 168-174.

[23] Funakoshi T, Iwasaki N, Kamishima T, Nishida M, Ito Y, Kondo M, et al. In vivo visualization of vascular patterns of rotator cuff tears using contrast-enhanced ultrasound. Am J Sports Med. 2010; 38(12): 2464-2471.

[24] Ippolito E, Natali PG, Postacchini F, Accinni L, De Martino C. Morphological, immunochemi cal, and biochemical study of rabbit achilles tendon at various ages. J Bone Joint Surg Am. 1980; 62(4): 583-598.

[25] Zhou Z, Akinbiyi T, Xu L, Ramcharan M, Leong DJ, Ros SJ, et al. Tendon-derived stem/pro genitor cell aging: defective self-renewal and altered fate. Aging Cell. 2010; 9(5): 911-915.

[26] Birk DE, Fitch JM, Babiarz JP, Doane KJ, Linsenmayer TF. Collagen fibrillogenesis in vitro: interaction of types I and V collagen regulates fibril diameter. J Cell Sci. 1990; 95(Pt 4): 649-657.

[27] Pabalan N, Tharabenjasin P, Phababpha S, Jarjanazi H. Association of COL5A1 gene poly morphisms and risk of tendon-ligament injuries among Caucasians: a meta-analysis. Sports Med Open. 2018; 4(1): 46.

[28] Altinisik J, Meric G, Erduran M, Ates O, Ulusal AE, Akseki D. The BstUI and DpnII variants of the COL5A1 gene are associated with tennis elbow. Am J Sports Med. 2015; 43(7): 1784-1789.

[29] Ranger TA, Wong AM, Cook JL, Gaida JE. Is there an association between tendinopathy and dia betes mellitus? A systematic review with meta-analysis. Br J Sports Med. 2016; 50(16): 982-989.

[30] Oliveira RR, Medina de Mattos R, Magalhaes Rebelo L, Guimaraes Meireles Ferreira F, Tovar-Moll F, Eurico Nasciutti L, et al. Experimental diabetes alters the morphology and nano structure of the achilles tendon. PLoS One. 2017; 12(1): e0169513.

[31] Lundgreen K, Lian OB, Scott A, Nassab P, Fearon A, Engebretsen L. Rotator cuff tear degen eration and cell apoptosis in smokers versus nonsmokers. Arthroscopy. 2014; 30(8): 936-941.

[32] Chang SA. Smoking and type 2 diabetes mellitus. Diabetes Metab J. 2012; 36(6): 399-403.

[33] Castro AD, Skare TL, Nassif PA, Sakuma AK, Barros WH. Tendinopathy and obesity. Arq Bras Cir Dig. 2016; 29 Suppl 1(Suppl 1): 107-110.

[34] Scott A, Zwerver J, Grewal N, de Sa A, Alktebi T, Granville DJ, et al. Lipids, adiposity and ten dinopathy: is there a mechanistic link? Critical review Br J Sports Med. 2015; 49(15): 984-988.

[35] O'Neill S, Watson PJ, Barry S. A Delphi study of risk factors for achilles tendinopathy- opin ions of world tendon experts. Int J Sports Phys Ther. 2016; 11(5): 684-697.

[36] Mears AC, Osei-Owusu P, Harland AR, Owen A, Roberts JR. Perceived links between playing surfaces and injury: a worldwide study of elite association football players. Sports Med Open. 2018; 4(1): 40.

[37] Rowson S, McNally C, Duma SM. Can footwear affect achilles tendon loading? Clin J Sport Med. 2010; 20(5): 344-349.

第十章　腓骨肌腱急性半脱位 / 脱位

Francesco Oliva, Clelia Rugiero, Alessio Giai Via, Nicola Maffulli

引言

腓骨肌腱脱位是一种少见的运动相关损伤。1803 年，Monteggia 在芭蕾舞演员中描述了第一例[1]。这种损伤经常与柔道、体操、足球、橄榄球、篮球、滑冰、滑雪、滑水和登山等运动有关。急性半脱位通常发生在足部背屈、腓肠肌强烈收缩的时候[3]。急性半脱位的保守治疗与高复发率相关，高需求个体的急性腓骨肌腱半脱位应主要通过手术治疗[4]。未经治疗或误诊的急性损伤易导致疼痛和反复出现的腓骨肌腱脱位[5]。然而，复发性腓骨肌腱半脱位并不常见[6]。

解剖

腓骨肌腱复合体由腓骨长肌腱和腓骨短肌腱组成。它们的附着点与某些解剖变异有关，了解这一点很重要，以避免可能的并发症[7]。腓骨肌腱共用一个共同的腱鞘，腱鞘近端位于腓骨远端，腓骨短肌内侧，腓骨长肌前方。而远端，每个肌腱都有自身的鞘。共同鞘包含在腓骨后外侧的一条沟内，即腓骨沟，以防止半脱位。凹槽宽 5~10mm，深 3mm[8]。腓骨后沟不是由腓骨本身的凹陷形成的，而是由一条相对明显的胶原软组织与沿腓骨远端后外侧唇延伸的骨膜混合而成[4]。沟槽的形状主要是由这个厚厚的纤维软骨骨膜垫决定的，而不是由骨骼本身决定的[3]。对肌腱半脱位的主要约束是腓骨肌上支持带。该纤维带起源于腓骨后外侧，插入跟骨外侧表面。它有 10~20mm 宽，表面由横向纤维加强，并沿后下方走行，尽管在宽度、厚度和附着方式上并不罕见[8]。腓肠神经是胫神经的一个分支[9]。在计划手术时，需要考虑它与腓骨沟的接近程度，因为它的损伤会导致足外侧感觉丧失。

病理学

腓骨肌上支持带是腓骨沟内腓骨肌腱半脱位的主要约束结构。Eckert 和 Davis 描述了急性上支持带撕裂的 3 个等级；Ogden 后来描述了第 4 个等级（图 10.1）。1 级：支持带与纤维唇和外踝分离；2 级：纤维唇随支持带隆起；3 级：X 线片上可以看到的一条细长的骨头与纤维唇和支持带撕脱[4]；4 级：跟骨上的支持带从其后部附着处剥离[6]。腓骨肌上支持带本身一般保持完好[4]。在临

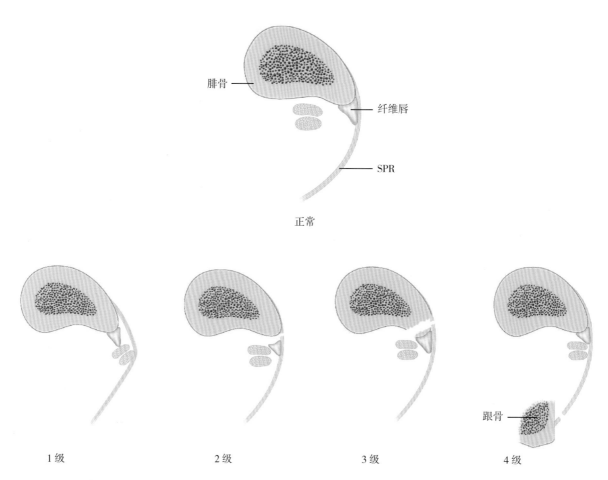

图 10.1 急性脱位腓骨肌腱 Ogden 分类示意图。1 级：从腓骨撕下 SPR。2 级：纤维唇撕裂，与支持带一起撕脱。3 级：一小块骨头与支持带撕脱。4 级：跟骨上的支持带从其后部附着处剥离。SPR. 腓骨肌上支持带；PLT. 腓骨长肌腱；PBT. 腓骨短肌腱

床上除了 3 级损伤可以通过 X 线检查来诊断，确定其他损伤级别基本不可能。

临床特征

急性腓骨肌腱脱位经常被误诊为踝关节扭伤并早期活动进行治疗，这可能会增加慢性脱位的风险[10]。复发性半脱位的患者通常有踝关节损伤病史，经常被误诊为扭伤。常见的症状是踝关节不稳定或有爆裂或折断的感觉。在行走过程中，实际上可以看到腓骨远端前半脱位的腓骨肌腱（图 10.2）[11]。使患者俯卧，膝盖屈曲 90°，主动背屈和跖屈以及外翻以抵抗阻力，可能表明肌腱的动态不稳定[12]。

影像学

X 线片有助于诊断腓骨肌上支持带的 3 级损伤[13]，而对于超声、CT 和磁共振成像（MRI）的作用一直存在争议，这些成像方式并没有被广泛使用。动态高分辨率超声可以显示半脱位和相关

图 10.2　腓骨肌腱半脱位

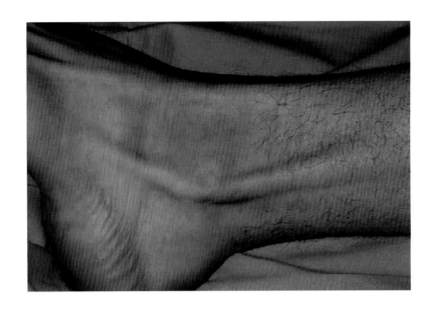

肌腱断裂 [14-15]。

　　在加深骨沟的过程中，CT 可能有助于在手术前后评估腓后沟 [16]。静态 MRI 有助于对腓骨肌上支持带损伤进行分级，识别腓骨肌腱断裂，诊断踝关节外侧副韧带复合体的异常，并显示腓骨沟的形态异常（平坦、凸起或不规则）[17]。当临床怀疑腓骨肌腱半脱位时，有主动背屈的静态 MRI 可显示肌腱移位。动态 MRI 也可以显示位置依赖性脱位 [18]。

术前计划

　　不稳定性由临床评估。需要对踝关节和足部进行全面检查，以排除其他病变，例如距腓前韧带的损伤。复发性或慢性腓骨肌腱脱位表现为踝关节外侧不稳定和滴答声，肌腱前半脱位 [19]。

治疗

　　对于腓骨肌腱病变的最佳治疗，目前还没有达成共识 [20]。虽然急性脱位可以尝试保守治疗，但复发性脱位应该手术治疗 [21-28]。急性半脱位的保守治疗与较高的复发率相关，高需求患者的急性腓骨肌腱半脱位应主要通过手术治疗 [4]，各种外科技术已被应用。然而，还没有进行随机研究来确定哪种治疗方法更好，现有的文献仅限于病例报告和小样本病例系列。手术修复有 5 种方法，包括：（1）解剖修复支持带；（2）局部组织强化腓骨肌上支持带；（3）将肌腱转位至跟腓韧带下方；（4）骨块修复；（5）加深骨沟修复 [2]。

　　支持带解剖复位的目的是恢复对腓骨肌腱的主要约束。已经报道了通过腓骨远端钻孔进行缝合再附着 [4, 29-33]。作为另一种选择，Beck[23] 将支持带穿过腓骨远端的缝隙，并用螺钉固定，治疗了 9 例患者，没有出现并发症。还有报道称，接受修复治疗的 21 例患者，9 年后有 18 例取得了良好的效果；然而，3 例患者经历了术后疼痛和神经瘤；没有发现复发 [34]。Karlsson 等报告 13 例结果极佳的患者能够完全恢复活动，2 例因疼痛而活动受限，随访时未见复发。然而，如果腓骨后表面是平的或凸的，他们确实采用了凹槽加深与再附着相结合的方法[33]。

有报道称，可用肌腱或骨膜瓣组成的组织转移来增强或加强减弱的支持带的不同方法。Ellis Jones 首次描述了用一条通过腓骨钻孔固定的跟腱来约束腓骨肌腱[35]。在对 15 例接受 Ellis-Jones 修复术的患者进行的长期随访中，没有发现复发[36]。Thomas 等[5] 描述了对该方案的改进，允许使用较小的跟腱条带，从而降低肌腱变弱的风险。对腓骨短肌腱[37-39]、足底肌腱[40-41] 和腓骨短肌腱[42] 的使用也做了相同的描述。Zoellner 和 Clancy[43] 和 Gould[44] 使用骨膜瓣在腓深沟内约束腓骨肌腱，取得了令人满意的效果。在单独使用腓骨后沟骨膜瓣或合并深化骨膜瓣治疗的患者中，没有观察到术后并发症[45]。已考虑使用跟腓韧带（CFL）作为替代约束。Platzgummer[46] 描述了分离 CFL 并将其后面的肌腱移位；13 例使用这种技术的患者显示出良好或极好的结果，没有复发或不稳定的证据。Sarmiento 和 Wolf[47] 后来分割了腓骨肌腱，并将它们重新连接到 CFL 后面[48]；11 例患者在随访中没有显示出复发或不稳定的证据，尽管有 2 例患者遭受了腓肠神经损伤[49]。这两种方法都有可能损坏这些结构。为了保持 CFL 的完整性，在腓骨[50] 或跟骨[26] 上的韧带止点的骨块被松开，肌腱移位，骨块用螺丝钉重新固定。Pozo 和 Jackson[50] 在一份病例报告中报告没有并发症，并且完全恢复了活动水平。Poll 和 Duijfjes[26] 报道了 10 例患者都没有复发或不稳定。

骨块手术是为了加深腓骨后沟，使用植骨作为对腓骨肌腱的物理约束。1920 年，Kelly[51] 描述了一种使用螺钉固定滑动表面移植物的骨块手术，但后来设计了一种楔形移植物，避免了在踝关节附近使用螺钉。DuVries[52] 和 Watson-Jones[53] 改进了 Kelly 的技术。Watson-Jones[53] 使用了由软组织蒂固定的骨膜瓣，并用缝合线将其固定在后方。DuVries[52] 用螺钉锚定了一个向后移位的楔形物。其他作者报道了使用改良 Kelly 技术手术的慢性半脱位患者，没有复发[22, 24, 54]。Larsen 等[25] 和 Lowy 等[55] 报道了 DuVries 技术。Larsen 等[25] 报道了许多并发症，包括关节内螺钉、外踝骨折、移植物骨折、骨不连、再脱位和螺钉相关的疼痛，但 Lowy 等[55] 在病例报告中没有发现并发症。1989 年，Micheli 等[56] 用螺钉固定移位较低的腓骨植骨治疗了 12 例患者；1 例患者植骨发生创伤性骨折，2 例患者需要探查疼痛；没有发现复发。骨块手术[23] 的主要缺点是新鲜骨创面肌腱粘连、植骨骨折以及需要金属内植物固定[23]。

腓骨后沟的深度以前被认为在约束腓骨肌腱方面起着重要作用，因此，当发现腓后沟是平的或凸的时，就会使用出加深沟的手术步骤。Zoellner 和 Clancy[43] 在腓骨远端向后抬起一块骨膜瓣，并去除部分松质骨。然后将骨膜瓣缩小，与肌腱一起转移到沟中。他们的 9 例患者都获得了很好的效果，没有复发或不稳定。Hutchinson 和 Gustafson 描述了一种结合腓骨肌上支持带（SPR）复位的类似方法，在 20 例患者中，3 例患者的再脱位效果不佳，其中 1 例患者发展为反射性交感神经营养不良[57]。Gould[44] 报道了 1 例患者，通过反转抬高的骨膜瓣，将沟槽加深与约束腓骨肌腱结合在一起。Mendicino 等[58] 采用髓内钻孔和皮质骨嵌塞的方法加深骨槽。Cho 等[59] 比较青年和活动期复发性创伤性腓骨肌腱脱位加腓骨沟加深支持带修补术与不加腓骨沟加深支持带修补术的手术效果。结果是两种方法治疗复发性创伤性腓骨肌腱脱位均有较好的疗效，但单纯支持带修补术较腓骨沟加深支持带修补术更快、更简单。另外，Maffulli 等[60] 强调腓骨肌腱脱位的低发生率表明骨沟深度不是脱位的主要因素。

凹槽加深的必要性受到了质疑。解剖学研究表明，扁平或凸沟的发生率分别高达 18%[7]、28%[24] 和 30%[61]。腓骨肌腱半脱位的发生率很低，这表明骨沟不是半脱位的易感因素[7]。组织学研究表明，腓骨沟是由纤维软骨骨膜垫而不是骨沟定义的，这更加验证了这一论点[3]。

　　内镜下解剖支持带修复术是一种较新的技术，它提供了一种较开放修复术更有吸引力的替代方法，可以减少并发症并允许早期恢复运动[58]。腱镜是发现和治疗腓骨肌腱病变的有用工具[62-63]。它较传统的开放手术有几个优点，包括更少的疼痛、更短的住院时间、更好的美容效果和更快的恢复[63-67]。内镜下腓骨肌上支持带重建术在技术上并不困难，有足踝关节镜基础的医生可以尝试。然而，如果使用的是除 Mitek 锚以外的缝合锚，则锚的长度不应长于外踝横截面的对角线，以避免将锚尖挤压到外侧踝沟或远端下胫腓联合[68]。这种微创入路的优点包括美容效果更好，软组织剥离更少，不需要伤口回缩，更好地评估支持带的完整性，损伤分级，发现并存的病理，术后疼痛较少，腱周纤维化较少，腓骨肌腱主观紧张度较低[63-67]。这种手术的潜在风险包括腓肠神经损伤，医源性外踝骨折，医源性腓骨肌上支持带撕裂，腓骨肌腱损伤，腓骨肌腱脱位复发，以及假体突出到下胫腓联合或踝关节[69]。

　　总而言之，腓骨肌腱脱位的治疗应根据是急性损伤还是慢性损伤，以及患者是否为运动员。患有急性脱位的非运动员可能会接受保守治疗，但需要注意的是，产生复发性脱位的可能性为50%。在保守治疗失败或慢性不稳定的情况下，建议手术治疗。对于遭受急性或慢性脱位的优秀运动员，手术是推荐的。非运动员急性腓骨不稳的手术包括将肌腱复位到腓骨后沟和修复腓骨肌上支持带。此外，一致认为内镜和开放治疗都是合适的手术方式。然而，内镜治疗可能会使患者更早地进行功能康复，并更早地重返赛场。在所有采用开放稳定治疗的腓骨不稳患者中，应修复腓骨肌上支持带，但应特别注意不要过度收紧腓骨肌上支持带，以免导致踝后间隙狭窄[70]。

作者首选的手术技术

　　在全身麻醉或脊麻下，患者仰卧在手术台上，在手术侧臀部下面放一个沙袋，以使患肢内旋。于大腿上止血带，驱血后将止血带加压到250mmHg。沿腓骨肌腱的走行做3~5cm的纵向切口。切口开始于外踝尖后方，向近端延伸，一直保持在腓肠神经的前方。逐层显露至腓骨腱鞘，在腓骨后缘后方纵向切开3mm。腓骨肌上支持带通常较薄且有缺如，特别是在前方。腓骨肌腱需要通过钝性解剖来识别和保护。暴露外踝外侧骨面和腓骨肌上支持带之间形成的腔隙，在此可以看到肌腱的下半部。用骨膜剥离器将外踝骨面磨平，形成出血面，沿腓骨下缘打入3~4枚锚钉。在测试锚钉不能移位后，以重叠缝合的方式重建腓骨肌上支持带，确保外踝骨面与腓骨肌上支持带之间的袋完全消失。踝关节保持外翻和轻微的背屈，此时腓骨肌腱处于"最易脱出的位置"。通过在全运动范围内活动脚踝来测试修复的强度。

　　如果发现腓骨肌腱撕裂，可用可吸收缝线修补。创面分层封闭，皮下脂肪用2-0可吸收缝线，表皮下使用3-0可吸收缝线和免缝胶带。使用敷料棉签、敷料和纱布绷带。膝关节以下可行走的人工石膏固定踝关节于中立和轻度外翻位。从术后第1天开始允许负重，4周后取下石膏，开始康复。允许在3~4个月后逐渐恢复活动和运动[71]。

术后护理

　　在骨科康复师教导患者使用拐杖后，患者在手术后第2天就可以出院了。通常不使用血栓预防药物。患者被允许在手术的腿上承受尽可能多的重量，但被告知在术后的前 2 周要尽可能地抬高腿的高度。患者在术后第 2 周复查，术后 4 周摘除石膏。在那个阶段，患者在指导下活动脚踝。摘除石膏后，无论石膏中的负重状态如何，患者只能部分负重，并在术后 8~10 周内开始逐渐伸展和加强锻炼。在摘除石膏 2 周后开始骑车和游泳，此时患者可以在手术腿上完全负重。患者可以在术后 5 个月恢复运动 [60]。

结论

急性腓骨肌腱脱位常被误诊为踝关节扭伤，早期活动治疗，可能会增加慢性脱位的风险。复发性腓骨肌腱半脱位的外科重建是一个挑战。已经报道了多例手术，但有些是非生理性的，术后有明显的并发症。例如，骨块手术可能导致移植物或外踝骨折、螺钉关节内放置和半脱位复发 [9]。

术中问题可能包括腓肠神经受损，腓肠神经通常位于腓骨尖向后 7~14mm。这种风险可以通过正式识别和保护神经来最小化，神经可以在手术开始时用短的隐静脉将其向后牵拉 [72]。然而，我们所描述的入路是安全地位于神经前方的，没有必要正式地识别和保护它。

术后早期的问题可能包括血肿和伤口感染。与使用生物可降解锚钉相关的炎性异物反应已经被报道过，但在大多数情况下，这种反应是亚临床的，没有引起注意的 [73-74]。使用这项技术，我们没有经历过任何与锚钉相关的临床并发症，无论是金属的还是生物可吸收的 [19]。

尽管出现这种情况的患者很少出现，但推荐的手术在技术上是简单的，对局部解剖学的干扰最小，是安全的，并且恢复了腓骨肌腱在其沟槽中的正常关系 [19]。

复发性腓骨肌腱半脱位是一种相对罕见的运动相关损伤，当急性损伤被误诊或处理不当时就会发生。主要的病理表现是腓骨肌上支持带失效，这是对腓骨肌腱的主要约束结构。虽然诊断仍然依赖于临床怀疑和临床检查，但影像学在确定支持带损伤的分类和相关肌腱损伤的计划手术方面的作用正在显现。没有标准化的方法来报告病情的严重程度，因此，很难比较各种研究。已经描述了许多外科技术，但从相对较小的系列中不可能确定哪种手术更好。如果用解剖学的方法来治疗这种病理，我们已经描述过的腓骨肌上支持带再附着术似乎是最合适的技术。罕见的是，复发病例的支持带可能不够坚固，不足以承受修复，可能需要不同的方法来解决这个问题。随机对照试验可能是确定最佳手术治疗方法的前进方向；然而，相对罕见的条件和大量的外科技术的改进使得这样的研究很困难 [71]。

参考资料

[1] Monteggia GB. Istituzioni chirurgiche, parte III. Milan; 1803. p. 336-341.

[2] Mizel MS. Orthopedic knowledge update. Foot and ankle 2. Rosemont: American Academy of Orthopedic Surgeons; 1998.

[3] Kumai T, Benjamin M. The histological structure of the malleolar groove of the fibula in man: its direct bearing on the displacement of the peroneal tendons and their surgical repair. J Anat. 2003; 203: 257–262.

[4] Eckert WR, Davis EA. Acute rupture of the peroneal retinaculum. J Bone Joint Surg Am. 1976;58(5):670–672.

[5] Thomas JL, Sheridan L, Graviet S. A modification of the Ellis Jones procedure for chronic peroneal subluxation. J

Foot Surg. 1992;31(5):454–458.

[6] Oden RR. Tendon injuries about the ankle resulting from skiing. Clin Orthop Relat Res. 1987;216:63–69.

[7] da Rocha GM, Pereira Pinto A, Fabián AA, et al. Insertional anatomy of peroneal brevis and longus tendon – a cadaveric study. Foot Ankle Surg. 2018. Article in press; https://doi. org/10.1016/j.fas.2018.07.005.

[8] Edwards MM. The relation of the peroneal tendons to the fibula, calcaneus and cuboideum. Am J Anat. 1928;42:213–253.

[9] Williams PL. Gray's anatomy. 38th ed. Churchill. Livingstone: Edinburgh; 1995.

[10] Du Vries H. Surgery of the foot. 2nd ed. St Louis: C.V . Mosby Company; 1965. p. 256–257.

[11] Niemi WJ, Savidakis J Jr, DeJesus JM. Peroneal subluxation: a comprehensive review of the literature with case presentations. J Foot Ankle Surg. 1997;36(2):141–145.

[12] Safran MR, O'Malley D Jr, Fu FH. Peroneal tendon subluxation in athletes: new exam technique, case reports, and review. Med Sci Sports Exerc. 1999;31(7 Suppl):S487–S492.

[13] Church CC. Radiographic diagnosis of acute peroneal tendon dislocation. AJR Am J Roentgenol. 1977;129(6):1065–1068.

[14] Neustadter J, Raikin SM, Nazarian LN. Dynamic sonographic evaluation of peroneal tendon subluxation. AJR Am J Roentgenol. 2004;183(4):985–988.

[15] Magnano GM, Occhi M, Di Stadio M, et al. High-resolution US of non-traumatic recurrent dislocation of the peroneal tendons: a case report. Pediatr Radiol. 1998;28(6):476–477.

[16] Szczukowski M Jr, St Pierre RK, Fleming LL, et al. Computerized tomography in the evaluation of peroneal tendon dislocation: a report of two cases. Am J Sports Med. 1983;11(6):444–447.

[17] Rosenberg ZS, Bencardino J, Astion D, et al. MRI features of chronic injuries of the superior peroneal retinaculum. AJR Am J Roentgenol. 2003;181(6): 1551–1557.

[18] Shellock FG, Feske W, Frey C, et al. Peroneal tendons: use of kinematic MR imaging of the ankle to determine subluxation. J Magn Reson Imaging. 1997;7(2): 451–454.

[19] Oliva F, Ferran N, Maffulli N. Peroneal retinaculoplasty with anchors for peroneal tendon subluxation. Bull Hosp Joint Dis;2006. 63(3 & 4).

[20] van Dijk PA, Miller D, Calder J, DiGiovanni CW, Kennedy JG, et al. The ESSKA-AFAS international consensus statement on peroneal tendon pathologies. Knee Surg Sports Traumatol, Arthroscopy. 2018;26:3096. https://doi. org/10.1007/s00167-018-4971-x.

[21] Brage ME, Hansen ST Jr. Traumatic subluxation/dislocation of the peroneal tendons. Foot Ankle. 1992;13(7):423–431.

[22] McLennan JG. Treatment of acute and chronic luxations of the peroneal tendons. Am J Sports Med. 1980;8(6):432–436.

[23] Beck E. Operative treatment of recurrent dislocation of the peroneal tendons. Arch Orthop Trauma Surg. 1981; 98(4): 247–250.

[24] Wobbes T. Dislocation of the peroneal tendons. Arch Chir Neerl. 1975; 27(3): 209–215.

[25] Larsen E, Flink-Olsen M, Seerup K. Surgery for recurrent dislocation of the peroneal tendons. Acta Orthop Scand 1984; 55(5): 554–555.

[26] Poll RG, Duijfjes F. The treatment of recurrent dislocation of the peroneal tendons. J Bone Joint Surg Br. 1984; 66(1): 98–100.

[27] Tan V, Lin SS, Okereke E. Superior peroneal retinaculoplasty: a surgical technique for peroneal subluxation. Clin Orthop. 2003; 410: 320–325.

[28] Kollias SL, Ferkel RD. Fibular grooving for recurrent peroneal tendon subluxation. Am J Sports Med. 1997; 25(3): 329–335.

[29] Alm A, Lamke LO, Liljedahl SO. Surgical treatment of dislocation of the peroneal tendons. Injury. 1975; 7(1): 14–19.

[30] Das De S, Balasubramaniam P. A repair operation for recurrent dislocation of peroneal tendons. J Bone Joint Surg Br. 1985; 67(4): 585–587.

[31] Smith TF, Vitto GR. Subluxing peroneal tendons. An anatomic approach. Clin Podiatr Med Surg. 1991; 8(3): 555–577.

[32] Mason RB, Henderson JP. Traumatic peroneal tendon instability. Am J Sports Med. 1996; 24(5): 652–658.

[33] Karlsson J, Eriksson BI, Sward L. Recurrent dislocation of the peroneal tendons. Scand J Med Sci Sports. 1996; 6(4): 242–246.

[34] Hui JH, Das De S, Balasubramaniam P . The Singapore operation for recurrent dislocation of peroneal tendons: long-

term results. J Bone Joint Surg Br. 1998; 80(2):325–327.

[35] Jones E. Operative treatment of chronic dislocation of the peroneal tendons. Bone Joint Surg. 1932; 14: 574–576.

[36] Escalas F, Figueras JM, Merino JA. Dislocation of the peroneal tendons. Long-term results of surgical treatment. J Bone Joint Surg Am. 1980; 62(3): 451–453.

[37] Arrowsmith SR, Fleming LL, Allman FL. Traumatic dislocations of the peroneal tendons. Am J Sports Med. 1983; 11(3): 142–146.

[38] Gurevitz SL. Surgical correction of subluxing peroneal tendons with a case report. J Am Podiatry Assoc. 1979; 69(6): 357–363.

[39] Stein RE. Reconstruction of the superior peroneal retinaculum using a portion of the peroneus brevis tendon. A case report. J Bone Joint Surg Am. 1987; 69(2): 298–299.

[40] Miller JW. Dislocation of peroneal tendons: a new operative procedure. A case report. Am J Orthop. 1967; 9(7): 136–137.

[41] Hansen BH. Reconstruction of the peroneal retinaculum using the plantaris tendon: a case report. Scand J Med Sci Sports. 1996; 6(6): 355–358.

[42] Mick CA, Lynch F. Reconstruction of the peroneal retinaculum using the peroneus quartus. A case report. J Bone Joint Surg Am. 1987;69(2):296–297.

[43] Zoellner G, Clancy W Jr. Recurrent dislocation of the peroneal tendon. J Bone Joint Surg Am. 1979;61(2):292–294.

[44] Gould N. Technique tips: footings. Repair of dislocating peroneal tendons. Foot Ankle. 1986;6(4):208–213.

[45] Lin S, Tan V, Okereke E. Subluxating peroneal tendon: repair of superior peroneal retinaculum using a retrofibular periosteal flap. Tech Foot Ankle Surg. 2003;2(4):262–267. 46.

[46] Platzgummer H. Uber ein einfaches V erfahren zur operativen Behandlung der habituellen Peronaeussehnenluxation. Arch Orthop Unfallchir. 1967;61: 144–150.

[47] Sarmiento A, Wolf M. Subluxation of peroneal tendons. Case treated by rerouting tendons under calcaneofibular ligament. J Bone Joint Surg Am. 1975;57(1):115–116.

[48] Steinbock G, Pinsger M. Treatment of peroneal tendon dislocation by transposition under the calcaneofibular ligament. Foot Ankle Int. 1994;15(3):107–111.

[49] Martens MA, Noyez JF, Mulier JC. Recurrent dislocation of the peroneal tendons. Results of rerouting the tendons under the calcaneofibular ligament. Am J Sports Med. 1986;14(2):148–150.

[50] Pozo JL, Jackson AM. A rerouting operation for dislocation of peroneal tendons: operative technique and case report. Foot Ankle. 1984;5(1):42–44.

[51] Kelly RE. An operation for the chronic dislocation of the peroneal tendons. Br J Surg. 1920;7:502.

[52] DuVries HL. Surgery of the foot. 4th ed. St. Louis: C.V . Mosby Co.; 1978.

[53] Watson-Jones R. Fractures and joint injuries. 4th ed. Williams &Wilkins: Baltimore; 1956.

[54] Marti R. Dislocation of the peroneal tendons. Am J Sports Med. 1977;5(1):19–22.

[55] Lowy A, Kruman N, Kanat IO. Subluxing peroneal tendons. Treatment with the use of an autogenous sliding bone graft. J Am Podiatr Med Assoc. 1985;75(5):249–253.

[56] Micheli LJ, Waters PM, Sanders DP . Sliding fibular graft repair for chronic dislocation of the peroneal tendons. Am J Sports Med. 1989;17(1):68–71.

[57] Hutchinson BL, Gustafson LS. Chronic peroneal tendon subluxation. New surgical technique and retrospective analysis. J Am Podiatr Med Assoc. 1994;84(10):511–517.

[58] Mendicino RW, Orsini RC, Whitman SE, et al. Fibular groove deepening for recurrent peroneal subluxation. J Foot Ankle Surg. 2001;40(4):252–263.

[59] Cho J, Kim JY , Song DG, Lee WC. Comparison of outcome after retinaculum repair with and without fibular groove deepening for recurrent dislocation of the peroneal tendons. Foot Ankle Int. 2014;35(7):683–689. https://doi. org/10.1177/1071100714531233.

[60] Maffulli N, Ferran NA, Oliva F, Testa V . Recurrent subluxation of the peroneal tendons. Am J Sports Med. 2006;34:986. originally published online Feb 1, 2006. https://doi. org/10.1177/0363546505283275.

[61] Mabit C, Salanne PH, Blanchard F, et al. The retromalleolar groove of the fibula: a radioanatomical study. Foot Ankle Surg. 1999;5:179–186.

[62] Guillo S, Calder JD. Treatment of recurring peroneal tendon subluxation in athletes: endoscopic repair of the retinaculum. Foot Ankle Clin. 2013;18(2):293–300. https://doi.org/10.1016/j. fcl.2013.02.007. Epub 2013 Mar 22.

[63] van Dijk CN, Kort N. Tendoscopy of the peroneal tendons. Arthroscopy. 1998;14:471–478. 64.

[64] Jerosch J, Aldawoudy A. Tendoscopic management of peroneal tendon disorders. Knee Surg Sports Traumatol Arthrosc. 2007;15:806–810.

[65] de Leeuw PA, van Dijk CN, Golanó P . A 3-portal endoscopic groove deepening technique for recurrent peroneal tendon dislocation. Tech Foot Ankle Surg. 2008;7:250–256.

[66] Lui TH. Endoscopic peroneal retinaculum reconstruction. Knee Surg Sports Traumatol Arthrosc. 2006;14:478–481.

[67] Lui TH. Endoscopic management of recalcitrant retrofibular pain without peroneal tendon subluxation or dislocation. Arch Orthop Trauma Surg. 2012;132:357–361.

[68] Lui TH. Eckert and Davis grade 3 superior peroneal retinaculum injury: treated by endoscopic peroneal retinaculum reconstruction and complicated by malposition of the suture anchors. J Orthop Case Rep. 2015;5:73.

[69] Hau WWS, Lui TH, Ngai WK. Endoscopic superior peroneal retinaculum reconstruction. Arthrosc Tech. 2018;7(1):e45–e51. Published online 2017 Dec 18. PMCID: PMC5852255. PMID: 29552468. https://doi.org/10.1016/j.eats.2017.08.050.

[70] van Dijk PA, Miller D, Calder J, DiGiovanni CW, Kennedy JG, et al. The ESSKA- AFAS international consensus statement on peroneal tendon pathologies, vol. 26. Sports Traumatology, Arthroscopy: Knee Surgery; 2018. p. 3096. https://doi.org/10. 1007/s00167-018-4971-x.

[71] Ferran NA, Oliva F, Maffulli N. Recurrent subluxation of the peroneal tendons. Sports Med. 2006;36(10):839–846. 0112-1642/06/0010-0839/$39.95/0.

[72] Lawrence SJ, Botte MJ. The sural nerve in the foot and ankle: an anatomic study with clinical and surgical implications. Foot Ankle Int. 1994;15(9):490–494.

[73] Bostman O, Pihlajamaki H. Clinical biocompatibility of biodegradable orthopaedic implants for internal fixation: a review. Biomaterials. 2000;21:2615–2621.

[74] Weiler A, Hoffmann RF, Stahelin AC, Helling HJ, Sudkamp NP . Biodegradable implants in sports medicine: the biological base. Arthroscopy. 2000;16:305–321.

第十一章 腓骨短肌腱撕裂

P. Kvarda, P. A. D. van Dijk, G. R. Waryasz, C. W. DiGiovanni

引言

腓骨肌腱在踝关节外侧及后足的动态稳定中扮演着非常重要的角色，即便在日常活动中腓骨肌腱也承受着极大的张力。反复的踝关节扭伤可能会增加这种张力，最终可能导致腓骨肌腱的撕裂或断裂。腓骨肌腱的撕裂常常与那些需要足踝部快速移动或偏心性载荷的体育运动有关，比如滑雪、足球、橄榄球、跑步、篮球以及滑冰运动[1]。急性足踝部扭伤伴发腓骨肌腱的损伤，由于周围软组织肿胀及体检困难，很容易被漏诊，因此，时刻需要考虑鉴别诊断，尤其当"单纯"扭伤治疗效果没有达到预期时[2]。

历史上，第一例腓骨肌腱病是在 1803 年由 Monteggia 报道的，第一次腓骨肌腱在腓骨远端的纵向撕裂是 1924 年 Meyers 从 3 例解剖标本上发现的[3, 4]。

解剖

腓骨短肌起自腓骨下 2/3 的骨面及肌间隔，走行于外踝的后方，跟腓韧带的表面，腓骨长肌腱的前面，以及在跟骨的腓骨肌结节的上方，位于自己的腱鞘内。其形状为扁平卵圆形，止于第五跖骨基底部的茎突[5]。腓骨长肌腱起于腓骨近端 2/3，胫骨髁的外侧，走行于肌间隔，止于第一跖骨基底与内侧楔骨的跖侧。两根肌腱在外踝水平都走行在外踝沟内。这个纤维骨隧道是由腓骨远端的背侧、腓骨肌上支持带、距腓后韧带、下胫腓后韧带以及跟腓韧带构成的[6]。腓骨短肌的腱腹移行部很长，可能会延伸到踝关节的下方，占据腱鞘内的空间从而导致腱鞘炎、腓骨肌上支持带的损害或者慢性撕裂，这通常被称为"低位肌腹"。但是，存在这种独特的解剖发现并不能用来证明一定存在病理改变，15% 的人群腓骨肌腱鞘与踝关节或距下关节相通。

支持带由筋膜及滑液鞘组成。腓骨肌上支持带起于腓骨远端的后外侧，走行于外踝尖的上方，止于跟骨外侧壁或跟腱，对腓骨肌腱的稳定有着重要的作用。腓骨肌下支持带对腓骨肌腱的稳定作用相对较小，它将腓骨肌腱固定在腓骨肌结节周围各自的腱鞘内。它起于伸肌下支持带，止于跟骨外侧壁。跟腓韧带位于腓骨肌腱的下方，将腓骨肌腱固定于外踝沟[7]。此外，腓骨远端的后外侧缘存在纤维软骨缘，它的存在能增加外踝沟 2~4mm 的深度，防止腓骨肌腱的半脱位[5]（图 11.1）。

腓骨长、短肌腱在腓骨尖近端 2.5~3.5cm 处在同一个肌腱鞘内，在腓骨肌结节水平分开位于

图 11.1　延长的外侧切口暴露腓骨肌腱。纵向切开腓骨肌腱鞘，可以看到腓骨短肌腱及过度增生的滑膜炎

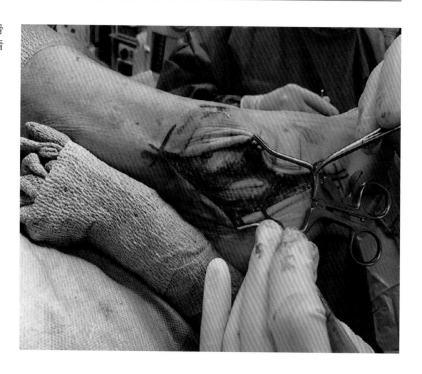

各自的肌腱鞘内 [5]。两根肌腱均被腓浅神经支配，由腓动脉的后支及跗动脉的内侧支提供血供 [8]。文献报道了 3 处乏血管区：1 处在腓骨短肌腱，位于腓骨短肌在外踝水平；2 处在腓骨长肌腱，位于外踝尖拐角处及骰骨切迹处，是腓骨肌腱病的好发区域 [8, 9]。但是，van Dijk 的最新研究表明，在经过所谓的乏血管区时腓骨肌腱由腓动脉提供的血供良好，并没有出现任何乏血管区 [10]。

腓骨短肌跖屈外翻足部，同时也是前足主要的外展肌。28% 的外翻肌力来自腓骨短肌，35% 的外翻肌力来自腓骨长肌 [5]。两根肌腱在踝关节旋后内收时都有动态稳定作用 [11]。而且，腓骨肌上支持带与腓骨肌腱也是踝关节中立位时阻止距骨向前脱位的静态稳定结构 [12]。

解剖变异包括腓骨短肌腱低位肌腹，存在腓骨副肌 / 肌腱，外踝沟扁平或过浅，支持带松弛，腓骨肌结节肥厚增生。最常见的肌肉解剖变异是第四腓骨肌，出现率为 10%~22%[13-15]。第四腓骨肌有不同的附着点，但相同的是，它起于腓骨短肌止于跟骨的滑车后方凸起。第四腓骨肌会引发多种病理表现，比如疼痛、肌腱撕裂、腱鞘炎以及弹响 [16]。当腓骨短肌腹下降超过腓骨肌上支持带的上缘时，就会出现腓骨短肌低位肌腹，发生率多达 33%；报道表明，它会导致肌腱撕裂 [17, 18]。Hyer 等 [19] 研究发现，腓骨肌结节的形态是腓骨肌腱撕裂的危险因素之一。

流行病学、病因学、损伤机制、组织学

由于腓骨短肌腱处于外踝沟易损伤的位置，它比腓骨长肌腱易出现撕裂。Dombek 在一项回顾性 40 例病例系列研究中发现，腓骨短肌撕裂为 88%，腓骨长肌撕裂为 13%。他们还发现在 40 例病例中，同时撕裂的有 15 例病例 [20]。在一项尸体系列研究中，腓骨短肌腱的撕裂发生率为 11%~37%[18]。

腓骨肌腱的急性损伤常常发生在 15°~25° 足内翻位。在这个位置，腓骨肌腱在腓骨水平处于高负荷应力下。反复踝关节扭伤会加剧这种负荷，易诱发肥厚性肌腱病，再狭窄，最终导致撕裂 [21, 22]。其损伤机制可能有两种：腓骨短肌腱被夹在腓骨与腓骨长肌腱之间，或者因为腓骨肌上

支持带的撕裂或松弛所致。腓骨短肌腱慢性撕裂的病理改变主要是由于腓骨短肌腱的脱位，比如扁平型或凸起型的腓骨沟。腓骨短肌腱的病变还有一个最常见的相关发现是，患者同时存在有慢性踝关节外侧不稳[22-24]。腓骨短肌腱的病变一个比较常见的解剖变异是后足力线问题，比如轻或重的高弓足畸形[25, 26]（图 11.2，图 11.3）。

遗憾的是，目前对于腓骨肌腱病变的描述仍然多种多样。最新的国际共识声明中阐述了术语"Tear"代表纵向撕裂并有部分肌腱完整，而"Rupture"代表肌腱完全断裂（末端分离）[2]。

腓骨短肌腱最常见的病理改变是单纯的"Tear"，撕裂长度通常有 2.5~5cm。在腓骨长肌腱像楔子一样嵌入腓骨短肌腱撕裂的断端时出现桶柄样撕裂。腓骨短肌腱撕裂也可出现在第五跖骨基底止点处，可以因为骨折，也可以因为腓骨肌籽骨[1, 27]。与腓骨肌腱撕裂有很多文献报道的同时，

图 11.2　外侧切口发现增大的腓骨肌结节

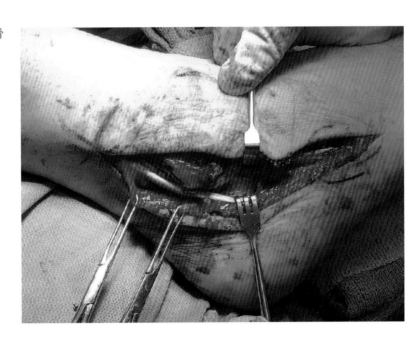

图 11.3　在切除增大的腓骨肌结节后，对撕裂的腓骨短肌腱进行管状修复术

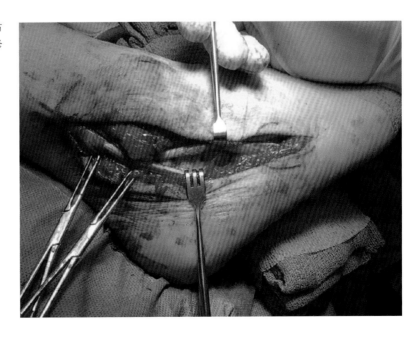

只有腓骨肌腱断裂的少数病例报道 [28]（图 11.4，图 11.5）。

极少数文献研究腓骨肌腱撕裂的组织学改变。Sobel 在一项尸体标本研究中发现血管增生、胶原束延展、纤维血管结缔组织增生但没有炎症反应 [29]。Miura 在日本人群的一项 112 例尸体踝关节解剖研究中发现了相似的组织学改变，包括胶原束分离及血管增生 [30]。

临床症状及体格检查

一份详细的病史对于每个患者的初步诊断是最重要的，病史中体现的损伤机制对于全面的鉴别诊断是必需的。伴随疾病的记录对于诊断来说也是重要的，包括高危疾病，比如类风湿性关节炎、银屑病、糖尿病性神经病、跟骨骨折、局部激素注射、CMT 以及其他可以引发腓骨肌腱病变的神经肌肉性疾病 [27]。使用环丙沙星及其他喹诺酮类药物与肌腱病也相关，可能导致断裂 [31]。先天性脱位也有报道 [32]。

急性期，患者通常主诉是突发疼痛、肿胀、踝关节后外侧发热。一旦腓骨短肌腱撕裂，患者

图 11.4　镊子尖指示腓骨短肌腱纵向部分撕裂

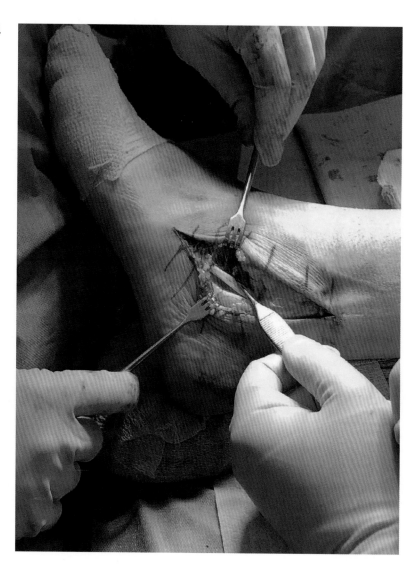

图 11.5　术中发现腓骨短肌腱巨大、复杂性纵向撕裂。在切开腱鞘后肌腱脱出于外踝沟

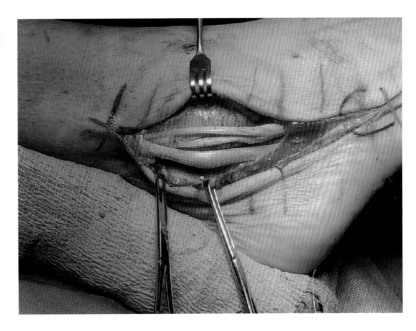

通常表现为外踝远端的疼痛，而腓骨长肌腱撕裂典型表现为骰骨沟及腓骨肌结节周围的疼痛[33]。

肌腱脱位或原位弹响，也可以通过刺激性动作的触诊确认。韧带稳定性及血管神经状态也需要评估，同时要仔细评估腓骨短肌腱的偏移及力量。测定腓骨肌腱半脱位时，屈膝然后让患者主动跖屈背伸、抗阻力外翻。腓骨肌腱的压迫试验对评估腓骨短肌腱炎非常有用，通过观察疼痛、捻发音或在足背曲外翻位时手法压迫腓骨沟内出现弹响[34]。

需要评估踝关节力线，尤其是后足内翻或其他先天性或获得性畸形，因为后足内翻通常是腓骨肌腱损伤的诱发因素[35]。足踝关节的活动度也是重要因素。后足内翻应该考虑为潜在性因素，比如 CMT 畸形及相关的运动神经病。

影像学

腓骨肌腱的撕裂与外踝相关的病变很难鉴别，比如外侧副韧带的断裂、下胫腓损伤。在最新的国际专家共识中，同意初步评估应该遵循 Ottawa 踝关节原则[36]。踝关节负重位正侧位，如果足部也怀疑有损伤，需加拍足斜位片。通过这些影像去评估是否有第五跖骨基底骨折、腓骨远端斑点状撕脱骨折提示腓骨肌腱的外伤性半脱位或脱位、腓骨肌籽骨骨折、二分或多分腓骨肌籽骨、腓骨肌结节过度增大[37]。回顾骨科专家的诊断意见包含影像学提示"斑点征"或腓骨远端骨折，或有清晰的震动感觉，或肌腱有明确的脱位病史。此外，如果患者在伤后 1~2 周仍无法负重行走，需要进一步请专家复查[2]。专家组建议，专业的评估应该考虑其他原因导致的踝关节外侧疼痛。文献支持几种诊断方法，用于诊断腓骨肌腱撕裂。

X 线

除了急性期的鉴别诊断，负重位 X 线片对评估足踝部力线和形态非常重要。拍摄对侧 X 线片

作为对比，对诊断可能有帮助。Harris 片对评估后足力线、腓骨肌结节过度增大及外踝沟也有用 [38]。

超声

动态超声检查技术对足踝部疾病的诊断地位正逐渐增高，在诊断腓骨肌腱病变中具有领先优势。可以观察到肌腱增厚、积液、撕裂以及粘连（图 11.6）。超声适合动态评估腓骨肌腱功能，尤其是腓骨肌腱在腱鞘内半脱位。在损伤部位进行超声引导下的局部麻醉注射也可以进行肌腱疾病的鉴别诊断。超声检查是一项安全、无创、迅速以及实惠的影像学检查方式，但其有效性仍依赖于检查者的经验。Grant 报道动态超声检查的敏感性、特异性和准确性分别为 100%、85% 及 90%[39]。

MRI

MRI 可能仍然是目前的会被选择的诊断方式。它可以提供腓骨肌腱及周围结构最详细的评估。正常的肌腱在 T1、T2 级 STIR 像上显示为低信号 [40]。病变的肌腱，比如腱鞘炎及撕裂，可能会出现 T2、STIR 像信号增高，或均匀性信号丢失 [41]（图 11.7，图 11.8）。Kijowski 的一项研究表明，腓骨肌腱在连续 3 个横断位质子加权像中出现显著的或均匀的中等信号，是诊断有症状的腓骨肌腱疾病的高敏感性和中度特异性指标。腓骨肌腱出现 T2 中等信号，以及腱鞘内最大积液宽度 ≥ 3mm，是腓骨肌腱病及腱鞘炎的高度特异性指标 [42]。需要特别注意 MR 的魔角效应，会出现假阳性。"魔角效应"出现在曲径在外踝周围，肌腱与磁场轴线成 55° 夹角时会形成虚假信号。这个效应会掩饰轻微的肌腱变性，使敏感性及特异性分别下降约 80%、75%[18]。正常的解剖变异，比如腓骨短肌低位肌腹、第四腓骨肌、腓骨肌结节过度增生，MRI 也可以发现 [40]。

Res 研究了腓骨短肌腱撕裂的患者，发现其腓骨肌的脂肪变性比没有肌腱病变的患者更高。

图 11.6　超声可见腓骨短肌腱透壁性撕裂

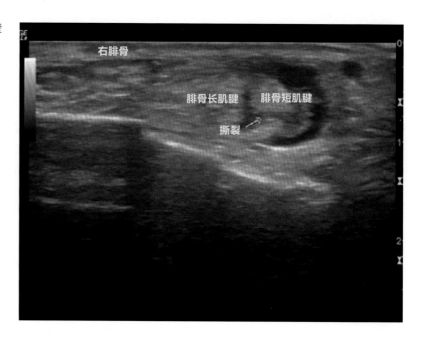

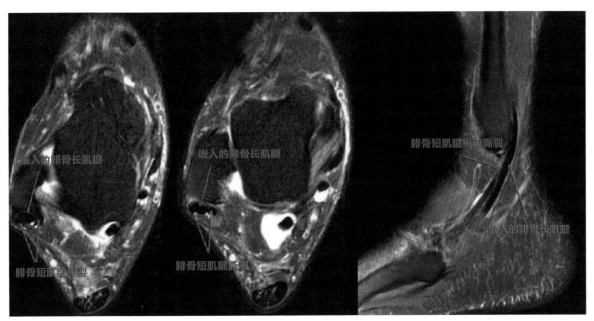

图 11.7 患者为 57 岁男性，右踝后方疼痛。MRI 提示腓骨短肌腱纵向撕裂，嵌入的腓骨长肌腱伴有腱鞘炎

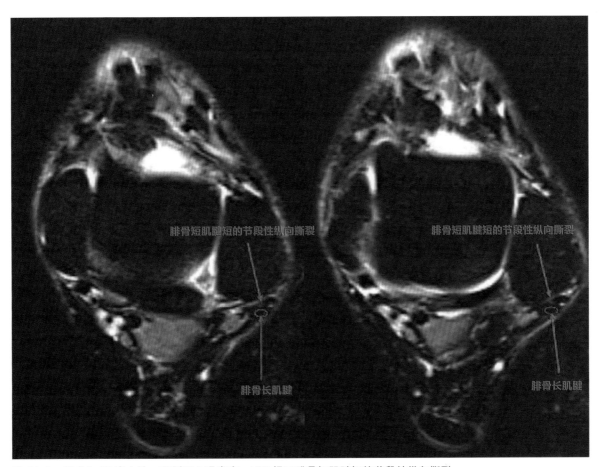

图 11.8 患者为 37 岁女性，滑倒后左踝疼痛。MRI 提示腓骨短肌腱短的节段性纵向撕裂

他强调了术前 MRI 对进一步诊断及治疗的价值。腓骨肌腱复合体整体成像在未来可能成为诊断和治疗腓骨肌腱撕裂的实用工具 [43]。

CT

CT 由于无法显示软组织，目前并不是腓骨肌腱病变的常规检查。但是，它可以通过三维重建，很好地评估骨性结构，比如外踝沟、腓骨远端形态、跟骨骨折和腓骨肌结节。跟骨骨折时，CT 可以显示腓骨肌腱是否有脱位或者被包埋 [44]。

关节镜

关节镜及内镜技术已经成为足踝部手术中确切的诊断及治疗技术。特定关节镜设备的使用让某些肌腱疾病有着很好的视野而且进行微创治疗。肌腱镜技术使用的先驱是 20 世纪 90 年代末的 Wertheimer 和 van Dijk 等 [45, 46]。最近，肌腱镜技术最常用于胫后肌腱、跟腱及腓骨肌腱。Cychosz 等在最新的系统综述中对足踝关节手术中的肌腱镜技术进行了全面描述，并给出了支持或反对干预的循证学建议 [47]。目前的文献报道证据不足（Ⅳ级和Ⅴ级研究），由于该技术使用时相对安全、有效，常与其他手术方法联合使用 [47-54]。肌腱镜的主要优点是软组织损伤小，风险低，恢复和康复时间短，尽管目前仍缺乏与开放手术的前瞻性对比数据。使用这项技术，可以直视并评估腓骨短肌腱从腱腹移行部位至腓骨肌结节处。使用肌腱镜技术不需要腱鞘的切口过大，可以在原位评估肌腱。

随着肌腱镜设备和技术的发展，腓骨肌腱镜的适应证范围也被不断拓宽。包括用于诊断踝关节后外侧疼痛、外踝沟疼痛、腓骨肌结节撞击以及弹响。作为治疗手段，肌腱镜可用于治疗：腱鞘炎；腓骨肌腱半脱位或脱位；腱鞘内半脱位；肌腱粘连、瘢痕及撕裂、去除过低的腓骨短肌腹、切除过度增大的腓骨肌结节以及切除第四腓骨肌 [47, 48]。在很多的文献报道里，腓骨肌腱镜术后的并发症发生率相对较低，尽管常见的并发症也会出现，比如血肿、深静脉血栓形成、感染、切口周围皮肤敏感度减退、粘连及皮下积液。手术相关并发症，比如腱鞘撕裂、腓肠神经损伤、腓浅神经损伤、腓骨肌腱不稳及由于过度清理导致的腓骨远端骨折，也可能出现。这种治疗方式对于那些影像学正常但腓骨肌腱无法解释的顽固性疼痛患者，仍然是一种很好的选择，必要时转换成开放性手术也很方便。如果知道腓骨肌腱的撕裂在腓骨尖以远，肌腱镜可以有效地避免肌腱的开放性脱位手术。

手术技术：腓骨肌腱镜

腓骨肌腱镜手术可以在门诊进行，麻醉方式可以选择局麻、区域阻滞麻醉、硬膜外麻醉或全麻。患者取侧卧位外以获得暴露腓骨肌腱前、后的最佳的路径，以防止最终需要切开手术。患者也可以根据手术计划或手术医生的偏好取平卧位或俯卧位。术中大腿上止血带以获得更好的视野，仪器放置从近端到远端以免影响操作。骨性标志是腓骨远端、腓骨肌结节和第五跖骨，而软组织标志是腓骨肌腱。在患者麻醉以前，让患者主动外翻足部，以确认腓骨肌腱的位置和走行，并在皮肤表面标记出理想的肌腱镜上、下入口位置。

　　取上、中、下入口。上方入口位于外踝尖近端 2~3cm。下方入口位于外踝尖以远 2cm。根据病变位置及操作空间需要，额外的中间入口位于外踝尖的背外侧。

　　首先，切开皮肤取下方入口，然后切开腱鞘。根据医生的偏好习惯，置入 30° 4.0mm、2.7mm或 1.9mm 穿刺器，然后在腱鞘内注射入生理盐水以增加操作空间。将较大直径的镜头穿过相对小的支持带可能是个挑战 [55]。上方的入口可以在肌腱镜直视下通过腰椎穿刺针引导切开，大约位于外踝尖后缘近端 2~3cm。

　　然后开始在直视下检查肌腱结构。操作工具从上方操作口置入。松解瘢痕、清理滑膜炎、寻找撕裂部位并确认其撕裂长度以及排除腓骨肌腱的半脱位或脱位是肌腱镜操作的标准步骤。入口根据病变位置及手术计划可以改变。入口要在一条线上，以方便当遇到复杂撕裂或骨、肌腱病变需要更改成开放手术时，手术医生可以通过连接入口位置获得一个扩大的切口（图 11.9）。

　　无论哪种切口，必须注意保护腓肠神经及腓浅神经，因为它们可能在上方或下方入口置入工具时被损伤。

治疗

保守治疗

　　保守治疗失败的有症状患者才需要进行手术治疗 [2]。通常，非手术治疗包括口服非甾体类抗炎药（NSAIDs），静养，冰敷，穿膝以下的步行靴，或使用石膏、绷带、外侧楔形支具以减轻腓骨肌腱负荷，物理疗法，类固醇药物或 NSAIDs 腱鞘内注射。最近，超声引导下的富血小板血浆（PRP）腱鞘内注射已经成为一种成功的腓骨肌腱病治疗方法（图 11.10）。Dallaudière 等报道了超声治疗肌腱病显著改善了疼痛（VAS 评分，$P < 0.01$），功能评分（WOMAC 评分，$P < 0.001$）[56]。但是，目前为止没有证据表明在腓骨肌腱撕裂治疗中的有效性，因此，不推荐作为一种标准治疗方法 [2]。在腓骨肌腱病保守治疗常常成功的同时，对于明显的腓骨肌腱撕裂或断裂的治疗却经常失败。Krause 和 Brodsky 报道了腓骨短肌腱撕裂患者保守治疗失败率为 83%[57]。万一出现腓骨肌腱压痛但影像学阴性的患者，可以经超声引导腱鞘内注射局部麻醉药以鉴别腱鞘内病变与踝关节后外侧病变（图 11.10）。

手术治疗 / 基本原则 / 修复 / 肌腱管状成形术 / 端 – 端缝合 / 肌腱固定术

　　但采用手术治疗腓肌腱撕裂时，必须同时治疗肌腱本身的病变及其潜在的病因（外踝沟过浅，腓骨肌腱鞘撕裂，外侧韧带松弛，后足内翻，腓骨肌结节凸出，腓骨短肌腹过低，腓骨肌副肌，等等）。必须小心保护，不能破坏腓骨的纤维软骨缘，保留完整的软组织修复腱鞘或使用骨隧道 / 锚钉。

　　急性简单或复杂的纵向分离性撕裂，手术治疗可清创合并或不合并肌腱管状成形修复术，急性期出现横向断裂的时候，可以使用经典的端 – 端修复术。可吸收或不可吸收缝线都可以使用（图 11.11）。不可吸收性缝合线的支持者认为它可以提供持续的张力，但可吸收材料的支持者则担

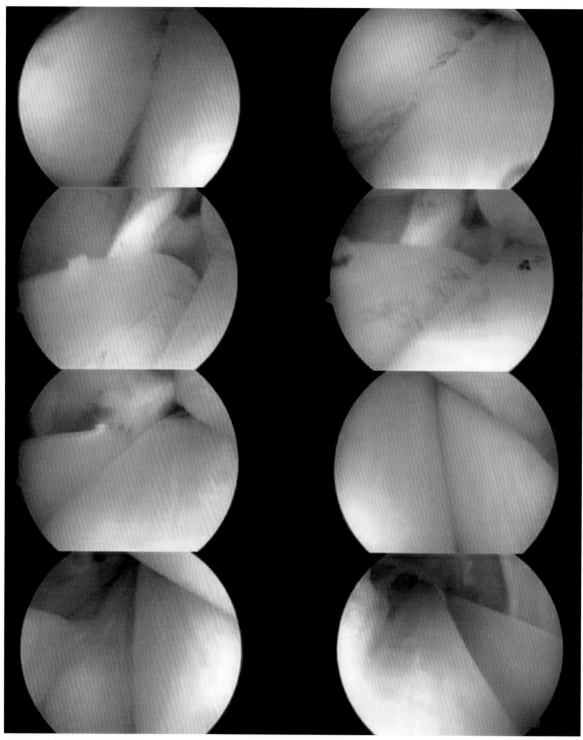

图 11.9   腓骨肌腱镜的术中图像。从近端至远端可见炎性改变，可见腓骨短肌腱充血炎症的滑膜。没有发现明显的肌腱撕裂

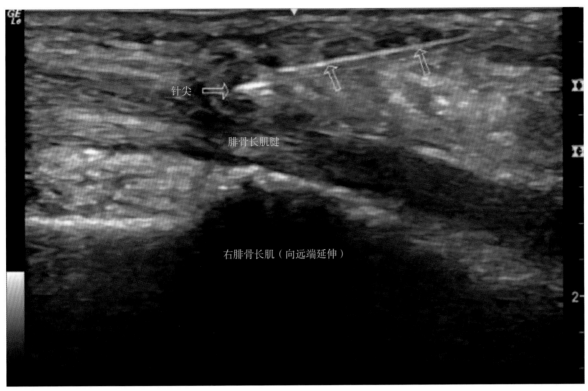

针尖

腓骨长肌腱

右腓骨长肌（向远端延伸）

图 11.10 超声引导腱鞘内注射局部麻醉药，一种附加诊断工具

图 11.11 腓骨短肌腱复杂性撕裂清创后使用可吸收线进行肌腱管状成形术

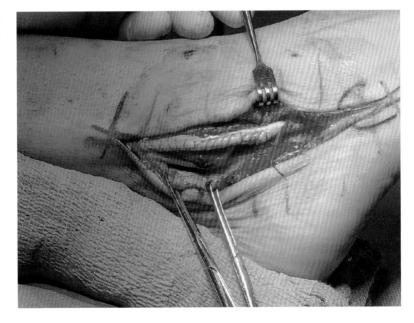

心这些缝合线会刺激和摩擦周围组织，从而可能导致滑膜炎。

文献报道了许多治疗原则，通常建议如果肌腱横断面损伤 < 50%，所有损伤的组织都可以进行清创及肌腱管状成形术 [20, 57, 58]。但是，50% 的临界值并不是基于被证实了的数据，临床上仍未被证实，事实上是有点武断的。目前，只要在清创后有一定量的健康肌腱存在，即使明显小于 50%，通常都倾向于保留和修复剩余的肌腱组织，进行一期清创和肌腱管状成形术 [2]。

肌腱固定术可用于更大、更复杂的腓骨短肌腱撕裂或潜在的肌肉萎缩的撕裂，可以于切除肌腱损伤区域后在腓骨长肌腱的近端和远端固定，可采用直接的侧侧吻合术或经 Pulvertaft- 式编织吻合术。对于严重、不能修补的肌腱撕裂，如果近端肌肉仍然相对健康，使用同种异体肌腱或自体肌腱移植或替换是一种可供选择的方法。这个手术需要近端肌肉质量良好，可以使用半腱肌自体移植或同种异体肌腱移植。在肌腱及肌肉都无法修复的情况下，完全由 FHL 或 FDL 转位也有报道。

Res 等最新研究表明 MRI 对于肌肉质量的评估，对于帮助手术方式的选择以及预后的判断有潜在的价值。另外，肌腱撕裂的形态，根据 Goutallier 分型定义脂肪变性及腓骨肌肉萎缩也应该是术前评估及手术计划的考量因素。

手术技术：自体肌腱移植或转位

取自体移植物时，在鹅足肌腱上方，关节线远端 2~3cm 处做一个斜形 3cm 的纵向切口。在缝匠肌筋膜的深处可以触到鹅足。然后切开筋膜，肌腱位于缝匠肌筋膜的深层。在确认肌腱后，半腱肌用不可吸收缝线缝合，用取腱器取出半腱肌。肌腱移植前先去除肌纤维，然后将肌腱管状成形后，在透视下予锚钉缝合固定于第五跖骨基底部。如果远端肌腱有残留，可以将移植肌腱与残端用 Pulvertaft 编织缝合。近端稳定的张力是由足踝部处于中立位时决定的，所以移植肌腱应该在足踝部处于中立位时与近端肌腱单位腱缝合。然后逐层缝合关闭腓骨肌腱鞘、切口 [59]。Pellegrini 等报道了腓骨短肌腱进行同种异体肌腱重建后与在足处于 5 种不同的位置下进行轴向载荷，肌腱远端张力显著提高（$P \leq 0.022$）[60]。Mook 回顾性研究了 14 例患者发现同种异体肌腱重建腓骨肌腱后，疼痛显著改善，外翻肌力及功能评分都显著提高 [61]。

对于肌腱不可修复性损伤或伴随肌腱损伤的病例，通过肌腱转位也可以重建。通常用趾长屈肌（FDL）腱或踇长屈肌（FHL）腱转位，对于急慢性损伤都适用。对于有肌肉萎缩或脂肪浸润的患者，肌腱转位可以提供额外的肌力。神经肌肉性疾病包括腓骨肌萎缩症影响腓骨肌质量时，应考虑肌腱转位的重建方式 [62]。FHL 或 FDL 的获取在 Henry 结节处或其下方，切口取自足底至内侧楔骨与第一跖骨基底处。当肌腱需要较短时，切口可以取在肌腱止点的近端。通过取内踝近端中间切口，获取的肌腱可以从近端抽出，然后转位至外侧。转位肌腱通过腓骨肌腱鞘，用锚钉缝合固定于第五跖骨基底部 [63]。Jockel 等 [64] 报道了伴发的严重腓骨肌腱撕裂通过单纯 FDL 或 FHL 肌腱转位后提高了 AOFAS 评分、改善了疼痛评分、患者获得了优良的满意率。Seybold 在一个回顾性病例系列中分析了 9 例腓骨短肌腱与腓骨长肌腱伴发撕裂进行了 FDL 或 FHL 转移的患者，获得了良好的术后结果和满意度，但力量与平衡仍存在明显的缺陷 [65]。Seybold 在一项解剖学对照研究中发现，在腓骨短肌腱伴发腓骨长肌腱撕裂时，FHL 比 FDL 可获得更长的长度，是首选的转位肌腱。他们也报告了与 FHL 转位相比，FDL 转位后出现了神经血管束的受压 [65, 66]。

Redfern 和 Myerson 在 2004 年提出的腓骨肌腱伴发撕裂的治疗原则是基于术中对两根肌腱质量的评估[58]。

术后处理

腓骨肌腱修补术后，中立位非负重膝下石膏制动 2 周以利于切口愈合。然后，穿步行靴扶拐渐进性负重行走及进行正规的物理治疗。术后 6 周，如果腱鞘从近端至外踝尖被切开过，患者除了抗阻力外翻，可以进行踝关节活动度锻炼，这样有助于保护修复的腱鞘与降低脱位的风险。通常力量训练从术后 8 周开始，连续 3 个月在护具保护下进行剧烈活动。

肌腱转位手术后需要 6 周的非负重期，物理治疗与其他手术方式相似。但是，在现有的文献中，尚没有对理想的术后康复过程形成明确的共识。van Dijk 系统回顾了 49 篇文献，平均制动6~8 周，术后 4 周开始物理治疗[67]。

肌腱镜术后，术后处理可能有所不同，固定时间相对较短，负重较早，但仍取决于术中诊断及手术完成情况。由于肌腱镜没有破坏腱鞘的完整性，因此，更激进的康复过程应该是安全的。肌腱镜辅助的开放性手术，腱鞘没有从近端至外踝尖切开。由于近端腱鞘是完整的，所以理论上没有肌腱脱位的风险，可以进行更为积极的康复进程。

结论

腓骨短肌腱撕裂很常见，但容易被漏诊。详尽的病史和体格检查是诊断的第一步，结合影像学检查，包括 X 线、MRI 以及超声检查。有症状的患者才需要治疗，保守治疗是第一步。通过选择和实施手术治疗，同时解决肌腱病及潜在的疾病是获得最佳术后结果的基本原则。根据病因与特定的病理条件，有多种手术方式可以选择。术后处理包括短期的制动、早期的理疗锻炼。但是，根据手术方式的不同，术后处理有所差异。

参考文献

[1] Rebecca A, Cerrato MSM. Peroneal tendon tears, sSurgical manageament and its complications. Foot Ankle Clin N Am. 2009; 14: 299–312.

[2] van Dijk PA, Miller D, Calder J, DiGiovanni CW, Kennedy JG, Kerkhoffs GM, et al. The ESSKA-AFAS international consensus statement on peroneal tendon pathologies. Knee Surg Sports Traumatol Arthrosc. 2018; epub ahead of print.

[3] Meyers A. Further evidences of attrition in the human body. Am J Anat. 1924; 34: 241–267.

[4] Monteggia G. Instiuzini chirurgiche parte secondu; 1803. p. 336–341.

[5] Piper S. Foot and ankle sports medicine. J Can Chiropractic Assoc. 2014; 58(4): 481.

[6] Southerland JT, Boberg JS, Downey MS, Nakra A, Rabjohn LV. McGlamry's comprehensive textbook of foot and ankle surgery, vol. 1. 4th ed; 2013. p. 1165–1166.

[7] Roster B, Michelier P, Giza E. Peroneal tendon disorders. Clin Sports Med. 2015; 34(4): 625–641.

[8] Sobel M, Geppert MJ, Hannafin JA, Bohne WH, Arnoczky SP. Microvascular anatomy of the peroneal tendons. Foot Ankle. 1992;13(8):469–472.

[9] Petersen W, Bobka T, Stein V, Tillmann B. Blood supply of the peroneal tendons: injection and immunohistochemical

studies of cadaver tendons. Acta Orthop Scand. 2000; 71(2): 168–174.

[10] van Dijk PAD, Madirolas FX, Carrera A, Kerkhoffs GMMJ, Reina F. Peroneal tendons well vascularized: results from a cadaveric study. Knee Surg Sports Traumatol Arthrosc. 2016; 24: 1140–1147.

[11] Ziai P, Benca E, von Skrbensky G, Graf A, Wenzel F, Basad E, et al. The role of the peroneal tendons in passive stabilisation of the ankle joint: an in vitro study. Knee Surg Sports Traumatol Arthrosc. 2013; 21(6): 1404–1408.

[12] Hatch GF, Labib SA, Rolf RH, Hutton WC. Role of the peroneal tendons and superior peroneal retinaculum as static stabilizers of the ankle. J Surg Orthop Adv. 2007; 16(4): 187–191.

[13] Hecker P. Study on the peroneus on the tarsus. Anat Rec. 1923; 26: 79–82.

[14] Sobel M, Levy ME, Bohne WH. Congenital variations of the peroneus quartus muscle: an anatomic study. Foot Ankle. 1990; 11(2): 81–89.

[15] Cheung YY, Rosenberg ZS, Ramsinghani R, Beltran J, Jahss MH. Peroneus quartus muscle: MR imaging features. Radiology. 1997;202(3):745–750.

[16] Bilgili MG, Kaynak G, Botanlioglu H, Basaran SH, Ercin E, Baca E, et al. Peroneus quartus: prevalence and clinical importance. Arch Orthop Trauma Surg. 2014; 134(4): 481–487.

[17] Geller J, Lin S, Cordas D, Vieira P. Relationship of a low-lying muscle belly to tears of the peroneus brevis tendon. Am J Orthop (Belle Mead NJ). 2003; 32(11): 541–544.

[18] Davda K, Malhotra K, O'Donnell P, Singh D, Cullen N. Peroneal tendon disorders. EFORT Open Rev. 2017; 2(6): 281–292.

[19] Hyer CF, Dawson JM, Philbin TM, Berlet GC, Lee TH. The peroneal tubercle: description, classification, and relevance to peroneus longus tendon pathology. Foot Ankle Int. 2005; 26(11): 947–950.

[20] Dombek MF, Lamm BM, Saltrick K, Mendicino RW, Catanzariti AR. Peroneal tendon tears: a retrospective review. J Foot Ankle Surg: Off Publ Am Coll Foot Ankle Surg. 2003; 42(5): 250–258.

[21] Larsen E. Longitudinal rupture of the peroneus brevis tendon. J Bone Joint Surg. 1987; 69(2): 340–341.

[22] BF DG, Fraga CJ, Cohen BE, Shereff MJ. Associated injuries found in chronic lateral ankle instability. Foot Ankle Int. 2000; 21(10): 809–815.

[23] Sammarco GJ, DiRaimondo CV. Chronic peroneus brevis tendon lesions. Foot Ankle. 1989; 9(4): 163–170.

[24] Sobel M, Warren RF, Brourman S. Lateral ankle instability associated with dislocation of the peroneal tendons treated by the Chrisman-Snook procedure. A case report and literature review. Am J Sports Med. 1990; 18(5): 539–543.

[25] Saupe N, Mengiardi B, Pfirrmann CW, Vienne P, Seifert B, Zanetti M. Anatomic variants associated with peroneal tendon disorders: MR imaging findings in volunteers with asymptomatic ankles. Radiology. 2007; 242(2): 509–517.

[26] Chilvers M, Manoli A 2nd. The subtle cavus foot and association with ankle instability and lateral foot overload. Foot Ankle Clin. 2008; 13(2): 315–324, vii.

[27] Selmani E, Gjata V, Gjika E. Current concepts review: peroneal tendon disorders. Foot Ankle Int. 2006; 27(3): 221–228.

[28] Borton DC, Lucas P, Jomha NM, Cross MJ, Slater K. Operative reconstruction after transverse rupture of the tendons of both peroneus longus and brevis. Surgical reconstruction by transfer of the flexor digitorum longus tendon. J Bone Joint Surg. 1998; 80(5): 781–784.

[29] Sobel M, DiCarlo EF, Bohne WH, Collins L. Longitudinal splitting of the peroneus brevis tendon: an anatomic and histologic study of cadaveric material. Foot Ankle. 1991; 12(3): 165–170.

[30] Miura K, Ishibashi Y, Tsuda E, Kusumi T, Toh S. Split lesions of the peroneus brevis tendon in the Japanese population: an anatomic and histologic study of 112 cadaveric ankles. J Orthop Sci. 2004; 9(3): 291–295.

[31] Sharma P, Maffulli N. Tendon injury and tendinopathy: healing and repair. J Bone Joint Surg Am. 2005; 87(1): 187–202.

[32] Kojima Y, Kataoka Y, Suzuki S, Akagi M. Dislocation of the peroneal tendons in neonates and infants. Clin Orthop Relat Res. 1991; 266: 180–184.

[33] Cerrato RA, Myerson MS. Peroneal tendon tears, surgical management and its complications. Foot Ankle Clin. 2009; 14(2): 299–312.

[34] Sobel M, Geppert MJ, Olson EJ, Bohne WH, Arnoczky SP. The dynamics of peroneus brevis tendon splits: a proposed mechanism, technique of diagnosis, and classification of injury. Foot Ankle. 1992; 13(7): 413–422.

[35] Manoli A 2nd, Graham B. The subtle cavus foot, "the underpronator". Foot Ankle Int. 2005; 26(3): 256–263.

[36] Stiell IG, McKnight RD, Greenberg GH, McDowell I, Nair RC, Wells GA, et al. Implementation of the Ottawa ankle rules. JAMA. 1994; 271(11): 827–832.

[37] Philbin TM, Landis GS, Smith B. Peroneal tendon injuries. J Am Acad Orthop Surg. 2009; 17(5): 306–317.

[38] Heckman DS, Gluck GS, Parekh SG. Tendon disorders of the foot and ankle, part 1: peroneal tendon disorders. Am J Sports Med. 2009; 37(3): 614–625.

[39] Grant TH, Kelikian AS, Jereb SE, McCarthy RJ. Ultrasound diagnosis of peroneal tendon tears. A surgical correlation. J Bone Joint Surg Am. 2005; 87(8): 1788–1794.

[40] Wang XTRZ, Mechlin MB, Schweitzer ME. Normal variants and diseases of the peroneal tendons and superior peroneal retinaculum: MR imaging features. Radiographics. 2005; 25: 587–602.

[41] Lee SJ, Jacobson JA, Kim SM, Fessell D, Jiang Y, Dong Q, et al. Ultrasound and MRI of the peroneal tendons and associated pathology. Skelet Radiol. 2013; 42(9): 1191–1200.

[42] Kijowski R, De Smet A, Mukharjee R. Magnetic resonance imaging findings in patients with peroneal tendinopathy and peroneal tenosynovitis. Skelet Radiol. 2007; 36(2): 105–114.

[43] Res LCS, Dixon T, Lubberts B, Vicentini JRT, van Dijk PA, Hosseini A, et al. Peroneal tendon tears: we should consider looking at the muscle instead. J Am Acad Orthop Surg. 2018; 26(22): 809–815.

[44] Wong-Chung J, Marley WD, Tucker A, O'Longain DS. Incidence and recognition of peroneal tendon dislocation associated with calcaneal fractures. Foot Ankle Surg: Off J Eur Soc Foot Ankle Surg. 2015; 21(4): 254–259.

[45] Wertheimer SJWC, Loder BG, Calderone DR, Frascone ST. The role of endoscopy in treatment of stenosing posterior tibial tenosynovitis. J Foot Ankle Surg. 1995;34:15–22.

[46] van Dijk CNSP, Kort N. Tendoscopy (tendon sheath endoscopy) for overuse tendon injuries. Oper Tech Sports Med. 1997; 5: 170–178.

[47] Cychosz CC, Phisitkul P, Barg A, Nickisch F, van Dijk CN, Glazebrook MA. Foot and ankle tendoscopy: evidence-based recommendations. Arthroscopy. 2014; 30(6): 755–765.

[48] Marmotti A, Cravino M, Germano M, Del Din R, Rossi R, Tron A, et al. Peroneal tendoscopy. Curr Rev Musculoskelet Med. 2012; 5(2): 135–144.

[49] Scholten PE, van Dijk CN. Tendoscopy of the peroneal tendons. Foot Ankle Clin. 2006; 11(2): 415–420. vii.

[50] Scholten PE, Breugem SJ, van Dijk CN. Tendoscopic treatment of recurrent peroneal tendon dislocation. Knee Surg Sports Traumatol Arthrosc. 2013; 21(6): 1304–1306.

[51] Michels F, Jambou S, Guillo S, Van Der Bauwhede J. Endoscopic treatment of intrasheath peroneal tendon subluxation. Case Rep Med. 2013; 2013: 274685.

[52] Lui TH. Endoscopic resection of the peroneal tubercle. J Foot Ankle Surg. 2012;51(6):813–815.

[53] Lui TH. Tendoscopic resection of low-lying muscle belly of peroneus brevis or quartus. Foot Ankle Int. 2012; 33(10): 912–914.

[54] Panchbhavi VKM, Trevino SG. The technique of peroneal tendoscopy and its role in management of peroneal tendon anomalies. Tech Foot Ankle Surg. 2003; 2(3): 192–198.

[55] Sammarco VJ. Peroneal tendoscopy: indications and techniques. Sports Med Arthrosc Rev. 2009; 17(2): 94–99.

[56] Dallaudiere B, Pesquer L, Meyer P, Silvestre A, Perozziello A, Peuchant A, et al. Intratendinous injection of platelet-rich plasma under US guidance to treat tendinopathy: a long-term pilot study. J Vasc Intervent Radiol: JVIR. 2014;25(5):717–723.

[57] Krause JO, Brodsky JW. Peroneus brevis tendon tears: pathophysiology, surgical reconstruction, and clinical results. Foot Ankle Int. 1998; 19(5): 271–279.

[58] Redfern D, Myerson M. The management of concomitant tears of the peroneus longus and brevis tendons. Foot Ankle Int. 2004; 25(10): 695–707.

[59] Ellis SJ, Rosenbaum AJ. Hamstring autograft reconstruction of the peroneus brevis. Techn Foot Ankle Surg. 2018; 17(1): 3–7.

[60] Pellegrini MJ, Glisson RR, Matsumoto T, Schiff A, Laver L, Easley ME, et al. Effectiveness of allograft reconstruction vs tenodesis for irreparable peroneus brevis tears: a cadaveric model. Foot Ankle Int. 2016; 37(8): 803–808.

[61] Mook WR, Parekh SG, Nunley JA. Allograft reconstruction of peroneal tendons: operative technique and clinical

outcomes. Foot Ankle Int. 2013; 34(9): 1212–1220.

[62] Coughlin MJ, Saltzman CL, Anderson RB. Mann's surgery of the foot and ankle, vol. 1. 9th ed; 2014. p. 1250.

[63] Coughlin MJ, Saltzman CL, Anderson RB. Mann's surgery of the foot and ankle, vol. 1. 9th ed; 2014. p. 1257–1259.

[64] Jockel JR, Brodsky JW. Single-stage flexor tendon transfer for the treatment of severe concomitant peroneus longus and brevis tendon tears. Foot Ankle Int. 2013; 34(5): 666–672.

[65] Seybold JD, Campbell JT, Jeng CL, Short KW, Myerson MS. Outcome of lateral transfer of the FHL or FDL for concomitant peroneal tendon tears. Foot Ankle Int. 2016; 37(6): 576–581.

[66] Seybold JD, Campbell JT, Jeng CL, Myerson MS. Anatomic comparison of lateral transfer of the long flexors for concomitant peroneal tears. Foot Ankle Int. 2013; 34(12): 1718–1723.

[67] van Dijk PA, Lubberts B, Verheul C, DiGiovanni CW, Kerkhoffs GM. Rehabilitation after surgical treatment of peroneal tendon tears and ruptures. Knee Surg Sports Traumatol Arthrosc: Off J ESSKA. 2016; 24(4): 1165–1174.

第十二章　腓骨短肌腱撕裂合并慢性踝关节外侧不稳定

Jon Karlsson, Louise Karlsson, Eleonor Svantesson, Eric Hamrin Senorski

引言

踝关节扭伤通常是指踝关节外侧扭伤，绝大部分会累及距腓前韧带以及跟腓韧带。目前已有很多研究证实踝关节扭伤是最常见的运动相关性损伤。踝关节扭伤的受伤程度不一，可以是单纯的部分撕裂，也可以是完全断裂。有研究证实 85%~90% 的踝关节韧带损伤累及踝关节的外侧韧带复合体。

当前，针对踝关节扭伤的保守治疗已经形成共识：足够的休息，局部加压以及有限度地踝关节功能锻炼直至肿胀消退。负重应当越早越好，尤其是当踝关节的力量、本体感觉、稳定性以及敏捷性得到恢复之后。通常轻度踝关节扭伤可在 7~10 天局部肿胀和疼痛消失后返回伤前从事的运动。当然，这个过程（通常在 3 个月左右）需要在踝关节支具或固定器的帮助下完成。这种踝关节支具的保护有助于避免二次受伤，但过多的固定会导致踝关节力量和稳定性下降。如此早的恢复伤前运动是因为踝关节扭伤极少会导致远期非常严重的并发症，例如踝关节创伤性关节炎。同时，回归运动应当循序渐进，需在踝关节初始损伤导致的肿胀和活动受限明显改善之后进行，而且双侧踝关节的协调性和力量平衡也同样重要。

不过，踝关节扭伤后约有 10%~20% 会发展成为慢性踝关节不稳定（外侧）——通常表现为反复的"打软腿"和外侧不稳定感。此外，还需要警惕反复的踝关节扭伤也破坏踝关节中远期的生物力学稳定性，从而造成踝关节软骨退变，最终发展成为踝关节炎[1, 2]。有数据显示 90% 的踝关节外侧不稳定与踝关节内病变有关，包括骨软骨损伤、游离体以及软骨下囊变。

不仅如此，在部分病例中还显示踝关节扭伤与踝关节外病变有关[3-10]。某些情况下，腓骨短肌的纵向撕裂或磨损会导致踝关节外侧持续疼痛[11]，这在那些踝关节韧带损伤后持续或反复疼痛的患者中更为常见。因此，原本并不复杂的踝关节韧带损伤后持续存在长时间站立困难（尤其是疼痛），应当考虑到腓骨短肌损伤的可能。这里需要注意的是，腓骨长肌一般较少累及[12]。在解剖上，踝关节内翻型损伤不仅可以导致距腓前韧带和跟腓韧带的损伤，还可以导致腓骨肌上支持带（SPR）以及腓骨肌腱的损伤。

由此，在踝关节外侧疼痛及不稳的患者中，腓骨肌腱的损伤通常是被低估了，特别是与踝关节外侧韧带损伤区分开来[4, 5, 7, 9, 13]。

解剖

腓骨肌肉起自小腿的外侧间室，受腓浅神经支配。腓骨短肌起自腓骨远端 2/3，肌腱起自腓骨尖近端 2~3cm（可能有变异）。腓骨长肌不仅起自腓骨近端 2/3，也起自胫骨外侧髁。此外，第三腓骨肌与腓骨长、短肌腱分开，走行于小腿前侧间室[5]。腓骨短肌相对扁平，基本走行在腓骨后方。相比之下，腓骨长肌则相对更圆一些，走行于腓骨短肌的后方。腓骨长、短肌腱共同走行于腓骨肌腱沟里，后者为骨–纤维软骨性的隧道。腓骨肌上支持带（SPR）是这个隧道的边界，容纳腓骨长、短肌[6]。因此，SPR 的完整性非常重要，它的损伤将破坏腓骨长、短肌的稳定性。腓骨肌支持带由筋膜和滑膜鞘组成，包括上、下支持带，分别跨过（连接）跟腱和跟骨。而上支持带（即 SPR），则是防止肌腱脱位（滑脱）最重要的结构[7]。此外，腓骨肌腱沟的形态完整性也很重要。大约80%的人群，沟的形态为凹面，而11%为平面。沟的平均深度为 2~4mm，宽度则为 9mm[11]。

在穿过腓骨肌腱沟之后，腓骨肌腱走行于两个独立的滑膜鞘内，穿过跟骨外侧壁，最终止于第五跖骨基底部（腓骨短肌）及第一跖骨基底近端（腓骨长肌）[12]。

腓骨短肌腱撕裂与韧带损伤

事实上，在100多年前就有关于腓骨短肌纵向撕裂的报道[12-22]。随后，人们发现这种腓骨短肌损伤远比之前想象的要多。

目前的研究发现腓骨短肌损伤的病例（包括临床上发现的和尸检证实的）达37%之多。不过关于活检的研究尚且不多。目前已有部分研究在解剖上证实了腓骨短肌纵向撕裂和慢性踝关节外侧不稳定之间的关系。据此，学者认为踝关节内翻型损伤不仅可以损伤踝关节外侧韧带，还可以导致 SPR 以及腓骨肌腱的损伤（但尚不清楚是原发损伤还是继发于韧带损伤）。绝大部分情况下，腓骨肌腱损伤的部位在中央区域，而有90%~95%的患者合并有 SPR 损伤。在这种情况下，腓骨肌腱沟的血供遭到破坏，周围组织也会损伤。

从生物力学上看，在步态周期的摆动相，踝关节处于外翻，此时腓骨长肌收缩可导致腓骨短肌在腓骨尖的后缘上摩擦，这在跑动时尤为明显。长此以往，可导致大部分的前侧腓骨短肌反复出现后脱位，从而引起肌腱逐渐出现撕裂和损伤，在患者身上表现为腓骨后侧区域的疼痛。

综上，腓骨肌腱的损伤多出现于踝关节内翻型损伤，继发于踝关节外侧韧带功能不全以及 SPR 的撕裂或拉伸。随着时间的推移，损伤的腓骨肌支持带逐渐失去将腓骨短肌固定于腓骨肌腱沟内的作用。

临床表现

大多数患者均主诉有踝关节内翻性损伤病史，而腓骨肌腱的损伤则在最初容易被忽视或较晚才被诊断。由于腓骨短肌受损后造成的不稳定以及 SPR 的损伤，腓骨短肌腱质量逐渐下降，而这种下降是不可逆的，这也是在这一阶段实施保守治疗往往失败的原因。

对于韧带损伤，大多数患者都经历了急性踝关节扭伤，且没有得到恰当的治疗和恢复，因而造成慢性踝关节外侧不稳定[23, 24]。最常见的主诉是围绕外踝的疼痛和肿胀[23]。在这一阶段，不能忽视的一点就是腓骨短肌腱远端沿着跟骨外侧壁走行区域以及越过腓骨肌结节的部分容易出现纵向撕裂。此外，一些患者还会伴有腓骨远端撕脱性骨折，虽然并不常见，但一旦发生则会导致反复性踝关节外侧疼痛[16]。

踝关节外侧疼痛主要位于外踝后方，但是相比之下，反复发作的踝关节外侧不稳定才是最主要的原因[25]。这种合并有踝关节外侧反复慢性疼痛的临床表现有别于单纯的慢性踝关节外侧不稳定。打软腿、继发的外侧疼痛（位置往往不固定，多由前侧胫骨或距骨骨赘的撞击，或关节内游离体引起）都是其最主要的临床表现。

标准的体格检查包括对韧带完整性的评估，比如经典的踝关节前抽屉试验及距骨内翻试验。不过，更重要的是要通过触诊找到外踝后方的肿胀及压痛点[25, 26]。

辅助检查中，磁共振成像（MRI）和超声检查（US）都能精确判断是否合并有肌腱的损伤以及损伤的范围和程度。在决定选择手术治疗时，术前完善这两个检查尤其重要。

治疗

大部分情况下，保守治疗的效果并不好。手术治疗的入路通常选择在前外侧，或后外侧（切口位于外踝后方）。术中典型表现为腓骨短肌的前半部分自腓骨后缘半脱位，这种损伤是继发于踝关节外侧不稳定的，不要误认为原发性肌腱脱位。对于合并有的韧带损伤，应当一期给予修复恢复其稳定性[22, 23, 25–31]。

最近也有用其他入路完成此手术的报道，如经典的 Brostrom-Gould 或改良的 Chrisman-Snook。有一个不容忽视的问题是，当肌腱损伤较重时，如果采用 Chrisman-Snook 术式则效果不会很确切[32, 33]。

踝关节韧带解剖重建手术被认为是一种非常安全的术式，研究表明其可以在术后提供一个稳定的踝关节，并且能够解决外侧韧带的松弛。手术本身的并发症发生率不高[34–36]。可以用一个切口同时重建受损的韧带、SPR 以及肌腱。切口约 8cm 长，位于腓骨后缘，可以同时显露腓骨肌腱和下方的距腓前韧带以及跟腓韧带。术者可以先检查韧带的完整性以及是否松弛，然后根据情况将其紧缩以恢复功能。腓骨肌腱的腱鞘在腓骨附着点后方 5~6mm 处分叉，因此，在这个平面能够探查到腓骨短肌的损伤。大部分情况下，肌腱的损伤很明显，但有些时候损伤发生在肌腱内部，从而难以定位[22, 33–38]。

接下来，仔细切除退变或损伤的肌腱组织。需要注意的是，有些时候肌腱损伤不止一次，甚至多次[36–38]。而在极少数情况下，肌腱损伤过于严重，以至于无法修复或者重建。除此之外，腓骨短肌的完全性损伤是很少见的（图 12.1）。

将损伤的肌腱组织切除后，健康的肌腱组织用可吸收缝线修补缝合。如有可能，第一层先缝合深层损伤的肌腱组织，第二层接着缝合表浅的组织。切记要切除所有受损的肌腱组织，有时腓骨肌腱的前方大部分组织也需要被切除（图 12.2，图 12.3）[22, 35]。

接着，开始重建 SPR。在腓骨后缘上钻若干小孔，将缝线拉过孔道完成重建并稳定腓骨肌腱。最后，解剖重建距腓前韧带和跟腓韧带。有证据显示，应当同时重建距腓前韧带和跟腓韧带（图12.4）[22, 35, 38–40]。

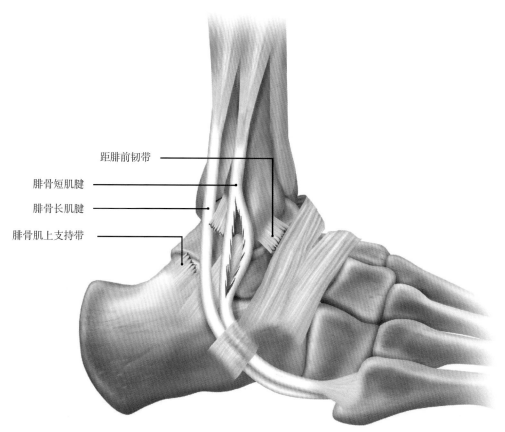

距腓前韧带

腓骨短肌腱

腓骨长肌腱

腓骨肌上支持带

图 12.1 腓骨短肌纵向撕裂示意图。如图所示，脱位的腓骨短肌在尖锐的腓骨后缘滑过后纵向撕裂，同时损伤的还有 SPR 和距腓前韧带。腓骨长肌尚未累及

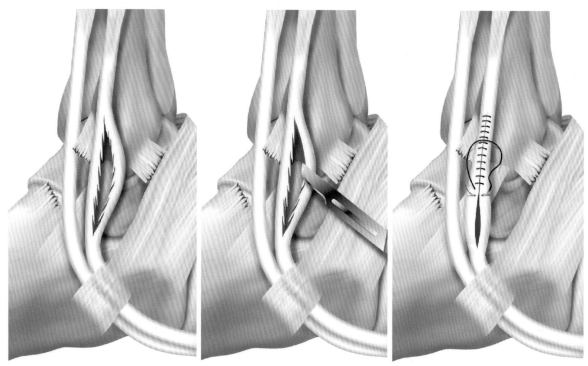

图 12.2 用端 – 端缝合的方式重建腓骨短肌腱。肌腱重建完成后再重建损伤的韧带（距腓前韧带）

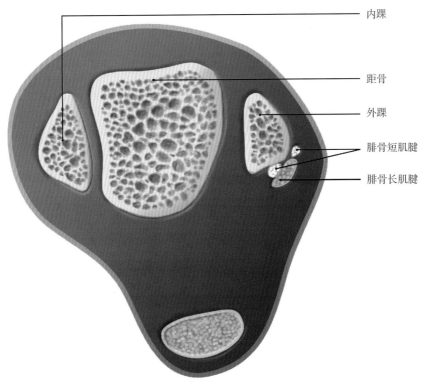

内踝

距骨

外踝

腓骨短肌腱

腓骨长肌腱

图 12.3　踝关节横断面示意图，显示破裂的腓骨短肌腱，腓骨长肌腱完整

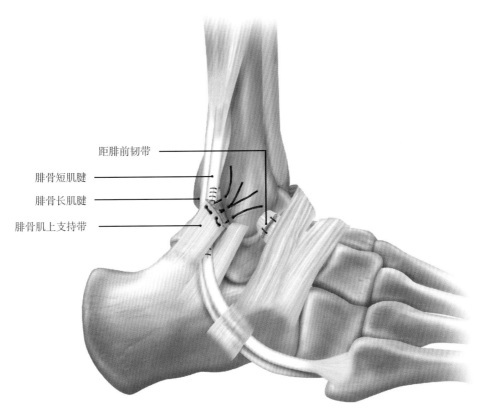

距腓前韧带

腓骨短肌腱

腓骨长肌腱

腓骨肌上支持带

图 12.4　在修复 / 重建腓骨短肌腱之后重建 SPR 组织。通过在腓骨后缘上钻孔的方式重建 SPR（腓骨肌上支持带），以防止腓骨肌腱反复脱位。最后，解剖重建踝关节外侧副韧带结构（图中标识为距腓前韧带）

术后佩戴塑料的踝关节支具 2~3 周，之后开始完全负重。也是在这个时间，推荐开始行踝关节功能锻炼。只要患者能够耐受，完全负重下的轻微平衡 / 协调能力训练是可以进行的 [40, 41]。更加激进的康复训练应该在术后 6~8 周进行，包括踝关节内外翻的力量训练，从而将作用于腓骨短肌上的负荷逐渐增加，同时建议对下肢进行单侧和双侧的闭链训练。平衡及协调训练可以通过平衡板进行，跳跃和旋转动作应当谨慎，每隔 2~3 天进行一次，以利于受损组织有足够的时间恢复。在锻炼期间，严密观察踝关节的肿胀和疼痛情况，以评估锻炼是否过度。

何时回归伤前的运动取决于个人情况，应根据患者恢复情况而不是术后时间。切记在恢复跳跃，跑步以及专项运动训练之前，踝关节的肿痛和活动受限应当已经明显缓解。同时，还需要注意对踝关节的力量训练、跳跃能力和平衡能力的训练应当在双下肢同时进行。需告知患者回归运动需要时间，大部分情况下，这个时间为 4~6 个月，并且锻炼应该是循序渐进的 [22, 35, 36, 42–45]。

预后

目前报道的绝大部分病例恢复情况较好。只有少数患者需要再次手术，而且一旦康复训练完成，再复发的概率并不高。

参考文献

[1] Larsen E. Longitudinal rupture of the peroneus brevis tendon. J Bone Joint Surg.1987; 69-B: 340–341.

[2] Sobel M, DiCarlo E, Bohne WHO, Collins L. Longitudinal splitting of the peroneus brevis tendon; an anatomic and histologic study of cadaveric material. Foot Ankle. 1991; 12: 165–170.

[3] Sobel M, Levy ME, Bohne WHO. Congenital variations of the peroneus quartus muscle: an anatomic study. Foot Ankle. 1991; 11: 81–89.

[4] Sobel M, Bohne WHO, Markisz JA. Cadaver correlation of peroneal tendon changes with magnetic resonance imaging. Foot Ankle. 1991; 11: 384–388.

[5] Sobel M, Geppert MJ, Warren RF. Chronic ankle instability as a cause of peroneal tendon injury. Clin Orthop Relat Res. 1993; 296: 187–191.

[6] Meyers AW. Further evidence of attrition of the human body. Am J Anat. 1924; 34: 241–248.

[7] Brodsky JW, Zide JR, Kane JM. Acute peroneal injury. Foot Ankle Clin. 2017; 22(4): 833–841.

[8] Cerrato RA, Myerson MS. Peroneal tendon tears, surgical management and its complications. Foot Ankle Clin. 2009; 14(2): 299–312.

[9] Dombek MF, Orsini R, Mendicion RW, Saltrick K. Peroneus brevis tendon tears. Clin Podiatr Med Surg. 2001; 18(3): 409–427.

[10] Gomes MDR, Pinto AP, Fabian AA, Gomes TJM, Navarro A, Olivia XM. Insertional anatomy of peroneal brevis and longus tendons – a cadaveric study. Foot Ankle Surg. 2018; https://doi.org/10.1016/fas.2018.07.005.

[11] Roster B, Michelier P, Giza E. Peroneal tendon disorders. Clin Sports Med. 2015; 34(4): 625–641.

[12] Patterson MJ, Cox WK. Peroneus longus tendon rupture as a cause of chronic lateral ankle pain. Clin Orthop Relat Res. 1999; 365: 163–166.

[13] Bassett FH III, Speer KP. Longitudinal rupture of the peroneus tendons. Am J Sports Med. 1993; 21: 354–357.

[14] Sobel M, Bohne WHO, Levy ME. Longitudinal attrition of the peroneus brevis tendon in the fibular groove: an anatomic study. Foot Ankle. 1990; 11: 124–128.

[15] Bonnin M, Tavernier T, Bouysset M. Split lesions of the peroneus brevis tendon in chronic ankle laxity. Am J Sports Med. 1997; 25: 699–703.

[16] Wander DS, Ludden JW, Galli K, Mayer DP. Surgical management of a ruptured peroneus longus tendon with a

fractured multipartite os peroneum. J Foot Ankle Surg. 1994; 33: 124–128.

[17] Sobel M, Geppert MJ, Hannafin JA, Bohne WHO, Arnoczky SP. Microvascular anatomy of the peroneal tendons. Foot Ankle. 1992;13:469–472.

[18] Sobel M, Geppert MJ, Olsen EJ, Bohne WHO, Arnoczky SP. The dynamics of peroneus brevis tendon splits: a proposed mechanism, technique of diagnosis and classification of injury. Foot Ankle. 1992; 13: 413–422.

[19] Slater HK. Acute peroneal tendon tears. Foot Ankle Clin. 2007; 12(4): 659–674.

[20] Squires N, Myerson MS, Gamba C. Surgical treatment of peroneal tendon tears. Foot Ankle Clin. 2007; 12(4): 675–695.

[21] Ziai P, Benca E, von Skrbensky G, Graf A, Wenzel F, Basad E, Windhager R, Buchhorn T. The role of the peroneal tendons in passive stabilisation of the ankle joint: an in vitro study. Knee Surg Sports Traumatol Arthrosc. 2013; 21: 1404–1408.

[22] Karlsson J, Wiger P. Longitudinal split of the peroneus brevis tendon and lateral ankle instability: treatment of concomitant lesions. J Athl Train. 2002; 37(4): 463–466.

[23] Sobel M, Warren RF, Brourman S. Lateral ankle instability associated with dislocation of the peroneal tendons treated by the Chrisman-Snook procedure: a case reports and literature review. Am J Sports Med. 1990; 18: 539–543.

[24] Sobel M, Bohne WHO, O'Brien SJ. Peroneal tendon subluxation in a case of anomalous peroneus brevis muscle. Acta Orthop Scand. 1992; 63: 682–684.

[25] Evans JD. Subcutaneous rupture of the tendon of peroneus longus; report of a case. J Bone Joint Surg. 1966; 48-B: 507–509.

[26] Minoyama O, Uahiyama E, Iwaso H, Hiranuma K, Takeda Y. Two cases of peroneus brevis tendon tear. Br J Sports Med. 2002; 36: 65–66.

[27] Sammarco GJ, DiRaimondo CV. Chronic peroneus brevis tendon lesions. Foot Ankle. 1989; 9: 163–170.

[28] CV DR. Overuse conditions of the foot and ankle. In: Sammarco GJ, editor. Foot and ankle manual. Philadelphia: Lea & Febiger; 1991. p. 266–268.

[29] Munk RL, David PH. Longitudinal rupture of the peroneus brevis tendon. J Trauma.1976; 10: 803–806.

[30] Sobel M, Geppert MJ. Repair of concomitant lateral ankle ligament instability and peroneus brevis splits through a posteriorly modified Brostrom-Gould. Foot Ankle. 1992; 13: 224–225.

[31] Chauban B, Panchal P, Szabo E, Wilkins T. Split peroneus brevis tendon: an unusual case of ankle pain and instability. J Am Board Fam Med. 2014;27:297–302.

[32] Chrisman OD, Snook GA. Reconstruction of lateral ligament tears of the ankle. J Bone Joint Surg. 1969; 51-A: 904–911.

[33] Snook GA, Chrisman OD, Wilson TC. Long-term results of Chrisman-Snook operation for reconstruction of lateral ligaments of the ankle. J Bone Joint Surg. 1985; 67-A: 1–8.

[34] Araoye I, Pinter Z, Netto CDC, Hudson P, Shah A. Revisiting the prevalence of associated copathologies in chronic ankle instability. Are there any predictors of outcome? Foot Ankle Specialist. 2018; https://doi.org/10.1177/1938640018793513.

[35] Karlsson J, Brandsson S, Kalebo P, Eriksson BI. Surgical treatment of concomitant chronic ankle instability and longitudinal rupture of the peroneus brevis tendon. Scand J Med Sci Sports. 1998; 8: 42–49.

[36] Arrowsmith SR, Fleming LL, Allman FL. Traumatic dislocations of the peroneal tendons. Am J Sports Med. 1983; 11: 142–146.

[37] Gould N, Seligson D, Gassman J. Early and later repair of lateral ligament of the ankle. Foot Ankle. 1980; 1: 84–89.

[38] Karlsson J, Bergsten T, Lansinger O, Peterson L. Reconstruction of the lateral ligaments of the ankle for chronic lateral ligament instability of the ankle joint. J Bone Joint Surg. 1988; 70-A: 581–588.

[39] Steginsky B, Riley A, Lucas DE, Philbin TM, Berlet GC. Patient-reported outcome and return to activity after peroneus brevis rupture. Foot Ankle Int. 2016; 37(2): 178–185.

[40] Sammarco GJ, Mangone PG. Diagnosis and treatment of peroneal tendon injuries. Foot Ankle Surg. 2000; 6: 197–205.

[41] Kane JM, Zide JR, Brodsky JW. Acute peroneal tendon injuries in sports. Oper Tech Sports Med. 2017; 25: 113–119.

[42] Housley SN, Lewis JE, Thompson DL, Warren G. A proximal Fibularis brevis muscle is associated with longitudinal split tendons: a cadaveric study. J Foot Ankle Surg. 2017; 56: 34–36.

[43] Shakked RJ, Karnovsky S, Drakos MC. Operative treatment of lateral ligament instability. Curr Rev Musculoskelet Med. 2017; 10: 113–121.

[44] Drakos M, Behrens SB, Mulcahey MK, Paller D, Hoffman E, DiGiovanni CW. Proximity of arthroscopic ankle stabilization procedures to surrounding structures. An anatomic study. Arthroscopy. 2013; 26: 1089–1094.

[45] Andersson KJ, LeCocq JF. Operative treatment of injury to the fibular collateral ligament of the ankle. J Bone Joint Surg. 1954; 36-A: 825–830.

第十三章 腱沟加深术治疗腓骨肌腱脱位

David A. Porter, Joseph E. Jacobson

引言

腓骨肌腱脱位通常与体育运动相关。它是在速度滑雪运动中最先诊断出来并为人所熟知的[20]。有观点认为，在滑雪过程中，滑雪板的尖端被雪卡住，运动员脚踝背屈并外翻，此时惯性动量使得他们滑向山下。滑雪板的尖端留在雪中，导致腓骨肌腱寻找从外侧到腓骨后区域更直接的路径，并在腓骨尖部向侧方、前方脱位。这种脱位现在已经在几乎所有的运动中被注意到，并且可以与导致脚踝扭伤的类似活动联系到一起。从个人观察来看，踝关节外侧不稳定和腓骨肌腱滑脱同时发病并不常见，仅发生在 10% 的病例中。据推测，腓骨后方光滑或凸起可导致腓骨肌腱不稳定。非手术治疗腓骨肌腱滑脱已被证明是不成功的。而外科手术则显示出了良好的疗效。通常可以通过适当的康复并规避常见的错误（如长节段固定而引起的瘢痕粘连），使得患者能重返日常或竞技运动中去。

研究历史回顾

腓骨肌腱损伤不管在运动人群还是非运动人群中都是一个常见的疾患。大多数腓骨肌腱损伤发生于中年患者。腓骨肌腱撕裂和肌腱疾病是腓骨肌腱复合体最常见的损伤。腓骨肌腱的退化性撕裂发生于老年人群，而年轻的运动人群腓骨肌腱损伤的发生率低得多。然而，在年轻人中，尤其是在运动人群中，腓骨肌腱脱位更为常见[4, 10]。事实上，腓骨肌腱脱位可能是青少年运动员腓骨肌腱复合伤最常见的表现[7]。人们对腓骨肌腱的不稳定给予了极大的关注，但真正的脱位并不常见。半脱位或腱鞘内肌腱失稳也是腓骨肌腱疼痛的另一个原因[26, 27, 37]。这包括腱鞘内腓骨肌腱的半脱位。这种半脱位是指腓骨长肌腱在一个扩张的腱鞘和"松弛的"腓骨肌上支持带内移位到短肌腱的外侧。

解剖（腓骨、支持带和腓骨后段）[6]

腓骨短肌起始于近端肌间隔和腓骨中段 1/3 处，在小腿外侧间隙向远端下行，然后走行于腓骨远端后方的腓骨沟内。腓骨长肌腱，以类似的方式，起源于胫骨近端外侧髁和近端腓骨，也在小腿的外侧间室，并走行在腓骨短肌腱的后方。腓骨长肌腱比腓骨短肌腱略偏向外侧，也更容易脱位。腓骨沟有解剖变异；因此，平坦光滑或凸起的轮廓被认为是脱位的诱因[1, 14]。这两根肌腱走行于纤维骨性通道中，前侧壁为腓骨后纤维软骨沟（远端4cm），后壁和外侧壁为腓骨肌上支持带（脱位的主要限制因素），内侧壁主要为跟腓韧带（CFL），距腓后韧带和下胫腓后韧带也构成内侧壁的一部分。后外侧的纤维软骨半月板样结构，增加了后踝沟的深度和侧向约束力[1, 14]。这种结构经常在急性肌腱脱位中撕裂或在慢性脱位中退化。腓骨后侧的解剖结构具有不同的表面轮廓：82%为凹陷型，11%为平面型，7%为凸起型[6, 15]。不论脱位的严重程度，平面型、凸陷型腓骨后缘引起的腓骨肌腱脱位，除了需要重建腓骨肌上支持带之外，还需进行腓骨截骨来加深凹槽。然而，应该注意的是，Adachi和他的同事[1]没有发现接受腓骨脱位治疗的受试者和没有腓骨肌腱不稳定病史的类似受试者之间的固有解剖学差异。Schon的实验室已经证明，腓骨沟加深术可以降低腓骨沟鞘内的压力[38]并可能降低失稳复发的风险。

问题的本质

一个浅、平或凸的腓骨后缘被认为是降低腓骨肌腱稳定性的骨性因素。腓骨肌腱脱位后，固有骨稳定性的缺乏会显著增加修复或重建的腓骨肌上支持带的张力。现已证实，在深层骨稳定性缺失的情况下，腓骨后方凹槽加深不仅仅有帮助，而是非常必要。对于突发病例，即使轻度的腓骨远端凹陷成形也足以防止腓骨肌腱再脱位。然而，在慢性复发性脱位时，需要通过腓骨截骨来加深腓骨沟以辅助支持带的重建。

常规踝关节成像不能评估后腓骨沟。磁共振的高级成像，通常可以在慢性损伤时观测腓骨肌腱撕裂情况，也可以评估后腓骨沟，并在急性情况下评估腓骨上支持带的完整性[35]。Thomas利用超声检查（US）评估腓骨肌腱脱位和腓骨肌上支持带的完整性[37]。我们还没有普遍使用这种检查方法，但我们认为随着超声在临床实践中变得越来越普遍，它将发挥更重要的作用。

外科医生面临的一个常见问题是：需要加深腓骨沟吗？如果需要，加深多少？此外，如果我处理骨性组织，是否有肌腱瘢痕化的可能性？我可以通过间接的方式来加深腓骨沟吗？还是直接的凹槽加深更可靠有效？此外，进行腓骨沟加深手术对我的康复和重返运动治疗有何影响？为了进一步回答这些问题，让我们回顾一下不同的腓骨沟加深方法。每种方法都需要某种形式的腓骨截骨术。其他方法和观点参见Ferran[8]、Heckman[10]和Marti[17]对此主题的评论。Kelly[12]描述了最早的方法，包括腓骨旋转截骨术。我们通过将手术方式分为直接和间接截骨术/凹槽加深术来组织我们的讨论。我们应该注意到，几位作者采取的另一种方法（在本书的另一章中有所涉及）包括通过切开腓骨远端的跟腓韧带附着点来改变跟腓韧带下腓骨肌腱的路径[16, 25, 31, 32]。

直接腓骨沟加深法

RE Kelly，1920年在英国利物浦的《英国外科杂志》上[12]，首次提出腓骨沟加深治疗复发性腓骨肌腱脱位。他报告了经后外侧入路至腓骨，保留腓骨沟的前面，保护腓骨肌腱鞘。在腓骨远端上方约5cm处进行薄层截骨术，然后向后旋转侧方薄层骨块以形成一个加深的凹槽（图13.1）。该手术是在Salatonika军队的一名中士身上进行的，据报告，经过1年的随访，脱位没有复发。

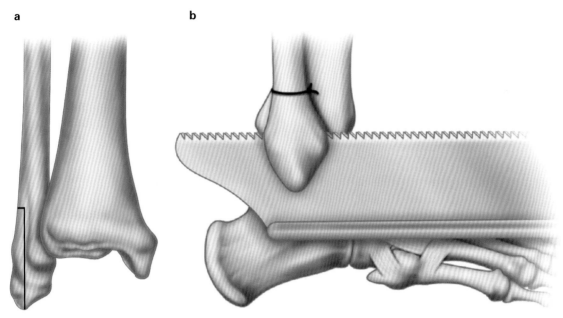

图 13.1 （a，b）Kelly[12] 外踝薄层骨块移植，腓骨外侧向后旋转以加深后踝沟

Zoellner 和 Clancy[43] 也提出并报告了直接加深腓骨沟的方法。然而，不是真正的腓骨旋转截骨术，他们通过铰接式骨瓣来加深后踝沟，这可以更直接加深凹槽。他们的方法是 "通过刮除腓骨骨膜下骨质来加深（腓骨）肌腱的凹槽，同时保留腓骨面完整的骨膜作为腱鞘光滑的通道" [43]（图 13.2）。作者希望 "一种简单的方法来纠正腓骨沟的基本畸形，而不使用金属固定或肌腱或韧带的转移。"

Slatis 和同事 [30] 修改了 Zoellner 和 Clancy[43] 的报告，即通过掀起后踝沟的软骨移形层，使用弯曲的凿子进一步移除下方松质骨，再将软骨移形层复位至加深的槽中 [30]（图 13.2），最后复位肌腱。不使用固定物来保护复位后的后方骨质。需要石膏固定以确保再植骨愈合。他们报告了 4 例病例，术后 4~5 个月恢复运动，没有发生再脱位（图 13.3）。

Porter，McCarroll 和同事 [24] 也改进了 Zoellner 和 Clancy 的方法，他们通过去除了后踝沟的后皮质松质骨，通过用电动 4.0 卵锥去除松质骨以加深远端沟槽，然后用缝线重新缝合固定骨质来达到加深后踝沟的效果 [24]（图 13.4）。

作者指出，腓骨后侧的加深程度必须充分，这样腓骨肌腱的后边缘可以与加深的凹槽的后缘缘齐平或在其前面。腓骨后方的深度和凹度对复发性脱位有很强的骨性阻力。这种精细的沟槽加深和标准的腓骨肌上支持带重建使得快速康复得以实施。作者报道了 13 例运动员（14 个脚踝）允许早期负重（术后 1~2 周），仅使用步行靴间歇制动（总共 4 周，然后 2 周后换成马镫支架），并在早期恢复了运动（3 个月）。随访中没有发生脱位，并且活动度接近正常。

Zhenbo 和他的同事 [42] 在 2014 年报告了一种类似 Kelly 术式的方法。他们的方法也包括腓骨矢状截骨术，截骨术的后滑块用可吸收螺钉固定 [42]（图 13.5）。在腓骨的后外侧入路和腓骨腱鞘切开后，按照指示检查和修复腓骨，切除任何低位的肌腹。"骨膜然后向前分离，保持距距腓前切带和跟腓韧带附着在腓骨远端。用一个小的摆锯从腓骨尖上方约 3cm 处进行向前内侧斜 20°（与矢状面的夹角）截骨术。当几乎到达软骨后边缘时，摆锯从后外侧退出，不损伤软骨嵴。外侧骨

腓骨肌腱复发性脱位

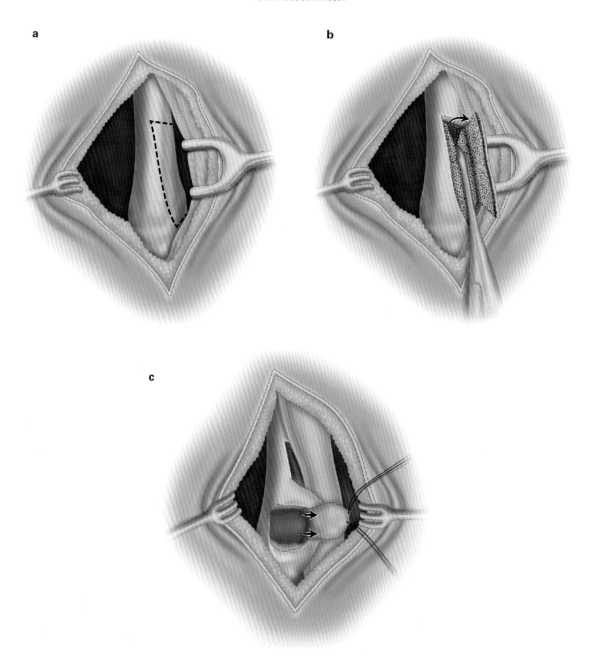

图 13.2 Zoellner 和 Clancy 报告的直接腓骨沟加深法 [43]。（a）腓骨后肌腱的腓骨后截骨术的范围。（b）掀起铰链式骨瓣以刮除松质骨，然后复位铰接的骨瓣至凹槽内以达到"加深凹槽"的效果。（c）在腓骨肌腱复位至加深的凹槽后，向后外侧翻转腓骨外侧骨膜，以加强和重建腓骨肌上支持带

块（3cm×2cm×0.5cm）向后滑动 20°~30°（3~5mm），以确保对脱位有足够的阻挡（图 13.5）。在骨表面涂上骨蜡后，将肌腱手法复位到合适的位置，在用 2 或 3 枚可吸收的自增强聚丙交酯（SR-PLLA）螺钉（Commed Biofix SmartSpillus，ConmedLinvatec，Espoo，芬兰）将骨块固定到腓骨远端，注意避免螺钉置入关节内。为了防止肌腱被粗糙的界面磨损，腓骨肌上支持带和腱鞘用不可吸收

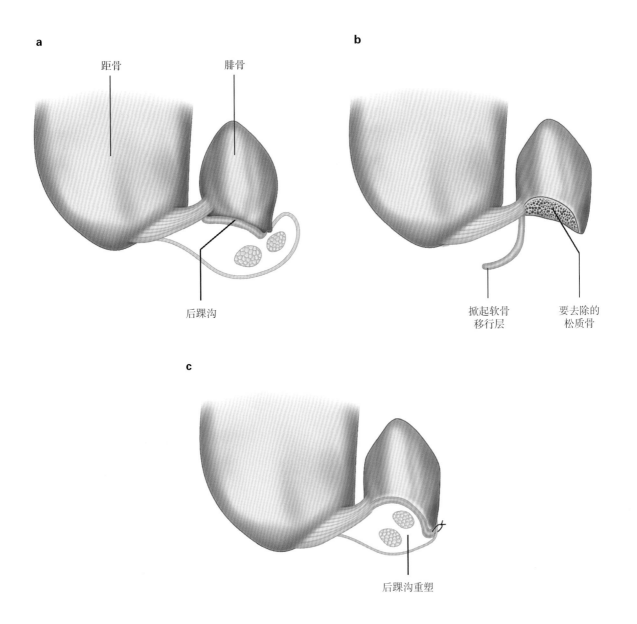

图 13.3 （a~c）Slatis 及其同事手术修复腓骨肌腱慢性脱位的方法。后踝沟被重塑，同时软骨移形层被保留。首先暴露后踝沟（a），然后在掀起的软骨面下去除松质骨（b），然后加深沟槽，复位软骨面，复位肌腱至加深的后踝沟内。最后腓骨肌上支持带被重新缝合

的缝线（2-0 Ethibond，Ethicon Endosurgery，Somerville，NJ）固定在腓骨远端后表面的骨膜上。同时使用改良的 Das De 技术，将针改回原位，通过骨块上的 5 个钻孔固定腓骨上韧带和腱鞘[39]。最后，将骨膜固定在腓骨肌上支持带 / 腱鞘上使骨块包裹在软组织囊内。

　　常规使用膝下中立位石膏固定 4 周，再通过非负重靴固定 2 周。谨慎康复的重要性仅次于腓

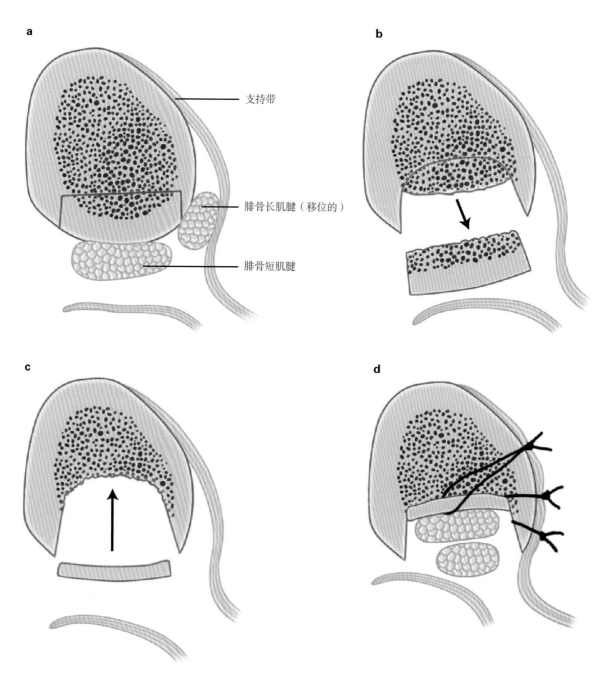

图13.4 （a~d）Porter 和他的同事用腓骨截骨术来加深凹槽。一种 Zoellner 和 Clancy[43] 方法的改进术式，即移除后踝沟的皮质松质骨（a，b；而不是铰接），加深松质骨沟，复位皮质松质骨至松质骨沟内并缝合腓骨肌上支持带（c，d）

骨截骨术。

间接腓骨沟加深法

　　Shawen 和 Anderson 首先描述了间接方法 [29]。这些作者术中更喜欢采用 "侧卧位"，并在同侧臀部下方垫一个 4.5kg 重的沙袋。采用标准的后外侧入路显露腓骨沟和腓骨肌腱。如果需要，腓骨

图 13.5　腓骨 / 外踝矢状面斜向截骨，后移，并用可吸收螺钉固定。将腱鞘及腓骨肌上支持带与腓骨后侧骨膜缝合，再通过改良的 Das De 技术与腓骨上预钻的 5 个孔固定 [39]

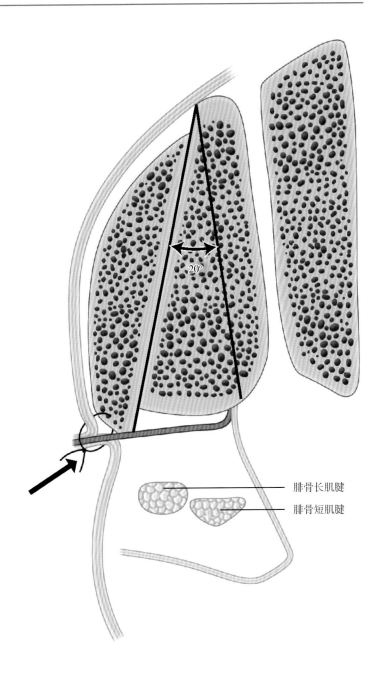

腓骨长肌腱

腓骨短肌腱

肌腱也可以修复。先将腓骨的尖端暴露出来，用"Arthrex bio-tenodesis 螺钉套的铰刀"和"合适尺寸的铰刀"来"打薄"腓骨后方凹槽的骨皮质。中等宽度的骨冲击器用于间接加深后表面，重建能确保稳定性所需的深度。再将腓骨肌上支持带缝合回去并叠瓦状排列，以限制软组织再移位（图 13.6 ）。

　　德国学者 Walters 及其同事在《美国运动医学杂志》(AJSM) 上报道了他们通过间接方法加深凹槽的技术 [41]。作者描述患者取侧卧位，手术侧朝上。经标准入路显露腓骨沟。腓骨腱鞘直接从腓骨后缘拨开，露出腓骨后沟。在确定需要加深凹槽后，作者描述了他们的间接方法（图 13.7 ）[41]。

　　腓骨尖被标识并显露出来。如图 13.7a 所示，使用 3.5mm 的钻头在腓骨后缘骨皮质下进行多

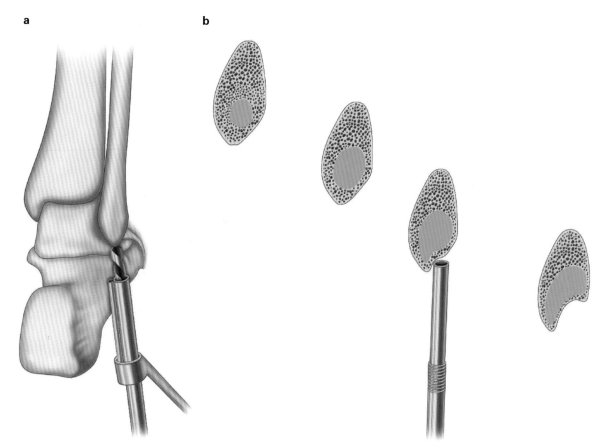

图 13.6 （a）间接腓骨沟加深法治疗骨骼稳定性不足的腓骨肌腱脱位[29]。使用"合适尺寸的铰刀"将暴露的腓骨尖后方凹槽骨皮质打薄。然后，用 3~4mm 钝性冲击器经变薄的后踝骨皮质将凹槽加深，以增强骨性稳定性

次钻孔。然后，使用"小"骨刀在后踝沟的内侧和外侧边缘打孔。再利用宽钝骨夯棒 / 冲击器冲击 / 压紧后部骨皮质，以"加深"凹槽至少 5mm 的深度。腓骨后缘软骨面得以保留。然后将腓骨肌上支持带缝合到松质骨表面的中间边缘（图 13.7），进一步防止腓骨肌腱的再发生脱位[41]。

无腓骨肌上支持带撕脱的鞘内腓骨肌腱脱位

鞘内脱位通常表现为"弹响腱"[26, 27, 37]。可能没有明确的外侧踝关节损伤史。有人提出，SPR 已被撕裂或拉伸，但没有撕脱，因此腓骨肌上支持带有额外的延长。因此，腓骨长肌在短肌周围横向半脱位，但仍在支持带和鞘内，产生这种"啪"的感觉，有时可以听到。

我们的方法和治疗慢性脱位的是一样的。我们认为，为了充分地将肌腱永久地恢复到它们的正确位置（腓骨长肌腱在腓骨短肌腱后侧），需要一个深槽来提供骨和软组织对半脱位的约束。我们并没有试图只用软组织矫正来治疗这些运动员 / 患者。来自巴塞罗那的 Vega、Guelfi 及其同事们[9, 40] 报告了肌腱镜下的治疗经验，8 例患者中有 6 例不需要行腓骨截骨术，而是切除第四腓骨肌和 / 或切除低位腓骨短肌，取得了良好的效果。对于这些手术治疗的鞘内半脱位的康复与慢性脱位是一样的，并在下面讨论。

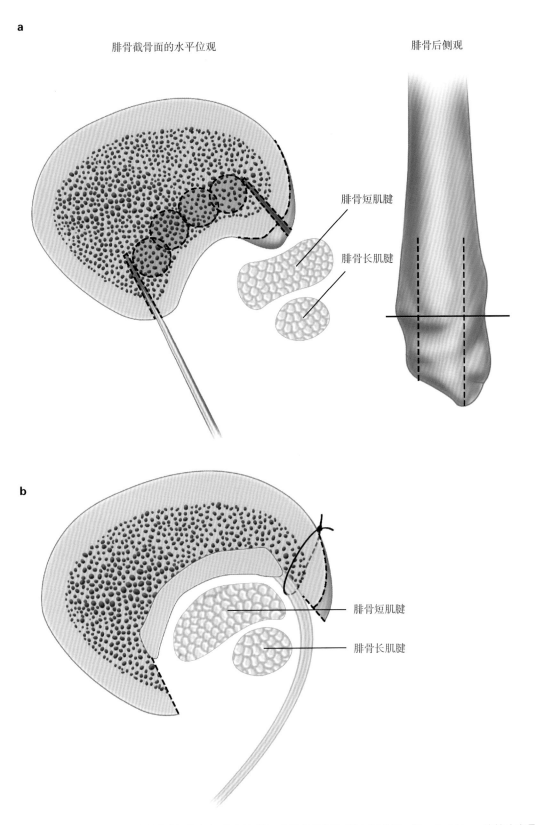

图 13.7　Walter 及其同事报道的腓骨沟间接加深的方法[43]。将腓骨肌腱向侧方牵开后，用一个 3.5mm 的钻头在骨皮质下进行多次钻孔，然后用一个"小"骨刀在后踝沟的内侧和外侧边缘打孔。这种操作是在图中所示的腓骨后段（a）的中间水平上进行的。然后，可以冲击后踝沟，加深凹槽，将腓骨肌腱完全置于骨沟内，将腓骨肌上支持带缝入凹槽外侧边缘的内侧唇（b）

康复原则和方法

康复的方案有显著差异。有些人已经选择非负重 2~6 周 [3, 21]，但 Porter 等 [24] 主张早期负重和早期关节活动功能锻炼。我们选择踝部阻滞麻醉并进行麻醉监护。我们认为这可以很好地缓解术后疼痛。为了增加踝部阻滞的疗效和持续时间，我们采用 Cold-Compression 疗法（AircastCryocuff DJO，Carlsbad，CA）结合可拆卸的支具间歇制动 [24]。Cold-Compression 疗法结合阻滞麻醉，可提供 12~16h 的有效麻醉。我们使用非甾体类抗炎药和对乙酰氨基酚来进行持续镇痛。我们认为，冷疗结合非处方药物的疗法能够减少对口服阿片类药物的需求，也不需要住院。

间歇制动使我们能够在 2 周拆线后开始关节功能锻炼（背屈、跖屈和内翻，但我们要求维持背屈、外翻直到 6 周以后）。我们还根据脚踝的情况，从 1~2 周开始健身车锻炼。支具的平衡训练可以在 2 周后开始。我们指导运动员在 10~14 天内去除拐杖。我们立即开始脱敏按摩，以减少灼痛 / 神经痛的风险。我们认为早期负重可以作为本体感觉训练，也有助于脱敏。

我们使用支具固定 6 周，然后在第 6 周和第 8 周之间让运动员脱离支具，佩戴镫形制动器。在 4 周时可以带制动器进行健身车训练和双足站立提踵训练。在 6 周随访时，我们指导运动员如何脱离靴子，穿戴日常活动的马镫制动器，开始本体感觉训练，并训练从双足站立提踵到单足站立提踵。同时用弹力带进行背屈和外翻训练。术后 2~3 个月，开始各个方向进行强化训练。在完成负重跑步机跑步后，可以进行低体重训练，包括深蹲、挺举和箭步蹲。

在 6~8 周，我们从带制动器的健身车运动进阶到踏步机、椭圆机和部分负重跑步机锻炼（Alter-G）。当运动员可以每周 4~5 天做 30~40min 的其他运动而没有疼痛时，就可以在跑步机上进行负重跑步了。当运动员可以毫无痛苦地负重跑完全程时，就可以开始运动功能提升项目。在特定运动功能提升项目完成后，可以重返运动。

并发症和潜在陷阱

一般来说，无论使用何种技术，腓骨沟加深和腓骨肌上支持带重建术后并发症并不常见。没有文献报告深静脉血栓形成 [2, 13, 24]。

复发性脱位

复发性脱位是最令人头疼的并发症，因为这也是实施手术的原因。幸运的是，术后不稳定并不常见，尤其是在凹槽加深手术中 [2, 11-13, 15, 17, 19, 21, 39, 41-43]。我们只遇到一次再脱位，并且是一名患有 Ehlers-Danlos 病的女性（这不在我们的研究报告 [24] 中），我们最初是用她的自身软组织进行加固。后来使用同种异体移植组织进行修复时效果很好。

感染和伤口愈合

感染在这些手术后也很少见 [2, 3, 14, 39, 41, 42]，发生率小于 0.5%。Kollias 确实报告了 11 例患者中有 2 例出现线结脓肿，在经局部治疗后获得痊愈。

伤口愈合的并发症在运动员中也很罕见，但如果患者是吸烟者或糖尿病患者，这种并发症可能很常见。即使是早期的功能锻炼，我们也没有看到伤口愈合不良的发病率升高[24]。Walther 和他的同事报告说，他们的患者中 1/3 有"线结过敏，但随着时间的推移，也自行愈合了。"其他研究也没有提到伤口愈合问题[3, 39, 41]。

腓骨肌腱撕裂

在慢性病例中，腓骨肌腱撕裂在手术时很常见，根据我们的经验，直接修复和 / 或管道成形术有很高的成功率。既往的报道没有一篇指出腓骨肌腱撕裂是凹槽加深手术后的常见问题[2, 3, 11-13, 15, 19, 21, 29, 39, 41-43]。只有 Marti 指出，2/12 的患者出现"持续的腓骨疼痛"[17]；然而，作者没有进行进一步的检查或手术。Raikin 在他关于鞘内半脱位的报告中称，有 4 例患者在手术时出现腓骨短肌撕裂[26]，但这被认为是损伤的并发症，不是手术的并发症。

骨折不愈合

骨不连通常是罕见的，在非旋转截骨术中没有报道[24, 39, 41]。截骨术是在血运丰富的松质骨中进行。如果固定牢靠，即使早期负重和早期关节功能锻炼，我们也没有发现骨不连。理论上，早期旋转截骨术存在较高的骨不连风险，但没有报道[12, 17, 39]。

僵硬

我们认为，脚踝长时间的固定是由于导致脚踝僵硬甚至关节功能丧失的真正原因。为了杜绝这种潜在的并发症 / 风险，我们选择将骨膜固定在加深的凹槽中，将骨皮质压在凹槽中，保留腓骨后端的软骨面，并鼓励早期功能锻炼。现在已经证实使用支具固定（而不使用石膏）既可靠又几乎没有并发症发生[24]。另有 3 位学者[2, 3, 17]报道了通过这样的处理得到"良好或完整的关节活动度"，1 位学者提出有 10% 的关节"僵硬"[13]。大多数学者没有报道患者的关节活动度。

腓骨骨折

需要切开复位内固定的大碎片骨折很少见。在我们的研究[24]中发生外侧腓骨沟后唇的小骨折[39]，但用固定靴 3~4 周后换回镫形支具的处理疗效良好，并没有长期的并发症，不需要进一步手术。目前尚没有报道腓骨截骨术后出现明显骨折[3, 21]。Zhenbo 报告了 3/21 的患者在他们的旋转截骨术后发生了"应力性骨折"。

腓肠神经损伤 / 神经炎

很少有腓肠神经损伤的报道[2, 13, 24, 41]。腓肠神经走行于腓骨肌腱手术区域内。如果外科医生靠近腓骨的后缘操作，会使得手术区域在腓肠神经前方。切口延长或向后方探查时可能会有损伤腓肠神经的风险。在我们的实践中，脱敏按摩（DSSM）是术后的常规措施。Mafulli 确实注意到 3/14 的"神经过敏"患者在 6 个月后得到缓解[15]。有趣的是，Ogawa[21] 指出，有 4/5 的工伤患者报告"神经过敏"，但 10 例非工伤患者中没有报告神经过敏。我们认为，通过仔细的切口选择和早期 DSSM，可以避免神经损伤，并在术后迅速得以恢复。

腓骨沟加深原理

总之，一旦确定腓骨沟加深是必要的，我们认为以下原则对于获得满意疗效至关重要：

1. 如果腓骨沟较浅，腓骨截骨术是必要的，它可以提供足够的沟槽深度。
2. 腓骨截骨时沟槽深度须满足腓骨肌腱的后缘与凹槽的后缘齐平或在其前面。
3. 腓骨肌上支持带必须重新缝合固定和紧缩，以给予脱位适当的软组织约束。在真正脱位的情况下，腓骨肌上支持带必须进行缝合固定（鞘内脱位不需要，只需要紧缩，因为腓骨肌上支持带没有撕脱）。
4. 康复必须包括早期关节功能锻炼，以防止瘢痕粘连和肌腱制动引起的疼痛。我们认为早期负重也有利于加速恢复。

作者推荐的方法

我们首先确定是否有急性脱位。也就是说，是在脱位前 1~2 周内受伤，还是从最初受伤的时间起超过 4 周才再次出现的慢性脱位？

对于急性脱位，我们仍然建议手术治疗。在某些情况下，腓骨后外侧软骨面仍然完好无损，腓骨后解剖结构具有合理的凹形轮廓。在这种情况下，有一个良好的潜在凹槽，我们将首先尝试急性修复腓骨肌上支持带。这种情况下我们往往能取得了很好的疗效。然而，如果是慢性损伤，我们不会采用这种不加深沟的修复方法。

对于慢性复发性脱位，有许多技术报道[2, 3, 5, 9, 11–13, 15, 16, 18, 19, 21–26, 28–31, 33, 34, 36, 39, 41–43]。我们大多选择加深肌腱沟的方法。在慢性损伤时，腓骨后侧软骨面往往是有损伤的，我们发现腓骨后缘没有足够的凹度来容纳并支撑腓骨肌腱。因此，我们选择 Porter 等[24] 提出的腓骨截骨术，将腓骨肌上支持带叠瓦状缝合并重新缝合到腓骨的后外侧。所有患者术后都采用前面描述的康复方案。关于鞘内半脱位，我们的方法与慢性脱位的方法相同，但不需要缝合固定腓骨肌上支持带；然而，我们通过将断裂的支持带纤维束与附着在腓骨后外侧的纤维束重叠缝合来收紧腓骨肌上支持带。对于那些患有固有韧带松弛的患者 / 运动员（Ehlers–Danlos 及其变体），我们利用同种异体股薄肌重建和增强 SPR，并进行彻底的凹槽加深手术。我们用铆钉和骨槽将股薄肌移植物连接到胫骨后部，然后将其包裹在腓骨肌腱周围，并将其连接到腓骨后外侧的典型位置。

结论

总之，对于患有急性或慢性腓骨脱位的患者 / 运动员来说，凹槽加深联合腓骨肌上支持带重建术是一种非常令人满意的手术，其成功率很高。外科医生有多种术式都被证明是成功的。如上所述，对于浅、平或凸的腓骨后缘需要进行腓骨截骨。我们已经描述了直接和间接方法，以及旋转截骨的方法。今天，直接和间接截骨术似乎比旋转截骨术更受欢迎。腓骨肌腱脱位/半脱位不常见；因此，我们建议熟悉并运用一种或两种凹槽加深方法。熟练的操作会使手术者受益匪浅，将大大提升手术成功率，同时降低并发症的发生率。

参考文献

[1] Adachi N, Fukuhara K, Kobayashi T, Nakasa T, Ochi M. Morphologic variations of the fibular malleolar groove with recurrent dislocation of the peroneal tendons. Foot Ankle Int. 2009;30(6):540–544.

[2] Adachi N, Fukuhara K, Tanaka H, Nakasa T, Ochi M. Superior retinaculoplasty for recurrent dislocation of peroneal tendons. Foot Ankle Int. 2006;27(12):1074–1078.

[3] Cho J, Kim J, Song D, Lee W. Comparison of outcome after retinaculum repair with and with-out fibular groove deepening for recurrent dislocation of the peroneal tendons. Foot Ankle Int. 2014;35(7):683–689. https://doi.org/10.1177/1071100714531233.

[4] Dijk PA, Gianakos AL, Kerkhoffs GM, Kennedy JG. Return to sports and clinical outcomes in patients treated for peroneal tendon dislocation: a systematic review. Knee Surg Sports Traumatol Arthrosc. 2016;24(4):1155–1164. https://doi.org/10.1007/s00167-015-3833-z.

[5] Dijk PA, Vopat BG, Guss D, Younger A, Digiovanni CW. Retromalleolar groove deep-ening in recurrent peroneal tendon dislocation: technique tip. Orthop J Sports Med. 2017;5(5):232596711770667. https://doi.org/10.1177/2325967117706673.

[6] Edwards M. The relations of the peroneal tendons to the fibula, calcaneus, and cuboideum. Am J Anat. 1928;42:213–253.

[7] Ferran NA, Oliva F, Maffulli N. Recurrent subluxation of the peroneal tendons. Sports Med. 2006;36(10):839–846. https://doi.org/10.2165/00007256-200636100-00003.

[8] Ferran NA, Maffulli N, Oliva F. Management of recurrent subluxation of the peroneal tendons. Foot Ankle Clin. 2006;11(3):465–474. https://doi.org/10.1016/j.fcl.2006.06.002.

[9] Guelfi M, Vega J, Malagelada F, Baduell A, Dalmau-Pastor M. Tendoscopic treatment of pero-neal intrasheath subluxation: a new subgroup with superior peroneal retinaculum injury. Foot Ankle Int. 2018;39(5):542–550. https://doi.org/10.1177/1071100718764674.

[10] Heckman DS, Reddy S, Pedowitz D, Wapner KL, Parekh SG. Operative treatment for peroneal tendon disorders. J Bone Joint Surg. 2008;90(2):404–418. https://doi.org/10.2106/jbjs.g.00965.

[11] Hu M, Xu X. Treatment of chronic subluxation of the peroneal tendons using a modified pos-teromedial peroneal tendon groove deepening technique. J Foot Ankle Surg. 2018;57(5):884–889. https://doi.org/10.1053/j.jfas.2018.03.009.

[12] Kelly RE. An operation for the chronic dislocation of the peroneal tendons. Br J Surg. 1920;7:502–504.

[13] Kollias SL, Ferkel RD. Fibular grooving for recurrent peroneal tendon subluxation. Am J Sports Med. 1997;25(3):329–335.

[14] Kumai T, Benjamin M. The histological structure of the malleolar groove of the fibula in man: its direct bearing on the displacement of peroneal tendons and their surgical repair. J Anat. 2003;203(2):257–262. https://doi.org/10.1046/j.1469-7580.2003.00209.

[15] Maffulli N, Ferran NA, Oliva F, Testa V. Recurrent subluxation of the peroneal tendons. Am J Sports Med. 2006;34:986–992.

[16] Martens MA, Noyez JF, Mulier JC. Recurrent dislocation of the peroneal tendons. Results of rerouting the tendons under the calcaneofibular ligament. Am J Sports Med. 1986;14(2):148–150.

[17] Marti R. Dislocation of the peroneal tendons. Am J Sports Med. 1977;5:19–22.

[18] Maqdes A, Steltzlen C, Pujol N. Endoscopic fibular groove deepening for stabilisation of recur-rent peroneal tendons instability in a patient with open physes. Knee Surg Sports Traumatol Arthrosc. 2017;25(6):1925–1928. https://doi.

org/10.1007/s00167-016-4210-2.

[19] McLennan JG. Treatment of acute and chronic luxations of the peroneal tendons. Am J Sports Med. 1980;8:432–436.

[20] Oden RR. Tendon injuries about the ankle resulting from skiing. Clin Orthop Relat Res. 1987;216:63–69.

[21] Ogawa BK, Thordarson DB, Zalavras C. Peroneal tendon subluxation repair with an indi-rect fibular groove deepening technique. Foot Ankle Int. 2007;28(11):1194–1197. https://doi.org/10.3113/fai.2007.1194.

[22] Oliva F, Ferran N, Maffulli N. Peroneal retinaculoplasty with anchors for peroneal tendon subluxation. Bull Hosp Joint Dis. 2006;63(3–4):113–116.

[23] Poll R, Duijfres F. The treatment of recurrent dislocation of the peroneal tendons. J Bone Joint Surg. 1984;66-B:98–100.

[24] Porter D, McCarroll J, Knapp E, Torma J. Peroneal tendon subluxation in athletes: fibular groove deepening and retinacular reconstruction. Foot Ankle Int. 2005;26:436–441.

[25] Pozo JL, Jackson AM. A rerouting operation for dislocation of peroneal tendons: operative technique and case report. Foot Ankle. 1984;5(1):42–44.

[26] Raikin SM. Intrasheath subluxation of the peroneal tendons. Surgical technique. J Bone Joint Surg. 2009;91:146–155. https://doi.org/10.2106/JBJS.H.01356.

[27] Raikin SM, Elias I, Nazarian LN. Intrasheath subluxation of the peroneal tendons. J Bone Joint Surg Am. 2008;90(5):992–999.

[28] Saxena A, Ewen B. Peroneal subluxation: surgical results in 31 athletic patients. J Foot Ankle Surg. 2010;49(3):238–241.

[29] Shawen SB, Anderson RB. Indirect groove deepening in the management of chronic peroneal tendon dislocation. Tech Foot Ankle Surg. 2004;3:118–125.

[30] Slätis P, Santavirta S, Sandelin J. Surgical treatment of chronic dislocation of the peroneal tendons. Br J Sports Med. 1988;22:16–18.

[31] Stenquist DS, Gonzalez TA, Tepolt FA, Kramer DE, Kocher MS. Calcaneofibular ligament transfer for recurrent peroneal tendon subluxation in pediatric and young adult patients. J Pediatr Orthop. 2018;38(1):44–48. https://doi.org/10.1097/bpo.0000000000000731.

[32] Steinbock G, Pinsger M. Treatment of peroneal tendon dislocation by transposition under the calcaneofibular ligament. Foot Ankle Int. 1994;15:107–111.

[33] Stover C, Bryan D. Traumatic dislocation of the peroneal tendons. J Bone Joint Surg. 1962;61-A:292–294.

[34] Suh JW, Lee JW, Park JY, Choi WJ, Han SH. Posterior fibular groove deepening procedure with low-profile screw fixation of fibrocartilaginous flap for chronic peroneal tendon disloca-tion. J Foot Ankle Surg. 2018;57(3):478–483. https://doi.org/10.1053/j.jfas.2017.10.033.

[35] Taljanovic MS, Alcala JN, Gimber LH, Rieke JD, Chilvers MM, Latt LD. High-resolution US and MR imaging of peroneal tendon injuries. Radiographics. 2015;35(1):179–199. https://doi.org/10.1148/rg.351130062.

[36] Tan V, Lin SS, Okereke E. Superior peroneal retinaculoplasty: a surgical technique for peroneal subluxation. Clin Orthop Relat Res. 2003;410:320–325. https://doi.org/10.1097/01.blo.0000063594.67412.32.

[37] Thomas JL, Lopez-Ben R, Maddox J. A preliminary report on intra-sheath peroneal tendon subluxation: a prospective review of seven patients with ultrasound verification. J Bone Joint Surg Am. 1989;71:293–295.

[38] Title CI, Jung H, Parks BG, Schon LC. The peroneal groove deepening procedure: a bio-mechanical study of pressure reduction. Foot Ankle Int. 2005;26(6):442–448. https://doi.org/10.1177/107110070502600603.

[39] Tomihara T, Shimada N, Yoshida G, Kaneda K. Comparison of modified Das De procedure with Du Vries procedure for traumatic peroneal tendon dislocation. Arch Orthop Trauma Surg. 2010;130(8):1059–1063.

[40] Vega J, Batista JP, Golanó P, Dalmau A, Viladot R. Tendoscopic groove deepening for chronic subluxation of the peroneal tendons. Foot Ankle Int. 2013;34(6):832–840. https://doi.org/10.1177/1071100713483098.

[41] Walther M, Morrison R, Mayer B. Retromalleolar groove impaction for the treat-ment of unstable peroneal tendons. Am J Sports Med. 2009;37(1):191–194. https://doi.org/10.1177/0363546508324310.

[42] Zhenbo Z, Jin W, Haifeng G, Huanting L, Feng C, Ming L. Sliding fibular graft repair for the treatment of recurrent peroneal subluxation. Foot Ankle Int. 2014;35(5):496–503. https://doi.org/10.1177/1071100714523271.

[43] Zoellner G, Clancy W Jr. Recurrent dislocation of the peroneal tendon. J Bone Joint Surg Am. 1979;61(2):292–294.

第十四章　腓骨肌腱鞘内半脱位

Steven M. Raikin, Rabun Fox

引言

1803 年，Monteggia 发表了一篇关于腓骨肌腱不稳的简短论述。文章介绍了一个病例，其临床表现为腓骨短肌腱与腓骨长肌腱的错位 [1]。近年来，已有很多关于腓骨肌腱不稳定的研究（腓骨肌腱不稳定，即腓骨肌腱绕过腓骨肌上支持带从腓骨肌腱沟脱出）。Eckert 和 Davis 根据腓骨肌上支持带是否撕裂对不稳进行病理分类 [2]，后来 Ogden 根据腓骨肌上支持带损伤程度或骨性撕脱将病理分型增加到 4 个类型 [3]。

与腓骨肌腱从腓骨后方解剖位置脱出不同，鞘内半脱位涉及腓骨短肌腱和腓骨长肌腱相对位置的改变，肌腱仍留在腓骨肌上支持带内。Raikin 等首次定义鞘内半脱位 [4]。有文章描述了有腓骨肌腱机械症状而无严重不稳定的病例报告，证明了这一诊断 [5, 6]。但研究样本少，也没有系统介绍此类疾病。动态超声发现在腓骨肌腱沟内腓骨长肌腱和腓骨短肌腱的对位关系发生了逆转，或运动时腓骨长肌腱移动到腓骨短肌腱纵向撕裂的间隙中，而不是位置调转 [4, 7]。这些病例没有表现腓骨肌上支持带脱位的典型病变。影像学和手术方案需要综合各种因素，才能取得良好的结果 [4]。Thomas 等报道了 7 例患者，均有类似的症状和影像学表现 [8]。

临床表现和体格检查

导致腓骨肌腱不稳定最常见的损伤机制是踝关节内翻型扭伤。腓骨短肌腱作为踝关节主要动力稳定器，为稳定踝关节承载较大的应力。腓骨短肌腱过度受力是影响两根肌腱对位关系的主要力学原因，可导致随之而来的运动障碍和腓骨肌腱不稳定。一项关于鞘内半脱位的临床研究显示，所有的受试患者在 6 个月内均有踝关节损伤病史 [4]。这些患者多数为女性，平均 25 岁。他们被诊断为踝关节扭伤而接受制动和 / 或其他物理治疗，因此导致诊断及治疗的延迟。

鞘内半脱位主要表现为腓骨远端后方，沿肌腱走行区疼痛，多位于距腓前韧带水平以上。患者会有腓骨后侧敲击感或弹响感（常描述为听到敲击响），疼痛剧烈；踝关节不稳定感不是主诉，而是伴随损伤。行走不受影响，主要是疼痛及运动时弹响。

临床检查发现外踝后方肿胀，在腓骨远端后方、腓骨肌上支持带水平、腓骨肌腱周围扪及压痛。对于外踝周围其他解剖结构的触诊是非常重要的，如距腓前韧带，下胫腓前联合区，后踝和跟腱止点，以确定或排除伴随损伤。评估后足力线是否合并高弓内翻足，因为高弓内翻足可能导致腓骨肌腱的病变。嘱患者主动旋转踝关节，检查者的手指在腓骨远端后方、腓骨肌上支持带上施加压力，当踝关节外翻和背屈时可触及弹响感，患者感到疼痛；同时行腓骨肌腱肌力检测，且需与对侧比较。腓骨肌腱肌力下降可能是腓骨肌腱损伤引起的，也可能继发于疼痛。它进一步限制了踝关节的运动能力，使临床诊断更加困难。需注意的是，即使主动活动可诱发症状，腓骨肌腱也不会像经典的脱位或不稳从腓骨后方向前外侧脱出。

影像学诊断

怀疑腓骨肌腱鞘内半脱位时，首先拍摄标准的踝关节负重位 X 线片。虽然鞘内半脱位的 X 线片没有特殊改变，但可鉴别其他病变，如高弓内翻足、跗骨联合症、撕脱骨折或骨软骨损伤等。

鞘内半脱位的诊断需借助其他影像学检查。动态超声是腓骨肌腱鞘内半脱位确诊的首选方法。经验丰富的超声医生可通过高分辨率超声进行动态观察。静态图像为完整成像评估的一部分，用于评估肌腱撕裂或肌腱病。若没有其他影像学检查，超声显示下肌腱病或肌腱撕裂的特征表现对制定外科计划具有参考意义。动态超声用于确诊腓骨肌腱不稳定或鞘内半脱位[7, 9]。特别是踝关节主动外翻和背屈时，观察腓骨肌腱的轴向和纵向图像。在背屈位及跖屈位检查后足内 / 外翻是非常重要的，以此模拟脱位时动作或体位。检查应该在被动活动和主动活动时分别进行。超声观察到腓骨长肌脱离正常位置，在腓骨肌上支持带水平滑移至腓骨短肌腱的内侧（图 14.1），或腓骨长肌腱嵌入至腓骨短肌腱的纵向撕裂中。应用动态超声评估踝关节外侧韧带的完整性，特别是距腓前韧带，在前抽屉试验和内翻应力测试中，观察韧带及距骨移位情况。腓骨肌腱的形态学变异将在下一节中讨论。

CT 扫描是不必要的，除非伴有骨折、畸形愈合、不愈合或其他畸形。MRI 可作为检测腓骨肌腱

图 14.1 动态超声显示 B 型鞘内半脱位。腓骨长肌腱穿过撕裂的腓骨短肌腱。白色箭头指向腓骨短肌腱的两个撕裂部分。F. 腓骨；L. 腓骨长肌腱

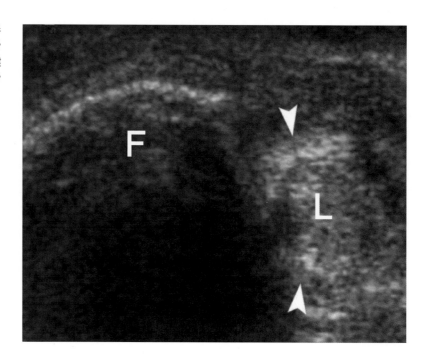

病的重要辅助检查，但对鞘内半脱位的评估是有限的。因为它是一项静态研究，不能观察到病理过程中肌腱对位关系的变化。MRI 在评估腓骨肌腱结构紊乱方面的敏感性和特异性已被证明[10]。但对没有腓骨肌腱症状的患者行 MRI 检查，其中 35% 被偶然观察到腓骨肌腱病的表现[11]。即使极限位置能提高 MRI 的准确性，但魔角效应使 MRI 存在一定的局限性[12]。踝关节周围软组织均可得到很好的显示，如腓骨肌上支持带、外侧韧带复合体、韧带和滑膜。将临床检查与影像学结果结合，排除偶发的干扰因素是非常重要的。尽管 MRI 有一定的局限性，但对观察腓骨肌腱沟的骨性结构是有用的。一个关于鞘内半脱位的队列研究中，Raikin 等发现 70% 腓骨肌腱沟为凹陷型，21% 为平面型[4]，这对制订手术计划有帮助。除非有必要评估其他问题，如距骨骨软骨损伤，作者不建议将 MRI 作为常规检查。

分类

腓骨肌腱不稳定最早由 Eckert 和 Davis 进行分类[2]，随后 Ogden 给予修订[3]。该分类用于诊断腓骨肌腱从腓骨肌腱沟向外脱出，并将其特征描述为腓骨肌上支持带损伤或止点损伤。这 4 级均描述为腓骨肌腱从腓骨后方向前脱出，或者从腓骨肌上支持带的下方，或者穿过腓骨肌上支持带完全脱离腓骨肌腱沟。相反地，鞘内半脱位是在腓骨肌上支持带完整的前提下定义的，腓骨短肌腱和腓骨长肌腱都保持在腓骨肌上支持带和腓骨肌腱沟内，但互换位置，即圆形腓骨长肌腱位于扁形腓骨短肌腱的前部或深面。分为两个亚型[4]：A 型为腓骨长肌腱绕过完整的腓骨短肌腱（图 14.2）；B 型（图 14.3）为腓骨长肌腱穿过纵向撕裂的腓骨短肌腱（图 14.4）。Raikin 等认为 A 型、B 型损伤的发生比例为 2.5∶1（表 14.1）[4]。损伤的分类最初是在动态超声中描述的，通过术中表现得以证实，需要更多的研究来确定其敏感性和特异性。

治疗策略

目前，仍没有关于腓骨肌腱鞘内半脱位或急性创伤性半脱位的非手术方案的报道。许多学者在文章中讨论了不同的治疗模式[4-6]。若怀疑腓骨肌腱病，首先是制动，然后尝试物理治疗。但这对腓骨肌腱不稳定的作用是有限的，因为单纯制动无法解决腓骨肌上支持带的损伤，或防止腓骨肌腱鞘内半脱位。其他保守治疗方式对腓骨肌腱撕裂或腓骨肌腱炎具有一定效果，如绷带和物理治疗，但无法给予腓骨肌腱稳定性。大多数病例最初按踝关节扭伤进行治疗，确诊时已是慢性期，难以采取有效的非手术方式。

许多作者描述了腓骨肌腱鞘内半脱位的手术治疗。早期的文章中报道了不同的技术，但没有系统的方法，只是病例报道。Harper 对 2 例患者行开放手术，包括清理、肌腱固定、肌腱沟槽加深，将腓骨肌腱放置在跟腓韧带的深面[5]。另一个系列研究报道了与此类似的手术技术，证明了这些方法[6]。虽然这些病例的随访和结果有限，但均没有出现早期并发症或复发。

较大样本的队列研究中，Raikin 等[4] 描述了对鞘内半脱位的手术方法。通过标准的后外侧入路，切开腓骨肌上支持后检查肌腱，同时处理肌腱周围的病变，行腓骨沟加深。所有病例不考虑腓骨沟形态，均行沟槽加深。腓骨肌腱重新放置于沟槽与腓骨肌上支持带之间。14 例患者术后自我评价中，效果好或优秀共 13 例，中等 1 例。AOFAS 评分有显著改善，术前平均 61 分，术后平均

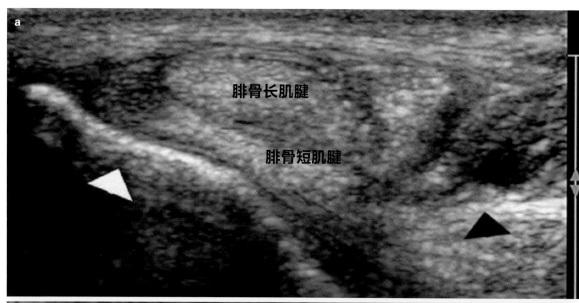

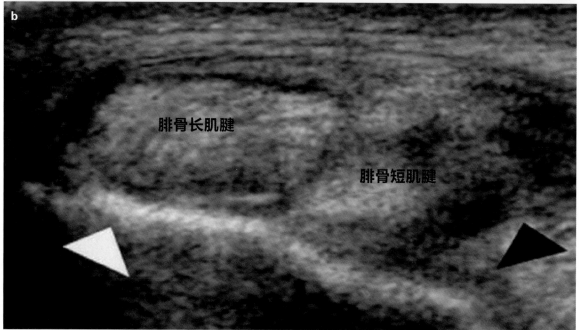

图 14.2 （a）腓骨肌腱沟横向超声图像显示，腓骨皮质（白色箭头）、腓骨长肌腱、腓骨短肌腱的正常关系，注意低回声邻近腓骨短肌腹（黑色箭头）。（b）鞘内半脱位后，超声图像显示腓骨短肌腱从图 14.2a 中位置移至内侧，腓骨长肌腱紧邻腓骨皮质（白色箭头），注意低回声邻近腓骨短肌腹（黑色箭头）

93 分，VAS 评分从 5.6 分改善到 1.2 分。Thomas 等[8] 介绍了 3 例患者的外科治疗结果。手术过程包括修复撕裂的腓骨肌腱，切除低位肌腹和第四腓骨肌。所有病例的腓骨肌腱沟均呈凹形，因此未行沟槽加深。虽然病例数量有限，但每位患者的功能评分术后明显改善，康复后均恢复术前的活动水平。

　　肌腱镜下治疗腓骨肌腱半脱位已经有文献报道。Vega 等[13] 报道了用肌腱镜治疗鞘内半脱位的手术技术。对 6 例患者采用标准的近端和远端入路进行肌腱镜检查，同时处理腱鞘炎、撕裂的腓骨短肌腱、低位肌腹和第四腓骨肌。其中 2 例行腓骨沟加深，镜下操作而无须开放手术。虽然

图 **14.3** 动态超声显示 A 型鞘内半脱位：腓骨肌腱位置调转，腓骨长肌腱位于腓骨短肌腱深面。F. 腓骨；B. 腓骨短肌腱；L. 腓骨长肌腱

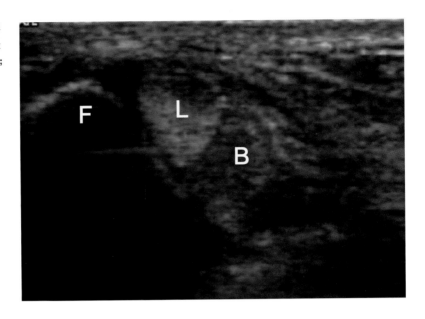

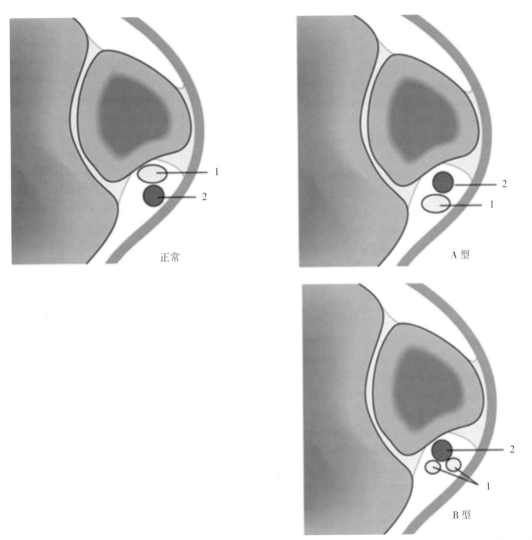

图 **14.4** 图形复制 Oden 改良的 Eckert–Davis 腓骨肌腱半脱位分类（等级 1~4）（见正文）。1. 腓骨短肌腱；2. 腓骨长肌腱

表 14.1 根据 Eckert 和 Davis 腓骨肌腱半脱位分类及鞘内半脱位分类的统计学数据及患者分布

	患者例数（比例）	性别（女：男）
总数	57	42：15
Eckert–Davis 腓骨肌腱半脱位分类		
1	24（42%）	17：7
2	8（14%）	6：2
3	11（19%）	5：6
4	0（0）	
鞘内半脱位分类	14（25%）	14：0
A	10（18%）	
B	4（7%）	

病例较少，AOFAS 评分从 79 分提高到 99 分，VAS 评分从平均 7.6 分改善至 0 分。Michels 等对 3 例患者行肌腱镜治疗，取得了良好的结果，使患者早期恢复活动，但所报道的结果非常有限 [12]。肌腱镜是一种技术要求高的方法，这可能限制了其在相关疾病的临床应用。

外科技术 [14]

采用全身麻醉联合胭神经阻滞麻醉进行门诊手术。沿腓骨后方、腓骨肌腱走行，以腓骨上侧支持带为中心做纵向切口（图 14.5）。需要注意的是，切口远端向前弯曲以避免损伤后方浅层的腓肠神经。仔细检查腓骨肌上支持带的损伤，无论是中段还是腓骨止点侧。切开腓骨肌上支持带，暴露腓骨肌腱。支持带的止点侧留 1~2mm 残端以修复固定，如果支持带质量较差或残端不足，可

图 14.5 标准后外侧切口位置

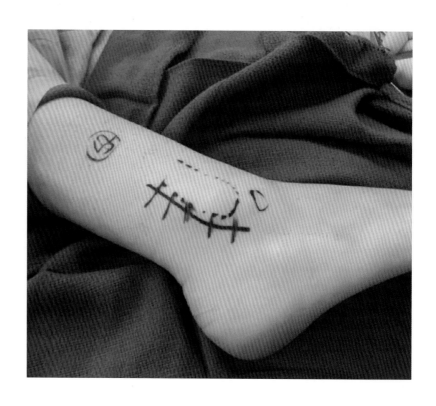

通过骨隧道固定残端。探查腓骨肌腱，切除发炎的腱鞘。腓骨短肌腱的肌腹可延伸至腓骨肌上支持带水平以下，或出现第四腓骨肌，两者占据了沟槽的空间。在腓骨肌腱沟上方2cm内，这两部分均予以切除，以保证腓骨肌腱的正常滑动。腓骨短肌腱（如果合并腓骨长肌腱）的纵向撕裂予以修复，恢复肌腱形态。

　　然后对腓骨肌腱沟进行检查。作者对所有病例行沟槽加深，恢复腓骨肌腱的稳定性。其他作者认为除腓骨肌腱沟呈明显的凸形，否则沟槽加深不是必要的。Zoellner和Clancy首先描述了沟槽加深术[15]，Raikin对此术式进行了改良。用薄骨刀在腓骨后方开槽（图14.6），保留了光滑的纤维骨鞘，以利于腓骨肌腱在腓骨后方滑动。截开纤维骨鞘层和很薄的骨质层。以腓骨皮质沿内侧为铰链撬起骨瓣，暴露深层松质骨。用磨钻或刮匙去除松质骨，深6~9mm，形成一个光滑的凹槽（图14.7）。将纤维骨鞘–皮质骨瓣复位至新的沟槽内并压紧（图14.8），复位腓骨肌腱，活动踝关节检查腓骨肌腱的稳定性。用克氏针或小钻头在腓骨后缘外侧钻3~4个孔，穿过不可吸收线缝合腓骨肌上支持带（图14.9）。再次活动踝关节，以确保腓骨肌腱在鞘内平滑的运动，逐层缝合伤口，夹板固定。

　　术后康复方案包括术后6周内不负重，术后2周改穿行走靴，行踝关节跖屈和背伸。术后6周在疼痛忍受的范围内，穿行走靴部分负重。物理治疗首先恢复踝关节运动范围，逐步恢复运动强度。

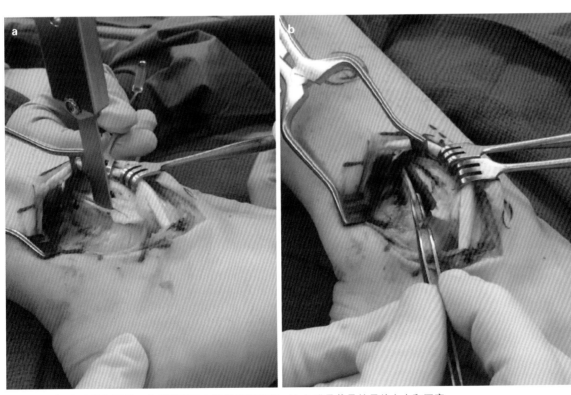

图14.6　（a）沟槽加深前，使用薄骨刀在腓骨后部开窗。（b）腓骨截骨的最佳大小和厚度

图 14.7 用磨钻制作一个沟槽，便于已截开的腓骨后缘嵌入

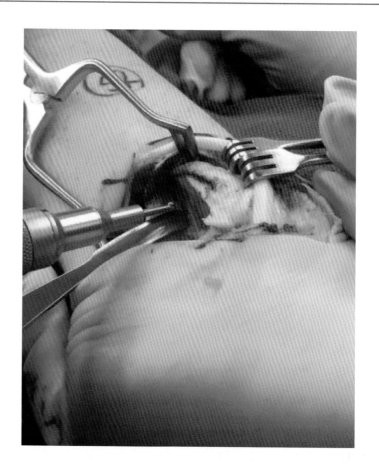

图 14.8 将腓骨后缘放回至加深的沟槽中

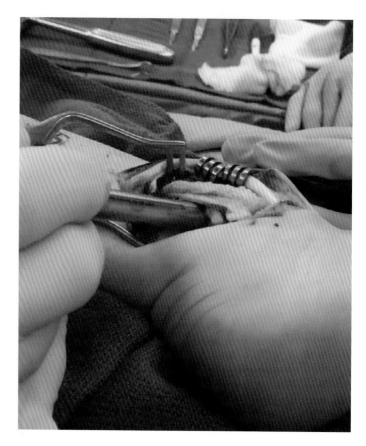

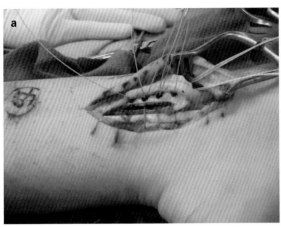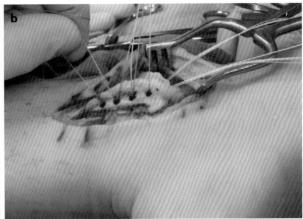

图 14.9　（a）钻孔的位置和腓骨肌上支持带。(b）收紧后，腓骨肌上支持带提供了一个强有力的结构，以保护腓骨肌腱

参考文献

[1]　Monteggia GB. Instituzini chirurgiche. Parte Secondu. Milan; 1803, p 336–341.

[2]　Eckert WR, Davis EA Jr. Acute rupture of the peroneal retinaculum. J Bone Joint Surg Am. 1976; 58: 670–672.

[3]　Oden RR. Tendon injuries about the ankle resulting from skiing. Clin Orthop Relat Res. 1987; 216: 63–69.

[4]　Raikin SM, Elias I, Nazarian LM. Intrasheath subluxation of the peroneal tendons. J Bone Joint Surg Am. 2008; 90: 992–999.

[5]　Harper MC. Subluxation of the peroneal tendons within the peroneal groove: a report of two cases. Foot Ankle Int. 1997; 18: 369–370.

[6]　McConkey JP, Favero KJ. Subluxation of the peroneal tendons within the peroneal tendon sheath. A case report. Am J Sports Med. 1987; 15: 511–513.

[7]　Neustadter J, Raikin SM, Nazarian LN. Dynamic sonographic evaluation of peroneal tendon subluxation. AJR Am J Roentgenol. 2004; 183(4): 985–988.

[8]　Thomas JL, Lopez-Ben R, Maddox J. A preliminary report on intra-sheath peroneal tendon subluxation: a prospective review of 7 patients with ultrasound verification. J Foot Ankle Surg. 2009; 48(3): 323–329.

[9]　Draghi F, Bortolotto C, Draghi A, Gitto S. Intrasheath instability of the peroneal tendons: dynamic ultrasound imaging. J Ultrasound Med. 2018; 37(12): 2753–2758.

[10]　Park H, Lee S, Park N, Rho M, Chung E, Kwag H. Accuracy of MR findings in characterizing peroneal tendons disorders in comparison with surgery. Acta Radiol. 2012; 53(7): 795–801.

[11]　O'Neil JT, Pedowitz DI, Kerbel YE, Codding JL, Zoga AC, Raikin SM. Peroneal tendon abnormalities on routine magnetic resonance imaging of the foot and ankle. Foot Ankle Int. 2016; 37(7): 743–747.

[12]　Michels F, Jambou S, Guillo S, Van Der Bauwhede J. Endoscopic treatment of intrasheath peroneal tendon subluxation. Case Rep Med. 2013; 2013: 1–4.

[13]　Vega J, Golanó P, Dalmau A, Viladot R. Tendoscopic treatment of intrasheath subluxation of the peroneal tendons. Foot Ankle Int. 2011; 32(12): 1147–1151.

[14]　Raikin SM. Intrasheath subluxation of the peroneal tendons surgical technique. J Bone Joint Surg Am. 2009; 91(Suppl 2 (Part 1)): 146–155.

[15]　Zoellner G, Clancy W Jr. Recurrent dislocation of the peroneal tendon. J Bone Joint Surg Am. 1979; 61: 292–294.

第十五章　肌腱镜治疗腓骨肌腱病

Cristian Ortiz, Jorge Batista, Manuel Pellegrini, Ana Butteri

引言

随着关节镜技术的进步及仪器设备的创新，越来越多的外科医生选择在关节镜辅助下完成足踝部手术。虽然关节镜是治疗足部和踝关节疾病的方法之一，但关节镜在肌腱类疾病应用的报道较少，1995 年 Wertheimer 首先发表关节镜下治疗足部肌腱病的方法，拓展了关节镜使用范围[1]。

1997 年 van Dijk 利用关节镜检查跟腱、胫前肌腱、腓骨肌腱等，从此关节镜应用于肌腱的诊治，故被称为肌腱镜。肌腱镜优势在于以小切口完成对疾病的诊断及治疗，具有术后疼痛轻、并发症少、重返运动早、满意度高等优势[2]。

虽然没有证据证实，常见的足部肌腱疾病必须使用肌腱镜治疗，但这种手术方式是相对安全的和有效的，它可以作为单独技术或结合其他开放技术完成手术。肌腱镜常用于跟腱、跨长屈肌、腓骨肌腱等。

关节镜已经成为诊断和治疗足踝疾病的有效方法，因此肌腱镜也将成为能够诊断和治疗腓骨肌腱病的有效工具[3]。本章将重点介绍肌腱镜在腓骨肌腱的使用方法和适应证。

适应证

腓骨肌腱疾病最常见的问题可归纳为三大类：

1. 肌腱炎症。
2. 肌腱半脱位或脱位。
3. 肌腱部分撕裂和完全断裂。

肌腱镜适应证包括腓骨后侧疼痛、腱鞘炎、半脱位或脱位、鞘内半脱位、部分撕裂、腓骨肌结节撞击、术后粘连，第四腓骨肌腱切除术或低位肌肉切除术、支持带重建和腓骨肌腱沟槽加深术[4-9]，以及肌腱修复（通常指纵向撕裂修复或完全肌腱断裂修复）。但是作者认为大多数学者进行肌腱修复术时并没有采取可靠的固定方式[10-11]（表 15.1）。

为了完善肌腱镜手术适应证及提高临床医生的手术技巧，临床医生需要掌握其他学科领域知

表 15.1 肌腱镜的适应证

适应证	作者	结果
镜下诊断，弹响	van Dijk 和 Klort[12]	3 例无复发，1 例腓骨肌腱结节切除，1 例腓骨肌腱损伤成功修复
腱鞘炎	Scholten 和 Ven Dijk[13]	10 例成功治疗
腱鞘炎	Jerosch 和 Aldawoudy[14]	7 例成功治疗
术后粘连	Marmotti 等 [15]	5 例成功治疗，治愈率 100%
脱位或半脱位	Guillo 和 Calder[16]	7 例成功恢复肌腱稳定性，治愈率 100%
脱位或半脱位	Vega 等 [17]	6 例成功恢复肌腱稳定性，治愈率 100%
部分撕裂	Vega 等 [17]	24 例：无症状 15 例，部分 6 例，无变化 3 例
关节镜切除腓骨肌腱结节	Lui 等 [18]	腓骨肌腱 2 区 1 例，效果良好
腓骨肌上支持带修复	Wataru[19]	5 例，术后 6 月随访效果良好
第四腓骨肌腱切除	Opdam[20]	病例报告，效果良好

识，包括解剖学、生理病理学、病史和体格检查，以及影像学。

解剖

　　腓骨肌位于小腿外侧间室，由腓浅神经支配。腓骨长肌腱起自胫骨外髁和腓骨头，腓骨短肌腱起自腓骨上 2/3 和骨间膜。腓骨短肌腱的肌–腱交界处位于腓骨肌上支持带的近端；如果位于腓骨肌上支持带平面以下，肌肉收缩导致腓骨肌腱沟内压增加，即可引起病理性疼痛[21]。腓骨肌腱鞘内出现第四腓骨肌，收缩时也会出现疼痛情况。腓骨肌腱撞击的发生率为 10%~22%，常常因腓骨短肌腹较低，与跟骨侧腓骨肌结节撞击所致[22-25]。

　　腓骨肌腱被腱鞘包绕，可进行肌腱镜检查。腱鞘内注入生理盐水，使腱鞘空间变大，便于肌腱镜操作。外踝尖的近端 4cm 水平以下，两根肌腱在同一个腱鞘内相互伴行，在外踝后方绕过腓骨肌腱沟，腓骨长肌腱位于后外侧，腓骨短肌腱位于前侧。腱鞘从踝关节水平至腓骨肌结节上方分离。两根肌腱分别穿过腓骨尖端以远 2~3cm 的腓骨肌下支持带，腓骨短肌腱止于第五跖骨底部结节，腓骨长肌腱绕过骰骨下方切迹和足底跖侧韧带之间，止于第一跖骨基底部的跖侧和内侧楔骨的外侧。

　　腓骨肌腱病好发于两个关键区域：腓骨肌腱沟和骰骨下方切迹（仅腓骨长肌腱）[26, 27]。腓骨肌腱沟界线包括腓骨肌上支持带、腓骨后侧、距腓前 / 后韧带和跟腓韧带的内侧[28]。腓骨肌腱沟内衬纤维软骨，此结构决定腓骨肌腱沟的形态和深度，可能影响腓骨肌腱的稳定性。对 178 具尸体标本研究时发现，82% 腓骨肌腱沟为凹陷型，11% 为平面型，7% 为凸起型[29]。该沟槽宽度 6~7mm，深度 2~4mm，并由纤维软骨脊加固。沟槽的形状更多取决于其纤维软骨嵴，而不单是腓骨肌腱沟的骨性深度决定的[30, 31]。虽然沟槽形态可能导致腓骨肌腱的半脱位或损伤[23, 29, 32]，但临床上并没有显著差异[33]。腓骨肌上支持带是防止腓骨肌腱半脱位的主要解剖结构，由一条 1~2mm 宽的纤维组织带组成，起自腓骨远端后外侧，止点有多种解剖变异[34]。

　　腓骨长肌腱绕过骰骨切迹，走行方向发生改变，因此该部位为腓骨长肌腱的最大应力点。腓骨肌籽骨（一种纤维软骨），减小了腓骨长肌腱在这一区域最大应力[35]。据估计，人群中约 20% 腓骨肌籽骨出现骨化[36, 37]。腓骨肌籽骨肥大被认为是腓骨肌腱鞘炎的原因之一[24, 37-39]，增加局部机械应力造成创伤和狭窄性腱鞘炎，严重者继发腓骨肌腱走行异常[40]。

腓动脉、胫前动脉穿支及腓后动脉和内侧分支滋养小腿的外侧隔室，腓骨肌腱受到这些血管的供应。部分学者提出，腓骨肌腱可能有乏血管区，此区域容易形成肌腱病[41]；但针对乏血管区的理论并未达成共识[42, 43]。

为了设计腓骨肌腱镜入路，将腓骨解剖分为 3 个区域。Hull 最近文章表明，腓骨肌腱的绝大部分可在肌腱镜中观察。将内镜入路适当向远端调整，可扩大腓骨长肌腱在 3 区的视野[44]。

生理学

正常腱性结构的改变和滑膜鞘的炎性改变会引起肌腱变性和腱鞘炎，且这两种改变常常同时发生[27]。其原因包括长时间活动、严重扭伤、踝关节慢性不稳定、跟骨及踝关节创伤性骨折等[23, 40, 45, 46]。腓骨肌腱病可因长期不活动，突然高强度运动而产生（如"周末战士"）[27]。

肌腱病有多种损伤机制，如踝关节扭伤、肌腱过度松弛、腓腱半脱位等。虽然腓骨肌腱撕裂的病因尚未完全明确[47]，但许多作者认为腓骨肌腱某些特定解剖因素容易导致腓骨肌腱撕裂（包括凸型或扁平型腓骨肌腱沟、较低或异常的肌腹、腓骨肌上支持带功能不全、后外侧腓骨骨赘、内翻高弓足等均与腓骨肌腱损伤有关）[48, 49]。

腓骨肌主要功能是外翻踝关节和维持足弓。此外，腓骨肌腱在步态的支撑期对足踝起到动态稳定作用，摇摆期辅助足跟上提[28, 50]。

腓骨肌腱沟解剖变异可导致腓骨肌腱病。腓骨肌腱沟凸型增加了腓骨肌腱的机械应力，限制了肌腱与腱鞘间的正常滑移，增加了肌腱病发生率[23, 51, 52]。

高弓足及扁平足均会导致腓骨肌腱生物力学的改变，引起腓骨肌腱在外踝 – 腓骨肌腱沟 – 骰骨切迹滑移时的力臂减少，力矩增加[53, 54]。因此，当受力增大时，腓骨肌腱功能性损伤的概率也随之增加。

肌腱病和 / 或腓骨肌腱撕裂可引起踝关节外侧不稳定。据报道踝关节外侧慢性不稳接受手术治疗的患者，77% 表现为腓肌腱鞘炎，54% 表现为腓骨肌上支持带功能减弱，25% 表现为腓骨短肌腱撕裂[54]。

腓骨肌腱撕裂通常以慢性或急性的形式发生。在踝关节急性扭伤过程中，腓骨长肌腱与腓骨后侧之间的压力增大，腓骨短肌腱与周围组织撞击，导致腓骨短肌腱纵向撕裂或完全断裂[55, 56]。在腓骨肌腱半脱位患者中，腓骨后缘的骨嵴增加了腓骨肌腱纵向撕裂的风险，撕裂长度可达 2.5~5cm[57]。腓骨长肌腱有时出现桶柄样撕裂，其原因可能是腓骨短肌腱损伤后过度松弛，继发引起腓骨长肌腱损伤[58]。

腓骨长肌腱撕裂可单独发生，也可与腓骨短肌腱撕裂同时发生。腓骨长肌腱撕裂通常是运动损伤、踝关节外侧不稳定、腓骨肌腱不稳定或创伤引起的急性损伤（如腓骨肌籽骨水平的肌腱撕脱和 / 或肌腱创伤性撕裂）[32, 39, 46, 59-61]。这些撕裂常常发生在骰骨、腓骨肌籽骨、腓骨肌腱沟或外踝尖水平[62, 63]。需要强调的是，腓骨肌籽骨的存在并不是腓骨长肌腱撕裂的高危因素[64, 65]。

腓骨长肌腱的生理性 / 病理性纵向撕裂可能是肌腱滑动与周围组织机械应力改变有关，腓骨肌腱沟及骰骨切迹的解剖形态是影响腱鞘机械应力的重要因素。Brandesy 和 Smith 确定了腓骨长肌腱易损伤的 3 个解剖区 [53]：A 区，从外踝尖延伸到腓骨肌结节；B 区，从腓骨肌结节到腓骨肌下支持带；C 区，从腓骨肌下支持带到骰骨 [53, 58]。他们认为 77% 腓骨长肌腱撕裂位于 C 区水平。

虽然纵向撕裂最为常见，也有文献记载腓骨长 / 短肌腱横向撕裂的。这些撕裂常见于急性损伤，主要在腓骨远端水平，也可能在腱腹交界水平 [66]。

腓骨肌腱脱位通常在生理负荷下发生，肌腱运动轨迹和 / 或原有解剖位置改变后产生相应症状。这种情况根据腓骨肌上支持带损伤特点，以及腓骨肌腱相对于腓骨肌腱沟位置（半脱位 / 完全脱位）再细分探讨。

腓骨肌腱脱位最常见的表现形式是支持带撕裂和肌腱脱出于腓骨肌腱沟外。最常见机制是踝关节内翻时腓骨肌腱突然发力或踝外翻位时突然背伸 [31, 67]，导致腓骨肌上支持带撕裂，腓骨肌腱向外踝前外侧半脱位 [26, 68]。这种情况经常与踝关节外侧不稳定有关，因为外侧韧带损伤增加了腓骨肌上支持带的张力，易导致腓骨肌上支持带损伤 [69, 70]。腓骨肌腱沟发育异常、腓骨肌上支持带过度松弛或先天性缺失，也可导致腓肌腱半脱位 [46, 71, 72]。

腓骨肌腱半脱位分为 4 个等级：1 级，腓骨肌上支持带被撕脱至骨膜上水平；2 级，纤维软骨嵴从腓骨前部撕脱；3 级，腓骨肌上支持带从腓骨上撕脱骨折；4 级，腓骨肌上支持带在跟骨和 / 或跟腱后水平上被撕脱 [30, 73]。

腓骨肌腱还有另一种脱位形式：在肌腱鞘内腓骨肌腱位置改变，而非脱离腓骨肌腱沟，腓骨肌上支持带没有损伤，此时称为腓骨肌腱鞘内半脱位。Raikin 等首次描述，其特点是在腓骨远端后方存在疼痛和肿胀，临床上并没有向腓骨沟外侧脱位。患者主诉为足部最大外翻、背伸活动时，出现腓骨肌腱的弹响。超声做动态评估显示腓骨长 / 短肌腱在腓骨肌腱沟内调转位置，且腓骨肌上支持带完整 [74]。此外，腓骨肌下支持带撕裂也可产生腓骨长肌腱脱位，脱位平面在腓骨肌腱滑车的上方 [75]。

病史和体格检查

详细的病史和彻底的体格检查是必不可少的。特别是有慢性疼痛和踝关节不稳定的患者，通常这类患者有踝关节反复扭伤或踝关节和 / 或跟骨骨折等病史。应着重调查相关病史：如类风湿关节炎、银屑病、甲状旁腺功能亢进、糖尿病神经病变、氟喹诺酮类药物服用史，以及激素局部封闭史等 [66, 76, 77]。

鉴别诊断包括踝关节外侧不稳，跗骨窦综合征，第五跖骨、骰骨、腓骨骨折，跟骨应力性骨折，骰骨隧道综合征，距骨骨软骨损伤，踝关节或距下关节游离体，退行性关节疾病，跗骨融合，腓肠神经炎，神经根病，恶性肿瘤，骨病，等等 [72]。

腓骨肌腱病根据受伤时间分：急性损伤为小于 2 周，亚急性损伤为 2~6 周，慢性损伤为症状持续超过 6 周 [27]。

肌腱病表现为一种渐进的、隐匿的疼痛，有时出现踝关节后外侧区疼痛不适 [72]。患者如果有腓骨肌腱半脱位病史，常描述为敲击样疼痛。腓骨长肌腱撕裂沿腓骨肌腱走行扪及压痛，并持续增强，绕过骰骨切迹延伸到足部跖侧。如果患者描述为踝关节后外侧区域的不稳定感，而不是疼痛，应高度怀疑是否患有腓骨肌腱鞘内半脱位 [72, 78]。

腓骨肌腱的检查和触诊是评估腓骨肌腱滑脱的重要查体。首先确定后足和前足的力线是否一致，因为内翻足常常伴有腓骨肌腱的损伤[50]。Coleman 木块试验可明确后足内翻是单纯性内翻，还是继发于前足或第一跖列的内翻。

触诊有助于腓骨肌腱滑脱的诊断，应力下观察（伴或不伴屈跖）是否出现力弱及疼痛情况。让患者踝关节主动跖屈 / 背伸活动，同时进行对抗阻力，若观察到或感觉到腓骨肌腱向前外侧脱位，腓骨肌腱滑脱试验为阳性。Sobel 等[37]描述了腓骨肌腱挤压试验，用来评估是否存在腓骨肌腱病。

影像学

腓骨肌腱病的临床诊断主要基于病史和体格检查，单纯根据影像学表现诊断可能会误诊。大多数情况下，若患者表现为踝关节外侧疼痛，怀疑腓骨肌腱撕裂时，需要拍摄双足负重位正侧位和 Saltzman 位。若合并其他相关疾病时，X 线片表现为：第五跖骨底部撕脱骨折，腓骨远端撕脱骨折（称为"斑点征"，表明腓骨肌上支持带 3 级损伤，是创伤性腓骨肌腱半脱位的病理标志）[79]，腓骨肌腱滑车肥大，或腓骨肌籽骨骨折[50]。

超声检查（US）是一种无创方法，对肌腱进行动态评估[79]，在评估腓骨肌腱功能方面非常有用。因此，若检测到腓骨肌腱半脱位，其准确率高达 100%[80, 81]；腓骨肌腱撕裂的特异性为 85%~100%，敏感性为 100%[62, 81, 82]。若经腓骨肌腱鞘直接判断，其准确率高达 100%[83]。但是，超声依赖操作技巧，有一定的学习曲线。有研究比较了超声和 MRI 在诊断腓骨肌腱撕裂的结果显示，超声的敏感性和特异性分别为 100%、90%，而 MRI 为 23%、100%[82]。

计算机断层扫描（CT）是一种有用的方法，可以更准确地判断是否存在骨结构异常，如腓骨肌腱沟的形态、跟骨骨折、腓骨肌籽骨或外踝结构异常。CT 对软组织损伤的分辨能力较差，限制了其在识别肌腱损伤的应用[84]。

MRI 是评估肌腱损伤的常用手段，在 3 个维度评估腓骨肌腱[85]。足轻度跖屈，轴位视图显示腓骨肌腱的轮廓、腱鞘及邻近结构（如腓骨肌上支持带、腓骨肌腱沟）[86, 87]。正常肌腱在 T1 像、T2 像和脂肪抑制像上表现强度相同的信号。腱鞘炎、腱鞘狭窄、肌腱撕裂时，T2 像肌腱表现为信号增强、在脂肪抑制像肌腱表现为信号降低[58, 88]。T2 像和脂肪抑制像，腓骨肌腱周围少量积液信号是正常的，腱鞘内存在大量积液时提示腓骨肌腱鞘炎[88]。

据报道，T2 像对腓骨肌腱病诊断的敏感性为 92%，特异性为 79%，当发生腱鞘炎且腱鞘内存在直径大于 3mm 的环向液体时，诊断敏感性为 17%，特异性为 100%[89]。准确的诊断往往是十分困难的，因为部分无症状患者的腱鞘内也有积液[90]。这种现象可以解释为"魔角效应"，是由于肌腱纤维与扫描长轴存在 55° 夹角，腱内信号或伪影增加而导致的[90, 91]。

腓骨短肌腱撕裂出现以"V"形（或"人"字形）T2 信号增加[86]；腓骨长肌腱撕裂时，肌腱内出现线性或圆形的信号增强，鞘内积液增多，跟骨外侧壁骨水肿或腓骨滑车肥大[64, 92]。若 MRI 表现信号不均一，可能出现腓骨肌腱不连续，腓骨肌籽骨骨折和 / 或腓骨肌籽骨高信号[72]。

有研究报告 MRI 检测腓骨短肌腱撕裂的特异性为 80%，腓骨长肌腱撕裂的特异性为 100%，两根肌腱同时撕裂的特异性为 60%。但是，MRI 无法甄别解剖变异（如腓骨短肌腱低位肌腹或第四腓骨肌腱）[93]。MRI 也用来诊断腓骨肌上支持带的损伤[88]。

Kennedy 对 23 例腓骨肌腱病的患者进行肌腱镜检查，其临床效果良好。虽然纳入患者数量相对较少，但该研究表明，肌腱镜检查结果与术前 MRI 表现之间具有很好的相关性，提出 MRI 可作为腓骨肌腱病的诊断方式 [94]。

保守治疗

尽管腓骨肌腱慢性损伤保守治疗的失败率高达 50%，特别是腓骨肌腱滑脱 [30, 95]，但作者仍建议术前完善磁共振检查。治疗前需要明确：是否为慢性损伤、损伤时间、相关临床表现，患者活动度、患者期望值等 [96]。保守治疗包括使用非甾体类抗炎药（NSAIDs），冰敷，加压包扎，康复理疗，肌腱拉伸训练，强化本体感觉训练，关节活动度训练，以及适当制动。对于难治性肌腱炎，可使用足矫形器和 / 或限制踝关节活动的矫形器。

腱鞘内注入 NSAIDs 或皮质类固醇可用于诊断和治疗肌腱损伤。但是局部注射激素类药物应限制使用，以避免医源性肌腱撕裂 [50, 97]。富血小板血浆（PRP）治疗腓骨肌腱病具有良好效果。近期一项研究对 408 例肌腱病患者给予超声引导下注射 PRP 治疗，其中 23 例为腓骨肌腱病，术后功能评分得到了明显的改善 [98]。

手术治疗

如果疼痛 3 个月以上，保守治疗无效，且影像学显示腓骨肌腱病、腓骨肌腱半脱位或脱位、腓骨肌腱撕裂、第四腓骨肌腱或腓骨籽骨损伤、腓骨短肌腱肌腹偏低等，可使用肌腱镜行相应的诊治。

外科技术

术前计划

如果对腓骨肌腱的诊断存在疑问，可行诊断性肌腱镜检查以鉴别诊断。肌腱镜切口小，有利于规划后续手术切口，以治疗踝关节其他问题（如踝关节撞击、骨软骨缺损等），足部畸形（如高弓足或平足等），甚至肌腱镜无法解决的腓骨肌腱问题（如腓骨肌腱撕裂）。

患者体位

选择体位主要取决于术前计划（是否行额外手术），大多数术者选择侧卧位（图 15.1）[3]。

入路

利用标准的近端入路及远端入路完成腓骨肌腱探查；近端入路位于外踝尖近端 3cm 水平，远

图 15.1 （a）侧卧位。（b）俯卧位

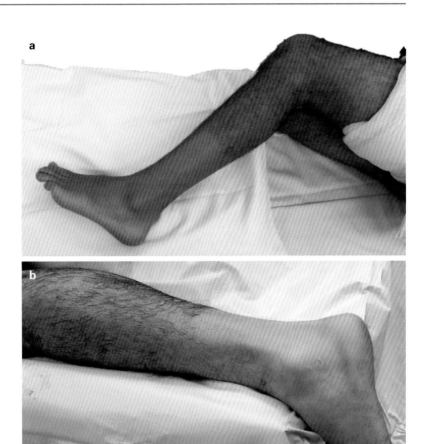

端入路位于外踝尖远端 1cm。根据手术需求相互更换观察入路及操作入路。

　　所描述的标准入路可用于探查腓骨肌腱 A 区。需要注意的是，探查腓骨肌腱时可能误入踝关节，此时适当跖屈及背神踝关节并调节肌腱镜，以便更好地观察（图 15.2）。

　　肌腱镜探查 B 区时，必须分别处理两根肌腱。推荐应用 2.7mm 关节镜，因为这个区域肌腱与腱鞘间隙狭窄。如果患者小腿很粗壮，建议扩大入路的间距，以利于操作。

　　探查腓骨长肌腱 C 区时，必须建立足底 – 外侧入路和足底 – 内侧入路。足底 – 外侧入路位于骰骨处附近（足底背侧 1cm，第五跖骨底部近端 1~1.5cm），足底 – 内侧入路位于第一跖骨外侧。Lui 等建议术中采用透视，精确定位入路位置。

　　最后，观察腓骨短肌远端部分可通过 Lisfranc 关节外侧入路进入，该入路位于第五跖 – 骰关节的外侧角 [99, 100]。

手术步骤

　　于标准入路处做一长约 0.5cm 切口，钝性剥离皮下组织，打开肌腱鞘，从远端入路置入 4.0mm

图 15.2 标准入路：外踝尖近端 3cm，远端 1cm

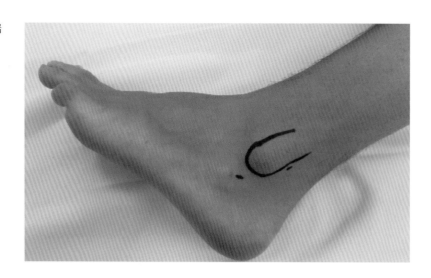

或 2.7mm 关节镜，小心置入肌腱镜以避免损伤肌腱，检查是否存在炎症、脱位、撕裂、肌肉异常或其他问题。

手术选择

· 滑膜切除：肌腱镜下滑膜切除术可应用 4.0mm 刨刀和射频。这是最简单、最常用的操作，同时处理第四腓骨肌腱及腓骨短肌腱的较低肌腹（图 15.3~ 图 15.5）。

· 腓骨沟槽加深：将腓骨肌腱向前方脱位，并应用针头进行临时固定，以暴露腓骨肌腱沟。可

图 15.3 腱鞘炎

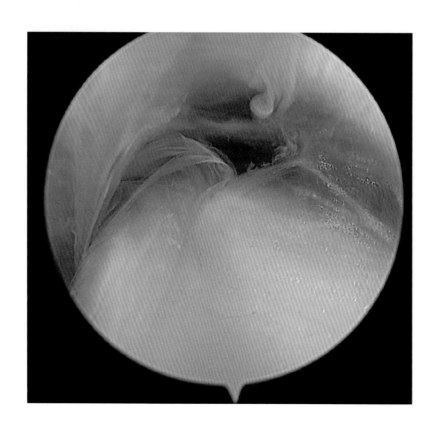

图 15.4 肌腱系带

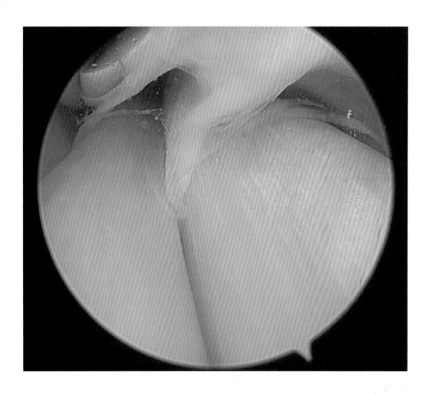

图 15.5 第四腓骨肌

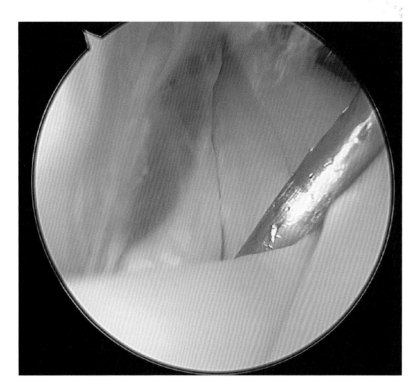

采用 van Dijk 报道的三入路 [5] 或 Vega 和 Batista 等描述的经典双入路 [101] 完成此类手术。作者更倾向于双入路，因为双入路操作在水平位打磨沟槽时更加便捷。

- 外侧皮质边缘保持完整，从腓骨近端延伸至外踝尖端行腓骨沟槽加深，保持距腓韧带远端和胫腓骨后韧带完整（图 15.6~图 15.9）。

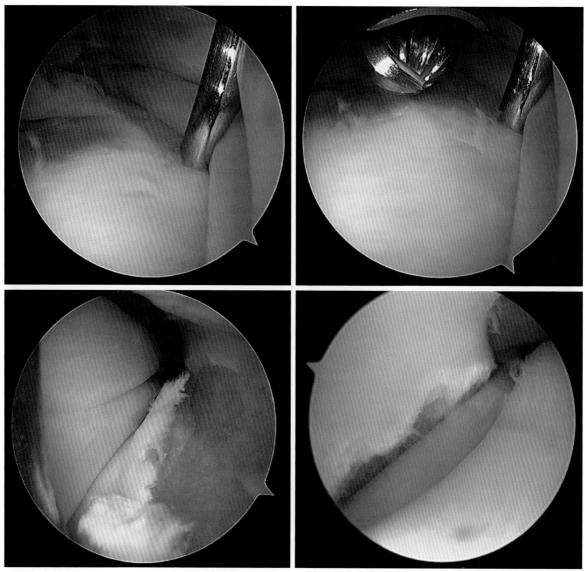

图 15.6~ 图 15.9 行沟槽加深，将腓骨肌腱向前外侧推移至半脱位，并用克氏针临时固定，以暴露腓骨肌腱沟

- 修复纵向撕裂：此类手术对术者技术要求较高。Lui 描述了手术技巧 [3]：在肌腱撕裂端使用带孔弯针经皮缝合，肌腱镜引导下将缝线从入路引出后打结。Lui 建议，对于不完全的纵向撕裂，应在撕裂端打结，以避免撕裂进一步延长。

- 作者在尸体模型中发现，即使腓骨肌腱损伤达 1/3，也能承受正常的负荷 [102]；既往研究认为肌腱断裂 50% 应该予以切除是错误的，只有肌腱损伤超过 2/3 时才建议切除整个肌腱。

- 有学者通过尸体模型发现，腓骨肌腱张力可通过同种异体肌腱移植得以恢复 [103]。这一观点与 Duke 团队的临床试验相同，当肌腱严重退行性改变（肌腱损伤超过 2/3）时，肌腱移植术比单纯肌腱切除更能获得满意的临床结果 [104]。

- 腓骨肌上支持带重建：部分学者认为，在大多数情况下，加深腓骨肌腱沟不是必要的。作者认为，如果腓骨肌腱沟异常，需行腓骨肌腱沟加深，否则可能造成患者术后主观感受不佳，甚至腓骨肌腱脱位复发；如果腓骨肌腱沟正常，只需要重建腓骨肌上支持带即可，因为单纯重建腓骨肌上支持带可减少术后并发症及缩短恢复时间。

- Lui[3] 发表的相应文献中详细介绍了手术操作技巧。远端入路位于外踝尖远端 1cm，近端入路位于外踝尖近端 2cm。用克氏针将肌腱内推，并临时固定。用磨头将腓骨肌上支持带外踝止点新鲜化，根据止点覆盖面积置入 2~3 枚锚钉，用带孔弯针缝合支持带，将缝线尾端由入路引出并用推结器打结。

并发症

大多数患者术后会有轻度疼痛，但恢复较快。积极伤口护理及换药可有效避免伤口并发症。作者认为术后腓骨肌腱再撕裂是腓骨肌腱沟加深不足所导致的。

如果术中探查不够准确彻底，没有发现肌腱断裂，则将成为腓骨肌腱再次断裂的潜在风险。常见并发症包括局部血肿、浅表感染、伤口愈合延迟、瘢痕增生等，深静脉血栓也可能会发生。

术后护理

大多数患者术后可佩戴行走支具或可调节型外翻靴轻度负重，负重程度取决于患者的耐受度。Lui 等建议术后 4 周内暂不负重。作者则认为应根据患者耐受程度行适当负重，可促进患者更快的恢复和早期重返体育活动。

结果和效果

关于肌腱镜治疗腓骨肌腱病的相关疾病文献并不多，也没有一级证据。2014 年，Glazebrook 首先提出肌腱镜在足踝疾病应用，获得良好临床效果[105]。他们报告了肌腱镜对跟腱、腓骨肌腱、姆长屈肌腱治疗效果良好，但证据水平较低（C 级）。

2017 年 Bernasconi 提供了更好的证据来支持肌腱镜[106]。他们认为肌腱镜经皮辅助治疗急性和慢性踝关节肌腱疾病是一种安全的、有效的方式（证据水平Ⅳ级，系统回顾研究Ⅱ～Ⅳ级）。

第一批报道肌腱镜的学者是 Scholten 和 VanDijk，他们对 23 例腱鞘炎患者采用肌腱镜行滑膜切除术，术后 2 年随访发现临床结果良好，无并发症[13]。

Vega 等[17] 研究了 52 例患者，包括不同的手术适应证，如腱鞘炎 13 例，肌腱撕裂 24 例，复发性脱位 7 例，鞘内半脱位 6 例。随访 1 年后，24 例肌腱断裂中有 15 例症状完全缓解，6 例部分缓解，3 例无改善；7 例复发性脱位中 5 例能恢复正常活动；鞘内半脱位患者也均有良好的疗效。

Mattos 等也认为肌腱镜治疗足踝肌腱疾病具有良好效果[107]。

结论

在过去的几年里，肌腱镜在治疗足踝外科疾病适应证逐渐增加。不仅因为肌腱镜在治疗及诊断上十分有效，而且对于患者利益来讲，具有住院时间短、重返运动早、满意度高等优势。肌腱

图 15.10 诊断和治疗程序

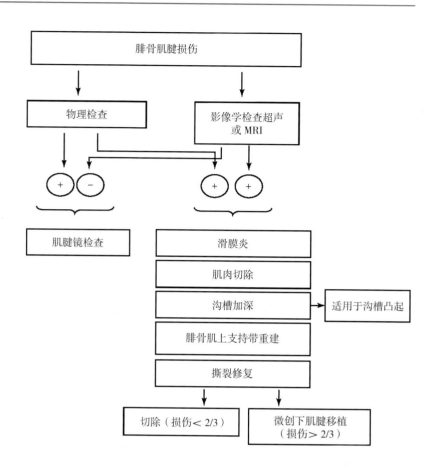

镜对于切除滑膜、活检，处理第四腓骨肌腱或腓骨短肌低位肌腹，鞘内腓骨肌腱内半脱位，肌腱结节和腓骨沟槽加深都具有良好效果。但是对于严重的腓骨肌腱问题（如严重纵向撕裂），作者建议开放手术进行修复或重建（图 15.10）。

参考文献

[1] Wertheimer SJ, Weber CA, Loder BG, Calderone DR, Frascone ST. The role of endoscopy in treatment of stenosing posterior tibial tenosynovitis. J Foot Ankle Surg. 1995; 34: 15–22.

[2] van Dijk CN, Sholten PE, Kort N. Tendoscopy (tendon sheath endoscopy) for overuse tendon injuries. Oper Tech Sports Med. 1997; 5: 170–117.

[3] Tun Hing Lui, Lung Fung Tse. Peroneal tendoscopy. Foot Ankle Clin N Am. 2015; 20: 15–25.

[4] Bauer T, Deranlot J, Hardy P. Endoscopic treatment of calcaneo-fibular impingement. Knee Surg Sports Traumatol Arthrosc. 2011; 19: 131–136.

[5] De Leeuw PA, van Dijk CN, Golano P. A 3-portal endoscopic groove deepening technique for recurrent peroneal tendon dislocation. Tech Foot Ankle Surg. 2008; 7: 250–256.

[6] Porter D, McCarroll J, Knapp E, et al. Peroneal tendon subluxation in athletes: fibular groove deepening and retinacular reconstruction. Foot Ankle Int. 2005; 26: 436–441.

[7] Lui TH. Endoscopic lateral calcaneal ostectomy for calcaneofibular impingement. Arch Orthop Trauma Surg. 2007; 127: 265–267.

[8] Lui TH, Lui TH. Endoscopic peroneal retinaculum reconstruction. Knee Surg Sports Traumatol Arthrosc. 2006; 14: 478–481.

[9] Title CI, Jung HG, Parks BG, et al. The peroneal groove deepening procedure: a biomechanical study of pressure

reduction. Foot Ankle Int. 2005; 26: 442–448.

[10] Ho KK, Chan KB, Lui TH, et al. Tendoscopic-assisted repair of complete rupture of the peroneus longus associated with displaced fracture of the os peroneum: case report. Foot Ankle Int. 2013; 34: 1600–1604.

[11] Lui TH. Endoscopic management of recalcitrant retrofibular pain without peroneal tendon subluxation or dislocation. Arch Orthop Trauma Surg. 2012; 132: 357–361.

[12] van CN D, Kort N. Tendoscopy of the peroneal tendons. Arthroscopy. 1998; 14: 471–478.

[13] Scholten PE, van Dijk CN. Tendoscopy of the peroneal tendons. Foot Ankle Clin. 2006; 11: 415–420.

[14] Jerosch J, Aldawoudy A. Tendoscopic management of peroneal tendon disorders. Knee Surg Sports Traumatol Arthrosc. 2007; 15: 806–810.

[15] Marmotti A, Cravino M, Germano M, et al. Peroneal tendoscopy. Curr Rev Musculoskelet Med. 2012; 5: 135–144.

[16] Guillo S, Calder JDF. Treatment of recurring peroneal tendon subluxation in athletes. Endoscopic repair of the retinaculum. Foot Ankle Clin. 2013; 18: 293–300.

[17] Vega J, Golano P, Batista JP, et al. Tendoscopic procedure associated with peroneal tendons. Tech Foot Ankle Surg. 2013; 12: 39–48.

[18] Tun Hing Lui. Endoscopic resection of peroneal tubercle. Arthrosc Tech. 2017; 6(5): e1489–e1493.

[19] Wataru M, Yotros. Tendoscopic repair of the superior peroneal retinaculum via 2 portals for: peroneal tendon instability. Foot Ankle Int. 2015; 36: 1243–1250.

[20] Opdam KTM, van Dijk PAD, SAS S. The peroneus quartus muscle in a locking phenomenon of the ankle: a case report. J Foot Ankle Surg. 2017; 56(1): 108–111.

[21] Freccero DM, Berkowitz MJ. The relationship between tears of the peroneus brevis tendon and the distal extent of its muscle belly: an MRI study. Foot Ankle Int. 2006; 27: 236–239.

[22] Cheung YY, Rosenberg ZS, Ramsinghani R, Beltran J, Jahss MH. Peroneus quartus muscle: MR imaging features. Radiology. 1997; 202: 745–750.

[23] Lamm BM, Myers DT, Dombek M, Mendicino RW, Catanzariti AR, Saltrick K. Magnetic resonance imaging and surgical correlation of peroneus brevis tears. J Foot Ankle Surg. 2004; 43: 30–36.

[24] Sobel M, Levy ME, Bohne WH. Congenital variations of the peroneus quartus muscle: an anatomic study. Foot Ankle. 1990;11:81–89. Erratum in: Foot Ankle. 1991; 11: 342.

[25] Zammit J, Singh D. The peroneus quartus muscle. Anatomy and clinical relevance. J Bone Joint Surg Br. 2003; 85: 1134–1137.

[26] Brage ME, Hansen ST Jr. Traumatic subluxation/dislocation of the peroneal tendons. Foot Ankle. 1992; 13: 423–431.

[27] Molloy R, Tisdel C. Failed treatment of peroneal tendon injuries. Foot Ankle Clin. 2003; 8: 115–129, ix.

[28] Roster B, Michelier P, Giza E. Peroneal tendon disorders. Clin Sports Med. 2015.

[29] Edwards. The relations of the peroneal tendons to the fibula, calcaneus, and cuboideum. Am J Anat. 1928; 42: 213–253.

[30] Eckert WR, Davis EA Jr. Acute rupture of the peroneal retinaculum. J Bone Joint Surg Am. 1976; 58: 670–672.

[31] Kumai T, Benjamin M. The histological structure of the malleolar groove of the fibula in man: its direct bearing on the displacement of peroneal tendons and their surgical repair. J Anat. 2003; 203: 257–262.

[32] Sobel M, et al. The dynamics of peroneus brevis tendon splits: a proposed mechanism, technique of diagnosis, and classification of injury. Foot Ankle. 1992; 13(7): 413–422.

[33] Adachi N, Fukuhara K, Kobayashi T, et al. Morphologic variations of the fibular malleolar groove with recurrent dislocation of the peroneal tendons. Foot Ankle Int. 2009; 30(6): 540–544.

[34] Davis WH, Sobel M, Deland J, Bohne WH, Patel MB. The superior peroneal retinaculum: an anatomic study. Foot Ankle Int. 1994; 15: 271–275.283.

[35] LeMinor. Comparative anatomy and significance of the sesamoid bone of the peroneus longus muscle (os peroneum). J Anat. 1987; 151: 85–99.

[36] Anatomical Society. Collective investigations, sesamoids in the gastrocnemius and peroneus longus. J Anat Physiol. 1897; 32: 182–186.

[37] Sobel M, Pavlov H, Geppert MJ, Thompson FM, DiCarlo EF, Davis WH. Painful os peroneum syndrome: a spectrum of conditions responsible for plantar lateral foot pain. Foot Ankle Int. 1994; 15: 112–124.

[38] Burman. Stenosing tendovaginitis of the foot and ankle. Arch Surg. 1953; 67: 686–698.

[39] Sobel M, Geppert MJ, Warren RF. Chronic ankle instability as a cause of peroneal tendon injury. Clin Orthop Relat Res. 1993; 296: 187–191.

[40] Wind WM, Rohrbacher BJ. Peroneus longus and brevis rupture in a collegiate athlete. Foot Ankle Int. 2001; 22: 140–143.

[41] Petersen W, Bobka T, Stein V, Tillmann B. Blood supply of the peroneal tendons: injection and immunohistochemical studies of cadaver tendons. Acta Orthop Scand. 2000; 71: 168–174.

[42] Sobel M, Geppert MJ, Hannafin JA, Bohne WH, Arnoczky SP. Microvascular anatomy of the peroneal tendons. Foot Ankle. 1992; 13: 469–472.

[43] van Dijk PA, Madirolas FX, Carrera A, Kerkhoffs GM, Reina F. Peroneal tendons well vascularized: results from a cadaveric study. Knee Surg Sports Traumatol Arthrosc. 2016; 24(4): 1140–1147.

[44] Hull M, Campbell JT, Jeng CL, Henn RF, Cerrato RA. Measuring visualized tendon length in peroneal tendoscopy. Foot Ankle Int. 2018: 39: 990–993.

[45] Abraham E, Stirnaman JE. Neglected rupture of the peroneal tendons causing recurrent sprains of the ankle. Case report. J Bone Joint Surg Am. 1979; 61: 1247–1248.

[46] Bonnin M, Tavernier T, Bouysset M. Split lesions of the peroneus brevis tendon in chronic ankle laxity. Am J Sports Med. 1997; 25: 699–703.

[47] Redfern D, Myerson M. The management of concomitant tears of the peroneus longus and brevis tendons. Foot Ankle Int. 2004; 25: 695–707.

[48] Alanen J. Peroneal tendon injuries. Report of thirty-eight operated cases. Ann Chir Gynaecol. 2001; 90(1): 43–46.

[49] Dombek MF, Lamm BM, Saltrick K, Mendicino RW, Catanzariti AR. Peroneal tendon tears: a retrospective review. J Foot Ankle Surg. 2003; 42: 250–258.

[50] Philbin T, Landis G, Smith B. Peroneal tendon injuries. J Am Acad Orthop Surg. 2009;17:306–317.

[51] Bruce WD, Christofersen MR, Phillips DL. Stenosing tenosynovitis and impingement of the peroneal tendons associated with hypertrophy of the peroneal tubercle. Foot Ankle Int. 1999; 20: 464–467.

[52] Pierson JL, Inglis AE. Stenosing tenosynovitis of the peroneus longus tendon associated with hypertrophy of the peroneal tubercle and an os peroneum. A case report. J Bone Joint Surg Am. 1992;74:440–442.

[53] Brandes CB, Smith RW. Characterization of patients with primary peroneus longus tendinopathy: a review of twenty-two cases. Foot Ankle Int. 2000; 21: 462–468.

[54] DiGiovanni BF, Fraga CJ, Cohen BE, et al. Associated injuries found in chronic lateral ankle instability. Foot Ankle Int. 2000; 21(10): 809–815.

[55] Bassett FH 3rd, Speer KP. Longitudinal rupture of the peroneal tendons. Am J Sports Med. 1993; 21: 354–357.

[56] Munk RL, Davis PH. Longitudinal rupture of the peroneus brevis tendon. J Trauma. 1976; 16: 803–806.

[57] Cerrato RA, Myerson MS. Peroneal tendon tears, surgical management and its complications. Foot Ankle Clin. 2009; 14(2): 299–312.

[58] Squires N, Myerson MS, Gamba C. Surgical treatment of peroneal tendon tears. Foot Ankle Clin. 2007; 12(4): 675–695, vii.

[59] Krause JO, Brodsky JW. Peroneus brevis tendon tears: pathophysiology, surgical reconstruction, and clinical results. Foot Ankle Int. 1998; 19(5): 271–279.

[60] Pelet S, Saglini M, Garofalo R, Wettstein M, Mouhsine E. Traumatic rupture of both peroneal longus and brevis tendons. Foot Ankle Int. 2003;24:721–723.

[61] Sammarco. Peroneal tendon injuries. Orthop Clin North Am. 1994; 25: 135–145.

[62] Grant TH, Kelikian AS, Jereb SE, McCarthy RJ. Ultrasound diagnosis of peroneal tendon tears. A surgical correlation. J Bone Joint Surg Am. 2005; 87: 1788–1794.

[63] Hyer CF, Dawson JM, Philbin TM, Berlet GC, Lee TH. The peroneal tubercle: description, classification, and relevance to peroneus longus tendon pathology. Foot Ankle Int. 2005; 26: 947–950.

[64] Rademaker J, Rosenberg ZS, Delfaut EM, Cheung YY, Schweitzer ME. Tear of the peroneus longus tendon: MR imaging features in nine patients. Radiology. 2000;214:700–704.

[65] Sammarco. Peroneus longus tendon tears: acute and chronic. Foot Ankle Int. 1995;16:245–253.

[66] Borton DC, Lucas P, Jomha NM, et al. Operative reconstruction after transverse rupture of the tendons of both peroneus longus and brevis. Surgical reconstruction by transfer of the flexor digitorum longus tendon. J Bone Joint

Surg Br. 1998; 80(5): 781.

[67] Safran MR, O'Malley D Jr, Fu FH. Peroneal tendon subluxation in athletes: new exam technique, case reports, and review. Med Sci Sports Exerc. 1999; 31(7 Suppl): S487–S492.

[68] Zoellner G, Clancy W Jr. Recurrent dislocation of the peroneal tendon. J Bone Joint Surg Am. 1979; 61: 292–294.

[69] Geppert MJ, Sobel M, Bohne WH. Lateral ankle instability as a cause of superior peroneal retinacular laxity: an anatomic and biomechanical study of cadaveric feet. Foot Ankle. 1993; 14: 330–334.

[70] Maffulli N, Ferran NA, Oliva F, Testa V. Recurrent subluxation of the peroneal tendons. Am J Sports Med. 2006; 34: 986–992.

[71] Purnell ML, Drummond DS, Engber WD, Breed AL. Congenital dislocation of the peroneal tendons in the calcaneovalgus foot. J Bone Joint Surg Br. 1983; 65: 316–319.

[72] Selmani E, Gjata V, Gjika E. Current concepts review: peroneal tendon disorders. Foot Ankle Int. 2006; 27: 221–228.

[73] Altchek DW, CW DG, Dines JS, et al. Foot and ankle sports medicine. Philadelphia: Lippincott Williams & Wilkins; 2013.

[74] Raikin SM, Elias I. Intrasheath subluxation of the peroneal tendons. J Bone Joint Surg Am. 2008; 90: 992–999.

[75] Staresinic M, Bakota B, Japjec M, et al. Isolated inferior peroneal retinaculum tear in professional soccer players. Injury. 2013;44(Suppl 3):S67–S70.

[76] Rosenberg ZS, Feldman F, Singson RD, Price GJ. Peroneal tendon injury associated with calcaneal fractures: CT findings. AJR Am J Roentgenol. 1987; 149: 125–129.

[77] Sharma P, Maffulli N. Tendon injury and tendinopathy: healing and repair. J Bone Joint Surg Am. 2005; 87: 187–202.

[78] Heckman DS, Gluck GS, Parekh SG. Tendon disorders of the foot and ankle, part 1: peroneal tendon disorders. Am J Sports Med. 2009; 37(3): 614–625.

[79] Church. Radiographic diagnosis of acute peroneal tendon dislocation. AJR Am J Roentgenol. 1977; 129: 1065–1068.

[80] Magnano GM, Occhi M, Di Stadio M, Toma' P, Derchi LE. High-resolution US of nontraumatic recurrent dislocation of the peroneal tendons: a case report. Pediatr Radiol. 1998; 28: 476–477.

[81] Neustadter J, Raikin SM, Nazarian LN. Dynamic sonographic evaluation of peroneal tendon subluxation. AJR Am J Roentgenol. 2004; 183: 985–988.

[82] Rockett MS, Waitches G, Sudakoff G, Brage M. Use of ultrasonography versus magnetic resonance imaging for tendon abnormalities around the ankle. Foot Ankle Int. 1998; 19: 604–612.

[83] Muir JJ, Curtiss HM, Hollman J, et al. The accuracy of ultrasound-guided and palpationguided peroneal tendon sheath injections. Am J Phys Med Rehabil. 2011; 90(7): 564–571.

[84] Rosenberg ZS, Feldman F, Singson RD. Peroneal tendon injuries: CT analysis. Radiology. 1986; 161: 743–748.

[85] Mitchell M, Sartoris DJ. Magnetic resonance imaging of the foot and ankle: an updated pictorial review. J Foot Ankle Surg. 1993; 32: 311–342.285.

[86] Major NM, Helms CA, Fritz RC, Speer KP. The MR imaging appearance of longitudinal split tears of the peroneus brevis tendon. Foot Ankle Int. 2000; 21: 514–519.

[87] Wang XT, Rosenberg ZS, Mechlin MB, Schweitzer ME. Normal variants and diseases of the peroneal tendons and superior peroneal retinaculum: MR imaging features. Radiographics. 2005; 25: 587–602. Erratum in: Radiographics. 2005; 25: 1436. Radiographics. 2006.

[88] Lee SJ, Jacobson JA, Kim SM, et al. Ultrasound and MRI of the peroneal tendons and associated pathology. Skelet Radiol. 2013; 42(9): 1191–1200.

[89] Kijowski R, De Smet A, Mukharjee R. Magnetic resonance imaging findings in patients with peroneal tendinopathy and peroneal tenosynovitis. Skelet Radiol. 2007; 36: 105–114.

[90] Rosenberg ZS, Bencardino J, Mellado JM. Normal variants and pitfalls in magnetic resonance imaging of the ankle and foot. Top Magn Reson Imaging. 1998; 9: 262–272.

[91] Erickson SJ, Cox IH, Hyde JS, Carrera GF, Strandt JA, Estkowski LD. Effect of tendon orientation on MR imaging signal intensity: a manifestation of the "magic angle" phenomenon. Radiology. 1991; 181: 389–392.

[92] Khoury NJ, el-Khoury GY, Saltzman CL, Kathol MH. Peroneus longus and brevis tendon tears: MR imaging evaluation. Radiology. 1996; 200: 833–841.

[93] Steel MW, DeOrio JK. Peroneal tendon tears: return to sports after operative treatment. Foot Ankle Int. 2007; 28:

49–54.

[94] Kennedy Y. Functional outcomes after peroneal tendoscopy in the treatment of peroneal tendon disorders. Knee Surg Sports Traumatol Arthrosc. 2016; 24(4): 1148–1154.

[95] Stover CN, Bryan DR. Traumatic dislocation of the peroneal tendons. Am J Surg. 1962; 103: 180–186.

[96] Chiodo. Acute and chronic tendon injury. In: Richardson EG, editor. Orthopaedic knowledge update: foot and ankle 3. Rosemont: American Academy of Orthopaedic Surgeons; 2003. p. 81–89.

[97] Taki K, Yamazaki S, Majima T, Ohura H, Minami A. Bilateral stenosing tenosynovitis of the peroneus longus tendon associated with hypertrophied peroneal tubercle in a junior soccer player: a case report. Foot Ankle Int. 2007; 28: 129–132.

[98] Dallaudiere B, Pesquer L, Meyer P, et al. Intratendinous injection of platelet-rich plasma under US guidance to treat tendinopathy: a long-term pilot study. J Vasc Interv Radiol. 2014; 25(5): 717–723.

[99] Lui TH. Lateral foot pain following open reduction and internal fixation of the fracture of the fifth metatarsal tubercle: treated by arthroscopic arthrolysis and endoscopic tenolysis. BMJ Case Rep. 2014; https://doi.org/10.1136/bcr-2014-204116.

[100] Lui TH. Tendoscopy of peroneus longus in the sole. Foot Ankle Int. 2013; 34: 299–302.

[101] Vega, et al. Tendoscopic groove deepening for chronic subluxation of the peroneal tendons. Foot Ankle Int. 2015; 34(6): 832–840.

[102] Wagner E, Wagner P, Ortiz C, Radkievich R, Palma F, Guzmán-Venegas R. Biomechanical cadaveric evaluation of partial acute peroneal tendon tears. Foot Ankle Int. 2018 Jun; 39(6): 741–745.

[103] Pellegrini MJ, Glisson RR, Matsumoto T, Schiff A, Laver L, Easley ME, Nunley JA. Effectiveness of allograft reconstruction vs tenodesis for irreparable peroneus brevis tears. A cadaveric model. Foot Ankle Int. 2016; 37(8): 803–808.

[104] Mook WR, Parekh SG, Nunley JA. Allograft reconstruction of peroneal tendons: operative technique and clinical outcomes. Foot Ankle Int. 2013 Sep; 34(9): 1212–1220.

[105] Cychosz Y. Foot and ankle tendoscopy: evidence-based recommendations. Arthroscopy. 2014; (Nov): 1–11.

[106] Bernasconi A, Sadile F, Smeraglia F, Mehdi N, Laborde J, Lintz F. Tendoscopy of achilles, peroneal and tibialis posterior tendons: an evidence-based update. Foot Ankle Surg. 2018; 24(5): 374–382.

[107] e Dinato M, Freitas F, Filho P. Peroneal tenodesis with the use of tendoscopy: surgical technique and report of 1 case. Arthrosc Tech. 2014; 3(1): 107–110.

第十六章　跟骨外侧壁腓骨肌腱狭窄性腱鞘炎

Ezequiel Palmanovich, Meir Nyska, Nissim Ohana, Matias Vidra, Ran Atzmon

引言

腓骨长肌和腓骨短肌的主要作用是辅助足跖屈和外翻。两块肌肉都是足内翻 – 旋后运动中的主要稳定结构，减少踝扭伤。腓骨肌腱贴近跟骨外侧壁，可诱发狭窄性腱鞘炎并导致肌腱损伤 [1, 20, 21, 25, 34, 37, 40, 41, 43]。因腓骨肌腱行程较长并与软组织和骨结构（如腓骨肌下支持带或跟骨）接近，其在走行区域内的任何位置均可损伤。

两根肌腱在跟骨外侧壁段共用一个腱鞘，在跟骨腓侧结节以远分别进入不同的腱鞘。共用部分与踝关节或距下关节相通，滑膜液流向关节 [1, 5]。此段腱鞘滑膜增生，可导致腱鞘狭窄或肌腱损伤。腓骨短肌腹较长，可延伸至外踝远端，使腱鞘间隙变窄，导致腱鞘炎甚至肌腱撕裂等。第四腓骨肌可作为占位性病变引起狭窄性腱鞘炎，常累及腓骨短肌腱 [5]。腓侧结节肥大也被认为是狭窄腱鞘炎或腓骨肌腱损伤的原因之一。此外，腓骨肌腱急性或慢性损伤伴骨痂形成，也可导致腓侧狭窄或腓骨长肌腱鞘炎 [5, 33, 34, 36, 37, 39]。

综上所述，了解跟骨外侧壁的相关结构及其对肌腱限制作用的机制，对理解腓骨肌腱损伤和病理类型至关重要。本章回顾腓骨肌腱狭窄相关的解剖学结构和其他因素，以及临床表现和治疗选择。

跟骨外侧壁的解剖学研究

跟骨外侧面分为 3 个部分：后 1/3 平坦，位于皮下；前 1/3 与骰骨、距骨前关节面形成关节；中 1/3 下段有一骨性突起，称为"滑车后突"，是一个椭圆形突起，存在不同变异（图 16.1）。

1860 年，Hyrtl 首次发现腓侧结节。研究 987 例跟骨解剖结构后，将其命名为"跟骨滑车" [3]。1928 年，Edwards 等在干燥尸体标本中，描述了两个具有不同解剖表现的骨性标志，即"腓侧结节"和"滑车后突"，后者存在于 98% 受试者中 [2]。滑车后突位于跗骨窦外侧缘与距骨后关节面外侧缘形成的夹角之下。在 Gruber 及 Edwards 的研究中，"腓侧结节"和"滑车后突"检出率分别为 39% 和 44%。2007 年，Saupe 等对无症状患者进行 MRI 检查，65 例受试者中 55% 观察到腓侧结节，而所有受试者中均观察到滑车后突 [5]。

腓侧结节是跟骨外侧的第二个骨性突起，呈倾斜状，从后上向前下走行。有报道指出它与水平参考线成 45° [4]，而 Edwards 等报道为 35° ~50° [2]。腓侧结节的测量值包括长度、基底宽度和高

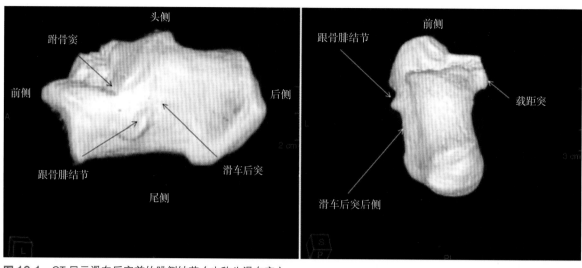

图16.1 CT显示滑车后突前的腓侧结节（也称为滑车突）

度。Sarrafian测得平均长度为9~10mm，平均底部宽度为6mm，平均高度为3mm[7]；其他测量值如表16.1所示。5mm作为判定为腓侧结节肥大的节点[8]。

1904年，Laidlaw首次发表了腓侧结节的形态学分类[4]，分为3组：α组为完全分离状，β组为脊状，γ组为部分发育不完全。Agarwal等研究了1040例跟骨，报告了腓侧结节的形态学变化，分为4种类型[6]：Ⅰ型为单一腓侧结节，位于跟腓韧带止点前方；Ⅱ型为单一腓侧结节，被光滑的沟槽分隔为前部和后部；Ⅲ型由两个腓侧结节组成，被中部粗糙区分隔；Ⅳ型腓侧结节完全缺失（表16.2）。Hyer等对114例跟骨腓侧结节形态进行了研究，90.4%患者中发现腓侧结节，男女间未见显著差异[9]。

仔细检查可发现，腓骨短肌腱在腓侧结节上表面顺畅滑动，腓骨长肌腱在下表面滑动。腓骨长肌腱存在沟槽样结构以便于滑动。85%受试者在跟骨外侧存在腓骨长肌腱切迹。即使腓侧结节缺如，该切迹也存在。此外，肌腱走行区域存在软骨覆盖，以减少摩擦力和辅助腓骨长肌腱滑动。此软骨面位于腓侧结节后倾面及跟骨外侧壁部分；腓骨短肌腱走行区罕见切迹。腓骨肌下支持带的上方止于跟骨，下方止于腓侧结节，将腓骨肌腱固定在跟骨上，形成分隔其限制脱位[7]。

表16.1 Edwards描述的腓侧结节的大小[2]

维度	尺寸范围	平均
长度	2~17mm	13.04mm
宽度	2~10mm	3.13mm
高度	1~7mm	3mm（很少超过5mm）

表16.2 Agarwal等对腓侧结节的分类[6]

类型	说明	评论
Ⅰ	单个完整结节	插入结节前下方
Ⅱ	单发，部分分裂结节	由平滑的沟槽分开（前-后）
Ⅲ	两个独立的结节	被粗糙的区域隔开
Ⅳ	无结节	

跟骨外侧壁腓骨肌腱的解剖学研究

腓骨长肌起自腓骨头和胫骨外上髁，沿胫骨外侧走行，形成肌腱后在腓骨后方下行，在骰骨沟急转向足内侧，止于第一跖骨和内侧楔骨的跖侧外面。腓骨短肌起自腓骨中 1/3，止于第五跖骨。两根肌腱的肌腹交界处常位于腓骨肌上支持带近端[10]。腓侧籽骨是一种骨化的籽骨，存在于 20% 人群中，位于跟骰关节附近[11]。腓侧籽骨可导致骰骨沟处腓骨长肌腱狭窄性腱鞘炎[12]。

腓骨长肌和腓骨短肌受腓浅神经支配，接受腓动脉和跗内侧动脉分支的血供。腓骨长肌有两个无血管区：骰骨周围及从外踝至腓侧结节。腓骨肌腱的血供分布不均匀，因此，这两个无血管区是腓骨肌腱病变的常见部位[10]。

van Dijk[13] 介绍腓骨肌腱内镜入路时，描述腓骨肌腱与其边界结构之间的关系。他们发现在腓骨肌腱之间有一个膜状的"系带样"结构。这种结构附着在腓骨的背外侧，沿着肌腱走行，一直延伸到远端止点。

Sobel 等在显微镜下对 65 具新鲜尸体标本的 124 条下肢进行了解剖[14]。27 具标本（21.7%）有第四腓骨肌，其中 17 具（63%）来源于腓骨短肌部分，止于跟骨腓侧结节。在大多数病例中，腓侧结节较大且在止点处增生肥大。

损伤的病因、生物力学和机制

腓骨肌腱病变主要分为 3 种类型：①不伴有肌腱半脱位，与磨损性断裂有关；②与肌腱在腓骨肌上支持带水平不稳定有关，伴有腓骨长肌腱狭窄性腱鞘炎；③腓骨肌腱鞘炎与腓骨肌上支持带急性损伤有关。腓骨长肌腱狭窄性腱鞘炎临床上可表现为腓侧籽骨疼痛、跟骰关节病变和腓侧结节肥大，腓骨长肌腱可能嵌顿在骰骨切迹中[13]。

腓侧结节肥大的病因和作用尚不完全清楚，可能与各种致病因素有关，如腓骨短肌腱或腓骨长肌腱在最狭窄区域好发的断裂或腱鞘炎、第四腓骨肌、平足畸形、骨软骨瘤病变、高弓足畸形、跟骨关节内骨折等[15]。研究表明，82% 患者足部旋后与腓骨肌腱损伤相关[17, 20, 21]。Dombek 等认为高弓内翻足易导致腓骨肌腱损伤[21]。

有报告描述了 1 例罕见病例，腓骨长肌腱狭窄性腱鞘炎因由肺外结核导致腓骨肌腱鞘增厚、炎性变、纤维化所致。另一例报告描述了用氟康唑治疗粗球孢子菌导致了狭窄性腱鞘炎[42]。

Martin 等[16] 报告 2 例腓侧结节骨软骨瘤病变，表现为腓骨肌腱狭窄性腱鞘炎导致踝 - 后足外侧疼痛，手术治疗都取得了良好的效果。高弓内翻足也被描述为狭窄性腱鞘炎的危险因素[17]。足在高弓内翻位时，腓骨长肌腱的力臂减少，腓侧结节、外踝和骰骨切迹处的摩擦力增加，使肌腱的生物力学下降。腓骨长肌腱在肥大的腓侧结节前部慢性摩擦，最终导致肌腱损伤[10]。

在生物力学方面，腓侧结节有 3 种不同的功能：（a）作为腓骨肌下支持带的止点；（b）将腓骨肌总腱鞘分离成两个腱鞘；（c）当腓骨肌腱的支点或滑轮[15]。

踝关节的侧向稳定性主要是由腓骨长肌和腓骨短肌共同维持的，特别是足在中立位或提踵时。此外，腓骨长肌腱的主要作用是使足外翻和跖屈[16]。

1933 年 McMaster 等认为即使正常肌腱交界处承受巨大张力，肌腱也不会断裂，而断裂可能发生在其他部位，如肌腱与骨交界处、腱 - 腹交界处或其在骨近端止点。此外，许多全身性或局部性疾病时，即使受到较低的张力也可能导致肌腱自发性断裂 [18]。

肌腱损伤可分为直接损伤和间接损伤：直接损伤常涉及锐器割伤；间接损伤的机制是多种多样的，受多因素影响，如血供、骨骼成熟度和损伤位置，以及受力程度。如果承受超过该结构极限的应力时，在骨－肌腱－肌肉复合体最薄弱的环节发生损伤，肌腱能承受比骨骼或肌肉更大的拉力。腱－腹交界断裂或撕脱骨折的发生率远高于肌腱中部断裂 [19]。3 个易发腓骨肌腱撕裂的解剖区域：腓侧结节、外踝后方及骰骨切迹 [17, 20, 21]。虽然腓骨肌腱撕裂的发生率仍不清楚，但据尸体解剖研究为 11%~37%，踝关节不稳而接受手术的患者中，估计高达 30%[22]。

临床表现

临床检查前，需获取全部病史，询问相关情况，是否存在全身疾病，包括糖尿病、银屑病、类风湿性关节炎、跟骨骨折病史或局部封闭史、甲状旁腺功能亢进。喹诺酮类抗生素的使用情况也很重要，因为服用喹诺酮类抗生素，肌腱损伤或撕裂的发生率可能增加 [10, 12, 23, 24]。常见的临床表现包括踝后外侧疼痛，伴随腓骨肌腱走行区的肿胀或皮温增高。疼痛可因被动踝关节跖屈、后足内翻，主动踝关节背屈、后足外翻而加重 [10]。运动员或热爱运动的患者，表现为踝外侧肿胀、不适，运动能力下降。

体格检查从视诊开始，发现跛行或踝后外方肿胀，注意下肢的力线问题，如后足内翻。因疼痛或肌腱断裂，导致外翻肌力下降；若后足明显外翻或腓骨肌无力，并不能完全排除腓骨肌腱撕裂或断裂。腓骨长肌腱功能障碍表现为第一跖列跖屈功能缺失或受限。建议在肌腱走行区触诊，扪及是否存在瘢痕增生、压痛及疼痛 [10]。踝关节"无力"和频繁的踝关节"打软腿"等，伴有慢性肌腱炎症状，提示存在腓骨长肌纵向撕裂 [12]。此外，保守治疗无效的腱鞘炎应怀疑腓骨肌腱部分撕裂。

影像学诊断

X 线或 CT 检查可显示导致狭窄性腱鞘炎的骨性结构，如肥大的腓侧结节。Sobel 等建议用 Harris 位拍摄 X 线片观察腓侧结节 [11]。Harris-Beat 位显示腓侧结节呈现半月形骨突 [25]。超声检查具有无创、无辐射、价格低廉等优点。两项研究显示超声诊断的准确率为 90%~94%，特异性为 85%~90%[26, 28, 29]。超声最突出的优点是动态观察腓骨肌腱在腓侧结节上的滑动和摩擦（图 16.2）。

计算机断层扫描（CT）被认为是显示骨性结构和骨性异常的最佳方法，例如腓侧籽骨、腓侧结节肥大，跟骨骨折或外踝骨折等（图 16.3）。三维 CT 重建提供更精确和详细的骨性解剖，如跟骨外侧壁。

磁共振成像（MRI）能更好地显示软组织结构，尤其是可在 T2 加权和 STIR 成像上显示高信号。此外，信号混杂提示腱鞘炎、肌腱炎或肌腱撕裂 [26]（图 16.4）。应用钆造影剂后，肌腱信号增强和完全封闭的液性区，或沿着跟骨外侧壁、骨性突起（如腓侧结节）的骨髓水肿，表明存在肌腱病变 [27]。若肌腱信号不连续或不均一，腱鞘内液体积聚，则提示腓骨肌腱撕裂。此外，MRI 有助于诊断腓骨肌腱纵向撕裂，可与其他踝关节外侧慢性疼痛相鉴别 [30]。Rademaker 等 [31] 对 9 例患者进行 MRI 检查（年龄 37~62 岁），发现腓骨长肌腱部分断裂或完全撕裂。其中 5 例否认有外伤

图 16.2　超声显示腓侧结节增大和腓骨肌腱

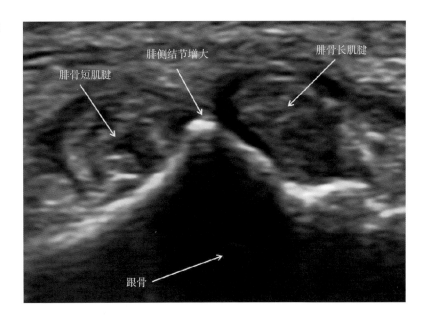

图 16.3　CT 扫描的矢状面显示骨异常，即腓侧结节增大

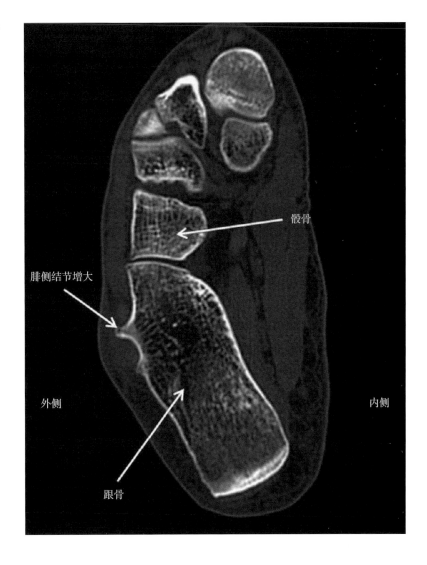

图 16.4 显示腓骨肌腱病理解剖结构的磁共振成像（MRI）图像

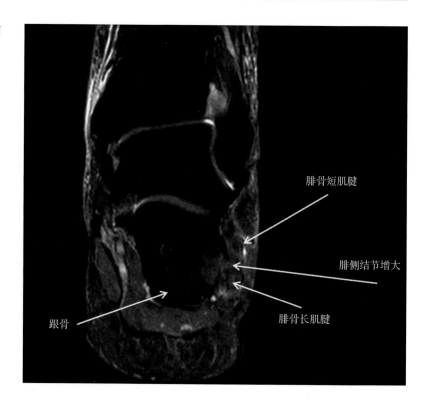

腓骨短肌腱

腓侧结节增大

腓骨长肌腱

跟骨

史，4 例诊断为部分撕裂，5 例诊断为完全撕裂。MRI 表现为腓骨长肌腱在骰骨切迹缺失，肌腱断端向近端回缩。此外，MRI 检查时应考虑"魔角效应"，由于腓骨长肌腱由踝外侧向足底内侧走行的转角为锐角，引起 MRI 信号变化。主要在 T1 图像中观察肌腱与扫描长轴存在"V"形 55°夹角 [26]。MRI 检查主要缺点是较高的灵敏度导致假阳性诊断 [30]。

Watson[44] 描述了对 11 例疑似狭窄性腱鞘炎病例，在超声引导下注射利多卡因，所有患者的疼痛症状得到缓解并明确诊断，手术松解后功能评分（FAOS）都明显提高。

治疗

治疗方案取决于临床症状的严重程度、影像学异常，以及患者年龄、日常功能和需求等。治疗方法包括保守治疗和手术清理，清创范围包括肌腱及腱周病变结构。腓骨肌腱炎首选保守治疗，如保护性负重、石膏固定、活动调整、物理治疗、应用带外侧跟垫的矫形器，以及使用非甾体类抗炎药和皮质类固醇注射等。手术治疗适用于保守治疗失败、有严重或慢性症状且有明确腓骨肌腱断裂证据者 [17]。手术方式各不相同，并根据每个患者的具体情况而定。Pierson 和 Ingis 等报道 1 例病例，因先天性腓骨长肌钙化肥大引起疼痛，同时合并肥大的腓侧结节和腓侧籽骨 [33]，腓侧结节肥大导致腓骨管纤维增生。患者经保守治疗无效，如保护性负重、石膏固定和皮质类固醇注射，症状逐渐加重。手术切除肥大的腓骨肌结节后，疼痛、弹响及不稳定等症状完全缓解。

当狭窄性腱鞘炎的病因是骨性突起增大时，最常用的治疗方法是手术切除。1989 年，Berenter 和 Goldman 等报道 1 例病例，描述了一种既保持腓骨肌腱滑动能力又保留腓侧结节软骨面的手术技术。根据作者的介绍，这种技术已经被证实优于现有技术 [32]。

Chen 等对 6 例腓侧结节肥大而导致狭窄性腱鞘炎患者行手术治疗。清理滑膜、切除腓侧结节后，获得良好效果[35]。2009 年，Sugimoto 等对 3 例患者采用手术切除肥大的腓侧结节，获得良好效果[36]。

2007 年，Ochoa 和 Banerjee 等报道了 1 例复发性腓侧结节肥大的病例。此患者术后 4 个月症状复发[37]，于第 1 次手术后 10 个月接受第 2 次手术切除。术后给予 4 周非负重和吲哚美辛治疗。吲哚美辛可延缓异位骨化[37, 38]。

Redfern 和 Myerson 等根据修复肌腱的可能性和涉及肌腱的数量，制订了腓骨肌腱撕裂的治疗策略：两根肌腱完整且可修复者为 I 型；一根肌腱不稳定但可修复，另一根肌腱撕裂需要缝合者为 II 型；两根肌腱均撕裂且不稳定者为 III 型。III 型分为 III a 型和 III b 型：III a 型指两根肌腱都无法修复，未曾行肌腱转位者，应采用肌腱转位治疗；III b 型，两根肌腱均不可修复且已行肌腱转位者，应采用同种异体骨重建治疗[30]。

Krause 和 Brodsky 等提出了另一种分类系统，此方法用来指导手术决策[29]。根据肌腱受损部分清创后残留的横截面积，并假设肌腱保留部分没有纵向撕裂：I 级是指肌腱横截面积受累少于50%，因此建议行肌腱修复；II 级是指肌腱横截面积受累超过 50%，建议行肌腱固定术。

Saxena 等描述了 49 例腓骨肌腱撕裂病例，其中 11 例为单纯腓骨长肌腱撕裂，7 例为两根肌腱撕裂，其中纵向撕裂占大多数。对 6 例患者修复肌腱和切除腓侧结节、第五跖骨基底部或腓骨远端骨赘。术后足踝功能评分（AOFAS）平均提高了 38.7 分。康复计划包括术后 2~3 周非负重及膝下石膏或夹板，术后 3~5 周逐渐过渡到膝下可拆卸石膏靴；术后 3 周开始活动度锻炼，术后 6周开始物理治疗[39]。

作者认为采用外侧入路显露腓骨长肌，切除腓侧结节，对撕裂肌腱用可吸收或不可吸收缝线进行一期修复，尽可能缝合肌腱的管状形态，在长跑运动员中可获得最佳效果（图 16.5）[40]。如

图 16.5　腓骨肌腱外侧入路。突出的腓侧结节和腓骨长肌纵向撕裂

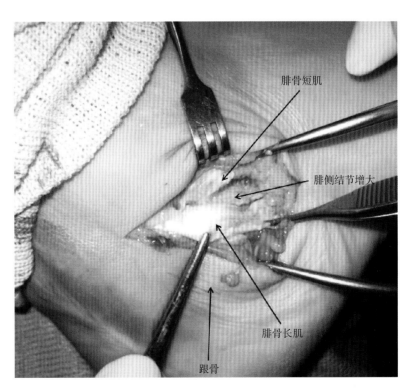

腓骨短肌

腓侧结节增大

腓骨长肌

跟骨

果一期肌腱修复失败或修复后外翻无力，作者建议使用自体移植物或同种异体移植物重建肌腱。当无法重建或重建失败时，可行三关节融合术以稳定中后足。

参考文献

[1] Altchek DW, DiGiovanni CW, Dines JS, et al. Foot and ankle sports medicine. Philadelphia: LippinCott Williams & Wilkins; 2013.

[2] Edwards M. The relations of the peroneal tendon to the fibula, calcaneous, and cuboideum. Am J Anat. 1928; 42: 213–253.

[3] Hyrtl J. cited by Burman M. Stenosing tendovaginitis of the foot and ankle: studies with special references to the stenosing tendovaginitis of the peroneal tendos at the peroneal tubercle. AMA Arch Surg. 1953; 67: 686.

[4] Laidlaw PP. The varieties of the oscalcis. J Anat Physiol. 1904; 38: 133.

[5] Saupe N, Mengiardi B, Pfirrmann CW, Vienne P, Seifert B, Zanetti M. Anatomic variants associated with peroneal tendon disorders: MR imaging findings in volunteers with asymptomatic ankles. Radiology. 2007; 242: 509–517.

[6] Agarwal AK, Jeyasingh P, Gupta SC, Gupta CD, Sahai A. Peroneal tubercle and its variations in the Indian calcanei. AnatAnz. 1984; 156: 241–244.

[7] Kelikian RS. Osteology/Myology. In Sarrafian's Anatomy of the foot and ankle. Third edition. Philadelphia, PA: William & Wilkins; 2011.

[8] Zanetti M. Founder's lecture of the ISS 2006: borderlands of normal and early pathological findings in MRI of the foot and ankle. Skelet Radiol. 2008; 37: 875–884.

[9] Hyer C, Dawson J, Philbin T, Berlet G, Lee T. The peroneal tubercle: description, classification, and relevance to peroneus longus tendon pathology. Foot Ankle Int. 2005; 26: 947–950.

[10] Selmani E, Gjata V, Gjika E. Currents concepts review: peroneal tendon disorders. Foot Ankle Int. 2006; 27: 221–228.

[11] Sobel M, Pavlov H, Geppert MJ, Thompson FM, DiCarlo EF, Davis WH. Painful osperoneum syndrome: a spectrum of condition responsible for plantar lateral foot pain. Foot Ankle Int. 1994; 15: 112–124.

[12] Clarke HD, Kitaoka HB, Ehman RL. Peroneal tendon injury. Foot Ankle Int. 1998; 19: 280–288.

[13] van Dijk N. NanneKort: tendoscopy of the peroneal tendons. Arthroscopy. 1998; 14: 471–478.

[14] Sobel M, Levy ME, Bohne WH. Congenital variations of the peroneus quartus muscle: an anatomic study. Foot Ankle. 1990; 11: 81–89. Erratum in: Foot Ankle 1991; 11: 342.

[15] Ruiz JR, Christman RA, Hilstrom HJ. 1993 William J. Stickel Silver Award. Anatomical con- siderations of the peroneal tubercle. J Am Podiatr Med Assoc. 1993; 83: 563–575.

[16] Martin MA, Garcia L, Hijazi H, Sanchez MM. Osteochondroma of the peroneal tubercle. A report of two cases. Int Orthop. 1995; 19(6): 405–407.

[17] Brandes CB, Smith RW. Characterization of patients with primary longus tendinopathy: a review of twenty-two cases. Foot Ankle Int. 2000; 21: 462–468.

[18] McMaster PE. Tendon and muscle ruptures: clinical and experimental studies on the causes and location of subcutaneous ruptures. J Bone Joint Surg. 1933; 15: 705–722.

[19] Buckwalter J, Einhorn T, Simon S, American Academy of Orthopaedic Surgeons. Orthopaedic basic science. 2nd ed. Rosemont, IL: American Academy of Orthopaedic Surgeons, 2000; 24(2): 591.

[20] Sammarco GJ. Peroneus longus tendon tears: acute and chronic. Foot Ankle Int. 1995; 16: 245–253.

[21] Dombek MF, Lamm BM, Saltrick K, Mendicino RW, Catanzariti AR. Peroneal tendon tears: a retrospective review. J Foot Ankle Surg. 2003; 42: 250–258.

[22] Squires N, Meyerson M, Gamba C. Surgical treatment of peroneal tendon tears. Foot Ankle Clin. 2007; 12: 675–695.

[23] Troung DT, Dussault RG, Kaplan PA. Fracture of the os perineum and rupture of the peroneus longus tendon as a complications of diabetic neuropathy. Skeletal Radiol. 1995; 24: 626–628.

[24] Sharma P, Maffulli N. Tendon injury and tendinopathy: healing and repair. J Bone Joint Surg. 2005; 87: 187–202.

[25] Boles MA, Lomasney LM, Demos TC, Sage RA. Enlarged peroneal process with peroneus longus tendon entrapment. Skelet Radiol. 1997; 26: 313–315.

[26] Major NM, Helms CA, Fritz RC, Speeer KP. The MR appearance of longitudinal split tears of the peroneal brevis tendon. Foot Ankle Int. 2000; 21: 514–519.

[27] Wang XT, Rosenberg ZS, Mechlin MB, Schweitzer ME. Normal variants and diseases of the peroneal tendons and superior peroneal retinaculum: MR imaging features. Radiographics. 2005; 25: 587–602. Erratum in: Radiographics. 2006; 26: 640. Radiographics. 2005; 25: 1436.

[28] Grant TH, Kelikian AS, Jereb SE, McCarthy RJ. Ultrasound diagnosis of peroneal tendon tears: a surgical correlation. J Bone Joint Surg. 2005; 87: 1788–1794.

[29] Krause JO, Brodsky JW. Peroneus brevis tendon tears: pathophysiology, surgical reconstruction and clinical results. Foot Ankle Int. 1998; 19: 271–279.

[30] Redfern D, Myerson M. The management of concomitant tears of the peroneus longus and brevis tendons. Foot Ankle Int. 2004; 25: 695–707.

[31] Rademaker J, Rosemberg Z, Cheung Y, Schweitzer M. Tear of the peroneus longus tendon: MR imaging features in nine patients. Radiology. 2000; 214: 700–704.

[32] Berenter JS, Goldman FD. Surgical approach for enlarged peroneal tubercles. J Am Podiatr Med Assoc. 1989; 79: 451–454.

[33] Pierson JL, Inglis AE. Stenosing tenosynovitis of the peroneus longus tendon associated with hypertrophy of peroneal tubercle and os perineum. A case report. J Bone Joint Surg Am. 1992; 74: 440–442.

[34] Bruce WD, Christofersen MR, Phillips DL. Stenosing tenosynovitis and impingement of the peroneal tendons associated with hypertrophy of the peroneal tubercle. Foot Ankle Int. 1999; 20: 464–467.

[35] Chen YJ, Hsu RW, Huang TJ. Hypertrophic peroneal tubercle with stenosing tenosynovitis: the results of surgical treatment. Changgeng Yi Xue Za Zhi. 1998; 21: 442–446.

[36] Sugimoto K, Takakura Y, Okahashi K, Tanaka Y, Ohshima M, Kasanami R. Enlarged peroneal tubercle with peroneus longus tenosynovitis. J Orthop Sci. 2009; 14: 330–335.

[37] Ochoa LM, Banerjee R. Recurrent hypertrophic peroneal tubercle associated with peroneus brevis tendon tear. Foot Ankle Surg. 2007; 46: 403–408.

[38] Burd TA, Hughes MS, Anglen JO. Heterotopic ossification prophylaxis with indometacion increases the risk of long bone nonunion. J Bone Joint Surg Br. 2003; 85: 700–705.

[39] Saxena A, Cassidy A. Peroneal tendon injuries: an evolution of 49 tears in 41 patients. J Food Ankle Surg. 2003; 42(4): 215–220.

[40] Palmanovich E, Laver L, Brin YS, Hetsroni I, Nyska M. Tear of peroneus longus in long distance runners due to enlarged peroneal tubercle. BMC Sports Sci Med Rehabil. 2014; 6(1): 1.

[41] Ajoy SM, Samorekar B, Soman S, Jadhav M. Isolated tuberculous peroneal tenosynovitis: a case report. J Clin Diagn Res. 2015; 9(7): RD01–2.

[42] Majeed A, Ullah W, Hamadani AA, Georgescu A. First reported case of peroneal tenosynovitis caused by Coccidioides immitis successfully treated with fluconazole. BMJ Case Rep. 2016; 2016. pii: bcr2016216804.

[43] Ziai P, Benca E, von Skrbensky G, et al. The role of the peroneal tendons in passive stabilisation of the ankle joint: an in vitro study. Knee Surg Sports Traumatol Arthrosc. 2013; 21(6): 1404–1408.

[44] Watson G, Karnovsky S, Levine D, Drakos M. Surgical treatment for syenosing peroneal tenovinovitis. Foot Ankle Int. 2019; 40(3): 282–286.

第十七章　腓骨长肌腱撕裂合并腓骨肌籽骨

Kristopher Stockton

解剖

腓骨长肌起自腓骨头，腓骨近端，肌间隔及胫骨外侧髁，止于内侧楔骨的跖侧和第一跖骨基底部。在小腿，腓骨长肌的肌腹走行于腓骨短肌腹的后外侧，而腱性部分则从踝关节的近端开始，直至腓骨腱鞘内走行于腓骨短肌的后方。然后越过跟骨腓结节走向内侧，弧形穿过跖侧的骰骨沟及整个足底。腓骨长肌由腓浅神经支配，其功能为跖屈第一跖骨及外翻前足。腓骨长、短肌共用一个腱鞘，该腱鞘起自腓骨尖近端 4cm，向下止于跟骨腓结节水平，在腓结节处，两条肌腱分开走行，短肌继续向水平方向越过腓结节止于第五跖骨基底部，而长肌则向跖侧走行，越过骰骨沟和足的跖底 [5]。跟骨腓结节用以分隔两条肌腱，且在大小上有变异 [6]。在此处有一软骨成分的纤维隔，连接腓结节和腓骨腱鞘，称为腓骨肌下支持带。

腓骨肌籽骨在人群中的出现率为 4%~30%，且大小和骨化的质地都有所不同。它既可以是多发的，也可以是单发的。如该骨块缺失，则在骰骨沟处的肌腱增厚为纤维软骨样结构 [1, 7-9]。

Brandes 和 Smith 指出了腓骨长肌由于解剖因素（如改变走行方向）而容易导致撕裂的部位。第一个部位是腓骨尖，这里撕裂的概率是最小的。第二个部位在跟骨腓结节，这里最容易出现部分撕裂。第三个部位则是骰骨沟，这里腓骨长肌出现完全撕裂的概率最高 [7]。

病史和体格检查

由于在骰骨沟处解剖的特殊性，如存在腓骨肌籽骨，患者往往会主诉一次突然受伤（受伤程度可以不同）后发生的疼痛和功能受限，也可以表现为慢性疼痛（可以有受伤史，也可以没有明显外伤史）。受伤机制大多数为踝关节（足）的内翻性损伤，也有部分患者主诉为足外侧部分的直接损伤。患者往往抱怨活动后于足跖外侧出现的疼痛，部位多位于骰骨沟处，疼痛多向腓骨放射，也可向足底放射。

体检时，患者足为正常外观或高弓内翻足 [2]，平足少见。沿腓骨肌腱走行区域可有明显肿胀及压痛，压痛最明显的位置多位于骰骨沟或跟骨跟骨腓结节处。患者可表现为不同程度的外翻和前足旋前受限，或足内翻时疼痛。

影像学

X线片（尤其是踝关节和足的负重位）加上仔细的体检对诊断腓骨肌籽骨十分重要。相比MRI，X线片更容易发现腓骨肌籽骨的骨折。CT扫描则有助于发现较为微小的骨折[2]。腓骨肌籽骨骨折后可有移位或出现增大及硬化等退行性改变[1, 2]（图17.1）。腓骨肌籽骨可以是多部分的，也有可能是邻近骨块骨折后移位产生的，因此临床上鉴别很重要。通常腓骨肌籽骨是在体检时行X线检查偶然发现的，患者多无症状。有的时候，腓骨肌籽骨骨折后会被肌腱拉向近端[2, 10]，特别是急性期受伤后，仔细的体检加上平片上被拉向近端的骨块（有时甚至回缩到腓骨远端的位置）即可确诊，无须再做MRI。

MRI的价值在于可以帮助诊断合并存在的其他病理状态，如外侧副韧带损伤，骨软骨损伤，腓骨短肌病变，以及腓骨长肌病变的程度。有趣的是，腓骨肌籽骨的骨折在MRI检查中反而不易发现（图17.2）。此外，MRI还可以显示腓骨肌籽骨的水肿，这在没有骨折的情况下很有帮助[2]。

超声检查对腓骨肌腱损伤具有很高的价值。尤其是对腱鞘内肌腱脱位以及腓骨肌籽骨在骰骨沟或跟骨腓结节中嵌顿的实时评估，前提是由非常有经验的超声科医生来检查。

和身体其他部位的肌腱一样，腓骨长肌的损伤也有不同病理类型，从肌腱炎到肌腱滑膜炎，从部分撕裂到完全撕裂甚至断裂。腓骨肌籽骨的出现为上述分类又增加了一个新的类型：骨折。

保守治疗

患者对功能的需求往往会决定医生的治疗方案。除了那些有高功能要求的完全断裂患者以外，所有患者均应尝试保守治疗，但患者必须知晓肌腱的病变可能会逐渐加重且退变会随时间推移而进展。患者亦需要清楚，如若保守治疗无效，则需要考虑进行手术治疗。

对于肌腱滑膜炎，肌腱的部分撕裂或腓骨肌籽骨的骨折而腓骨长肌没有完全断裂的患者，保

图17.1 X线片显示腓骨肌籽骨的骨折

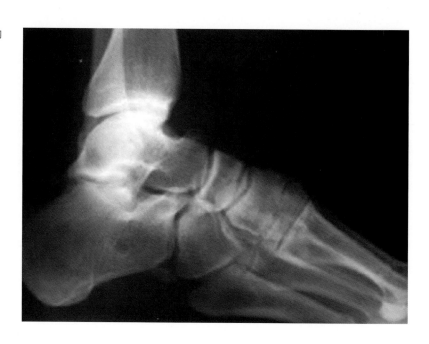

图 17.2　与图 17.1 为同一患者，在术前 MRI 中发现腓骨肌籽骨的骨折

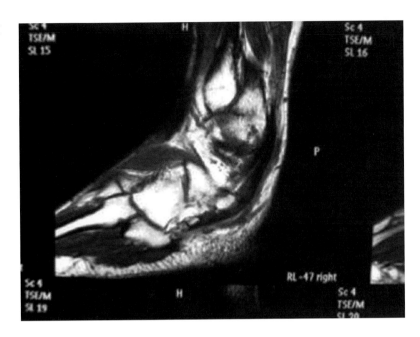

守治疗的内容包括应用头 2~6 周的支具、鞋靴或石膏保护下的负重固定。其他的药物治疗，如使用 NSAIDs、理疗以及局部功能锻炼亦十分必要 [1-3]。对于那些腓骨长肌完全断裂但身体条件较差的老年患者，亦可考虑保守治疗。对于这类患者，如果局部的肌肉力量减退，持续疼痛以及不稳等症状长期存在，踝关节和足的矫形器需要长时间佩戴。

近一段时间以来，对于各种类型的肌腱炎、筋膜炎、关节炎以及骨软骨损伤等，采用富血小板血浆（PRP）治疗逐渐受到重视 [11-14]。据作者所知，虽然有很多学者发表了关于 PRP 良好疗效的报道，但目前还没有研究结果支持 PRP 能够改善腓骨肌腱的病变。虽然已有报道显示 PRP 对肌腱炎总体上有一定疗效，但对腓骨肌腱的治疗效果仍需进一步研究。

手术治疗

本章节主要讨论关于腓骨肌籽骨的治疗，关于发病部位更加靠近近端的肌腱病变将在其他章节描述。如前所述，腓骨长肌至跟腓结节和骰骨沟处的损伤多半与腓骨肌籽骨有关。在这个位置，腓骨长肌的撕裂和腓骨肌籽骨的骨折往往是同时存在的（图 17.3）。根据病程的长短，局部组织反应也有所不同，包括修复后形成的瘢痕和胼胝体，进而引起肌腱和籽骨的水肿和肥大。上述病理还会导致腓骨长肌在该处嵌顿，或限制其在骰骨沟或跟骨腓结节里的活动，最终导致腓骨长肌的功能失活。

针对合并有腓骨肌籽骨的腓骨长肌撕裂，目前文献报道的方法包括：直接修复撕裂的肌腱或者行肌腱移植，切除籽骨后将腓骨长肌缝合于腓骨短肌，以及将骨折的籽骨行内固定 [4]。不过关于这种合并有籽骨的腓骨肌撕裂，目前仅有个案或 2~5 个病例的小范围报道 [2]。

Stockton 和 Brodsky 报道了 12 例因腓骨肌籽骨导致的腓骨长肌撕裂患者，全部采用切除损伤的肌腱和骨折或肥大的籽骨，再将腓骨长肌固定于腓骨短肌上，获得了较好的效果（图 17.4~ 图 17.6）。肌腱固定术在腓骨尖和腓结节之间完成，采取侧边缝合的方式，缝合时将踝关节和足置于

图 17.3 术中照片镊子所指的部位为腓骨肌籽骨骨折

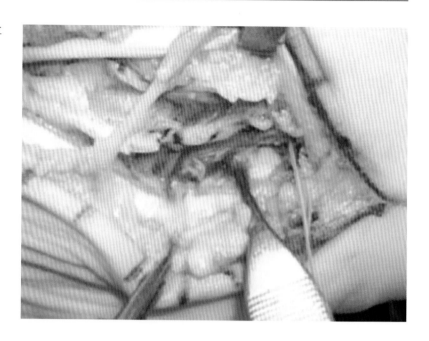

图 17.4 显示图 17.3 中病例切除的标本，可见骨折的籽骨连着一部分的腓骨长肌

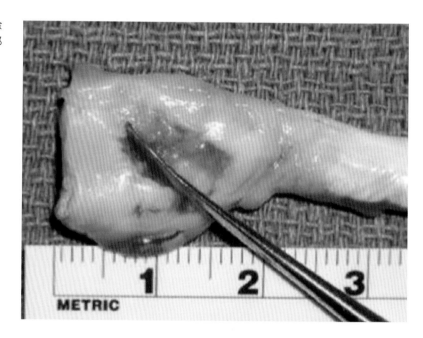

中立位。如有可能，将腓骨长肌远端残留的部分固定在骰骨沟里或稍近一些的位置。12 例患者中有 9 例同时做了腓骨短肌的修复[2]。

　　Sobel 报道了 8 例腓骨肌籽骨骨折的病例，采取手术治疗，2 例直接切除籽骨后行肌腱修复，另外 6 例切除籽骨后将腓骨长肌固定于腓骨短肌上。此外，这篇文章将这种病理形态命名为 POPS（腓骨肌籽骨疼痛综合征）[1]。

　　术中，患者取侧卧位，患侧在上。大腿上止血带。切口起自腓骨尖，弧形向下，止于第五跖骨基底部。如果腓骨肌近端还有病变，切口可以适当向近端延长。注意保护腓肠神经的分支。在切口的近端打开腓骨肌腱鞘，探查肌腱。将腓骨肌下支持带从腓结节上仔细剥离下来，游离腓骨

图 17.5　术中见撕裂、瘢痕化及增厚的腓骨长肌，较正常部分在颜色、纹理和厚度上都有明显差别

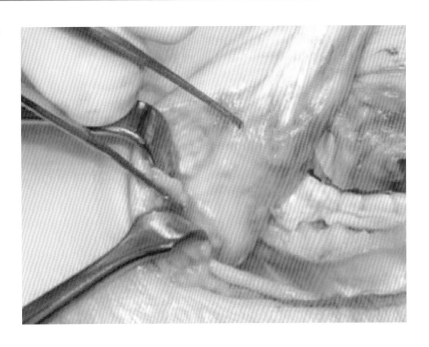

图 17.6　将图 17.5 病例中切除的腓骨长肌和籽骨行 X 线检查，可见分离的籽骨骨折骨块

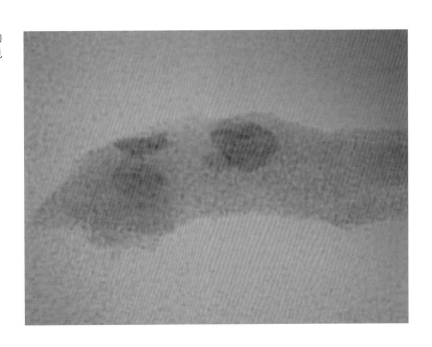

长肌腱，直至骰骨沟。如果腓结节出现病理性的增生，为避免对腓骨肌腱的激惹，应将其磨削，直至与跟骨外侧壁一致呈光滑面（图 17.7）。可以将支持带固定至骨块切除后的骨面或涂抹骨蜡。如需行肌腱固定术，则无论大小，腓结节都需切除，否则其摩擦修复好的肌腱会引起再次撕裂。切除肌腱外的滑膜后，处理籽骨和腓骨长肌。如若肌腱质量太差而不能修复，则切除病变的籽骨和损伤的肌腱，再将长肌的残端固定在腓骨短肌上。肌腱固定术一般在腓骨尖远端或者腓结节近端进行，固定方法采取边 – 边缝合的方式。如果腓骨长肌腱还可以修复，则采取切除籽骨后直接修复肌腱的方式。如果腓骨长肌腱远端（健康组织）足够长，则可选择在骰骨沟内行肌腱固定术。如果术中打开了腓骨肌上支持带，则需在结束时仔细缝合该支持带，使其在发挥防止肌腱脱位的

图 17.7 术中照片显示为切除前的增生的跟骨腓结节

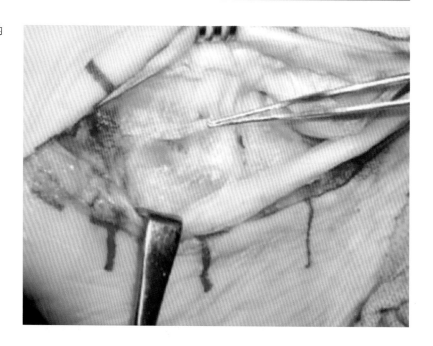

作用之外能够让肌腱自由活动。远端的腱鞘则不做缝合，切口逐层缝合。术后行踝关节中立位的短腿石膏或夹板固定。

患者在术后 2 周复查，拆除手术切口缝线，并将石膏更换为可负重的短腿支具继续佩戴 4 周。术后 6 周时，去除支具，更换为高帮靴，开始进行逐步的功能锻炼辅以理疗，这个过程大概需要 4 周左右。

最后需要强调的是，对患者进行腓骨长肌和腓骨肌籽骨的治疗，如果要同时处理合并的高弓内翻足，则需要与患者充分沟通并由其决定是否进行手术。因为在大多数情况下，做高弓内翻的重建手术会影响到腓骨肌籽骨和腓骨长肌修复术后的效果。如果患者的高弓内翻已经很严重，甚至合并有神经肌肉方面的疾病，重建手术才有必要。如果患者的高弓内翻并不严重，也没有明显的畸形，则是否进行重建手术还有争议。可以肯定的是，尽管无法量化，但对这类患者做高弓内翻的重建手术会对腓骨肌重建的长期效果带来有利的影响。

参考文献

[1] Sobel M, Pavlov H, Geppert MJ, et al. Painful os peroneum syndrome: a spectrum of conditions responsible for plantar lateral foot pain. Foot Ankle. 1994;15(3):112–124.

[2] Stockton KG, Brodsky JW. Peroneus longus tears associated with pathology of the os peroneum. FAI. 2014;35(4):346–352.

[3] Sammarco GJ. Peroneus longus tendon tears: acute and chronic. FAI. 1995;16(5):245–253.

[4] Peacock KC, Resnick EJ, Thorder JJ. Fracture of the os peroneum with rupture of the peroneus longus tendon. A case report and review of the literature. CORR. 1986;202:223–226.

[5] Coughlin MJ, Mann RA, Saltzman CL, editors. Surgery of the foot and ankle, vol. 1. 8th ed: Mosby Elsevier, Philadelphia, PA; 2007. p. 1184, 1192–1198.

[6] Edwards M. The relations of the peroneal tendons to the fibula, calcaneus, and cuboideum. Am J Anat. 1988;42:213–253.

[7] Brandes CB, Smith RW. Characterization of patients with primary peroneus longus tendinopathy: a review of twenty-two cases. FAI. 2000;21(6):462–468.

[8] Heckman DS, Gluck GS, Parekh SG. Tendon disorders of the foot and ankle, part 1, peroneal tendon disorders. Am J Sports Med. 2009;37(3):614–625.

[9] Thompson FM, Patterson AH. Rupture of the peroneus longus tendon. J Bone Joint Surg Am.1989;71(2):293–295.

[10] Sammarco VJ, Cuttica DJ, Sammarco GJ. Lasso stitch with retinaculoplasty for repair of fractured os peroneum. Clin Orthop Relat Res. 2010;468:1012–1017.

[11] Monto RR. Platelet-rich plasma efficacy versus corticosteroid injection treatment for chronic severe plantar fasciitis. FAI. 2014;35(4):313–318.

[12] Gormeli G, Karakaplan M, Gormeli CA, et al. Clinical effects of platelet-rich plasma and hyaluronic acid as an additional therapy for talar osteochondral lesions treated with microfracture surgery: a prospective randomized clinical trial. FAI. 2015;36(8):891–900.

[13] Fukawa T, Yamaguchi S, Akatsu Y, et al. Safety and efficacy of intra-articular injection of platelet-rich plasma in patients with ankle osteoarthritis. FAI. 2017;38(6):596–604.

[14] Monto RR. Platelet rich plasma treatment for chronic Achilles tendinosis. FAI. 2012;33(5):379–385.

第十八章 腓骨短肌和腓骨长肌的自发性断裂：同种异体移植物重建

Andrew E. Hanselman, James A. Nunley

引言

腓骨短肌和 / 或腓骨长肌撕裂可能是踝关节外侧疼痛和功能障碍的原因之一。与其他足踝部病变一样，也存在着不同的治疗选择，包括非手术治疗和手术治疗。在急性损伤的情况下，肌腱通常可以通过管状缝合来加强或直接修复；然而，此方法在自发性损伤的病例中并不常用。对于慢性腓骨肌腱撕裂患者，若有临床需求，采用同种异体肌腱移植重建是作者的首选治疗方法。尽管相关的研究有限，但之前的尸体、临床研究以及个人的经验报道已经证实，同种异体肌腱移植能够通过重建肌肉 – 肌腱单元的完整性、恢复肌腱功能从而达到良好临床效果。此外，术者为了减少供区并发症以及相关肌腱功能下降的发生率，还可以结合一些其他的手术方式，如肌腱固定术、自体肌腱转位术。

解剖

腓骨长肌起源于腓骨头和腓骨干近端 1/2 ~ 2/3 处。腓骨短肌起始处更偏远端，始于腓骨干外侧下 2/3。二者均由腓浅神经支配，其血供来自腓动脉。腓骨长肌的腱腹交界处比腓骨短肌更靠近端。腓骨肌腱继续向远处走行后进入腓骨后沟。在此处，腓骨短肌腱呈卵圆形，走行于腓骨后方；而腓骨长肌腱呈圆形，走行于腓骨短肌腱的后方。在腓骨尖处，腓骨肌腱被从腓骨尖端延伸至跟骨的腓骨肌上支持带所覆盖。此处，肌腱位于跟腓韧带（CFL）的浅面。继续向远端走行，肌腱被腓骨肌下支持带包绕，此处腓骨短肌腱位于上方，腓骨长肌腱走行于跟骨外侧的腓结节下方。腓骨短肌腱继续向远端延伸，止于第五跖骨基底部跖外侧。而腓骨长肌走行于骰骨跖侧，止于内侧楔骨、第一跖骨跖侧。

发病机制

腓骨肌腱撕裂通常可分为急性或慢性，但描述更多的是其损伤机制。急性损伤常由创伤引起肌腱断裂，较慢性自发性断裂少见 [1]。虽然慢性腓骨肌腱撕裂的确切发病机制尚不清楚，但在文献报道中通常支持以下两点：首先，腓骨短肌撕裂较腓骨长肌撕裂多见 [2]；其次，腓骨短肌撕裂常见于腓骨后沟，而腓骨长肌病变更常见于两个不同区域：腓骨肌结节周围区域和围绕骰骨走行区 [3, 4]。

目前，学者们已经提出了几种理论或相关的病理学机制。有人认为腓骨短肌腱腹交界处的位置，特别是低位肌腹，可能出现炎症、腓骨后间隙压力增加，甚至出现肌腱半脱位 [5]。另外一些研究持反对意见。Housley 等最近的一项使用尸体模型的研究证明，肌腹位于更近端与腓骨短肌撕裂发生率的增加相关。他们认为远端肌腹缺乏可导致腓骨后沟区域的不稳定 [6]。也有人认为，与腓骨肌腱的血供有关。Peterson 等进行了尸体标本研究，观察两组肌腱的血供。腓骨短肌在通过腓骨后沟时有一个相对无血管区，而腓骨长肌有两个相对无血管区，一个从外踝尖延伸到腓骨肌结节，另一个骰骨周围走行区 [3]。这些无血管区与临床所见一致。第四腓骨肌是一种副肌，最常起源于腓骨短肌，并且与踝关节外侧疾病相关。Bilgili 等进行了一项尸体标本研究，显示第四腓骨肌的出现率为 5.2%，且第四腓骨肌的出现和腓骨短肌退行性改变具有显著的统计学相关性 [7]。外科医生还应该意识到腓骨肌籽骨是另一种致痛因素。研究表明，4%~30% 的人具有腓骨肌籽骨 [8]。Stockton 等回顾了 12 例有症状的具有腓骨肌籽骨的患者。其中 8 例腓骨长肌撕裂伴有腓骨肌籽骨骨折，而其余 4 例存在腓骨肌籽骨肥大并被包埋，阻碍了腓骨长肌的滑动度。其中 9 例患者为腓骨短肌部分撕裂 [9]。

病史和体格检查

患者可能有反复踝关节扭伤、踝关节外侧疼痛、肿胀和 / 或不稳定病史。体格检查时，经常发现外侧区压痛、外侧肿胀、外翻力量减弱和后足被动活动时疼痛。

检查时，几个关键体征可能有助于指导医生的诊断和进一步治疗方案的选择。对于完整的踇长屈肌（FHL）进行手法肌力测试是很重要的，因为踇长屈肌腱有时会用于肌腱转位和重建。下肢力线也是一个关键问题，为了防止修复或重建失败，需要解决僵硬的后足内翻畸形。术前应进行前抽屉试验以评价距腓前韧带（ATFL）和跟腓韧带（CFL）的完整性，如果存在不稳定，可能需要在移植重建时进行韧带重建。腓管压迫试验可能有助于诊断腓骨短肌撕裂 [10]。

影像学研究

为了排除骨折、退行性疾病、骨不连和后足力线异常，应拍摄足和踝关节的负重 X 线片。如果担心膝关节力线不正，一些病例可能需要拍摄膝关节 X 线片。计算机断层扫描（CT）通常无益，除非是为了进一步评估退行性病变或力线问题。超声（US）具有无创性的优点，可评估腓骨肌腱的完整性。研究表明，超声可以识别腓骨肌腱撕裂，准确度为 90%~100%，灵敏度为 100%，特异性为 85%~100%，但受到操作者经验和熟悉度的限制 [11]。磁共振成像（MRI）通常作为二线选择，它可显示肌腱的增厚、积液、裂缝、狭窄和 / 或瘢痕形成。新近的研究显示，通过采用 MRI 评价腓骨肌腹脂肪浸润量，可以预测肌腱撕裂的程度。Res 等回顾性研究了 30 例经 MRI 证实的腓骨短肌撕裂患者与 30 例 MRI 证实无腓骨短肌撕裂患者，并使用 Goutallier 分级比较了脂肪浸润量。试验组的 Goutallier 分级在统计学上显著高于对照组，因此他们认为 MRI 可能有利于评估更近端的肌肉质量，以预测撕裂的严重程度 [12]。医生还应意识到 MRI "魔角效应" 的情况，因为肌腱在腓骨远端周围呈曲线走行，这可能将正常肌腱组织错误地认为存在病理改变 [13]。

鉴别诊断

医生应了解引起踝关节外侧疼痛和不稳定的其他原因，包括但不限于骨折（腓骨、距骨外侧突、骰骨、第五跖骨、跟骨前突）、韧带（ATFL/CFL）损伤、距下关节扭伤、下胫腓联合损伤、撞击病变、骨软骨病变、跗骨联合、跗骨窦综合征、跟骰综合征、神经炎、副肌/副骨，以及退行性关节病。

同种异体移植物在骨科中的应用

根据美国组织库协会的数据，在美国销售的所有组织移植物中，骨骼肌移植物所占比例最大，2015 年为 71%[14]。同种异体移植物重建使外科医生能够解决手术中遇到的长度/大小缺陷的问题，避免进一步手术、增加额外手术切口和/或供区出现并发症，缩短了手术时间，同时避免了供区或其他肌腱的功能受限[15]。

除了要知悉使用同种异体移植物为患者带来的益处以外，外科医生还需意识到其使用可能存在的问题。疾病传播虽然发生率低，但往往是患者担忧的问题。2005 年，疾病控制和预防中心（CDC）报告称，根据每年 900 000 例同种异体移植物，5 年期间移植物组织感染发生率为0.0004%[16]。2011 年，世界卫生组织（WHO）牵头的项目 NOTIFY 发布的一份报告称，由于检测质量和可靠性的提高，已经持续 11 年未报告骨骼肌组织的病毒污染病例[17]。另一方面，细菌污染在同种异体移植中更常见，尽管发生率仍然较低。2002 年，CDC 报告了 65 万例同种异体骨骼肌移植物，仅发现 26 例受体因移植物发生细菌感染[18]。Yu 等最近的一项研究，观察了使用处理和未处理同种异体移植物进行前交叉韧带（ACL）重建的患者的感染率。通过分析超过 10 000 例患者，其中，中深部感染率仅为 0.15%[19]。使用骨骼肌同种异体移植物时还需要注意成本以及可用性等问题。手术前，外科医生应与各自的手术中心核实其选用移植物的类型和性能。

手术技术

体位和肢体准备

根据医生偏好，可采用侧卧位、改良侧卧位或仰卧位。可能需要沙袋或布垫来辅助摆体位。术前使用抗生素。在大腿中部使用气囊止血带。手术部位皮肤消毒、铺巾。抬高手术肢体，使用橡胶带驱血，然后将止血带充气加压。

手术入路

沿腓骨肌走行做一纵向手术切口，起于腓骨尖距近侧、后方各 1cm 处，向远端延伸至第五跖骨基底部。术中应谨慎操作，避免损伤小隐静脉和腓肠神经。二者通常会出现在切口远端后方皮下。

腓骨肌腱的探查和清创术

钝性分离显露腓骨腱鞘（图 18.1）。使用手术刀小心地切开腱鞘，然后使用 Metzenbaum 手术剪在近端打开腱鞘至腱腹交界处水平。在远端，应打开腱鞘至剩余肌腱残端或第五跖骨基底水平。主要基于术中移植物的固定位置（图 18.2）。一旦确定了肌腱末端，松解周围组织，并将其清创至正常的腱组织。术中，同时需要检查可能妨碍愈合和后期功能的任何其他潜在病理结构，例如副肌、腱鞘炎、腓骨沟狭窄和腓骨肌上支持带的情况（图 18.3）。

图 18.1 从腱 – 腹交界处至骰骨隧道之间完整暴露腓骨肌腱鞘外侧

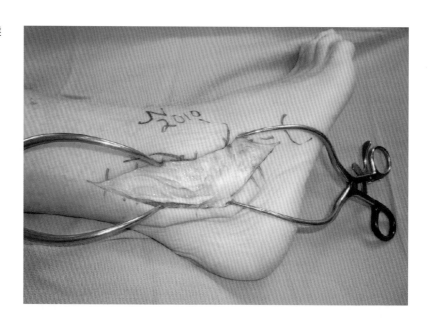

图 18.2 撕裂的腓骨长、短肌腱

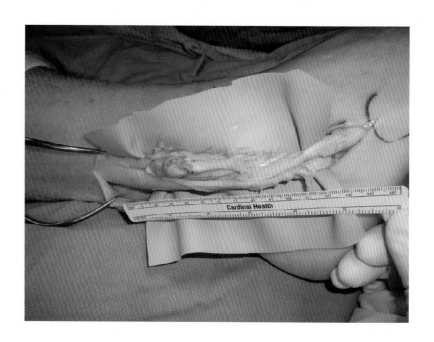

图 18.3　将远端退变肌腱切除，近端肌腱撕裂

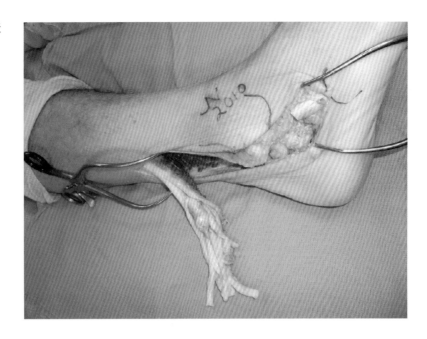

缺损的测量和移植物的准备

测量肌腱缺损的长度，选择适当尺寸的冷冻同种异体腓骨肌腱移植物或半腱肌移植物进行解冻（图 18.4）。

远端同种异体移植物的固定

多数情况下，我们发现有足够的远端肌腱残端仍附着在第五跖骨基底部[20]，这样就可以使用不可吸收缝线将同种异体移植物的远端部分缝合到剩余的残端上（图 18.5）。如果没有足够的远端残端附着，可以使用锚钉固定，方法是在第五跖骨基底肌腱的解剖止点位置上处理好骨床，并使用 3.5mm 锚钉固定移植物。

近端同种异体移植物的固定

在近端缝合同种异体移植物之前，调整肌肉 – 肌腱单元的张力非常重要。最好将足置于内翻 /

图 18.4　同种异体腓骨长肌

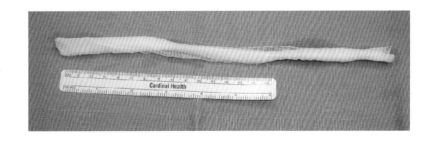

图 18.5　将同种异体移植物与腓骨短肌腱远端残端进行缝合

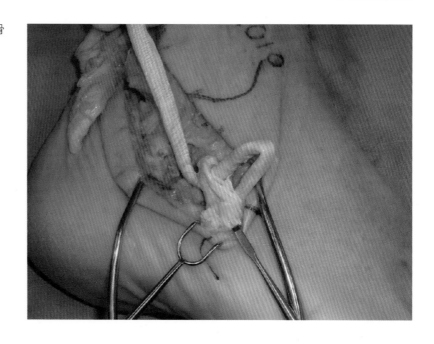

外翻中立位，也就是背伸中立位。然后，抓住近端肌肉残端并缓慢向远端牵拉，并记录该步骤期间的近端肌肉残端的位移量。移植物长度要根据此位移量进行选择，通常在此距离约 50% 处使用不可吸收缝线进行肌腱的缝合，即可达到最适宜的张力（图 18.6~ 图 18.8）。

切口闭合

使用可吸收缝线缝合腓骨肌腱鞘（图 18.9）。如果腓骨肌上支持带不完整，我们可以分离周围软组织，通常将保留的腓骨肌上支持带和骨膜分离，然后，使用锚钉进行固定重建。有时，这种

图 18.6　同种异体移植肌腱置于腓骨后沟，将其编织于腓骨肌腹近端

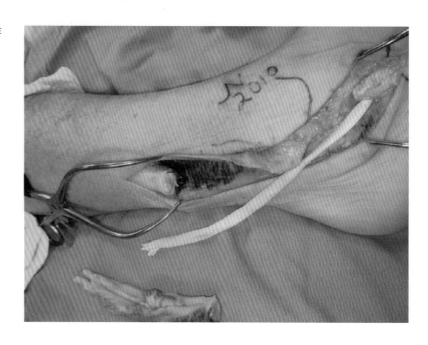

图 18.7　采用鱼嘴形缝合法将同种异体移植肌腱缝合于近端腓骨肌

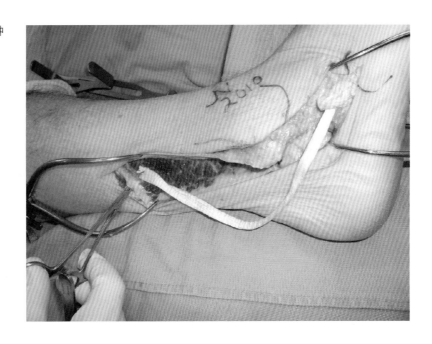

图 18.8　在适宜张力下将肌腱和同种异体移植肌腱缝合

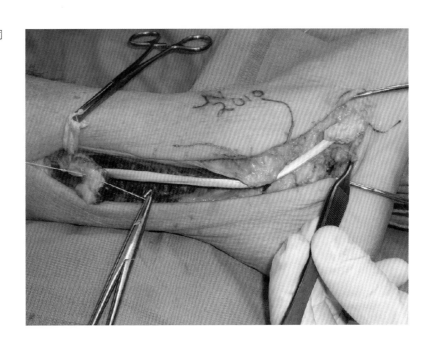

方法较难实施，文献中也描述了其他几种方法，包括局部肌腱转位和自体肌腱移植重建。在这种情况下，一些医生可能更喜欢腓骨后沟加深术，以帮助维持复位后腓骨肌腱在腓骨后沟内的位置。文献中还描述了不同的手术技术。我们最常用的两种技术是"合页门"技术和"逆向钻孔"技术。使用"合页门"技术时，我们在腓骨后部切一个小的骨窗，形成铰链式结构，翻转皮质后，去除下面的松质骨，然后将皮质复位。采用"逆向钻孔"技术时，我们从腓骨尖开始，在腓骨后皮质表面正下方，使用 2.0mm 钻头进行钻孔。透视下，逐渐增加钻头直径直到清除足够数量的皮质。然后，我们轻轻向下夯实皮质，从而加深凹槽。此时，逐层关闭剩余切口。使用无菌敷料覆盖和夹板固定。

图 18.9　所示移植肌腱的位置，闭合腓骨肌上支持带

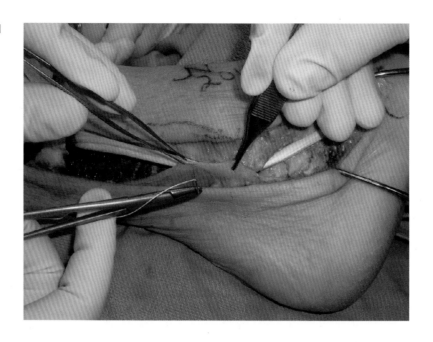

术后处理

通常在术后约 2 周拆线。如果担心伤口愈合问题，可以延期拆线。常规使用非负重短腿石膏。术后 4 周，拆除石膏，并开始使用可调节的踝关节行走靴使患者完全负重。考虑到患者局部卫生和关节活动（仅背屈／跖屈）锻炼等问题，休息时允许患者脱下踝关节行走靴，但此时仍然需要限制足踝部的内、外翻活动。术后 6 周，将行走靴更换为充气踝部护具（DJO、Vista、Ca）。此时，允许患者进行内翻／外翻活动。术后 12 周时，患者开始物理治疗，并逐渐过渡到没有护具保护的状态。

研究结果

Mook 等回顾性分析了 14 例接受腓骨肌腱同种异体移植物重建的患者，平均随访 17 个月后发现患者的临床和体格检查结果均显示改善，平均简明健康调查量表（SF-12）身体健康状况调查评分改善至 48.8 分，平均下肢功能评分（LEFS）改善至 86.4 分，平均视觉疼痛模拟量表（VAS）也进一步降低。平均术后外翻强度为 4.8/5（MRC 分级），9/14 患者达到全部 5/5 级。所有患者均恢复到伤前活动水平[20]。

Nunley 等进行了一项尸体标本研究，比较腓骨短肌转位至腓骨长肌术与同种异体移植物重建治疗单纯腓骨短肌撕裂的差异。使用肌腱完整的正常尸体足作为对照，同种异体移植物重建显示在各种生理载荷（50% 和 100%）和各种足部位置（内翻／外翻和跖屈／背屈）下的张力恢复在统计学上显著优于转位术[21]。

并发症

此类重建手术最常见并发症是伤口愈合不良、腓肠神经损伤和同种异体移植物张力不足等。

在 Mook 等的回顾性研究中，无术后伤口愈合并发症、感染、肌腱再断裂或再次手术。4 例患者出现腓肠神经感觉麻木，其中 2 例为一过性的[20]。

参考文献

[1] Brodsky JW, Zide JR, Kane JM. Acute peroneal injury. [cited 2018 Sep 15]; Available from: https://doi.org/10.1016/j.fcl.2017.07.013.

[2] Dombek MF, Lamm BM, Saltrick K, Mendicino RW, Catanzariti AR. Peroneal tendon tears: a retrospective review. J Foot Ankle Surg [Internet]. [cited 2018 Sep 16];42(5):250–258. Available from: http://www.ncbi.nlm.nih.gov/pubmed/14566716.

[3] Petersen W, Bobka T, Stein V, Tillmann B. Blood supply of the peroneal tendons: Injection and immunohistochemical studies of cadaver tendons. Acta Orthop Scand [Internet]. 2000 [cited 2018 Sep 15];71(2):168–174. Available from: http://www.ncbi.nlm.nih.gov/pubmed/10852323.

[4] Lamm BM, Myers DT, Dombek M, Mendicino RW, Catanzariti AR, Saltrick K. Magnetic res?onance imaging and surgical correlation of peroneus brevis tears. J Foot Ankle Surg [Internet]. 2004 [cited 2018 Sep 16];43(1):30–36. Available from: http://linkinghub.elsevier.com/retrieve/pii/S1067251603004186.

[5] Mirmiran R, Squire C, Wassell D. Prevalence and role of a low-lying peroneus Brevis uscle belly in patients with peroneal tendon pathologic features: a potential source of tendon sub?luxation. J Foot Ankle Surg [Internet]. 2015 [cited 2018 Sep 15];54(5):872–875. Available from: http://www.ncbi.nlm.nih.gov/pubmed/25998478.

[6] Housley SN, Lewis JE, Thompson DL, Warren G. A proximal fibularis brevis muscle is associ?ated with longitudinal split tendons: a cadaveric study. J Foot Ankle Surg [Internet]. 2017 [cited 2018 Sep 16];56(1):34–36. Available from: http://www.ncbi.nlm.nih.gov/pubmed/27989344.319.

[7] Gökhan Bilgili M, Kaynak G, Botanlıog H, Serdar •, Basaran H. Peroneus quartus: prevalance and clinical importance. Arch Orthop Trauma Surg [Internet]. 2014 [cited 2018 Sep 16];134:481–487. Available from: https//link-springer-com.proxy.lib.duke.edu/content/pdf/10.1007%2Fs00402-014-1937-4.pdf.

[8] Sobel M, Pavlov H, Geppert MJ, Thompson FM, DiCarlo EF, Davis WH. Painful Os peroneum syndrome: a spectrum of conditions responsible for plantar lateral foot pain. Foot Ankle Int [Internet]. 1994 [cited 2018 Sep 16];15(3):112–124. Available from: http://journals.sagepub.com/doi/10.1177/107110079401500306.

[9] Stockton KG, Brodsky JW. Peroneus Longus Tears Associated With Pathology of the Os Peroneum. Foot Ankle Int [Internet]. 2014 [cited 2018 Sep 16];35(4):346–352. Available from: http://journals.sagepub.com/doi/10.1177/1071100714522026.

[10] Sobel M, Geppert MJ, Olson EJ, O Bohne WH, Arnoczky SP. The dynamics of peroneus brevis tendon splits: a proposed mechanism technique of diagnosis, and classification of injury [Internet]. 1992 [cited 2018 Sep 9]. Available from: http://journals.sagepub.com.proxy.lib.duke.edu/doi/pdf/10.1177/107110079201300710.

[11] Molini L, Bianchi S. US in peroneal tendon tear. J Ultrasound [Internet]. 2014 [cited 2018 Sep 14];17(2):125–134. Available from: http://www.ncbi.nlm.nih.gov/pubmed/24883136.

[12] Res LCS, Dixon T, Lubberts B, Vicentini JRT, van Dijk PA, Hosseini A, et al. Peroneal Tendon Tears. J Am Acad Orthop Surg [Internet]. 2018 [cited 2018 Sep 15];1. Available from: http://www.ncbi.nlm.nih.gov/pubmed/30138295.

[13] Wang XT, Rosenberg ZS, Mechlin MB, Schweitzer ME. Normal variants and diseases of the peroneal tendons and superior peroneal retinaculum: MR imaging features. RadioGraphics [Internet]. 2005 [cited 2018 Sep 16];25(3):587–602. Available from: http://www.ncbi.nlm.nih.gov/pubmed/15888611.

[14] Working Together for Life [Internet]. [cited 2018 Sep 14]. Available from: https://www.aatb.org/sites/default/files/sites/default/files/private/AATB2017AnnualReport.pdf.

[15] Xu X, Hu M, Liu J, Zhu Y, Wang B. Minimally invasive reconstruction of the lateral ankle ligaments using semitendinosus autograft or tendon allograft. Foot Ankle Int [Internet]. 2014 [cited 2018 Sep 14];35(10):1015–1021. Available from: http://journals.sagepub.com/doi/10.1177/1071100714540145.

[16] CEnters for Disease Control and Prevention, Food and Drug Administration, and HealthResources and Services Administration, Department of Health and Human Services convene the Workshop on Preventing Organ and

Tissue Allograft-Transmitted Infection: Priori [Internet]. [cited 2018 Sep 14]. Available from: https://www.cdc.gov/transplantsafety/pdfs/BOOTS-Workshop-2005-final-report.pdf.

[17] Hinsenkamp M, Muylle L, Eastlund T, Fehily D, Noël L, Strong DM. Adverse reactions and events related to musculoskeletal allografts: reviewed by the World Health Organisation Project NOTIFY. Int Orthop [Internet]. 2012 [cited 2018 Sep 14];36(3):633–641. Available from: http://link.springer.com/10.1007/s00264-011-1391-7.

[18] Centers for Disease Control and Prevention (CDC). Update: allograft-associated bacterial infections--United States, 2002. MMWR Morb Mortal Wkly Rep [Internet]. 2002 [cited 2018 Sep 16];51(10):207–210. Available from: http://www.ncbi.nlm.nih.gov/pubmed/11922189.

[19] Yu A, Prentice HA, Burfeind WE, Funahashi T, Maletis GB. Risk of infection after allograftanterior cruciate ligament reconstruction: are nonprocessed allografts more likely to get infected? A cohort study of over 10,000 allografts. Am J Sports Med [Internet]. 2018 [cited 2018 Sep 16];46(4):846–851. Available from: http://www.ncbi.nlm.nih.gov/pubmed/29298084.

[20] Mook WR, Parekh SG, Nunley JA. Allograft reconstruction of peroneal tendons: operative technique and clinical outcomes. Foot Ankle Int [Internet]. [cited 2018 Sep 3];34(9):1212–1220. Available from: http://journals.sagepub.com.proxy.lib.duke.edu/doi/pdf/10.1177/1071100713487527.

[21] 2016 IFFAS Award for Excellence Winner. [cited 2018. Sep 9]; Available from: http://journals. sagepub.com.proxy.lib.duke.edu/doi/pd.

第十九章　腓骨短肌腱和腓骨长肌腱的磨损性断裂：趾长屈肌腱转位术

Nick Casscells, Tom Sherman, Lew Schon

引言

腓骨肌腱病是公认的外侧踝关节疼痛和功能障碍的来源[1-3]。两条肌腱的损伤都会导致正常功能的丧失。腓骨功能受损导致足部和踝部的机械失衡。与因磨损性断裂引起的腓骨肌腱功能障碍相关的症状可能包括后足和踝关节不稳定，表现为踝关节外侧疼痛、不平整地面行走困难和复发性足踝扭伤。

最典型的腓骨损伤是由于外部的、重复的机械损伤造成的。为此，Basset 和 Spear 报道了他们在一组进行踝关节外侧韧带重建的患者中发现的腓骨短肌撕裂。作者推测，撕裂是由于腓骨长肌施加过大的前向压力，导致腓骨短肌反复撞击腓骨沟所致。报告中提到当足部位于跖屈 15°~25° 时，肌腱受伤的风险最大，因为腓骨短肌覆盖在腓骨沟的后缘[1]。同样也有研究表明，在某些踝关节位置，腓骨肌腱和腓骨沟之间的压力会增加[4]。在重复加载的情况下，最终增加的压力可能会导致肌腱磨损。为了支持这一理论，Sobel 和他的同事报道了他们在一项尸体标本研究中的发现，发现腓骨短肌的纵向撕裂与腓骨后沟的远端区域一致[5]。腓骨长肌腱伴随的损伤似乎是由于腓骨短肌腱撕裂造成的腓骨长肌腱与腓骨远端的撞击。

鉴于肌腱对腓骨沟的反复撞击会导致磨损性损伤，因此某些伴随的解剖和机械因素可能会加剧这一过程。例如，一些人提出腓骨短肌的低位肌腹持续增加腓骨沟区域的压力，因为同一区域有坚硬的腓骨和相对粗壮的腓骨肌支持带[6, 7]。然而，这一概念仍有争议，因为其他人质疑这一理论，发现肌肉的远端范围和损伤之间没有联系[8, 9]。同样，第四腓骨肌的存在被认为是肌腱损伤发展的一个促进因素。发生这种情况的机制被认为是由于腓结节的相对肥大，1/4 通常附着于腓结节，从而导致短肌腱和长肌腱的压力增加和机械刺激[9]。腓骨肌上支持带的撕裂也可能使肌腱在腓骨沟的腓骨骨脊上发生更大的位移，从而加速对腓骨肌腱的磨损性损伤[3]。

对腓骨肌腱撕裂的组织学分析表明，在撕裂区有成纤维细胞和血管增生，腱周和腱鞘增厚，但几乎没有炎症的证据[10]。作者得出结论，撕裂是重复性机械损伤的结果，而不是慢性炎症或无血管萎缩。然而，Petersen 等根据他们的研究报告了腓骨肌腱血管分布的异质性，他们使用注射和免疫组化技术对肌腱的血液供应进行了验证。作者报道了当腓骨短肌穿过腓骨沟时，在腓骨短肌内有一个几乎无血供的区域，这也是撕裂通常发生的区域。他们还报道了腓骨长肌在腓骨肌结节区域和相应水平的相对无血管区域[11]。

因此，作者认为腓骨肌腱的磨损性损伤最典型的是由于重复的机械刺激。在腓骨短肌撕裂的情况下，是腓骨后骨嵴所施加的重复性压力导致了撕裂的扩展（图 19.1）。

诸如低位肌腹、退变的支持带、凹足姿势和 / 或腓骨浅沟等因素可能导致磨损性磨损。随着撕裂范围的扩大，位于短肌后面的腓骨长肌也会撞击腓骨，导致纵向撕裂。腓骨长肌病损也可能是由于撞击跟骨腓结节或在骰骨水平的籽骨引起的[12]。这些区域肌腱的相对缺乏血供，也阻碍了它们的愈合潜力，导致撕裂慢性进展。还应注意的是，其他外部因素也被假设为导致慢性肌腱病理或断裂的风险，如炎性关节病（痛风、类风湿性关节炎和银屑病关节炎）、糖尿病、甲状旁腺功能亢进和肌腱局部类固醇注射[13-15]。

腓骨肌腱功能障碍的外科治疗由多种因素决定，包括撕裂的大小、位置和严重程度，以及涉及哪些肌腱。在腓骨短肌腱和腓骨长肌腱都是病理性肌腱的情况下，尽可能保持和恢复正常解剖结构是最佳选择[16]。然而，当肌腱广泛受累时，清创和修复是不可行的，如纤维化和复杂撕裂，涉及肌腱横截面积的 50% 以上。涉及腓骨短肌腱和腓骨长肌腱的广泛肌腱病的外科治疗的选择，就其功能性残疾的程度而言是有限的（图 19.2）。

图 19.1 术中照片显示腓骨短肌腱近端（左侧）明显增厚，腓骨短肌腱在腓骨远端处撕裂

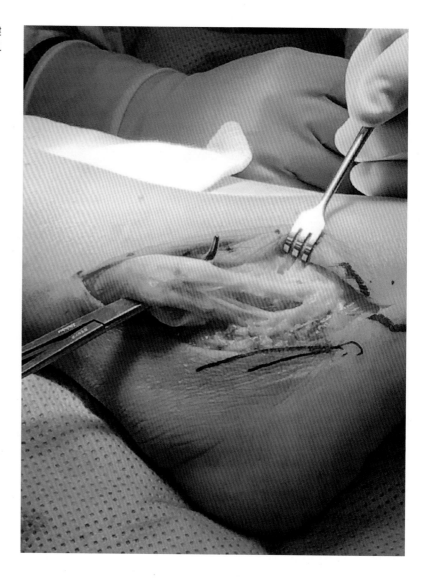

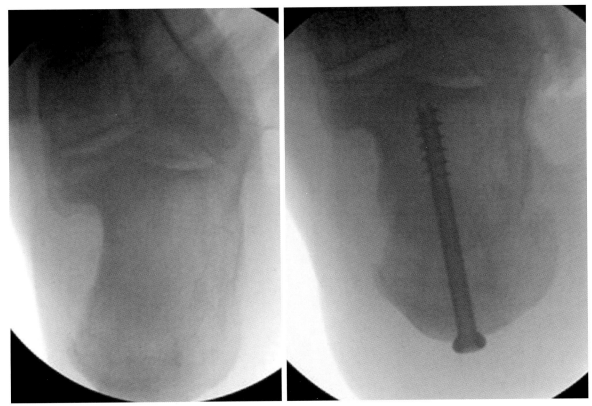

图 19.6 术中透视显示术前跟骨内翻和跟骨结节外侧闭合平移

图 19.7 第五跖骨基底部螺旋形锚钉放置的术中照片

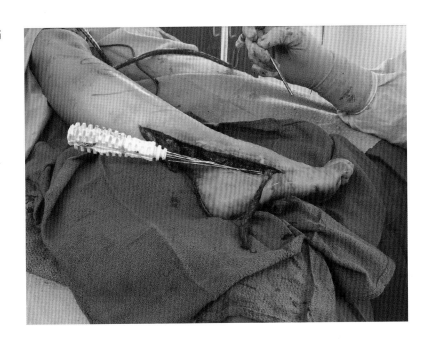

图 19.8 术中透视在第五跖骨底部放置锚钉

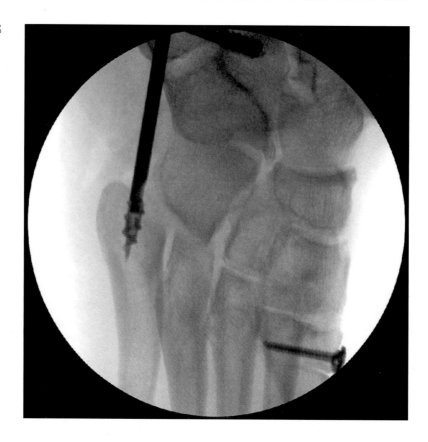

图 19.9 术中照片为显露足底筋膜的斜形切口

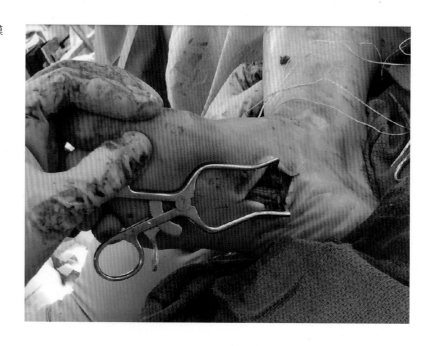

近端收缩到视线之外（图 19.11）。

　　在 FDL 和 FHL 的交界处获取 FDL 肌腱。对于特定的患者群体，例如运动员，如果需要的话，FDL 的远端残端可以固定在 FHL 肌腱上。

图 19.10　术中显露 FDL 和 FHL

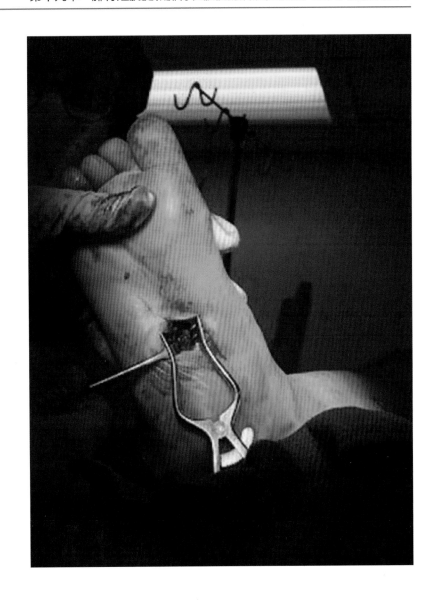

　　另一种方法是从足内侧弓切取 FDL。在足弓的足底内侧向 FDL 方向做斜切口。切口应位于从舟骨内侧到第一跖骨头的跨外展肌的上方。跨外展肌腹和第一跖骨之间的间隙可探到外展肌在足底的位置。在解剖这个多血管区域时，必须止血。通过部分松解跨短屈肌的起始点，可以方便地识别 FDL。通过同时屈曲和伸展小趾，可触及并确认 FDL。一旦暴露，应用弯钳将肌腱从切口中拉出，以确认 FDL 已被分离（图 19.12）。

　　神经血管结构正好位于足底下方的长屈肌腱层面，因此在剥离过程中保持在足的第二肌层是很重要的。在切断 FDL 之前，肌腱应该用缝线做标记，因为一旦切断，肌腱就会向近端收缩到视野之外。从 FDL 和 FHL 的交界处的近端切取 FDL（图 19.13）。

　　所有沿 FDL 肌腱的粘连都应予以松解。在内踝上方 7cm 处切开内侧近端 3cm 的切口。FDL 位于深后室，向近端牵拉，保留所有远端肌腹（图 19.14）。从胫骨和腓骨后侧的内侧切口插入 Kelly

图 19.11　FDL 结扎前标记的术中
照片

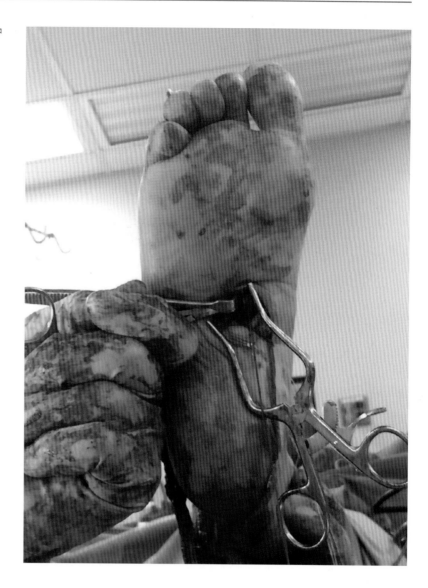

钳，直到进入腓骨肌腱鞘。如果该钳没有通过外侧切口出来，则在钳插入的地方做一个新的切口。
第二把 Kelly 钳通过外侧切口连接到第一把 Kelly 钳上，并将夹子的尖端送入内侧切口。然后使用
钳子将 FDL 肌腱拉到外侧（图 19.15）。

　　FDL 穿过腓骨肌腱鞘，远端必须位于腓肠神经深层。肌腱的长度是通过肌腱绷紧来评估的，
足部和踝部保持最大外翻，跖曲 20°。任何多余的肌腱都需要被切除。

　　一种改良的 Krackow 技术，使用锚钉上的 0 号或 2 号缝线的一边固定在第五跖骨的底部，在
FDL 上编织一侧。然后用另一条缝线将肌腱牵拉到结节处，并牢固地固定在一起。重建可以通过
额外缝合腓骨短肌腱残端来加强。或者，FDL 可以直接与远端肌腱残端吻合。必须注意确保吻合
口不会太大或在腓骨后区域，以防影响肌腱滑动。

　　然后以放松的足底屈曲和外翻的姿势冲洗和闭合切口。在这个放松的 20° 跖曲和外翻的姿势

图 19.12　FDL 肌腱分离的术中照片

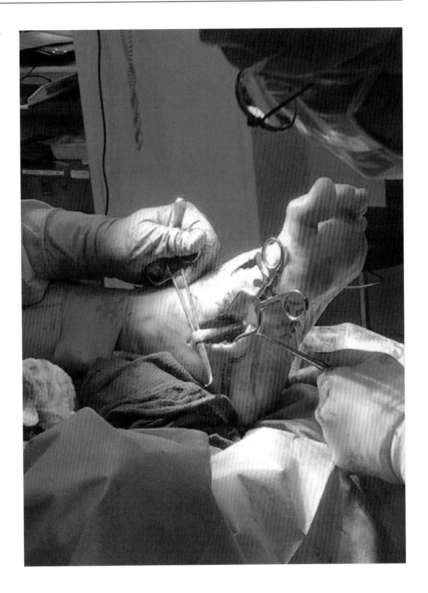

中，应用无菌敷料和带有 U 形和后部石膏板的大夹板。

术后 6 周内保持非负重状态。在 2 周时拆除夹板和缝合线，并开始进行适度的运动练习，以最大限度地减少肌腱粘连。在接下来的 4 周里，患肢被放置在 20° 可拆卸的靴子支架中。鼓励被动外翻，但限制主动外翻 6 周。患肢还应避免背屈超过 10° 和内翻 10°。在 6 周时，将靴子支架的铰链更换为允许跖屈 0° ~20°，逐渐负重。允许每隔一天额外增加 9kg，直到达到完全负重。在术后 10~12 周，可能过渡到应用护踝，并允许全面的运动和抵抗外翻，以及不受限制的步行活动。手术后 6 个月，患者可在耐受的情况下开始慢跑。

对于双腓骨肌腱的慢性严重撕裂，单 FDL 转移是一种安全、成功的手术，可以恢复功能并可靠地减少疼痛。为了更好地确定腓骨肌腱重建的适应证和结果，还需要对肌腱转移和同种异体移植重建进行进一步的前瞻性比较研究。

图 19.13 经内侧入路切取的 FDL
肌腱的术中照片

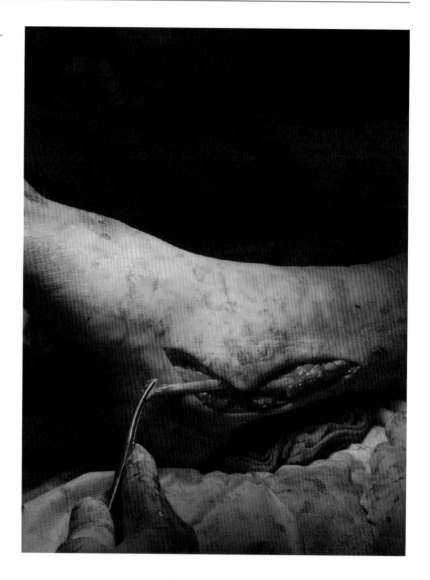

图 19.14 使用 Kelly 钳将 FDL 肌
腱近端分离，并将肌腱从内侧切口
拉出

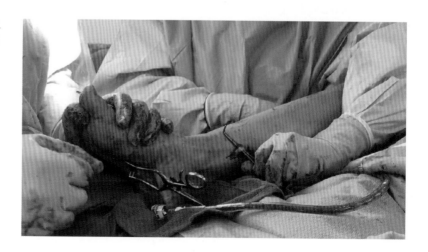

图 19.15　随后将肌腱穿过胫骨和腓骨后方进入腓骨肌腱鞘

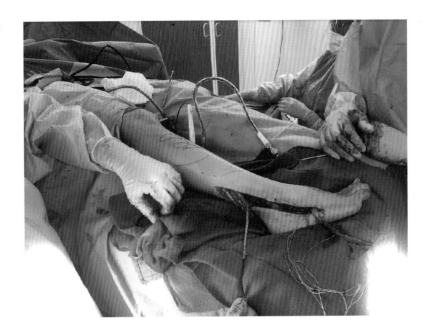

参考文献

[1]　Bassett FH 3rd, Speer KP . Longitudinal rupture of the peroneal tendons. Am J Sports Med. 1993;21(3):354–357.

[2]　Borton DC, Lucas P , Jomha NM, Cross MJ, Slater K. Operative reconstruction after transverse rupture of the tendons of both peroneus longus and brevis. Surgical reconstruction by transfer of the flexor digitorum longus tendon. J Bone Joint Surg Br. 1998;80(5):781–784.

[3]　Krause JO, Brodsky JW. Peroneus brevis tendon tears: pathophysiology, surgical reconstruction, and clinical results. Foot Ankle Int. 1998;19(5):271–279.

[4]　Title CI, Jung HG, Parks BG, Schon LC. The peroneal groove deepening procedure: a biomechanical study of pressure reduction. Foot Ankle Int. 2005;26:442–448.

[5]　Sobel M, Geppert MJ, Olson EJ, et al. The dynamics of peroneus brevis tendon splits: aproposed mechanism, technique of diagnosis, and classification of injury. Foot Ankle. 1992;13 (7):413–422.

[6]　Freccero DM, Berkowitz MJ. The relationship between tears of the peroneus brevis tendon and the distal extent of its muscle belly: an MRI study. Foot Ankle Int. 2006;27:236–239.

[7]　Geller J, Lin S, Cordas D, Vieira P . Relationship of a low-lying muscle belly to tears of the peroneus brevis tendon. Am J Orthop. 2003;32:541–544.

[8]　Unlu MC, Bilgili M, Akgun I, et al. Abnormal proximal musculotendinous junction of the peroneus brevis muscle as a cause of peroneus brevis tendon tears: a cadaveric study. J Foot Ankle Surg. 2010;49:537–540.

[9]　Athavale SA, Swathi V . Anatomy of the superior peroneal tunnel. J Bone Joint Surg Am. 2011;93:564–571.

[10]　Sobel M, DiCarlo EF, Bohne WH, Collins L. Longitudinal splitting of the peroneus brevis tendon: an anatomic and histologic study of cadaveric material. Foot Ankle. 1991;12:165–170.

[11]　Petersen W, Bobka T, Stein V , Tillmann B. Blood supply of the peroneal tendons: injection and immunohistochemical studies of cadaver tendons. Acta Orthop Scand. 2000;71(2):168–174.

[12]　Sobel M, Pavlov H, Geppert MJ, et al. Painful os peroneum syndrome: a spectrum of conditions responsible for plantar lateral foot pain. Foot Ankle Int. 1994;15:112–124.

[13]　Jahss M. Tendon disorders of the foot and ankle. In: Jahss M, editor. Disorders of the foot and ankle: medical and surgical management. 2nd ed. Philadelphia: WB Saunders; 1991. p. 1461–1512.

[14]　Truong DT, Dussault RG, Kaplan PA. Fracture of the os peroneum and rupture of the peroneus longus tendon as a complication of diabetic neuropathy. Skelet Radiol. 1995;24:626–628.

[15]　Borland S, Jung S, Hugh IA. Complete rupture of the peroneus longus tendon secondary to injection. Foot (Edinb).

2009;19:229–231.

[16] Demetracopoulos CA, Vineyard JC, Kiesau CD, Nunley JA 2nd. Long-term results of debridement and primary repair of peroneal tendon tears. Foot Ankle Int. 2014;35(3):252–257. Epub 2013 Dec 6.

[17] Mook WR, Parekh SG, Nunley JA. Allograft reconstruction of peroneal tendons: operative technique and clinical outcomes. Foot Ankle Int. 2013;34(9):1212–1220.

[18] Jockel JR, Brodsky JW. Single-stage flexor tendon transfer for the treatment of severe concomitant peroneus longus and brevis tendon tears. Foot Ankle Int. 2013;34(5):666–672.

[19] Redfern D, Myerson M. The management of concomitant tears of the peroneus longus and brevis tendons. Foot Ankle Int. 2004;25(10):695–707.

[20] Seybold JD, Campbell JT, Jeng CL, Short KW, Myerson MS. Outcome of lateral transfer of the FHL or FDL for concomitant peroneal tendon tears. Foot Ankle Int. 2016;37(6):576–581.

[21] Silver RL, de la Garza J, Rang M. The myth of muscle balance. A study of relative strengths and excursions of normal muscles about the foot and ankle. J Bone Joint Surg Br. 1985;67(3): 432–437.

[22] Sherman TI, Guyton GP . Minimal incision/minimally invasive medializing displacement calcaneal osteotomy. Foot Ankle Int. 2018;39(1):119–128.

第二十章 Hunter 棒和跨长屈肌腱转位分期重建腓骨双肌腱慢性撕裂

Christy M. Christophersen, Osama Elattar, Keith L. Wapner

引言

慢性踝关节外侧疼痛的原因有多种，其中腓骨肌腱病变就是重要的原因之一[2, 3, 12, 15, 19, 20, 23~25, 27~29, 31~34, 38]。有报道指出，撕裂及纵向撕裂是踝关节外侧慢性疼痛及功能障碍的原因。腓骨肌腱纵向撕裂的病因尚未明确，有几种假定理论[15, 18, 24]。这些撕裂的组织学评估显示慢性磨损伴肌腱囊性和黏液样变性。Frey 和 Shereff 提出临界低血管区是肌腱撕裂的来源[9]。然而，Sobel 等[30, 31]的研究表明，肌腱断裂的部位与血管减少之间没有相关性。他们认为腓骨沟有机械撞击[30, 31]。其他作者认为腓骨肌上支持带功能不全，存在尖锐的腓骨后嵴，或腓骨长肌腱和短肌腱之间的动态压迫，可能是损伤原因[6, 7, 22, 29, 31~35]。

如果及早发现，直接修复通常是可行的，且效果良好[1, 3~5, 8, 13, 14, 17, 21, 24, 35]。然而，当这些病变成为慢性或涉及两条肌腱，手术的结果是不太理想的。Redfern 和 Myeron[42] 提出了一种基于肌腱状态的腓骨肌腱撕裂手术治疗方案。如果两条肌腱都完好无损，则建议直接修复；如果一条肌腱仍被认为功能正常，则建议行肌腱固定术。如果两条肌腱都被认为是无功能的，那么肌腱移植或肌腱转位使用趾长屈肌腱至腓骨短肌腱止点；如果有相当大的瘢痕，他们就用硅棒进行分期手术[42]。Mook 等[43] 描述了一种一期同种异体肌腱移植，用于使用适当大小的腓骨肌腱或半腱肌同种异体肌腱重建腓骨肌腱间段缺损。Barton 等[44] 提出了通过转移趾长屈肌腱进行腓骨肌腱横向撕裂的手术重建。然而，对于腓骨短、长肌一期修复和吻合失败的晚期病理患者，手术治疗的文献却很少。这些病例的手术极具挑战，尤其是在年轻活跃的患者中，他们的目标是实现踝关节疼痛的动态稳定，并恢复腓骨肌腱的功能。

Wapner 等[41] 描述了一种分期重建技术，切除腓骨肌腱的剩余部分，用 Hunter 棒和跨长屈肌（FHL）移植进行重建。患者队列包括 7 例腓骨长、短肌腱均慢性撕裂的患者，他们至少有两次尝试手术修复失败。在参与这项研究之前，这一系列的所有患者都被告知，他们要么需要全程支具保护，要么可能需要手术融合后脚。通过 MRI 对他们的患者队列进行的评估显示，残余腓骨肌腱的结构存在慢性增厚、裂缝和狭窄[41]。这给挽救肌腱带来了两个问题：失去足够的腱鞘和缺少足够的剩余肌腱组织。借用手部相关文献中的技术，这些肌腱是通过分阶段切除剩余的肌腱，放置一根 Hunter 棒形成一个新的腱鞘[10, 40]，3 个月后 FHL 转移到新形成的腱鞘中。这项技术包括将 FHL 肌腱固定至腓骨短肌腱残端并恢复其功能。研究发现腓骨长肌腱的远侧部分嵌在瘢痕中，不能作为 FHL 肌腱的一个可行的移植固定点，进一步解剖足底外侧以找出正常的腓骨长肌腱的远侧部分，但所带来的并发症要大于益处[41]。随访未发现活动性腓骨长肌腱功能丧失导致相关畸形发生（包括高弓或内翻畸形）；这很可能是由于腓骨长肌腱的远端被瘢痕覆盖，从而产生肌腱固定效应，抵消了内翻肌腱的拉力[41]。

手术技术

重建的第一阶段包括对剩余的腓骨肌腱组织和腱鞘进行清创，并将一根 6mm 的 Hunter 棒植入腓骨肌腱的鞘内（图 20.1，图 20.2）。将 Hunter 棒远端缝合至腓骨短肌腱的剩余残端，近端游离于鞘内（图 20.3）。然后修剪掉多余的腱鞘，并将 Hunter 棒封闭在其中。

在 3 个月后再进行 FHL 肌腱转位。FHL 的获取还是通过传统术式（图 20.4）[36, 37]。一旦 FHL 被获取，在之前做的外侧切口的近端做一个小切口，在覆盖 Hunter 棒及外踝的近端。FHL 从内侧向外侧转移到该切口中（图 20.5）。找出 Hunter 棒的近端部分，FHL 连接到棒上（图 20.6）。在 Hunter 棒的远端缝合部位和腓骨短肌腱的剩余部分做一个小的远端切口。从缝合处解开 Hunter 棒，然后向远端拉动，使 FHL 肌腱滑入新形成的腱鞘（图 20.7）。然后用 Pulvertaft 法将 FHL 缝合到腓骨短肌腱的剩余残端（图 20.8~ 图 20.10）。

术后，允许部分负重 3 周，然后在可行走的步行石膏中进行完全负重。应告知患者，他们可以开始在所有运动平面开始踝关节和后足的主动和被动运动范围练习。家庭强化训练应在 6 周

图 20.1　术中照片可见腓骨短肌腱的纵向劈裂

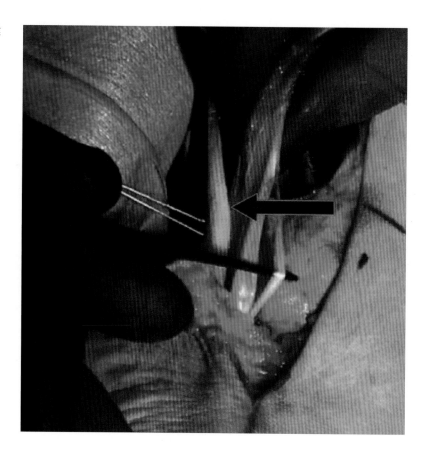

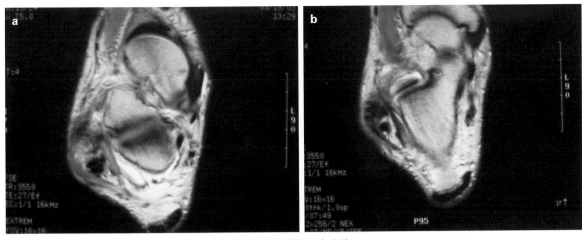

图 20.2　轴位 T2 MRI 显示，（a）腓骨肌腱撕裂，（b）腱鞘周围有液体

图 20.3　腓骨切口从腓骨上方到第五跖骨底部

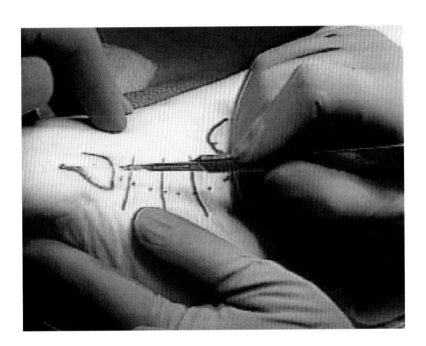

图 20.4　多次手术的患者，广泛的瘢痕组织覆盖在腓骨肌腱上

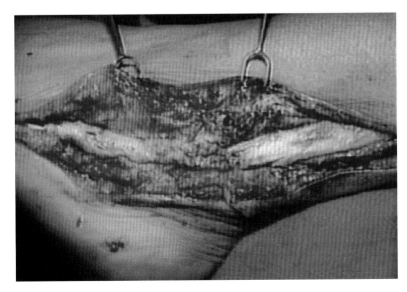

图 20.5 腓骨肌腱鞘和肌腱清创

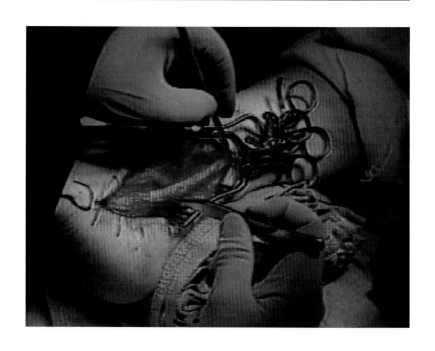

图 20.6 将一根 6mm 的 Hunter 棒被放在腓骨肌腱鞘床上。用不可吸收缝线将 Hunter 棒远端缝合至腓骨短肌腱的剩余残端。在下部，杆在鞘中保持自由

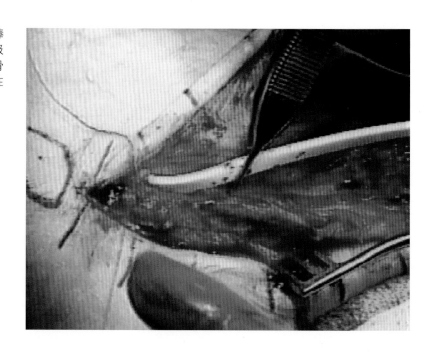

开始，根据患者的力量，在 8~10 周时进行提踵训练。踝关节功能康复的正式物理治疗应在 8 周开始。

讨论

腓骨肌腱的慢性病变是一个外科难题。有几种外科治疗方案被提出；然而，关于活动度要求高的年轻患者且涉及两条肌腱治疗的文献很少。Wapner 等描述的技术提供了一种解决方案，在这

图 20.7 将多余的腱鞘切除，将腱鞘缝合并包裹 Hunter 棒

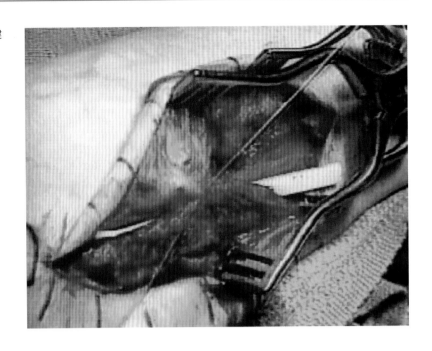

图 20.8 从足底获取 FHL 之后，从踝后侧的筋膜室中找出 FHL，就位于腓骨的后侧，将其从外侧切口牵出

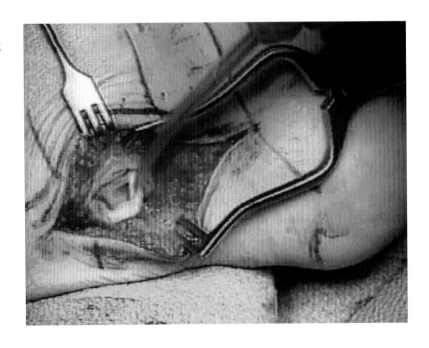

种患者群体中具有令人满意的结果。

在参与队列研究的 7 例患者中，均未出现伤口并发症。患者年龄 30~57 岁，平均 38 岁。都是女性。平均随访 8.5 年（范围 5.5~11.9 年），6 例患者报告疼痛完全缓解。唯一的疼痛患者是该组中的 1 例工伤赔偿患者。这例患者是唯一需要使用踝关节支具（模压聚丙烯踝足矫形器）的患者，所有其他患者在没有辅助设备的情况下行走。同样的 6 例患者在踝关节、距下关节和跗横关节处有对称的、无痛的双侧活动范围。4 例患者有对称的 5/5 运动强度的手动腓骨肌肉测试。2 例患者的运动强度为 4+/5，一例工人补偿患者的运动强度为 3/5。除 1 例工伤患者外，所有患者均能单足

图 20.9　在外侧远端 Hunter 棒与腓骨短肌腱止点固定的位置做一个小切口

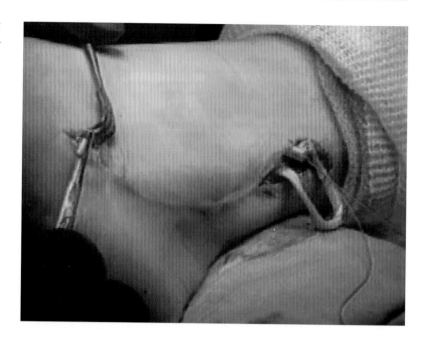

图 20.10　将 FHL 顺着 Hunter 棒从腱鞘中牵出至远端后，与腓骨短肌腱残端通过 Pulvertaft 方法缝合在一起

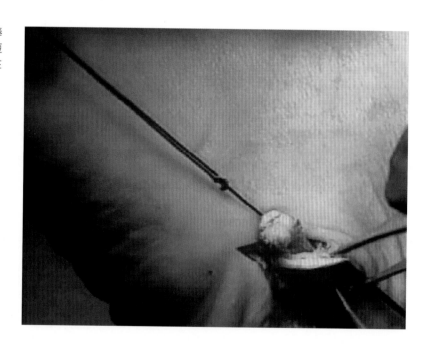

提踵，踮起脚尖行走，无不稳定感和疼痛感。1 例患者在新伤后手术 2 年后需要进行 Brostrom 踝关节韧带修复。术后 62 个月，她仍然没有疼痛。除工伤补偿患者外，所有患者都恢复了全职工作，1 例是校车司机，1 例是大学排球教练，1 例是高中教师，3 例是办公室工作人员。以上 6 例患者对他们的结果表示满意，并表示他们将再次接受手术，并将向朋友推荐手术。根据功能评价，作者将结果分为 5 个优，1 个良，1 个差。

　　对于成功的重建，重要的是创造一个可行的腱鞘，允许新肌腱的自由运动，重建腓骨支持带的稳定性，并找到一个合适的运动单元，为腓骨肌腱提供动态替代。在慢性腓骨肌腱断裂患者中，腓骨肌肉萎缩，导致活动性下降，并不能提供一个可靠的来源，一个可行的运动单位。使用 Hunter 棒重建一个可行的腱鞘；植入 Hunter 棒和随后再植入肌腱转移的原理已经被很好地描述和应用，研究表明有间皮细胞内衬假鞘形成。形成的液体类似于滑液，润滑新转移肌腱的滑动运动[10, 11, 16, 39]。

使用 FHL 转位治疗慢性跟腱病（陈旧断裂）的成功可证明 FHL 是一种合适的运动单位[36, 37]。FHL 的强度百分比为 3.6，可以作为腓骨短肌腱单位的替代物，根据 Silver 等[26] 的测定，腓骨短肌腱单位的强度百分比为 2.6。FHL 肌腱的长度为移植提供了足够的组织。FHL 是一种同相肌，其收缩轴类似于腓骨后腓骨肌腱单元[18]。以前使用 FHL 进行跟腱重建的研究显示，供者相关并发症的发病率最低[36, 37]。

结论

这项研究有几个弱点，最大的是它的回顾性。由于这是一个罕见的问题，只有 7 例患者，且 6 年后才收集的数据。除了由资深作者（KLW）在临床上评估患者时收集的信息外，没有标准化的术前客观和主观数据收集。Wapner 等依靠患者的身体检查和随访时的主观反应来衡量结果。我们认识到，这并不能提供具有统计意义的数据，但在小样本的情况下，不太可能提供具有统计意义的数据。

尽管如此，在现有患者数量的情况下，我们相信临床结果和患者满意度水平表明，采用 Hunter 棒和 FHL 肌腱转移分期重建腓骨双肌腱的慢性退行性变对于这一棘手的临床问题提供了令人满意的结果。我们的 7 例患者中有 6 例在平均 8.5 年的随访中没有疼痛，并且从事全职工作。

参考文献

[1] Bassett F, Speer K. Longitudinal rupture of the peroneal tendons. Am J Sports Med. 1993;21:354–357.

[2] Brage ME, Hansen ST. Traumatic subluxation/dislocation of peroneal tendon. Foot Ankle. 1992;13:423–431.

[3] Burman M. Stenosing tendovaginitis of the foot and ankle studies with special reference to the stenosing tendovaginitis of the peroneal tubercle. AMA Arch Surg. 1953;67:686–698.

[4] Cox D, Paterson F. Acute calcific tendonitis of the peroneus longus. J Bone Joint Surg. 1991;73-B:342.

[5] Davies J. Peroneal compartment syndrome secondary to rupture of the peroneus longus. J Bone Joint Surg. 1979;61-B:783–784.

[6] Eckert WR, Davis EA Jr. Acute rupture of the peroneal retinaculum. J Bone Joint Surg. 1976;58:A:670–672.

[7] Edwards ME. The relations of peroneal tendon to the fibula, calcaneus, and cuboideum. Am J Anal. 1928;42:213–253.

[8] Evans J. Subcutaneous rupture of the tendon of the peroneus longus: a case report. J Bone Joint Surg. 1966;48:B:507–509.

[9] Frey C, Shereff M, Greenidge N. Vascularity of posterior tibial tendon. J Bone Joint Surg. 1990;72-A:884–888.

[10] Hunter JM, Salisbury R. Flexor Tendon reconstruction in severely damaged hand: a Two Stage Procedure using a Silicone-Dacron reinforced Gliding prosthesis prior to tendon Grafting. J Bone Joint Surg. 1971;53-A:829–858.

[11] Imbriglia JE, Hunter J, Rennie W. Secondary Flexor Tendon Reconstruction. Hand Clin. 1989;5:395–413.

[12] Karlsson J, Brandsson S, Kalebo P, Eriksson BI. Surgical treatment of concomitant chronic ankle instability and longitudinal rupture of the peroneus brevis tendon. Scand J Med Sci Sports. 1998;8(1):42–49.

[13] Kilkelly FX, McHale KA. Acute rupture of the peroneal longus tendon in a runner: a case report and review of the literature. Foot Ankle Int. 1994;15:567–569.

[14] Krause JO, Brodsky JW. Peroneus Brevis tears: pathophysiology and surgical reconstruction and clinical results. Foot Ankle Int. 1998;19:271–279.

[15] Larsen E. Longitudinal rupture of the peroneus brevis tendon. J Bone Joint Surg. 1987;69-B:340–341.

[16] La Salle WB, Strickland JW. An evaluation of two stage flexor tendon reconstruction technique. J Hand Surgery. 1983;8:263–267.

[17] Le Melle DP, Janis R. Longitudinal rupture of the peroneus brevis tendon: a study of eight cases. J Foot Surg. 1989;28:132–136.

[18] Meyer AW. Further evidence of attrition in the human body. Am J Anat. 1924;34:324–367.

[19] Munk RL, Davis PH. Longitudinal rupture of the peroneus brevis tendon. J Trauma. 1976;16:803–806.

[20] Parvin RW, Fort TL. Stenosing tenosynovitis of the common peroneal tendon sheath. J Bone Joint Surg. 1956;38-A:1352–1357.

[21] Pelet S, Saglini M, Garofalo R, Wettstein M, Mouhsine E. Traumatic rupture of both peroneal longus and brevis tendons. Foot Ankle Int. 2003;24:721–723.

[22] Purnell ML, Drummond DS, Engber WO, Breed AL. Congenital dislocation of peroneal tendon. J Bone Joint Surg. 1983;65-B:316–319.

[23] Regan TP, Hughston JC. Chronic ankle sprain secondary to anomalous peroneal tendon. Clin Orthop. 1977;123:52–54.

[24] Sammarco GJ, DiRaimondo CV. Chronic peroneus brevis tendon lesions. Foot Ankle. 1989;9:163–170.

[25] Sammarco GJ, DiRaimondo CV. Surgical treatment of lateral ankle instability. Am J Sports Med. 1988;16:501–511.

[26] Silver RL, deLa Garza J, Rang M. The myth of muscle balance: A study of relative strength and excursions of normal muscle about the foot and ankle. J Bone Joint Surg. 1985;67-B:432–437.

[27] Sobel M, Bohne WHO, Markisz JA. Cadaver correlation of peroneal tendon changes with magnetic resonance imaging. Foot Ankle. 1991;11:384–388.

[28] Sobel ML, DiCarlo EF, Bohne WHO, Collins L. Longitudinal splitting of peroneus brevis tendon: An anatomic and histologic study of cadaveric material. Foot Ankle. 1991;12:165–170.

[29] Sobel M, Geppert MJ. Repair of concomitant lateral ankle ligament instability and peroneus brevis split through a posteriorly modified Brostom Gould. Foot Ankle. 1992;13:224–225.

[30] Sobel M, Geppert MJ, Hannafin JA, Bohne WH, Arnoczky SP. Microvascular anatomy of the peroneal tendons. Foot Ankle. 1992;13:469–472.

[31] Sobel M, Geppert MJ, Olson E, Bohne WH, Arnoczky SP. The dynamics of peroneus brevis tendon splits: a proposed mechanism, techniques of diagnosis, and classification of injury. Foot Ankle. 1992;13:413–422.

[32] Sobel M, Levy M, Bohne WH. Congenital variations of peroneus quartus muscle: an anatomic study. Foot Ankle. 1990;11:81–89.

[33] Sobel M, Levy M, Bohne WH. Longitudinal attrition of peroneus brevis tendon in the fibular groove: an anatomic study. Foot Ankle. 1990;11:124–128.

[34] Sobel M, Warren RF, Brourman S. Lateral ankle instability associated with dislocation of peroneal tendon treated by a modified Chrisman-Snook procedure: a new technique and review of literature. Am J Sports Med. 1990;18:539–543.

[35] Thompson F, Patterson A. Rupture of the peroneus longus tendon: report of three cases. J Bone Joint Surg. 1989;71-A:293–295.

[36] Wapner KL, Pavlock GS, Hecht PJ, Naselli F, Walther R. Repair of Chronic Achilles Tendon Rupture with Flexor Hallucis Longus Tendon Transfer. Foot Ankle. 1993;14:443–449.

[37] Wapner KL, Dalton GP. Repair of chronic Achilles tendon rupture with flexor hallucis longus transfer. Op Tech Orthop. 1994;4:132–136.

[38] Webster FS. Peroneal tenosynovitis with pseudotumor. J Bone Joint Surg. 1968;50-A:153–157.

[39] Wehbe MA, Mawr B, Hunter JM, Schneider LH, Goodwyn BL. Two-stage flexor tendon reconstruction. J Bone Joint Surg. 1986;68-A:752–763.

[40] Weinstein SL, Sprague BL, Flatt AE. Evaluation of two stage flexor tendon reconstruction in severely damaged digits. J Bone Joint Surg. 1976;58A:786–791.

[41] Wapner KL, Taras JS, Lin SS, Chao W. Staged reconstruction for chronic rupture of both peroneal tendons using Hunter rod and flexor hallucis longus tendon transfer: a long-term followup study. Foot Ankle Int. 2006;27(8):591–597.

[42] Redfern D, Myerson M. The management of concomitant tears of the peroneus longus and brevis tendons. Foot

Ankle Int. 2004;25(10):695–707.

[43] Mook WR, Parekh SG, Nunley JA. Allograft reconstruction of peroneal tendons: operative technique and clinical outcomes. Foot Ankle Int. 2013;34(9):1212–1220.

[44] Borton DC, Lucas P, Jomha NM, Cross MJ, Slater K. Operative reconstruction after transverse rupture of the tendons of both peroneus longus and brevis: surgical reconstruction by transfer of the flexor digitorum longus tendon. J Bone Joint Surg. British volume. 1998;80(5):781–784.

第二十一章　腓骨肌腱撕裂及撕裂术后的制动与康复

P. A. D. van Dijk, A. Tanriover, C. W. DiGiovanni, G. R. Waryasz, Peter Kvarda

引言

腓骨肌腱疾病是导致踝后外侧疼痛的主要原因，尤其是在外伤后。由于早期恢复活动对治疗结果非常重要，手术修复仅仅标志着一个漫长恢复期的开始。充分的康复被认为是任何手术治疗肌腱疾病临床成功的一个重要方面，可以促进愈合，减少瘢痕，早日恢复到损伤前的活动或运动水平。

迄今为止，关于腓骨肌腱损伤术后的康复，尚缺乏随机对照研究或其他高等级证据的研究。通常腓骨肌腱术后都需要非负重固定（NWB）及负重固定（WB）以利于最好的愈合，防止再损伤[1]。但是，对于最佳固定时间并没有形成共识[1]，通常肌腱修复术后进行早期关节活动度（ROM）锻炼基于的理论依据是修复的肌腱组织与周围的瘢痕组织会形成粘连[2]。腓骨肌腱损伤，是否进行全负重锻炼取决于病变性质及治疗方式［保守治疗、肌腱镜治疗、切开伴或不伴腓骨肌上支持带（SPR）的修复］。

在本章，作者根据现有的最佳证据，提出了一个腓骨肌腱损伤术后的康复计划。需要注意的是，所提出的方案应针对每个特定的患者进行调整，以达到最佳的康复效果。

康复的阶段

康复通常是基于内在和外在愈合的机制和时间表，结合特定的手术方式和每位患者的个人特点。腓骨肌腱的康复方案有很大的差异，这说明在足踝医生之间并没有一致的意见。根据现有的最佳证据，腓骨肌腱的康复一般分为 4 个阶段：

1. 固定（非负重、部分负重或完全负重）。
2. 关节活动度的锻炼。
3. 运动和本体感受训练。
4. 患者（和运动）专项训练。

制动

腓骨肌腱损伤患者术后的关键是促进患者早期恢复活动和运动。但是最新的文章缺乏关于腓骨肌腱特定的研究，许多已经发表的康复建议都是关于手部屈肌腱的[2]。众所周知，屈肌腱在肌腱修复部位与周围组织之间形成粘连，可能导致瘢痕的形成、关节活动度的丢失和肌腱滑行的限制。因此，为了防止粘连，建议早期活动度锻炼，尽可能缩短制动时间[3-6]。

最近，这些理论被应用至足踝部肌腱的康复。比如，许多作者提倡跟腱断裂术后早期进行关节活动锻炼[7-11]。然而有关腓骨肌腱的文献显示，术后总制动时间存在一个宽泛的区间（0~13周）[1]，最近腓骨肌腱术后似乎也有推荐尽早关节活动锻炼的趋势[12, 13]。例如，最近发表的两项研究描述了基于最新研究的术后处理的变化[12-14]。虽然患者在最初用下肢石膏固定6周，Demetracouplos等为了尽早进行关节活动的锻炼，改变了他们的术后康复方案，改为术后固定4周[12]。Karlsson早期患者制动6周，在4年前发表的研究里缩短为制动2周，然后穿戴可负重的充气靴早期进行踝关节活动锻炼[13, 14]。

关于腓骨肌腱病变的国际ESSKA-AFAS共识声明提出，为了获得最佳的固定时间，必须区分SPR是否被修复。如果SPR未修复，康复应该是有目标的，而不是以时间为基础的，重点是促进早期的活动和关节活动锻炼。原位腓骨肌腱修复（腱鞘只打开至腓骨尖的远端）可以在所有平面进行早期的关节活动锻炼，而没有额外的脱位风险。腓骨肌腱镜修复也可以进行早期的关节活动度锻炼，因为SPR没有损伤。当SPR被修复时，2周的非负重短腿石膏固定，接着4周的可负重石膏或步行靴固定[15]。在某些平面的康复限制是为了确保肌腱不脱位和SPR修复后能够愈合。

康复锻炼

制动结束后（见"制动"部分），开始物理治疗以恢复ROM和腓骨肌腱的力量。关于手术治疗腓骨肌腱损伤的最佳康复训练，目前尚无高水平的证据。基于对目前文献中可用方案的评估以及个人经验，在2016年，本章作者发表了一项基于证据的腓骨肌腱术后康复准则[1]，根据准则推荐了几种类型的锻炼方法。

关节活动度锻炼

当踝关节跖屈、背伸、内翻时，腓骨肌腱被SPR限制在外踝后肌腱沟内。由于在这些运动中，腓骨肌腱受到的负荷是有限的，所以通常在手术后的早期就可以进行。如果术中修复了SPR，由于踝关节外翻使SPR紧张，所以是禁忌动作。为了保护修复后的SPR，外翻动作推迟进行。如果SPR在修复肌腱时没有被破坏，早期外翻是可以进行的，由于SPR的完整性，不会有腓骨肌腱脱位的风险。

腓骨肌腱强化锻炼

在制动及ROM锻炼后，根据手术的性质及患者的特点，开始进行等长和等张锻炼。在制动的早期，可以使用电刺激防止肌肉的萎缩，踝关节跖屈后被动外翻足部是腓骨肌腱强化锻炼的主要方法（图 21.1，图 21.2）。随后推荐进行等长锻炼（抗阻力被动跖屈足部）和偏心性锻炼（腓骨肌长度增加，但肌肉在反作用力的作用下收缩），确保已修复的支持带不会被损伤。

腓肠肌和足部强化锻炼

腓骨肌腱术后腓肠肌和足部的强化锻炼也是康复很重要的部分。因为在制动和非负重石膏固定期间，腓肠肌和足内在肌丢失了力量和灵活度。为了恢复稳定的行走方式，腓肠肌、足部力量和灵活的度是必需的。足内在肌的锻炼可以在术后立刻开始，但是腓肠肌的强化锻炼需要等到负重以后（图 21.3，图 21.4）。

本体感受锻炼

当患者开始负重时，应密切观察其行走方式。根据程度的不同，本体感受训练可以在地面和不稳定的平面进行（图 21.5~ 图 21.8）。当患者脱拐后，开始部分负重，双腿完全负重，单腿完全负重，最后在不稳定平面完全负重。在此期间，在泳池中行走训练或者坐姿力量训练是有益的。

康复过程概述

2018 年，国际 ESSKA–AFAS 关于腓骨肌腱病变的共识声明提出了一种指导腓骨肌腱病变术后最佳制动时间的原则（图 21.9）[15]。根据 van Dijk 的综述，提出了在最初的制动后进行 ROM 和锻炼的时间表（表 21.1）[1]。

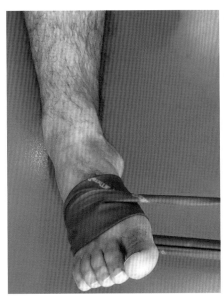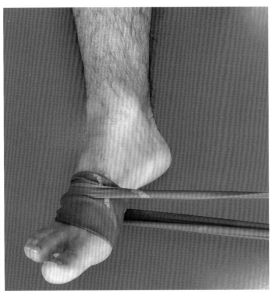

图 21.1，图 21.2　踝关节跖屈时抗阻力外翻足，坐位和仰卧时都可以进行

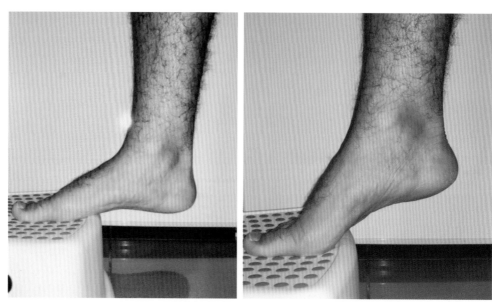

图 21.3，图 21.4　腓肠肌在固定后会发生萎缩，所以加强练习很重要

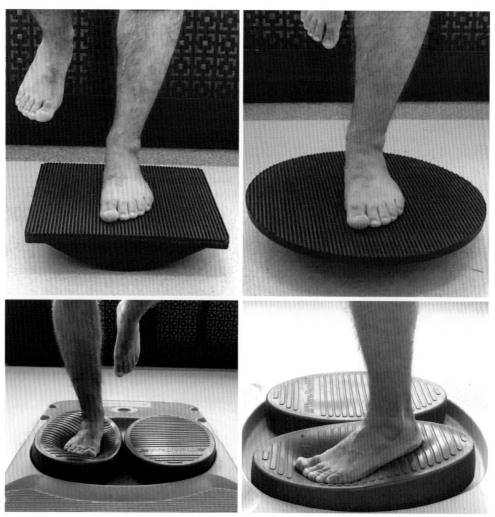

图 21.5~ 图 21.8　本体感受锻炼是腓骨肌腱术后最重要的康复方式。单腿站立在不稳定和稳定表面，从单平面不稳定到多平面不稳定的训练

图 21.9　概述腓骨肌腱术后最佳制动时间

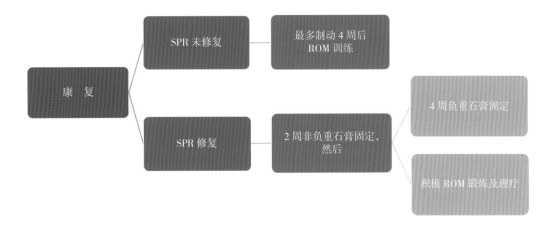

表 21.1　制动后 ROM 和锻炼的原理概述

	0~2 周*	2~4 周*	6~8 周*	8~12 周*	12~24 周*	> 24 周*
主动 ROM		X	X			
力量锻炼			X			
本体感受锻炼			X	X		
偏心 / 向心锻炼				X	X	
跑步						X
专业体育训练						X
腓骨肌腱激发						X

*：术后周数

结论

由于腓骨肌腱损伤通常出现于运动多的人群，因此合适的康复是临床治疗成功的关键。最佳制动时间的确定，医生必须区别 SPR 在术中是否被修复：如果 SPR 没有修复，非负重石膏固定的时间应该降到最少，以防止肌腱的粘连，制动时间不能超过 4 周；如果 SPR 修复，踝关节至少制动 2 周，在非负重石膏固定结束后，患者被允许戴负重石膏结合理疗和监视下的关节活动锻炼，以允许腓骨肌腱活动。

在这一章节，根据最可靠的证据，提出了腓骨肌腱术后的康复计划。需要注意的是，提出的康复计划需要针对每个特定的患者进行调整，以达到最佳的康复效果。

参考文献

[1] van Dijk PA, Lubberts B, Verheul C, DiGiovanni CW, Kerkhoffs GM. Rehabilitation after surgical treatment of peroneal tendon tears and ruptures. Knee Surg Sports Traumatol Arthrosc. 2016; 24(4): 1165–1174. PMC4823352.

[2] Griffin M, Hindocha S, Jordan D, Saleh M, Khan W. An overview of the management of flexor tendon injuries. Open Orthop J. 2012; 6: 28–35.3293389.

[3] Becker H, Orak F, Duponselle E. Early active motion following a beveled technique of flexor tendon repair: report

on fifty cases. J Hand Surg Am. 1979; 4(5): 454–460.

[4] Cullen KW, Tolhurst P, Lang D, Page RE. Flexor tendon repair in zone 2 followed by controlled active mobilisation. J Hand Surg Br. 1989; 14(4): 392–395.

[5] Elliot D, Giesen T. Avoidance of unfavourable results following primary flexor tendon surgery. Ind J Plast Surg. 2013; 46(2): 312–324.3901913.

[6] Savage R, Risitano G. Flexor tendon repair using a "six strand" method of repair and early active mobilisation. J Hand Surg Br. 1989; 14(4): 396–399.

[7] Jielile J, Badalihan A, Qianman B, et al. Clinical outcome of exercise therapy and early postoperative rehabilitation for treatment of neglected Achilles tendon rupture: a randomized study. Knee Surg Sports Traumatol Arthrosc. 2015. https://doi.org/10.1007/s00167-015-3598-4.

[8] Kangas J, Pajala A, Ohtonen P, Leppilahti J. Achilles tendon elongation after rupture repair: a randomized comparison of 2 postoperative regimens. Am J Sports Med. 2007; 35(1): 59–64.

[9] Motta P, Errichiello C, Pontini I. Achilles tendon rupture. A new technique for easy surgical repair and immediate movement of the ankle and foot. Am J Sports Med. 1997; 25(2): 172–176.

[10] Solveborn SA, Moberg A. Immediate free ankle motion after surgical repair of acute Achilles tendon ruptures. Am J Sports Med. 1994; 22(5): 607–610.

[11] Uchiyama E, Nomura A, Takeda Y, Hiranuma K, Iwaso H. A modified operation for Achilles tendon ruptures. Am J Sports Med. 2007; 35(10): 1739–1743.

[12] Demetracopoulos CA, Vineyard JC, Kiesau CD, Nunley JA. Long-term results of debridement and primary repair of peroneal tendon tears. Foot Ankle Int. 2014; 35(3): 252–257.

[13] Karlsson J, Wiger P. Longitudinal Split of the Peroneus Brevis Tendon and Lateral Ankle Instability: Treatment of Concomitant Lesions. J Athl Train. 2002; 37(4): 463–466. Pmc164378.

[14] Karlsson J, Brandsson S, Kalebo P, Eriksson BI. Surgical treatment of concomitant chronic ankle instability and longitudinal rupture of the peroneus brevis tendon. Scand J Med Sci Sports. 1998; 8(1): 42–49.

[15] van Dijk PA, Miller D, Calder J, et al. The ESSKA-AFAS international consensus statement on peroneal tendon pathologies. Knee Surg Sports Traumatol Arthrosc. 2018. epub ahead of print.

第二十二章　高弓足伴腓骨肌腱损伤

Gregory P. Guyton

高弓内翻足的形态常常伴随着腓骨肌腱的病理改变。外侧柱的过度负重导致腓骨肌腱的张力过大，造成潜在的急性或者慢性的腓骨肌腱撕裂。高弓足畸形往往也可能是踝关节外侧韧带松弛引起的。纠正高弓内翻足，处理腓骨肌腱病理改变及松弛的外侧韧带是外科手术决策及术式选择的挑战。

高弓内翻足

哪些需要纠正？

最基础的问题往往最难回答，伴有腓骨肌腱病理改变时，多少角度的高弓内翻畸形需要纠正？甚至评估高弓足畸形本身就是一个很大的工作量。传统上，我们习惯于形容脚的高弓畸形是前足驱动的还是后足驱动的，或者形容其是柔软的还是僵硬的。

前足高弓

前足高弓往往指的是第一跖相对于距骨过度跖屈，可以在负重侧位上进行评估，第一跖骨 /距骨之间的角度接近 0°。畸形的顶点往往在第一跖楔关节水平或者在舟楔关节（图 22.1，图 22.2）。

前足高弓是腓骨肌萎缩症（CMT）的一个特有的体征，有一部分神经遗传基因紊乱的患者，其小腿前侧及外侧间室的肌肉相较于后侧减弱 [1, 2]。大多数病例表现为腓骨长肌腱的功能紊乱，很大可能是由于此肌肉走行的直接神经支配引起的 [3]。在这些病例中，腓骨长肌腱相较于胫前肌腱的过度牵拉致使第一跖列过度跖屈，同时造成后足被动内翻。在大多数 CMT 1–A 病例中，约 60% 是第 17 号染色体决定的 [4]。染色体复制包涵了外周蛋白 –22 基因及髓鞘部分。还有另外一些基因突变可以是 CMT 的类型。在遗传病例中，约 50% 的病例是由于基因突变或者是染色体重排。这一点很重要，因为在之前一些病例中，会偶尔出现一些因基因突变无法明确诊断的情况。CMT 相对罕见，发病率约为 1/2500 [1]，在大多数第一跖列跖屈的临床病例中，实际上是自发性的，在评

图 22.1　侧位 X 线片显示高弓内翻畸形

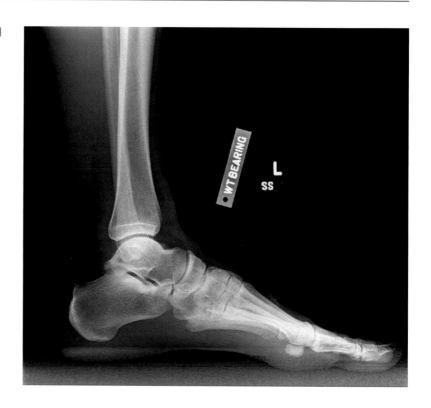

估及诊断高弓足时很难，因为其表现是渐进性的。高弓足除了骨性矫正，恰当的肌腱转位可以消除其致畸力。一般来说，可以把可用的腓骨长肌转移到腓骨短肌上。

后足高弓

后足高弓是指跟骨垂直平面上的固定性的成角畸形。这个成角是跟骨纵轴相对于地面的成角，跟骨倾斜角增加。这种情况下，前足会出现代偿畸形。

后足高弓通常可见于小儿麻痹症患者，其神经肌肉和内在肌的失能。除了小儿麻痹症，单纯后足高弓较罕见[5]。

虽然在处理高弓足时，人为地分成前足高弓和后足高弓有一定意义，但是临床上，大多数遇到的病例中，都是同时存在的，其本质是自发性的腓骨肌腱病变。

僵硬

高弓足的僵硬程度取决于很多因素，畸形的严重程度，不论是先天性的还是后天获得的，畸形发生时间的长短，潜在的神经肌肉的情况。要同时检查后足和前足的僵硬程度。检查后足挛缩同样重要，需要纠正僵硬的内侧柱。

即使在第一跖列僵硬性的病例中，也需要用木块试验来检查距下关节是否有挛缩[6]。嘱患者用后足的外侧面站立，前足踩在一个木块上面，把第一跖列压低，从后面观察后足。如果后足可复（柔软）的，则后足可以恢复到正常位置，如果后足是僵硬的，则不可以复位。

图 22.2　外观照显示侧位（a）和后足内翻（b）

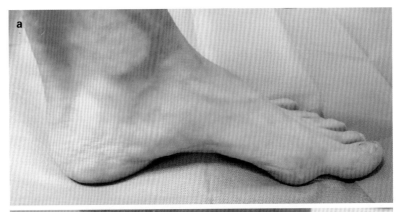

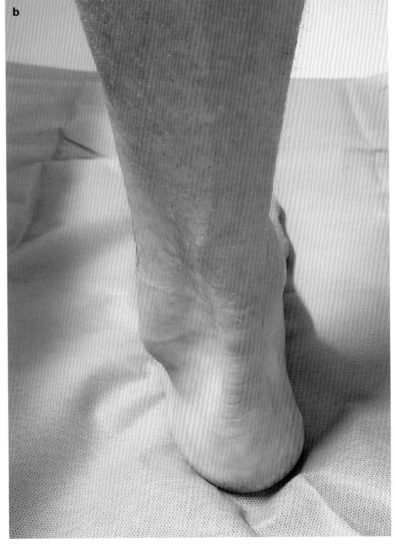

跖内收

弓形足中讨论最多的是高弓内翻足，实际上，后足刹那间的内翻是由于潜在的腓骨肌腱病理改变引起的。跖内收畸形是由于胚胎形成时期塑形造成的。前足内收是在跗跖关节水平，表现为每个跖骨向内侧收，在 X 线片上表现为吹风样畸形。大多数跖内收病例会进行性加重。对于那些不严重的，轻度的畸形往往不引起症状或者在距骨头只引起轻微的症状。严重的畸形可以引起症状，但是在成人却很少，在文献中往往会被忽略。因为前足压力向内侧转移，压力过度转移至外侧距骨及后足，会造成第五跖骨应力性骨折和腓骨肌腱止点性病理改变。

腓骨肌结节

腓骨肌结节是一个骨性凸起，在大约90%的跟骨中存在，但是形态学上有很大的变异[7, 8]。它是伸肌下支持到的止点，也把腓骨长肌和腓骨短肌分开成两个不同的腱鞘，另外，它也是第四腓骨肌最常见的止点，此处的肥大也存在很大的变异[9]。增大的腓骨肌结节会造成狭窄性腱鞘炎，继而造成腓骨肌腱撕裂[10-12]。没有证据显示，相比于正常的脚和平足，高弓足有更大的腓骨肌结节，但是增大的腓骨肌结节会增加腓骨肌腱的摩擦应力，腓骨肌腱损伤的概率也会更高。在对高弓内翻足的患者检查中，要高度怀疑有增大的腓骨肌腱结节病理改变。

影像学

侧位 X 线片

负重侧位的 X 线片可以发现高弓畸形的顶点所在，距骨第一跖骨角的测量方法为：沿着距骨的轴线画一条线，正好经过第一跖骨轴线。但是也是因人而异，通常来说，距骨第一跖骨角都在正常范围，若是大于4°，则要考虑高弓足[13]。在侧位片上，还可以发现跟骨倾斜角的异常。

高弓足患者中，距骨和跟骨重叠的部分很少；在跗骨窦中，可以清晰地看到圆形的通道，也就是跗骨管。

足正位 X 线片

足正位 X 线片上显示的是投照在跟骨和距骨的长轴上，要注意这个角度，标准的正位片可以看到有限的跟骨和距骨。即使在专家的测试中，95% 的测试者中偏差在20°以内[14]。

然而更重要的是，足的前后位上可以进行跖内收的测量，跖内收角（MAA）是最可靠和可复制的测量指标。画两条线，一条从舟状骨近端内侧至第一楔骨内侧面的远端，另一条线在骰骨的外侧面，从其远端到近端。把这两条线的中点连起来来确定中足的水平轴（图 22.3）。然后把这条轴线和第二跖骨纵轴做比较。如果角度大于20°，则定义为跖内收[15]。

后足力线位 X 线片

我们试图通过影像学上长的前后位来评估后足力线。其中利用 Saltzman 位来评价是最流行也是最常用的。正常投照光线，前后位以踝关节为中心，与地位水平成20°。负重位上，80% 患者中，胫骨的轴线在跟骨最低点约 8mm 以内[16]。

最近对于后足力线变异的研究表明，Meary 角可以更好地体现评分者间的可靠性[17]。拍摄踝关节的踝穴位 X 线片很重要，可以在后足画出多条线。影像学上胫骨的长轴线需与后足足印区软组织中心一致，正常后足力线有轻度内翻，约 3.9°±3.5°，然而，Saltman 位和 Meary 角用于评估的可靠性并不高[18]。

图 22.3　如图所示，跖内收角（箭头）

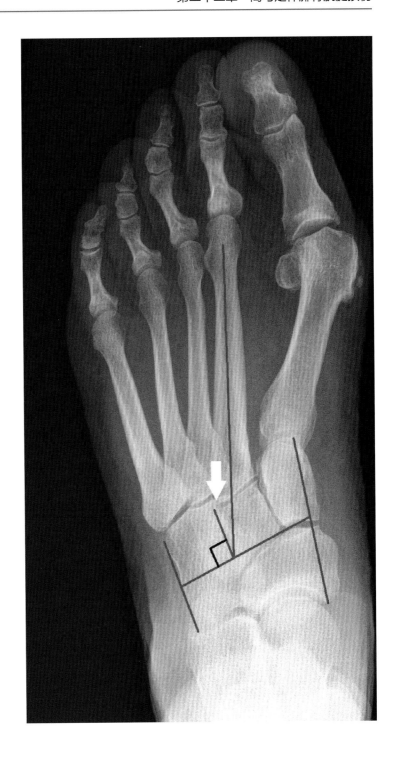

负重 CT

负重 CT 最近已经进入临床使用阶段，它使得自动评估后足及内侧柱力线成为可能。一些基于解剖点的 CT 测量方法都得以实现。最近常用的是足踝测量图，它是基于负重位上的 3 点，即跟骨、第一跖骨头及第五跖骨头，而不是轴位上距骨穹隆的中心及最高点。然后将该值标准化为足的大小，并计算出百分比（图 22.4）[19]。它的正常值是 2.3% ± 2.9%，更重要的是，有报道说，可靠性可达到 99%，这是 X 线片评估上一个很大的进步。应用负重 CT 对于手术结果和大规模研究的相关性并未有报道。

对于伴有腓骨肌腱病变的骨性矫正标准

没有明确的证据显示，对于一个高弓内翻足或跖内收畸形矫形的失败和腓骨肌腱修复有相关性。除此以外，还与重建外侧副韧带有关。对于有明显的跟骨外翻畸形，应该予以矫正，以防应力过多集中于已经修复的外侧软组织。

对于轻度的跖内收畸形，患者往往更容易耐受。一般来说，只有当跖内收畸形非常严重，超过 20°时，才考虑手术矫正，同时可进行腓骨肌腱修复。另外，当存在外侧跖骨应力性骨折时，也是行骨性手术重建的指征。

腓骨肌腱修复 / 重建联合骨性矫正的手术决策

后足融合

对于严重的、僵硬的高弓内翻畸形，三关节融合手术可能是唯一的选择。它可以消除对腓骨肌腱功能的需要，提供重建手术失败后二次手术选择。在做三关节融合时可以把腓骨肌腱切除，但是，三关节融合手术不可避免地会造成邻近关节的退变，尤其是踝关节退变[20]。它更多的是被认为是一种拯救的术式。

也有一种情况是单纯的距下关节骨关节炎，做距下关节融合手术。纠正内翻畸形可单纯做距下关节融合术。在截骨时，距下关节外侧去掉一个楔形骨块，这时要注意，要把距骨头往内侧旋转，这样才能纠正畸形。距下关节融合后仍需要腓骨肌腱的作用。如果腓骨肌腱被切断，其拮抗肌胫后肌腱的牵引力会使跗中关节形成外展畸形。

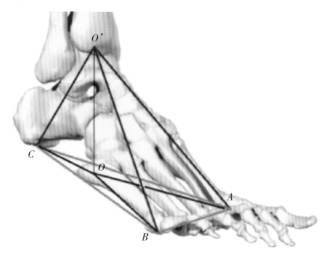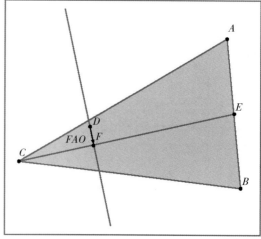

图 22.4　足踝模型

肌痉挛和肌腱平衡

高弓内翻足伴有肌痉挛可能是腓骨肌腱有病变，对于出现这种情况的每 1 例患者要去分析其类型。

脑血管意外引起的肌痉挛往往会导致胫前肌腱的过度兴奋，是由于大脑中动脉供应的皮层运动区出现了异常 [21]。传统的术式是把胫前肌劈成两半，转位到骰骨上，但是往往把整个胫前肌转位到第三楔骨上往往更有效，这么做一般不会过度矫正 [22]。

胫后肌腱痉挛往往是由脑瘫引起的，可能是轻微的。三关节融合对于一些严重的患者可能更有效。如果还存在动态的内翻应力，则重新平衡和腓骨肌腱的肌力尤为重要 [23]。对于症状轻的患者，可采用肉毒素注射。若不是僵硬性的严重畸形，可以在胫后肌腱处做轻度的延长 [24]。

第一跖列背伸截骨 / 第一跖趾关节融合

对于第一跖列过低的患者，行第一跖骨抬高截骨是主要的术式 [19]。这个手术比较简单，在第一跖楔关节以远 1cm 处，做背侧截骨，保留跖侧皮质合页完整，去除背侧楔形骨块的大小取决于畸形的严重程度，但是包括锯片的厚度在内，4~5mm 是需要的。固定的方式有很多种，用预弯的带背伸弧度的 T 形钢板可以使手术更容易完成。

如果畸形很严重或者第一跖楔关节有关节炎表现，可以融合第一跖楔关节来矫正畸形。第一跖楔关节比我们想象的要深，垂直深度大概有 3cm，在这个关节做楔形截骨时一定要考虑这个因素。

跟骨截骨外移

跟骨截骨外移有很多式式，主要的目的是负重往外侧转移，往往是因为距下关节活动度良好，但是后足外翻力不够，不能纠正后足的内翻 [25]。

Dwyer 截骨术相对简单，它通过去去除跟骨外侧一个楔形骨块，保留内侧壁合页完整，完成截骨。通常不需要再加做其他的楔形截骨矫形手术。截骨后把跟骨外移就足够了。如果想做最大限度的矫正，可以跟骨楔形截骨加外移同时进行 [20]。

Malerba 截骨术是跟骨外移截骨的另一种选择。通过跟骨外侧入路，做一个阶梯形的截骨，平行地去除一个楔形骨块 [26]。近期的生物力学研究显示，Malerba 截骨术和 Dwyer 截骨术外移无明显差异。这个截骨术需要广泛分离腓骨肌腱的基床，不建议同时做腓骨肌腱重建。

不管选择何种截骨方式，跟骨后结节的移位可以造成潜在的跗骨管压力增高 [27]。术后可以通过磁共振成像证实跗骨管的压力变化。对于这个临床数据有限，一个小样本的研究显示，约 34% [28] 的胫神经失功能。然而对于预防性跗骨管减压，还没有有效的保护性措施 [28]。

联合手术的切口设计

同时处理腓骨肌腱病变和高弓足需要进行联合手术。如果需要做外侧韧带重建或者腓骨沟加深，可以沿着腓骨做长切口。但是如果需要通过这个切口做跟骨截骨手术，则需要暴露和牵开腓肠神经。所以通过一个大切口做以上手术不是很合适。

这就带来了一些问题：两个切口之间的距离多少才算安全？论证这个的数据有限。多数是研究胫骨穹隆骨折时切口的安全距离。多年以来，文献上推崇两个切口之间的距离为 7cm。追溯缘由 [29]，这个不是根据循证医学，而是基于医者的经验得出的 [30]。后续的前瞻性评价显示，即使两个切口之间的皮桥为 5.9mm，皮肤也可以顺利愈合 [31]。

小切口行跟骨截骨外移

腓动脉的血管网通过踝关节外侧重建和跟骨截骨的切口。这可能会提供一些安全因素 [30]，但是也需要慎重，把做跟骨截骨时的切口风险降到最低。小切口是相较于传统大切口的另一种选择，对于后足联合手术时应用，可以避免广泛剥离软组织。

在小切口下，应用 Shannon 磨头可以充分完成截骨 [32]。对于这个技术，学习曲线较长，而且应用传统锯片会造成截骨面 3mm 不规则面。在此切口下 [33, 34]，用微型矢状锯或微型往复锯是另一种选择，这种设备更常用，在不用磨钻的情况下，截骨面更平整。

患者置于完全侧卧位或者半侧卧位，做这个手术的关键也取决于高质量的踝关节和后足的影像学检查。在侧位片上，跟骨的中心点是在跟骨结节和跖筋膜连线上大约往近端 11mm 处或者更偏前方，而且在前后位顶点的连线上。不过这个切口不能完全避免损伤小的跟骨外侧感觉支的风险，但它已经被证实可以避免损伤主要的腓肠神经的外侧支、内侧支和足底内侧支 [35]。

与截骨方向一致，做一个楔形的约 5mm 的切口（图 22.5），用一个小的骨剥在截骨区域上下做软组织分离。用一根 1.6mm 的克氏针常规置入截骨面和切口的上缘，用来标记截骨的中心点，并在侧位透视下确认（图 22.6）。

用一个锯片 5mm 宽的微型矢状锯在克氏针处做截骨，深度约 5~8mm，然后脱掉手柄，锯片留在骨面，透视下确认截骨角度是否合适。重新安装摆锯，继续推进创造一个通道（图 22.7）。

图 22.5　楔形切口

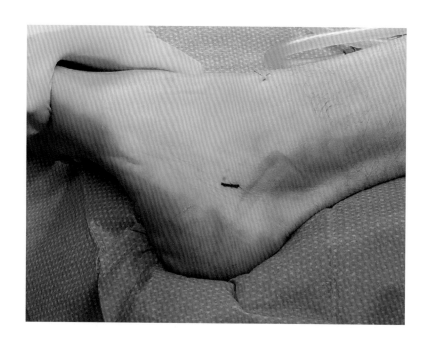

图 22.6　用一根 1.6mm 的克氏针常规置入截骨面和切口的上缘

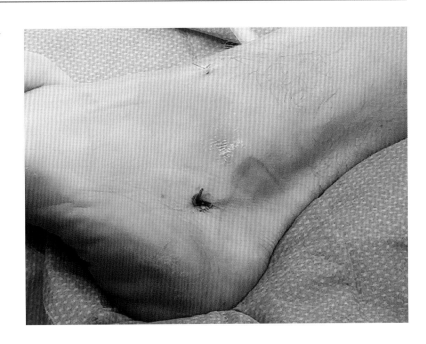

图 22.7　锯片用来确定截骨的设计角度

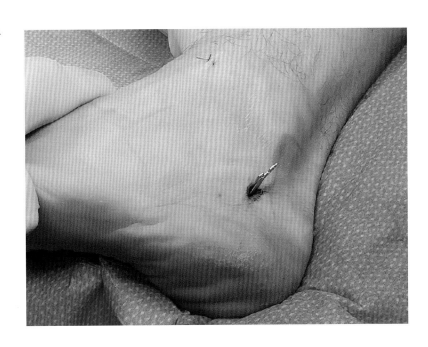

　　再用一个微型往复锯置于刚刚的通道内，首先应该通过外侧切口把下方的皮质完全切断（图22.8）。不同于磨头，往复锯一旦进入先前矢状锯完成的隧道后，会自然地顺着隧道进入，形成一个平整的切面（图22.9）。完成下面的截骨后，可以很容易地把锯片反过来，做背侧面的截骨。

　　必要时用小的骨剥放在截骨区域来松解两个截骨面，然后可以很轻松把截骨做内外侧移位。然后经皮螺钉轴向固定（图22.10）。一般来说可以移位8mm，越往前截骨可以移动的范围越大，但是损伤腓肠神经和胫神经的概率也越大，完成截骨的切口大小约5~50mm，尽管空间有限，如

图 22.8 通过外侧小切口在跟骨下方放入摆锯刀片

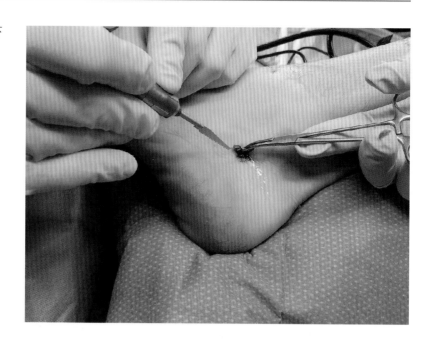

图 22.9 锯片自然地顺着之前的通道做平的截骨

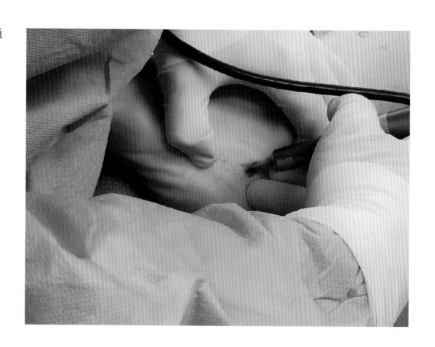

果同时做腓骨肌腱重建，则需要做更大的平行切口（图 22.11）。

严重跖内收的手术矫正

跖内收往往和蹈外翻畸形同时矫正，在严重的畸形病例中，它可以造成足部的外侧诸多问题，如跖骨外侧应力性骨折和腓骨肌腱止点处的病变[15, 36]。这种严重的病例很少，没有证据显示畸形

图 22.10 螺钉轴向经皮固定

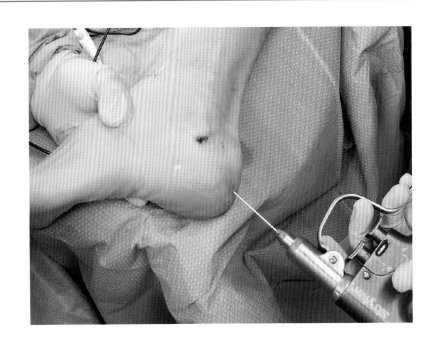

图 22.11 经皮跟骨外移截骨，同时清理腓骨肌腱，把腓骨长肌腱转位至第五跖骨基底部，做 Brostrom 修复手术

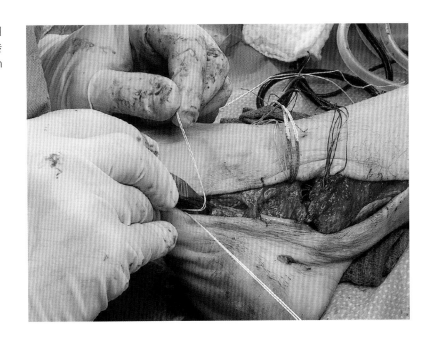

的程度和腓骨肌腱术后有关[37]。

　　如果决定做跖内收手术，内侧柱的关节炎通常与外侧跖列的慢性应力性反应有关，只有通过矫正所有 5 个跖骨才能纠正严重的跖内收畸形。通常需要同时融合第一、二、三跖楔关节及第四、五跖骨做截骨手术（图 22.12）。这个手术具有挑战性，需要个性化地在各个跖骨基底部做截骨纠正力线来矫正畸形。需要注意的是，需要纠正内侧柱的抬高或者压缩，这两种情况都可能遇到。

图 22.12 严重跖内收畸形，右侧做了第一、二、三跖楔关节融合及第四、五跖骨做截骨

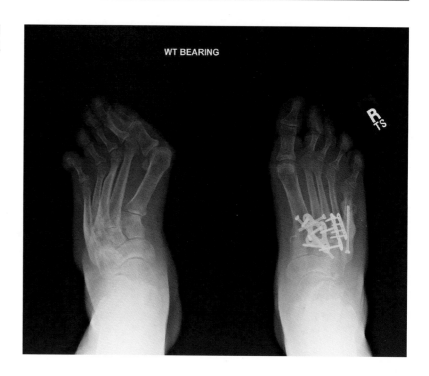

参考文献

[1] Guyton GP. Current concepts review: orthopaedic aspects of Charcot-Marie-Tooth disease. Foot Ankle Int. 2006;27(11):1003-1010.

[2] Guyton GP, Mann RA. The pathogenesis and surgical management of foot deformity in Charcot-Marie-Tooth disease. Foot Ankle Clin. 2000;5(2):317-326.

[3] Guyton GP. -Peroneal nerve branching suggests compression palsy in the deformities of Charcot-Marie Tooth disease. Clin Orthop Relat Res. 2006;451:167-170.

[4] Vance JM, Barker D, Yamaoka LH, Stajich JM, Loprest L, Hung WY, et al. Localization of Charcot-Marie-Tooth disease type 1a (CMT1A) to chromosome 17p11.2. Genomics. 1991;9(4):623-628. Epub 1991/04/01.

[5] Schwend RM, Drennan JC. Cavus foot deformity in children. J Am Acad Orthop Surg. 2003;11(3):201-211. Epub 2003/06/28.

[6] Deben SE, Pomeroy GC. Subtle cavus foot: diagnosis and management. J Am Acad Orthop Surg. 2014;22(8):512-520. Epub 2014/07/27.

[7] Hyer CF, Dawson JM, Philbin TM, Berlet GC, Lee TH. The peroneal tubercle: description, classification, and relevance to peroneus longus tendon pathology. Foot Ankle Int. 2005;26(11):947-950. Epub 2005/11/29.

[8] Agarwal AK, Jeyasingh P, Gupta SC, Gupta CD, Sahai A. Peroneal tubercle and its variations in the Indian calcanei. Anat Anz. 1984;156(3):241-244.

[9] Sobel M, Levy ME, Bohne WH. Congenital variations of the peroneus quartus muscle: an anatomic study [published erratum appears in Foot Ankle. 1991;11(5):342]. Foot Ankle. 1990;11(2):81-89.

[10] Palmanovich E, Laver L, Brin YS, Kotz E, Hetsroni I, Mann G, et al. Peroneus longus tear and its relation to the peroneal tubercle: a review of the literature. Muscles Ligaments Tendons J. 2011;1(4):153-160. Epub 2011/10/01.

[11] Brandes CB, Smith RW. Characterization of patients with primary peroneus longus tendinopathy: a review of twenty-two cases. Foot Ankle Int. 2000;21(6):462–468.

[12] Sammarco GJ. Peroneus longus tendon tears: acute and chronic. Foot Ankle Int. 1995;16(5):245–253.

[13] Gould N. Graphing the adult foot and ankle. Foot Ankle. 1982;2:213–219.

[14] Saltzman CL, Brandser EA, Berbaum KS, DeGnore L, Holmes JR, Katcherian DA, et al. Reliability of standard foot radiographic measurements. Foot Ankle Int. 1994;15(12):661–665.

[15] Aiyer A, Shub J, Shariff R, Ying L, Myerson M. Radiographic recurrence of deformity after hallux valgus surgery in patients with metatarsus adductus. Foot Ankle Int. 2016;37(2):165–171. Epub 2015/11/15.

[16] Saltzman CL, el-Khoury GY. The hindfoot alignment view. Foot Ankle Int. 1995;16(9):572–576.

[17] Neri T, Barthelemy R, Tourne Y. Radiologic analysis of hindfoot alignment: comparison of Meary, long axial, and hindfoot alignment views. Orthop Traumatol Surg Res. 2017;103(8):1211–1216. Epub 2017/10/03.

[18] Dagneaux L, Moroney P, Maestro M. Reliability of hindfoot alignment measurements from standard radiographs using the methods of Meary and Saltzman. Foot Ankle Surg. 2019;25(2):237–241. Epub 2018/02/08.

[19] Lintz F, Welck M, Bernasconi A, Thornton J, Cullen NP, Singh D, et al. 3D biometrics for hindfoot alignment using weightbearing CT. Foot Ankle Int. 2017;38(6):684–689. Epub 2017/02/12.

[20] Saltzman CL, Fehrle MJ, Cooper RR, Spencer EC, Ponseti IV. Triple arthrodesis: twenty-five and forty-four-year average follow-up of the same patients. J Bone Joint Surg Am. 1999;81(10):1391–1402.

[21] Deltombe T, Gilliaux M, Peret F, Leeuwerck M, Wautier D, Hanson P, et al. Effect of the neuro-orthopedic surgery for spastic equinovarus foot after stroke: a prospective longitudinal study based on a goal-centered approach. Eur J Phys Rehabil Med. 2018;54(6):853–859. Epub 2018/06/16.

[22] Henderson CP, Parks BG, Guyton GP. Lateral and medial plantar pressures after split versus whole anterior tibialis tendon transfer. Foot Ankle Int. 2008;29(10):1038–1041.

[23] Choi JY, Jung S, Rha DW, Park ES. Botulinum toxin type A injection for spastic equinovarus foot in children with spastic cerebral palsy: effects on gait and foot pressure distribution. Yonsei Med J. 2016;57(2):496–504. Epub 2016/02/06.

[24] Altuntas AO, Dagge B, Chin TY, Palamara JE, Eizenberg N, Wolfe R, et al. The effects of intramuscular tenotomy on the lengthening characteristics of tibialis posterior: high versus low intramuscular tenotomy. J Child Orthop. 2011;5(3):225–230. Epub 2011/07/23.

[25] An TW, Michalski M, Jansson K, Pfeffer G. Comparison of lateralizing calcaneal osteotomies for varus hindfoot correction. Foot Ankle Int. 2018;39(10):1229–1236. Epub 2018/07/17.

[26] Cody EA, Kraszewski AP, Conti MS, Ellis SJ. Lateralizing calcaneal osteotomies and their effect on calcaneal alignment: a three-dimensional digital model analysis. Foot Ankle Int. 2018;39(8):970–977. Epub 2018/04/05.

[27] Bruce BG, Bariteau JT, Evangelista PE, Arcuri D, Sandusky M, DiGiovanni CW. The effect of medial and lateral calcaneal osteotomies on the tarsal tunnel. Foot Ankle Int. 2014;35(4):383–388.

[28] Taylor GI, Pan WR. Angiosomes of the leg: anatomic study and clinical implications. Plast Reconstr Surg. 1998;102(3):599–616.

[29] Thordarson DB. Complications after treatment of tibial pilon fractures: prevention and management strategies. J Am Acad Orthop Surg. 2000;8(4):253–265. Epub 2000/08/22.

[30] Muller ME, Allgower M, Schneider R. Fractures of the shaft of the tibia. In: Manual of internal fixation: techniques recommended by the AO Group. Berlin Heidelberg: Springer Verlag; 1979. p. 278.

[31] Howard JL, Agel J, Barei DP, Benirschke SK, Nork SE. A prospective study evaluating incision placement and wound healing for tibial plafond fractures. J Orthop Trauma. 2008;22(5):299–305; discussion -6. Epub 2008/05/02.

[32] VanValkenburg S, Hsu RY, Palmer DS, Blankenhorn B, Den Hartog BD, DiGiovanni CW. Neurologic deficit associated with lateralizing calcaneal osteotomy for cavovarus foot correction. Foot Ankle Int. 2016;37(10):1106–1112. Epub 2016/06/25.

[33] Gutteck N, Zeh A, Wohlrab D, Delank KS. Comparative results of percutaneous calcaneal osteotomy in correction of hindfoot deformities. Foot Ankle Int. 2018;9:1071100718809449. Epub 2018/11/11.

[34] Guyton GP. Minimally invasive osteotomies of the calcaneus. Foot Ankle Clin. 2016;21(3):551–566. Epub 2016/08/16.

[35] Talusan PG, Cata CE, Tan EW, Parks BG, Guyton GP. Safe zone for neural structures in medial displacement calcaneal osteotomy: a cadaveric and radiographic investigation. Foot Ankle Int. 2015;36(12):1493–1498.

[36] Sharma J, Aydogan U. Algorithm for severe hallux valgus associated with metatarsus adductus. Foot Ankle Int. 2015;36(12):1499–1503. Epub 2015/07/15.

[37] Karnovsky SC, Rosenbaum AJ, DeSandis B, Johnson C, Murphy CI, Warren RF, et al. Radiographic analysis of National Football League Players' fifth metatarsal morphology relationship to proximal fifth metatarsal fracture risk. Foot Ankle Int. 2019;40(3):318–322. Epub 2018/11/08.

第二十三章　与跟骨骨折相关的腓骨肌腱病

Rull James Toussaint, Nicholas P. Fethiere, Dominic Montas

解剖

腓骨肌腱位于纤维骨性隧道内，并于远端横向走行于跟骨外侧，起到协助腓骨长、短肌旋前及外翻足部，行走时维持稳定、抵抗内翻的作用[1]。纤维骨性隧道由踝关节处的腓骨后沟、腓骨肌腱鞘、腓骨肌上支持带（SPR）组成。于后足，该隧道包括跟骨外侧部、跟腓韧带、距腓后韧带及腓骨肌下支持带。SPR 是腓骨肌腱鞘的增厚部分，是防止腓骨肌腱半脱位的主要结构。SPR 自腓骨远端外踝尖向跟骨外侧壁及跟腱腱鞘的前部走行。跟骨骨折与腓骨肌腱半脱位存在一定的关系[1, 2]。

流行病学

跟骨是最常发生骨折的跗骨，在急诊，跟骨骨折约占所有骨折的 2%[3-5]。大部分跟骨骨折（75%~80%）为累及后关节面或距下关节的关节内骨折[4, 6]。跟骨骨折通常由遭受高能量轴向暴力所致，因距骨撞击将跟骨分解为前内侧及后外侧骨折块，形成原始骨折线，另有一些分型系统还描述了继发骨折线的骨折类型[4, 6]。伴随跟骨骨折而常被遗漏诊治的一类并发症是腓骨肌腱移位（PTD），包括肌腱的半脱位及脱位[3, 4]。至今有关 PTD 与跟骨骨折之间关系的最大型的多中心研究发现，28%（118/422）的跟骨关节内骨折 CT 扫描后证实存在 PTD，然而，影像科医生只发现了 118 例中 10% 的病例，只有 5.9% 的病例在行跟骨骨折切开复位内固定术的同时处理了PTD[4]。一项涉及 9 项研究的系统性回顾及 Meta 分析报道了跟骨骨折相关的 PTD 发生率为 29.3%（23.7%~39.7%）[3]。此外，根据 Sanders 分型，PTD 的发生率随骨折严重程度递增（表 23.1）。

病史与体格检查

跟骨骨折常由高处坠落或交通事故等高能量损伤所致，因此，常合并脊柱损伤及同侧或对侧肢体损伤。跟骨骨折患者应接受彻底的二次评估以避免对合并损伤的延误诊治。

单纯跟骨骨折最常见的临床表现为疼痛、肿胀及患侧后足瘀斑。合并腓骨肌腱移位损伤的患者与单纯跟骨骨折有着相似的主诉。因此，高度警惕对于诊断合并的腓骨肌腱移位是很有必要的。

表 23.1 跟骨骨折分型与腓骨肌腱移位的关联性

	病例数	CT 证实 PTD 的百分比	
研究纳入病例总数	422	28.0%	
X 线片上 "斑片征"	44	84.1%	$P < 0.001$
Essex-Lopresti 分型			
关节压缩	321	30.8%	$P < 0.001$
舌型	100	19.0%	
无法归类（枪击伤）	1	0	
Sanders 分型			
Ⅰ型	44	4.5%	
Ⅱ型	169	16.0%	
Ⅲ型	138	34.8%	
Ⅳ型	60	58.3%	Bonferroni 检验 $P < 0.002$
无法归类（无冠状面重建图像）	11	—	

出现 "斑片征"、压缩骨折及 Sanders 分型中严重骨折的患者发生腓骨肌腱移位（半脱位或脱位）的风险更高

有高能量损伤史的患者更有可能发生 PTD[4]。此外，对于外踝处明显肿胀者也应进行进一步评估。在检查过程中，医生可以触诊并手法复位脱位的肌腱，或让患者抗阻主动外翻患足以证实腓骨肌腱动力性不稳。

诊断性检查

全面的体格检查是诊断单纯 PTD 的标准。然而，对于急性期的跟骨骨折，体格检查可能受限于患肢的疼痛及肿胀。联合术前及术中诊断性检查有助于将漏诊及假阳性率降至最低。Rosenberg 等认为，X 线检查常无法充分评估重叠的跗骨结构，并可能会低估后关节面的移位程度[6]。X 线片无法显示软组织细节，但可显示软组织肿胀。Wong-Chung 等发现，X 线检查是有帮助的检查手段，当发现肿胀至外踝水平时，临床医生应提高警惕[7]。影像学 "斑片征" 提示存在腓骨远端腓骨肌上支持带附着点处撕脱骨折，高度考虑为 PTD 的特征性表现[4]（图 23.1）。考虑到在跟骨关节内骨折中，超过 84% 的 "斑片征" 患者伴有腓骨肌腱移位，因此，"斑片征" 对于提示存在腓骨肌腱移位的特异性极高。但是，若无 "斑片征" 亦不能排除 PTD 的可能性，因为 "斑片征" 仅见于 54.7% 的 PTD 患者[3]。

伴有 PTD 的跟骨关节内骨折容易漏诊的两大原因是：（1）X 线片无法显示软组织细节；（2）体格检查的局限性。磁共振成像是评估肌腱疾病的标准方法[8]。然而，CT 通常是跟骨关节内骨折术前计划的主要依据。Ho 等发表了关于在 CT 图像上诊断腓骨肌腱脱位标准化的方法，在这种情况下，无须再行 MRI[9]。Ho 等描述了采用环绕腓骨肌腱 "三角" 结构，即腓骨远端后外侧缘（外上界）、腓骨肌上支持带（后外侧界）及跟腓韧带（内上界）的三步诊断法。第二及第三步需要找到腓骨沟，即腱鞘的位置，及腓骨远端撕脱骨折，提示支持带破坏或腓骨肌腱脱位[9]（图 23.2）。

尽管前文提及了 CT 扫描的诊断优势，但 Ketz 等认为，术前图像上腓骨肌腱的位置并不重要[10]。由于腓骨肌腱的动态性，若临床上未明确腓骨肌上支持带破坏，静态 CT 图像上肌腱移位的位置可能会过高估计腓骨肌腱不稳的实际发生率[10]。鉴于此，Ketz 等对照研究了 Ho 等描述的 CT 图像术

图 23.1 正位 X 线片显示外踝软组
织肿胀及腓骨远端隐匿性撕脱骨折
或"斑片征"（箭头）

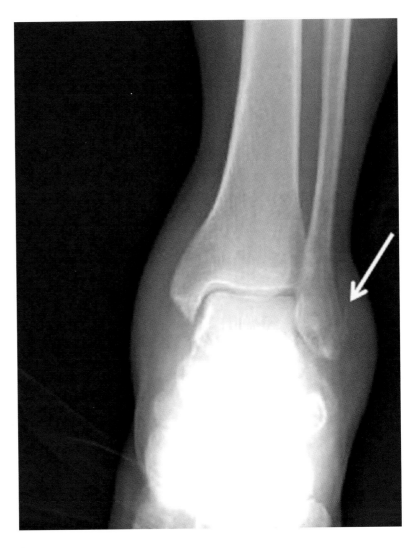

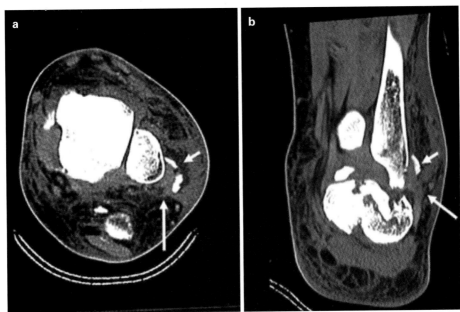

图 23.2 轴位（a）及冠状位（b）CT 图像需要采用软组织评估法。短箭头所指提示腓骨撕脱骨折或"斑片征"；长箭
头所指提示为脱位的腓骨肌腱

前评估腓骨肌腱脱位以及经外侧扩大切口固定跟骨骨折后术中探查腓骨肌腱脱位这两种方法。术中将骨膜剥离子插入腓骨肌腱鞘内至踝关节水平，并向前压。若剥离子移至踝关节前方，则提示腓骨肌上支持带损伤及腓骨肌腱不稳[10]。

手术治疗

未经治疗的单纯腓骨肌腱病可导致踝关节外侧持续疼痛及功能缺陷[2]。对于急性的单纯腓骨肌腱脱位，可采用手术治疗或临时制动，尽管对于高要求的患者应推荐手术治疗以降低复发率。手术治疗适用于有症状的慢性单纯腓骨肌腱脱位，以获得满意的治疗效果[11, 12]。尽管目前尚无比较保守治疗及手术治疗跟骨骨折后 PTD 疗效的研究，但治疗失败的 PTD 很可能导致更差的治疗结果。

目前已报道了多种治疗单纯腓骨肌腱脱位的手术技术，包括腓骨肌上支持带的直接或间接修复技术、联合腓骨后沟的处理及组织转位技术加强腓骨肌上支持带[13-18]。然而，对于合并跟骨骨折的 PTD，由于手术切口用于处理跟骨骨折，因此，手术入路给 PTD 的治疗带来了一定的局限性。

外侧扩大切口

由 Zwipp 等描述、Benirschke 推广的外侧扩大入路，作为跟骨骨折的常规手术入路已沿用了数十年之久。然而，该手术入路的局限性包括腓骨肌腱显露不佳及伤口愈合问题。最主要的问题在于外侧皮瓣血供薄弱。Borelli 的尸体标本研究强调了跟骨外侧动脉（LCA）的重要性，该动脉是覆盖跟骨表面的外侧软组织皮瓣顶端的主要血供动脉[19]。当经外侧扩大切口治疗跟骨骨折时，作者采用 Ketz 等及 Ehrlichman 等描述的方法处理腓骨肌腱脱位[10, 20]。该方法可以通过避免另做切口而将血管损伤的风险降至最低[21, 22]。外侧扩大切口的垂直支位于跟腱外侧缘的前缘，以在保留 LCA 的同时避免显露跟腱；而切口的水平支位于光滑 – 非光滑皮肤交界处。在跟骨骨折切开复位内固定后，于 SPR 水平处将腓骨肌腱从皮瓣上部分游离。注意避免过度游离而损伤皮瓣血供。然后将肌腱复位至沟内，可直接修复 SPR，或采用间接重建技术，即采用缝线桥技术用可吸收缝线将软组织固定至外侧。

跗骨窦入路

采用跗骨窦入路治疗跟骨骨折的优势在于可直视腓骨肌腱。切口位于跗骨窦表面，起自第四跖骨基远端，沿腓骨后缘向近端弧形延伸。由于脱位的肌腱可能位于外踝的外侧相对浅表处，因此需特别注意避免造成腓骨肌腱的进一步损伤。在完成跟骨切开复位内固定后，作者会延伸切口的近端部分，以显露及采用可吸收缝线或锚钉（必要时）修复 SPR。

慢性腓骨肌腱损伤

陈旧性跟骨关节内骨折的患者常表现为后足外侧疼痛。在这种情况下，最主要的鉴别诊断是距下关节创伤后关节炎。然而，医生仍需高度怀疑慢性腓骨肌腱病变的可能，其是患者疼痛的另一大潜在原因。Rosenberg 等发现，在长期随访病例中，骨块撞击肌腱与之后腓骨肌腱鞘炎的发病相关[23]。因此，在做出距下关节炎的诊断前，医生应考虑行 CT 或 MRI 扫描以进一步评估腓骨肌腱及腓骨肌上支持带的完整性。根据影像学表现，医生应准备多种方法来处理腓骨肌腱病变。除距下关节融合外，还可能需要行跟骨外侧壁减压、腓骨肌腱病灶清理、腓骨肌腱复位至腓骨沟后方及 SPR 重建。

参考文献

[1] Tresley J, Subhawong TK, Singer AD, Clifford PD. Incidence of tendon entrapment and dislocation with calcaneus and pilon fractures on CT examination. Skelet Radiol. 2016; 45(7): 977–988.

[2] Heckman DS, Reddy S, Pedowitz D, Wapner KL, Parekh SG. Operative treatment for peroneal tendon disorders. JBJS. 2008; 90(2): 404–418.

[3] Mahmoud K, Mekhaimar MM, Alhammoud A. Prevalence of peroneal tendon instability in calcaneus fractures: a systematic review and meta-analysis. J Foot Ankle Surg. 2018; 57: 572–578.

[4] Toussaint RJ, Lin D, Ehrlichman LK, Ellington JK, Strasser N, Kwon JY. Peroneal tendon displacement accompanying intra-articular calcaneal fractures. JBJS. 2014 Feb 19; 96(4): 310–315.

[5] O'connell F, Mital MA, Rowe CR. Evaluation of modern management of fractures of the os calcis. Clin Orthop Relat Res. 1972 Mar 1; 83: 214–223.

[6] Rosenberg ZS, Feldman F, Singson RD. Intra-articular calcaneal fractures: computed tomographic analysis. Skelet Radiol. 1987 Feb 1; 16(2): 105–113.

[7] Wong-Chung J, Marley WD, Tucker A, O'Longain DS. Incidence and recognition of peroneal tendon dislocation associated with calcaneal fractures. Foot Ankle Surg. 2015 Dec 1; 21(4): 254–259.

[8] Mitchell M, Sartoris DJ. Magnetic resonance imaging of the foot and ankle: an updated pictorial review. J Foot Ankle Surg. 1993 May-Jun; 32(3): 311–342.

[9] Ho RT, Smith D, Escobedo E. Peroneal tendon dislocation: CT diagnosis and clinical importance. Am J Roentgenol. 2001 Nov; 177(5): 1193.

[10] Ketz JP, Maceroli M, Shields E, Sanders RW. Peroneal tendon instability in intra-articular calcaneus fractures: a retrospective comparative study and a new surgical technique. J Orthop Trauma. 2016 Mar 1; 30(3): e82–e87.

[11] Selmani E, Gjata V, Gjika E. Current concepts review: peroneal tendon disorders. Foot Ankle Int. 2006 Mar; 27(3): 221–228.

[12] Porter D, McCarroll J, Knapp E, Torma J. Peroneal tendon subluxation in athletes: fibular groove deepening and retinacular reconstruction. Foot Ankle Int. 2005 Jun; 26(6): 436–441.

[13] Kelly RE. An operation for the chronic dislocation of the peroneal tendons. Br J Surg. 1920; 7: 502–504.

[14] Mason RB, Henderson JP. Traumatic peroneal tendon instability. Am J Sports Med. 1996 Sep-Oct; 24(5): 652–658.

[15] Micheli LJ, Waters PM, Sanders DP. Sliding fibular graft repair for chronic dislocation of the peroneal tendons. Am J Sports Med. 1989 Jan-Feb; 17(1): 68–71.

[16] Ogawa BK, Thordarson DB, Zalavras C. Peroneal tendon subluxation repair with an indirect fibular groove deepening technique. Foot Ankle Int. 2007; 28(11): 1194–1197.

[17] Stein RE. Reconstruction of the superior peroneal retinaculum using a portion of the peroneus brevis tendon. A case report. J Bone Joint Surg Am. 1987 Feb; 69(2): 298–299.

[18] Walther M, Morrison R, Mayer B. Retromalleolar groove impaction for the treatment of unstable peroneal tendons. Am J Sports Med. 2009 Jan; 37(1): 191–194.

[19] Borrelli J Jr, Lashgari C. Vascularity of the lateral calcaneal flap: a cadaveric injection study. J Orthop Trauma. 1999 Feb 1; 13(2): 73–77.

[20] Ehrlichman LK, Toussaint RJ, Kwon JY. Surgical relocation of peroneal tendon dislocation with calcaneal open reduction and internal fixation: technique tip. Foot Ankle Int. 2014 Sep; 35(9): 938–942.

[21] Clare MP. Acute and chronic peroneal tendon dislocations. Tech Foot Ankle. 2009; 8: 112–118.

[22] Mak MF, Tay GT, Stern R, Assal M. Dual-incision approach for repair of peroneal tendon dislocation associated with fractures of the calcaneus. Orthopedics. 2014 Feb; 37(2): 96–100.

[23] Rosenberg ZS, Feldman F, Singson RD, Price GJ. Peroneal tendon injury associated with calcaneal fractures: CT findings. AJR Am J Roentgenol. 1987; 149(1): 125–129.

第二十四章 运动员的腓骨肌腱损伤

Robert B. Anderson, Eric Folmar, Michael Gans, Mark Sobel

引言

腓骨肌腱的疾病可以分为3类，它们之间常会交叉重叠：（1）腓骨肌腱炎；（2）腓骨肌腱撕裂；（3）腓骨肌腱半脱位或者脱位[4]。踝关节或者后足外侧面的疼痛和肿胀常是主要症状。表现为慢性踝关节不稳的表现，伴/不伴高弓内翻足畸形，可伴有腓骨肌腱病变[5-9]。

Smith 等报道腓骨肌腱疾病发生在3个解剖区域[10]。这3个区域见图24.1。

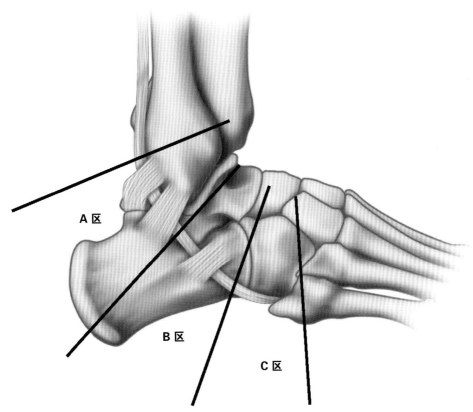

图 24.1 足的外侧观，腓骨长肌腱走行的3个解剖区域。A区是外踝尖的区域，包括腓骨肌上支持带。B区为跟骨腓结节区域，此区域有腓骨肌下支持带附着。C区为骰骨切迹区域，此区域腓骨长肌腱转至足的跖侧[10]

在 A 区，腓骨肌上支持带区域，腓骨短肌腱可能纵向撕裂，见图 24.2[11, 12]。在该区域也可能出现腓骨短肌低位肌腹或者第四腓骨肌引起腓骨肌腱沟内挤压[13, 14]。这些情况常常伴有肌腱半脱位[15]。在 B 区，沿着跟骨外侧壁，增大的跟骨腓结节可挤压腓骨长肌腱引起肌腱滑膜炎，并且有的可见到肌腱劈裂、撕脱，甚至腓骨短肌腱的明显撕裂[16-18]。C 区进入骰骨切迹，在腓骨肌籽骨与骰骨连接处形成的变薄和稀疏区域，那里的腓骨长肌容易破裂。腓骨本身的损伤可包括腓骨骨折，如图 24.3 所示，或扩大的腓骨肌籽骨多部分分离，很像踇籽骨[19, 20]。

对于专业或精英运动员来说，及时正确的诊断是非常重要的，因此，对于踝关节后外侧和后足外侧出现疼痛的患者，必须高度怀疑腓骨肌腱损伤。完整的病史和体格检查也可以诊断这种疾病。此外，这个疾病的最适辅助检查是 MRI 和高分辨率超声。如果非手术治疗不理想，MRI 可以识别病变情况并有助于规划适当的手术治疗。然而，与超声不同的是，这是一项静态研究，对肌腱过度活动没有帮助，而动态超声是有帮助的[21]。

根据手术时发现的具体病变类型，各种手术方式被描述并推荐。这些包括肌腱清创术或管状缝合术，切除低位腓骨短肌腹或异常腓骨肌腱，肌腱固定术，肌腱转移或移植术，腓骨肌上支持带修复联合或不联合腓骨肌腱沟加深，并行跟骨外侧截骨术或第一跖骨背屈截骨术[1, 2, 4, 22-44]。

图 24.2 在 A 区的损伤。伴发腓骨肌腱脱位、半脱位并撕裂，反之亦然，肌腱断裂和踝关节外侧韧带不稳定

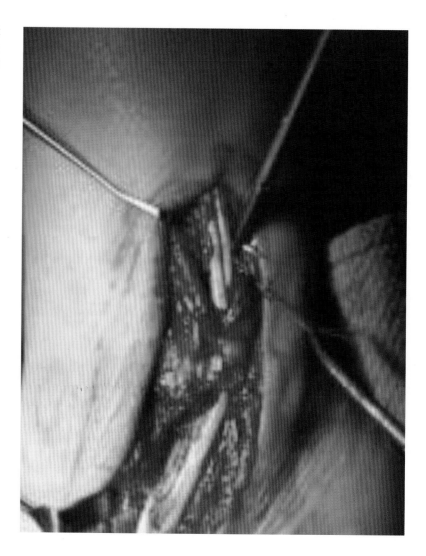

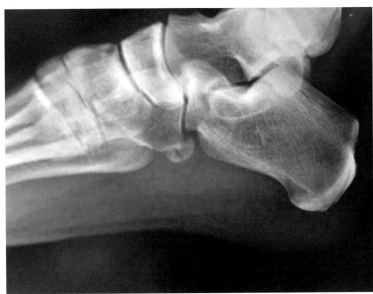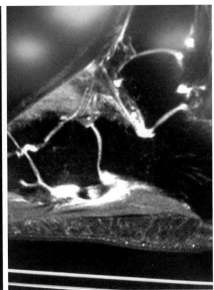

图 24.3　C 区腓骨肌籽骨骨折

腓骨肌腱滑膜炎通常通过保守措施改善，如制动休息和注射富血小板血浆（PRP），对于难治性疾病则采用手术治疗。相比之下，腓骨肌腱半脱位通常需要手术治疗，包括解剖修复或重建腓骨肌上支持带，典型的还有腓骨肌腱沟的加深。腓骨肌腱撕裂（劈裂）的手术治疗是基于剩余的可用肌腱[34, 35, 45, 46]。对于小于 50% 的肌腱撕裂，建议进行主要修复和管状缝合，对于不能修复的腓骨长肌撕裂，建议进行肌腱固定术[4, 47]。对于复杂的腓骨短肌撕裂或破裂，目前我们倾向于采用同种异体肌腱移植重建[25]。有明显跟骨内翻的患者可考虑跟骨和跖骨截骨术[31, 48]。

这些腓骨肌腱疾病的损伤机制是多种多样的，有些是急性暴力损伤，有些则是慢性过度使用损伤[49, 50]。考虑到所产生的力量，运动员面临着更大的风险。此外，冰球和棒球运动员在打冰球和棒球时脚踝外侧将会收到直接创伤。不管个人是否参加体育运动，治疗这些腓骨肌腱疾病的手术技术是相似的。非手术治疗最初对运动员和非运动员都进行了尝试，这将包括相对休息、固定、注射技术（生物制剂）、物理治疗和使用矫形器。两组之间的区别在于保守治疗的时间和术后护理/康复的时间不同。考虑到球员的赛程，保守治疗的窗口往往较小。当表现受限且不适合非手术方式时，建议在 3~4 个月后进行手术，以避免干扰连续赛季的运动参与。

本章旨在阐明优秀和"职业"运动员的腓骨肌腱的不同损伤，以及康复方案所建议的手术方式。从这个角度来看，专业运动员和非专业运动员的损伤机制可能是相同的，但考虑到专业运动员所承受的高能量，即损伤更常见和更严重。这也可能与场地表面和鞋带－草皮的相互作用有关，因为当鞋子不能松开时，可能会出现过大的扭矩。

病史和体格检查

详尽回忆疼痛和肿胀开始的时间和部位，对于诊断是有帮助的。在急性损伤情况下，运动员可能会想起一个特定的动作，可能是踝关节内翻或强迫背屈来对抗主动的跖屈。在慢性损伤的情况下，将询问哪些治疗方式已经被采取。确定哪些动作可以再现疼痛，疼痛的位置，以及是否有半脱位的感觉是很重要的。

检查首先要对整个下肢进行仔细评估，与对侧下肢进行比较，评估整体力线情况。膝内翻和跟骨内翻与外侧应力过大有关。伴随走路抬高一只脚，另一只脚后足和足趾是被观察到的。疼痛或肌腱半脱位是否会在一只脚抬高的情况下再次发生？坐位检查确定是否有充盈、局部压痛、皮肤或软组织改变，以及腓骨肌腱的连续性和功能。阻力测试有助于评估肌腱的强度，以及是否存在肌腱过度运动、鞘内断裂、肌腱半脱位和明显脱位 [49-51]。检查踝关节和后足关节是否疼痛和不稳，并与对侧进行仔细对比。

影像学

对所有有潜在腓骨肌腱问题的患者常规进行踝关节和足部 X 线检查。如图 24.4 所示，推荐 3 个踝关节视图，因为斜位图能更好地识别腓骨远端后外侧边缘的异常（斑片征）。

足部 X 线片有助于显现撕脱以及足部的整体力线。斜位图最能显示腓骨籽骨的存在。后足力

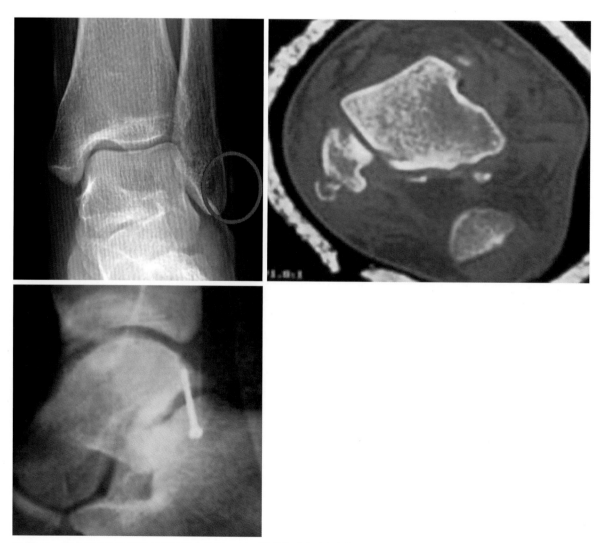

图 24.4 职业足球运动员腓骨肌腱脱位示例。SRP 撕脱带 "斑片征"（3 型）。当碎片大小足够时进行 ORIF

线视图有助于评估相关跟骨内翻畸形。

对于经保守治疗未能改善的患者，常规要求进行 MRI 检查。评估软组织以及任何相关的关节内病变，检查腓骨肌腱是否有腱鞘炎、撕裂、断裂和脱位。然而，需要注意的是，即使在最好的 MRI 设备上也很难识别纵向撕裂。此外，还有一种现象叫作"魔角效应"。当肌腱改变方向，就像腓骨一样，变薄和部分断裂可能会被过度诊断。此外，T2 加权信号可能会被过度解读破裂，医生在进行手术干预时需要考虑这一点。超声是另一种成像方式，可用于可疑的腓骨肌腱问题。虽然它依赖于技术人员和解读者，但这项动态研究有助于确定肌腱的大小、位置以及它是否通过各种动作发生半脱位。

保守治疗

几乎所有遇到的腓骨肌腱问题最初都是通过非手术方式处理的：固定、相对休息、冰敷、压迫、抗炎药物治疗，最后是加强腓骨肌。石膏固定，即使是 1~2 周，对急性腱鞘炎 / 肌腱炎也非常有益。尽管不方便，但石膏可以确保引导的一致性。一旦急性疼痛和肿胀消退，就开始正式的物理治疗，重点是加强腓骨肌腱。那些有内翻的患者最终将过渡到应用带有外侧脚跟楔形和前脚张贴的定制矫形器。相对外侧踝关节不稳定最好用限制内翻的支具治疗。急性腓骨肌腱滑脱、腓骨肌腱脱位和腓骨短肌破裂的患者最初未接受非手术治疗。如果第一阶段治疗失败，需要考虑其他的治疗方式包括注射生物制剂。可的松可以进一步削弱患病的肌腱，因此避免使用可的松，以免断裂。然而，可以考虑应用羊膜组织衍生物和 PRP/ 干细胞。

手术治疗

如上所述，有几种腓骨肌腱疾病需要手术干预。其中许多可能还需要解决踝关节相关的韧带病变和内翻畸形 [6-8, 48]。建议在手术前进行 MRI 检查，以确定是否需要在同一位置是否对踝关节进行关节镜检查。外科医生需要为所有重建选择做好准备，即同种异体移植、肌腱和生物制品。术后的病程和康复取决于所述的病理类型。

急性腓骨肌腱脱位

非手术治疗腓骨肌腱不稳定的患者是非常困难的（图 24.5）。急性型和慢性型通常都需要腓骨沟加深和腓骨肌上支持带修复。下面报告了加深腓骨沟的多种手术方式。

虽然 J 形垫可以用来争取时间，但长期而言是不够的，甚至可能会使患者面临腓骨短肌腱撕裂和彻底断裂的风险。开始时，手术修复几乎总是需要加深腓骨沟 [1, 45]。

如果是急性腓骨肌腱脱位，且影像学上发现患者有一条凹沟，则仅应考虑对职业运动员进行单独腓骨肌上支持带修复 [49]。

稳定肌腱最可预测的方式是加深沟槽，如图 24.6 所示，特别是在远期观察中 [45]。有许多不同的技术可以用来加深腓骨沟 [1, 35, 45]。我们的首选方法是避免截骨或形成一个裸露出血骨床，这可能导致肌腱固定和粘连，因此采用"间接"方法 [45]。图 24.7~ 图 24.9 显示了"间接"凹槽加深技

图 24.5　腓骨肌腱脱位

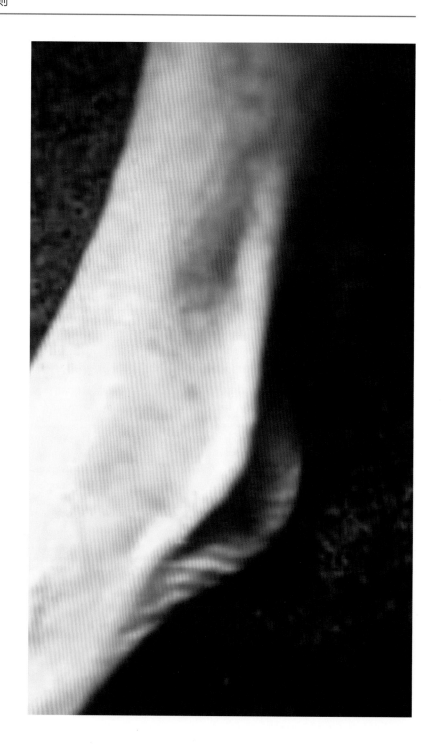

术。首先，我们在跟腓韧带的起点钻一个小孔，逐渐扩大，变薄腓骨远端后部皮质骨[45]。通过在中立位置是否能覆盖腓骨长、短肌腱来评估，一旦沟加深足够，通过腓骨后外侧钻孔修复腓骨肌上支持带。

　　该技术在腓骨远端形成蛋壳状，使凹槽向内嵌，从而突出后缘。它本质上是稳定的，不需要骨愈合，并保持槽的自然底面[45]。此外，该手术还包括切除沟内任何多余的软组织，如低位腓骨短肌或异常腓骨肌腱（第四腓骨肌）。通过这样做，有更多的空间来保持腓骨短肌腱和腓骨长肌腱向后。任何撕裂都被识别并修复。将切除腓骨肌上支持带的冗余，然后将其固定回后外侧腓骨的

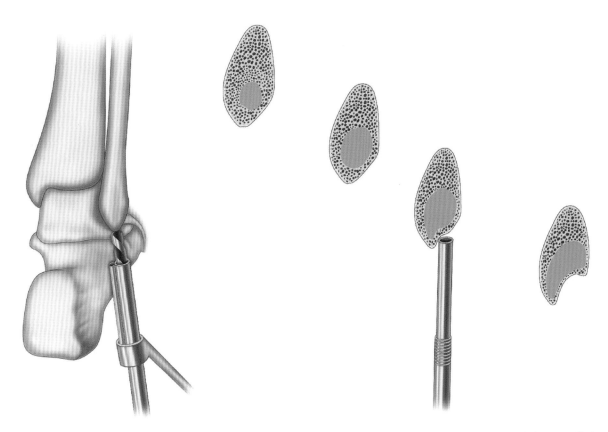

图 24.6　间接凹槽加深技术。自 1993 年以来，作为"微创"技术的优势运用于专业运动员，这是资深作者更倾向的手术。优点包括：一个"蛋壳"样术式，紧压技术，维持腓骨底部的软组织，不需要截骨术治疗，在两年内报道结果良好

图 24.7　间接加深。在跟腓韧带的起始处进行小直径钻孔，逐渐增大直径，使沿腓骨远端的后侧皮质骨变薄

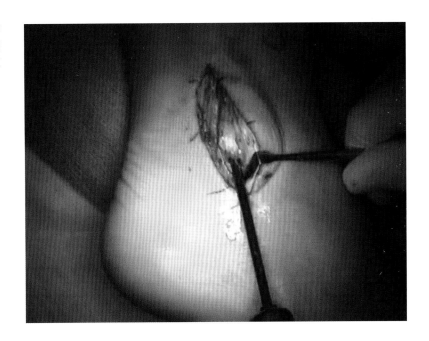

图 24.8 通过在中立位置是否覆盖腓骨长、短肌腱评估，一旦凹槽加深足够，通过腓骨后外侧钻孔修复腓骨肌上支持带

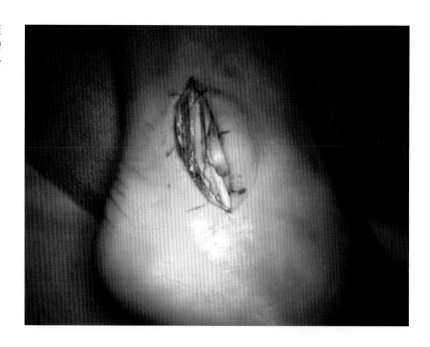

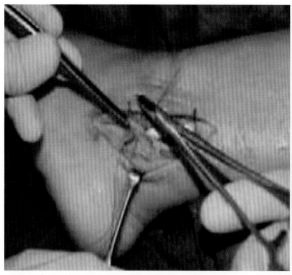

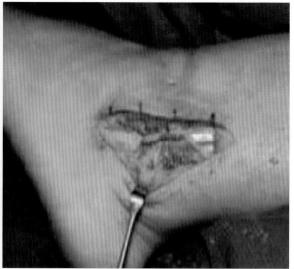

图 24.9 无论哪种类型，都要行腓骨肌上支持带修复。首选是在腓骨后外侧钻孔

钻孔中，进一步稳定肌腱，同时避免狭窄。使用这个修复方法，肌腱得到了稳定。此后，术后疗程包括 2 周内夹板固定不负重，然后穿行走靴负重 6 周。在此期间，可以开始轻微的主动背屈和跖屈。直线跑步活动可从术后 8 周开始、术后 12 周开始。然后运动员可以参加所有的场地活动，并在功能恢复后，恢复到完全参与运动的状态。

图 24.10~ 图 24.12 显示腓骨半脱位逐渐加重并伴有疼痛的病例。经手术探查，腓骨肌上支持带减弱。对低位增生腓骨短肌进行清创和减压。

图 24.13 描述了一名 18 岁篮球运动员由于倒退导致损伤的 MRI 结果。患者表现为慢性踝关节外侧疼痛和肿胀。X 线检查为阴性，MRI 结果显示腓骨肌腱脱位。图 24.14 和图 24.15 显示了间接加深腓骨肌腱沟技术用于修复撕裂肌腱。

图 24.10　腓骨肌腱半脱位

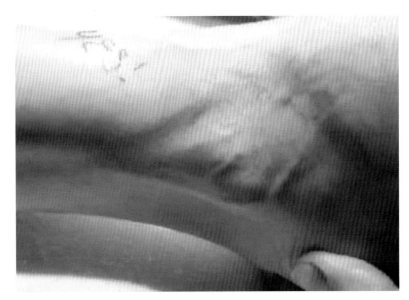

图 24.11　附着的腓骨肌上支持带

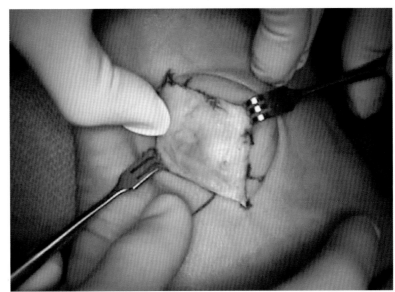

图 24.12　清创 / 压实低位且肥大的腓骨短肌

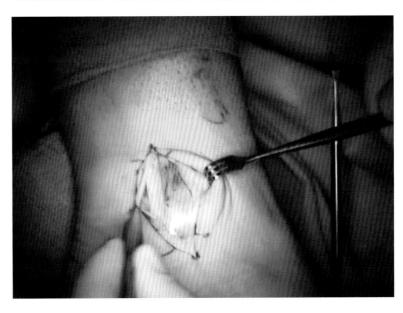

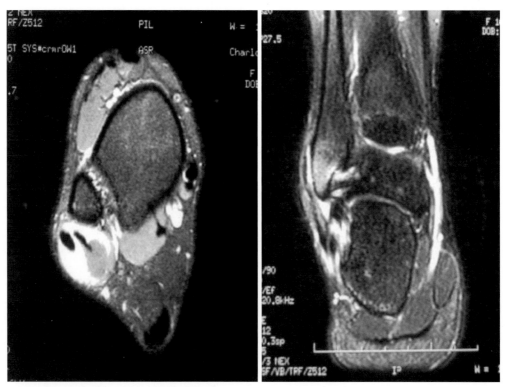

图 24.13　MRI 显示专业篮球运动员的腓骨肌腱脱位

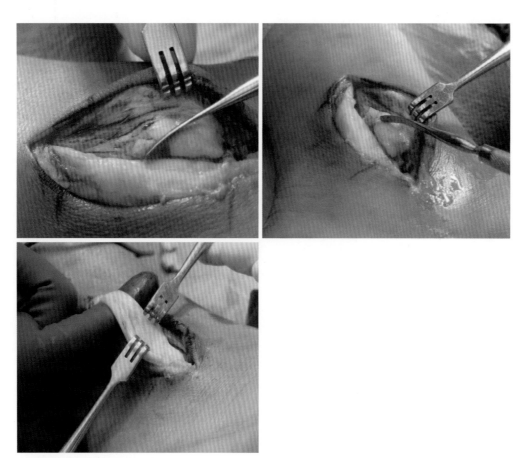

图 24.14　腓骨肌腱脱位伴撕裂

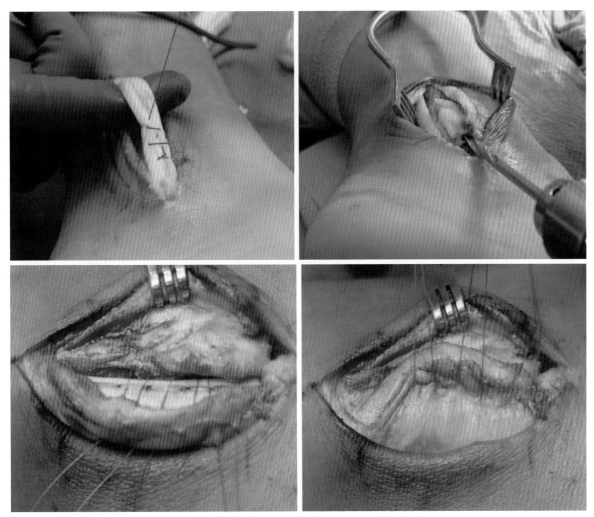

图 24.15　修复撕裂的肌腱并加深肌腱沟，修复 SPR

腓骨长肌腱断裂 / 腓骨肌籽骨综合征

很多遭受这些伤害的运动员在制动和休息 4~6 周后疼痛较轻且功能影响小。然而，那些伴有后足持续疼痛和肿胀的 3/C 区的可能需要外科手术干预，尤其是伴有隐匿性高弓内翻足的患者（图 24.16）。在这种脱位的情况下，腓骨长肌腱断裂很难修复，预后也不满意。切除病变的腓骨肌籽骨的时候维持腓骨长肌腱也很困难。因此，这些情况最好将其端端缝合至腓骨短肌腱[19]。

图 24.17 和图 24.18 显示了一系列治疗高弓内翻足伴有腓骨长肌腱撕裂且位于 3/C 区患者的图像。对于高弓内翻足，第一跖骨长斜行背伸截骨并用 2 枚皮质骨螺钉固定（图 24.17）。腓骨长肌腱撕裂清创处理后缝合至腓骨短肌腱（图 24.18）。

缝合后将远端的腓骨长肌腱拉回以维持合适的张力。这时，腓骨长肌腱仍保持连续性，最好先吻合肌腱然后再切除远端的病变部分。切除腓骨肌腱结节以避免在缝合时有张力。生物组织产品常用来减少术后粘连。术中基于非负重石膏，术后 2 周可以穿行走靴。小范围的 ROM 可以开始活动，但是术后 8 周前避免阻力运动。大多数运动员可以在 16 周内恢复并完全参与比赛。

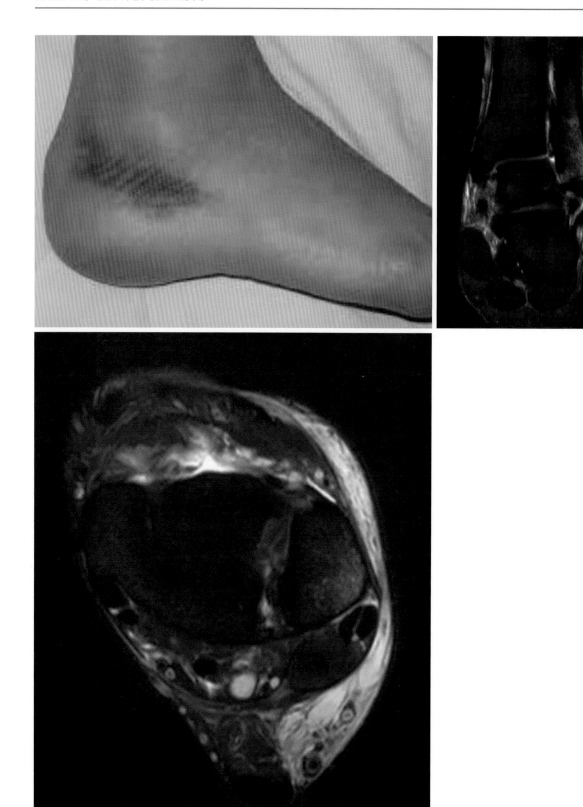

图 24.16　专业足球运动员腓骨肌腱撕裂伴有高弓内翻足。MRI 常常很难评估损伤的程度及范围

图 24.17 第一跖骨长斜行背伸截骨并用皮质骨螺钉固定，因为伴有高弓内翻畸形

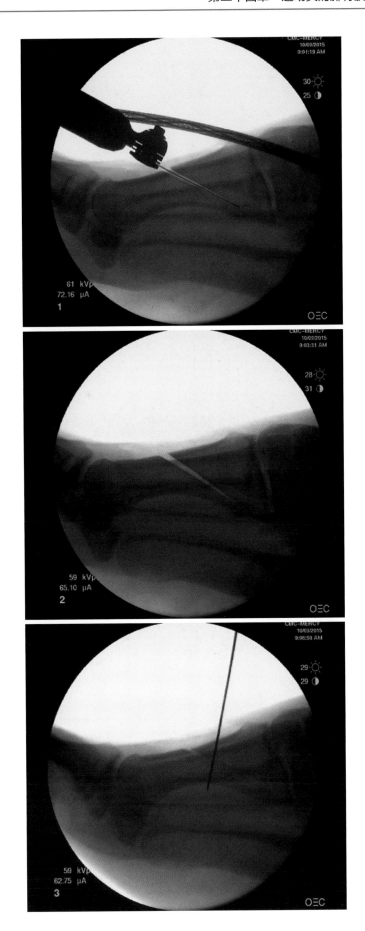

图 24.17（续）

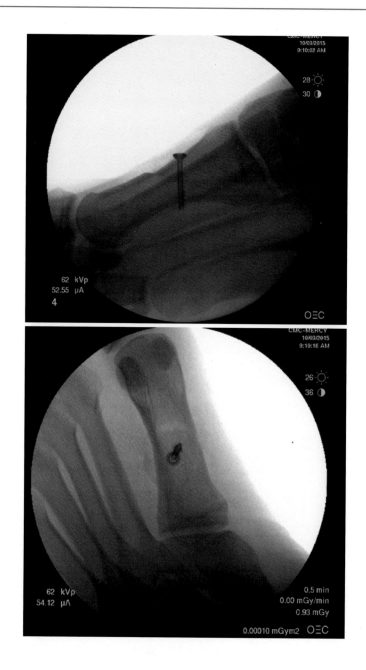

腓骨短肌腱撕裂相关的慢性外侧踝关节不稳

腓骨短肌腱撕裂可以与半脱位同时发生，如前所述，或者伴有慢性外侧踝关节不稳定，或者两者都有 [6-9]。这些撕裂可以位于中央部位，或者周围撕裂，或者都有。中心撕裂可以通过连续缝合来修复，通常是 PDS 或脯氨酸缝线，甚至 60% 的周围撕裂也可以通过切除和成形修复 [47]。如图 24.19 所示，小于 50% 的撕裂被切除并修复。

一些复杂的撕裂可以通过清创和成形挽救，而另一些则需要切除并进行肌腱缝合成形或异体移植物填充。相关的外侧踝关节不稳定可以用外科医生认为可以接受的任何技术来治疗。这可能是改良的 Brostrom-Gould 术式，人工肌腱加强或者同种异体 / 自体肌腱编织。鉴于腓骨肌腱已经

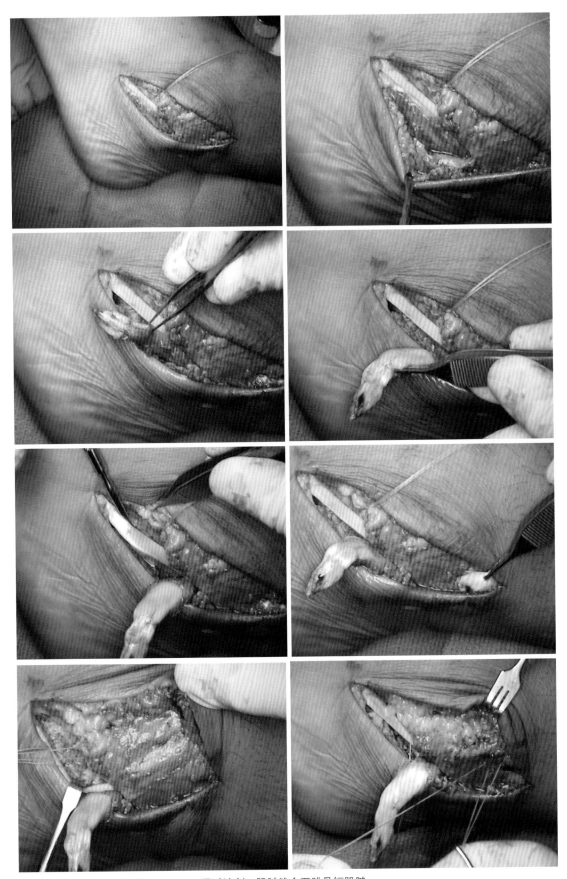

图 24.18　腓骨长肌腱撕裂位于 3/C 区，通过清创、肌腱缝合至腓骨短肌腱

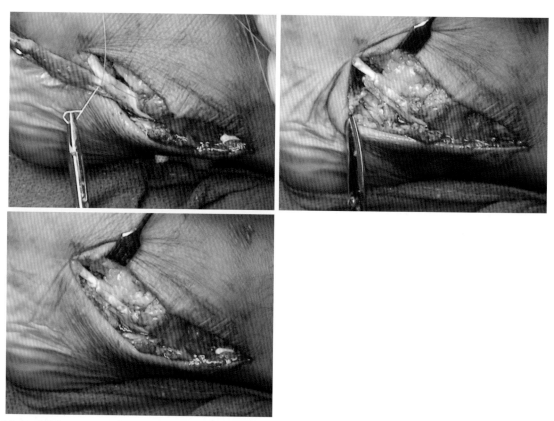

图 24.18（续）

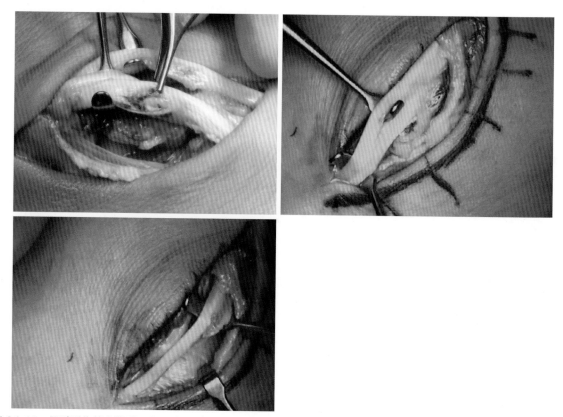

图 24.19　肌腱脱位伴有撕裂。内翻引起的腓骨短肌腱或者腓骨长肌腱撕裂

受损，不建议利用该结构进行加强或转位。术后康复取决于腓骨肌腱修复和外侧韧带修复的时间。为了避免肌腱粘连，轻柔的背屈和跖屈活动从术后 2~3 周开始，术后 8~10 周穿行走靴负重行走。此时可以进行腓骨肌腱肌力锻炼，需要避免内翻活动直到术后 14~16 周。

单独的腓骨短肌腱撕裂

保持腓骨短肌腱的完整性和功能对于运动员来说是至关重要的，尤其是在伴有高弓内翻足时。在撕裂的情况下，可以选择将腓骨长肌腱缝合至腓骨短肌腱或者用同种异体移植物替代。对于运动员来说，最好独立保持两条肌腱的功能，而避免肌腱缝合。与腓骨长肌腱远端撕裂不同，腓骨短肌腱撕裂常发生在 2/b 区，可以通过同种异体移植物填充来处理[25]，自体肌腱和同种异体肌腱都可以应用。在近端进行编织缝合，然后远端编织穿过残端，或用带线锚钉或者纽扣螺钉将其固定于第五跖骨基底部，类似于修复股二头肌远端断裂。重建时要有合适的张力，通常是脚部外翻时的最大张力。很少会造成过度紧张的情况。图 24.20 显示了 MRI 上复杂腓骨短肌腱撕裂以及同种肌腱移植物的治疗。术后，使用非负重支具固定 2~3 周，然后开始脚踝的轻度活动，保护腓骨短肌腱。患者到术后 8 周开始穿行走靴进行行走。建议在 8~10 周内避免内翻活动。

同时伴有腓骨长肌腱和腓骨短肌腱撕裂

这对任何一个人来说都是一个非常困难的情况，尤其是运动员，并且常伴有高弓内翻畸形。清创和建立一条肌腱很难为活动量大的人提供足够的功能。如果撕裂相对是急性期（6 个月），近端肌肉组织应为健康且有功能，因此可以通过同种异体肌腱分别缝合两端，挽救每条肌腱。图 24.21 显示了一名 26 岁的职业足球运动员两条肌腱都有撕裂，使用同种异体骨肌腱移植治疗修复

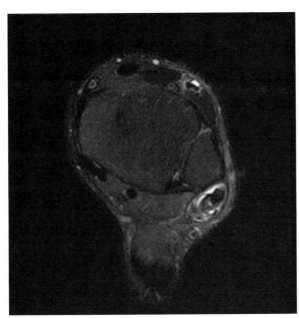
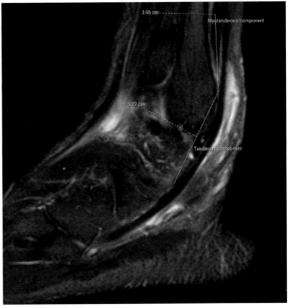

图 24.20　MRI 显示一名精英运动员伴有腓骨肌腱撕裂，同种异体股薄肌腱移植治疗本例复杂腓骨短肌腱撕裂

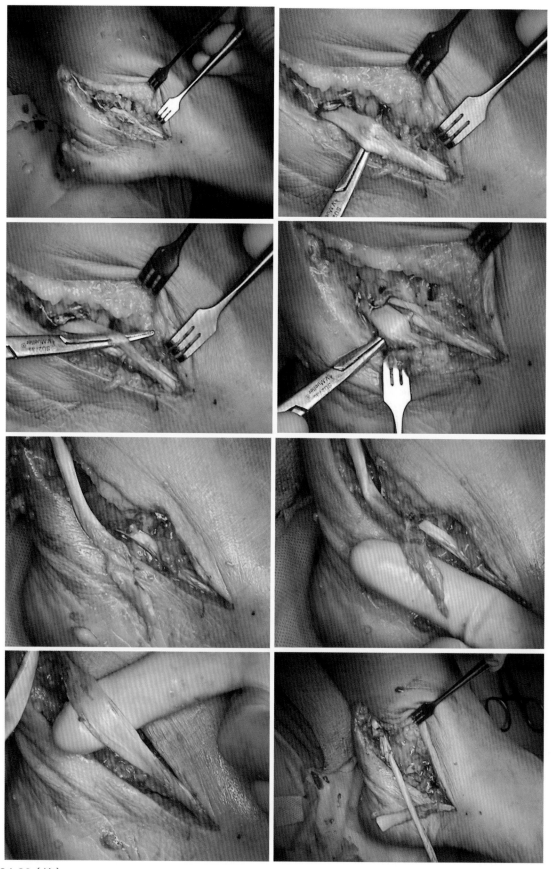

图 24.20（续）

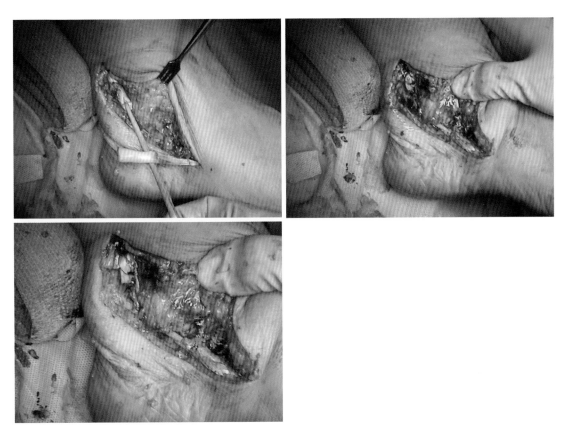

图 24.20（续）

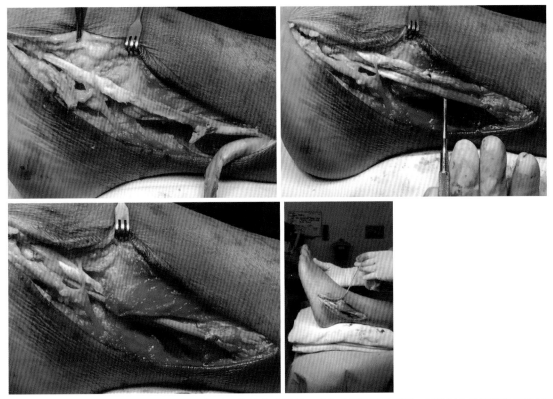

图 24.21 病例：26 岁的专业足球运动员。慢性脱位伴有腓骨长肌腱和腓骨短肌腱撕裂。同种异体骨肌腱移植修复两条肌腱，并进行直接肌腱沟加深

两条肌腱，并直接进行肌腱沟加深。

如果近端肌肉纤维化和没有功能，那么需要考虑肌腱转位术。相比于 FDL，我更喜欢 FHL 肌腱转位，因为更容易获取肌腱且增强力量[24, 52, 53]。在踇趾的跖侧面，可以获取足够的长度，然后定位在 Henry 结节的位置。如有必要，在后踝关节的后内侧切第 3 个切口，找出肌腱并进行转位。然而，可以从后外侧切口找出 FHL，该切口是显露腓骨短肌腱的，将其拉到后足外侧，并将其缝合至腓骨短肌腱的远端残端且保持最大张力。术后流程与单纯的腓骨短肌腱断裂重建相似。患者需要术前对于手术有一定的了解，这不是一个完全同相的转位，可能不会康复到允许高水平的运动。事实上，少量伴有内翻倾向的转位可能失败，最终需要通过距下关节融合术进行翻修。当面对患者接受了肌腱抢救手术但功能没有改善的情况时，可能希望进行生物力学测试，以确定是否获得足够成功的康复。在基线研究之后，可以在 12 周后进行第二次评估，以了解改善情况。

同时伴有高弓内翻足畸形

如前所述，高弓内翻足不仅在腓骨肌腱和外侧踝关节疾病的病理生理学中发挥着重要作用，而且在其治疗和预后中也起着重要作用[31]。任何外侧踝关节和后足区域进行的软组织重建都需要得到保护，以获得最佳的长期预后。根据仔细的术前评估，包括 Coleman 木块试验，或者跟骨外移或者第一跖骨背侧闭合截骨（或两者都有），对于高弓内翻足表现的患者都应该考虑[48]。作者更喜欢这些技术，包括骨的接触面，负重时加压以及可以使用螺钉固定（如皮质骨螺钉在第一跖骨）。图 24.22 显示高弓内翻足的截骨。这不适用于精英运动员。这些截骨在术后 3~4 周内免受负重，之后进行负重和肌腱力量增强锻炼。长斜截骨术和双皮层固定有生物力学的优势。

腓骨肌腱镜的作用

van Dijk 和其他医生提倡使用肌腱镜，尤其是对于腓骨短肌腱。这种微创手术已被证明有利于诊断撕裂和隐匿性半脱位（鞘内），这是 MRI 做不到的[54, 55]。它对腱鞘炎也非常有用，提供了足

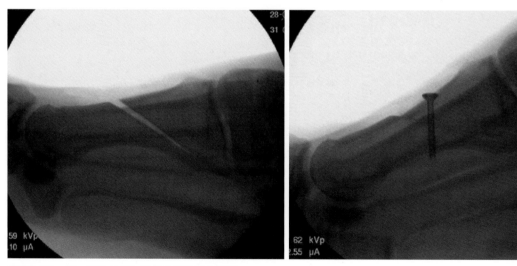

图 24.22 第一跖骨长斜向截骨治疗高弓内翻足

够的工作空间来进行彻底的腱鞘炎滑膜切除术。这种技术有一个学习曲线，在处理普通肌腱脱位和肌腱断裂时有明显的局限性。

术后康复

康复计划

任何康复方案的标准化在患者人群中都是困难的。在实施康复方案时，考虑到组织愈合、组织应力和对其他同时完成的术式的考虑本身是至关重要的。然而，近年来，康复学已经转向了更多的基于标准的流程。这种转变允许一种渐进的方法，允许基于个人能力以及对组织压力和愈合的尊重的梯度增加。对于运动员，详细了解专业的体育运动需求是至关重要的，这可以决定回归运动的计划时间。图 24.23 和表 24.1 展示了手术后康复方案的一个示例。时间框架主要是作为一个参考。

第一阶段：制动

在目前的文献中，对于理想的术后固定时间或开始活动度的锻炼[3]，尚无共识。术后康复计划应该根据患者的锻炼目标和先前的功能、病理处理方法和每个手术技术进行设计，以优化康复和降低再损伤的风险。

制动和非负重期的长短主要根据损伤的严重程度和手术技术而不同。每种手术类型都有关于制动时间框架和负重限制的一般建议。值得注意的是，根据手术允许情况，制动时让患者开始活动，如足趾屈伸活动、足趾伸展、脚部画圆圈等活动可能是有利的。其目的是保持本体感受能力，尽量减少萎缩，并保护和改善静脉回流。

第二阶段：早期活动/负重

近来治疗原则的改变主要在于腓骨肌腱手术患者行早期活动度锻炼[6, 43]。根据这些相关信息，Demetracouplos 和 Karlsson 等最近描述了他们术后管理的变化。与之前的方案相比，6 周支具固定制动后进行物理治疗，Demetracouplos 等实施了一个术后的康复流程，目的在于 4 周的负重和非负重制动后早期进行活动度锻炼[43]。Karlsson 等支具固定 6 周，但在 4 年后将制动的时间缩短为 2 周然后进行负重的行走靴保护以进行早期的 ROM 锻炼[6]。表 24.2 显示根据实施的术式不同，整体的非负重和负重制动时间以及早期进行 ROM 锻炼。

在这个阶段可以开始早期的主动轻度的 ROM 锻炼。这个程序应该是这样的，首先关注保护手术部位和活动度，这将有避免术后肌腱与支持带以及周围软组织的粘连。轻度的早期肌肉锻炼可以在该时期进行等长收缩。理想情况下，在目前可以通过早期的行走靴保护进行。在支具或者行走靴保护下可以进行等长收缩锻炼（如肌肉的长度没有改变，因此没有力量施加到肌腱上）[56]。早期活动有助于减少肿胀、僵硬、萎缩、疼痛，以及手术后的肌肉保护功能。

Phase I (0-2 weeks)
Goals

- Rest
- Control swelling and pain
- Activities of daily living

Guidelines

- Non weight bearing in cast or boot
- Sutures removed at 14 to 21 days
- Education: surgery, healing time, anatomy, phases of rehabilitation
- Encourage activities of daily living
- Rest and elevation to control swelling
- Control pain
- Hip and knee active range of motion
- Intrinsic foot muscle activation (per procedure)

Phase II: Week 3-6
Goals

- Full weight bearing in cast or boot with no swelling (early stage)

Guidelines

- Shower without boot
- Elevation to control swelling
- Start to weight bearing
- Massage for swelling
- Submaximal isometrics progressing to full isometric to active range of motion (AROM) ankle and foot: plantarflexion / dorsiflexion / inversion
- NO active eversion/NO Passive inversion
- Progress to stationary bicycle
- Hip strengthening in non-weightbearing

Phase III: Week 7-10
Goals

- Full weight bearing without boot
- Full plantar flexion and dorsi flexion

Guidelines

- Wean from walker boot by ± week 8
- Use an ankle brace during daytime (as indicated)
- Control swelling with elevation and modalities as required
- Stationary bike
- Active range of motion ankle and foot in all directions: gentle inversion & eversion
- Mobilization of foot and ankle in directions that do not directly stress repair (continue to avoid aggressive active eversion and passive inversion)
- Muscle stimulation to intrinsic invertors and evertors as necessary
- Implementation of progressive resistive exercise program
- Proprioceptive activities (NWB to WB as able)

Phase IV: Week 11-12
Goals

- Full active range of motion ankle and foot
- Normal gait pattern

Guidelines

- Manual mobilization
- Progression of proprioception and balance
- Continue Phase III rehab

Phase V: Week 13-16
Goals

- Full functional range of motion all movements in weight bearing
- Good balance on surgical side on even surface
- Near full strength lower extremity

Guidelines

- Emphasize proprioception: single leg stance on even surfaces, then progressing to single leg even surface with resistance to arms. Double leg stance on wobble board, Fitter, then progress to single leg stance on wobble board.
- Strength: Calf raises, lunges, squats, plyometrics, and agility drills including jumping and hopping (14+ weeks), running (14+ weeks)
- Manual mobilization to attain normal glides and full physiological range of motion

Phase VI: Week 16+
Goals

- Full function + Good endurance

Guidelines

- Continue building endurance, strength and proprioception
- Plyometric training
- Sport specific training

图 24.23 术后康复方案示例

　　轻度的主动 ROM 锻炼也可以开始。锻炼主要是踝关节的跖屈、背伸和内翻，也可以进行足部 / 足趾外在肌肉和内在肌肉的锻炼。要小心避免踝关节外翻活动，因为尚在愈合修复。腓骨肌腱除了使踝关节外翻还是跖屈的动力。因为这是第二功能，有报道称，在踝关节跖屈时小腿外侧间室受到牵拉。心血管锻炼可以在固定的自行车上进行，但患者应在行走靴的保护下，直到术后 7 周。

表 24.1　手术治疗腓骨肌腱疾病后整体的康复原则，根据文献评估的原则

	0~2 周[a]	2~4 周[a]	6~8 周[a]	8~12 周[a]	12~24 周[a]	> 24 周[a]
负重						
1. 非负重	X					
2. 部分负重		X	X			
3. 完全负重				X	X	X
踝活动度锻炼		X				
力量锻炼		X				
本体感觉训练		X	X			
偏轴 / 同轴锻炼			X	X		
等张锻炼			X	X		
跑步					X	X
专业体育训练						X
腓骨短肌训练						X

a：手术后周数

表 24.2　非负重及制动下负重和活动锻炼的整体原则

	A 组：一期修复（n=28）	B 组：肌腱缝合（n=21）	C 组：移植（n=16）	D 组：端端缝合（n=7）
总体制动周数	中位数 6.0（范围 0~12）	中位数 7.0（范围 3.0~13）	中位数 6.3（范围 3.0~13）	中位数 8.0（范围 6.0~11）
非负重周数	中位数 3.5（范围 0~6.4）	中位数 4.3（范围 0~8.0）	中位数 4.0（范围 0~8.0）	中位数 4.0（范围 2.0~8.0）
负重周数	中位数 2.3（范围 0~8.0）	中位数 3.0（范围 0~8.0）	中位数 2.8（范围 0~10）	中位数 4.0（范围 0~6.0）
开始 ROM 锻炼的周数	n=23 中位数 4.0（范围 2.0~12）	n=20 中位数 4.5（范围 0~12）	n=15 中位数 4.0（范围 0~12）	n=4 中位数 5.5（范围 2.0~8.0）

第三阶段：完全负重 / 加强锻炼

在治疗的第三阶段，患者应去除行走靴。因为穿着行走靴，步态机制在过去的 2 个月里已经发生了改变，所以尽快恢复到正常化步态生物力学很重要。为确保适当的步态和步长，在该治疗周期，患者应该有完全正常的背伸和跖屈活动度。如果踝关节的 ROM 受限，很重要的是要认识到代偿活动。这些可能包括过度的活动以及足趾外伸以及膝关节和髋关节在冠状位和水平面的过度运动。此外，不对称的负重在手术侧到非手术侧都可能产生额外的风险。如果 ROM 不足，在该时期要早起开始关节活动背伸或者跖屈。关节活动应在不直接影响恢复的情况下开始。可以不用行走靴保护进行健身自行车锻炼，以及轻度的主动踝关节外翻活动锻炼。如果患者早期的腓骨肌力量弱，可以使用电刺激。

渐进性的阻力对抗锻炼在该时期也可以开始了，注意对下肢的每个肌肉要有选择性的应力。束带锻炼、平衡锻炼以及本体感觉锻炼在这里都包括了（图 24.24）。对于运动员，腓骨肌腱损伤常与踝关节扭伤和慢性踝关节不稳相关。很重要的是，发现本体感觉问题相关的损伤。在步态运

动学，尤其在步态的早期，已经证实很多患者伴有慢性踝关节不稳。踝关节内翻的位置是一个特殊的影响因素，这可能导致反复的踝关节扭伤 [57-59]。将其矫正到中立位或者外翻位，在负重应力时，可以建立潜在的内翻扭矩 [59]。努力改善踝关节的内翻位置在该时期可以减少踝关节扭伤的风险，且大量的本体感觉锻炼和步态训练方法可以用来改善这一点。而且，绑带方法使其位于外翻的位置也是有影响的 [59]。Error-driven 方法的步态训练也显示有效 [60]。图 24.25 显示在行走时，使

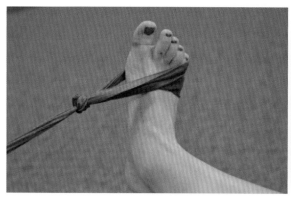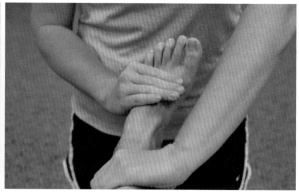

图 24.24　腓骨肌腱渐进的阻力对抗锻炼。左侧图显示使用弹力绷带，右侧图显示手动的阻力对抗

图 24.25　将 0.45kg 重的沙袋放置于足背的外侧作为阻力

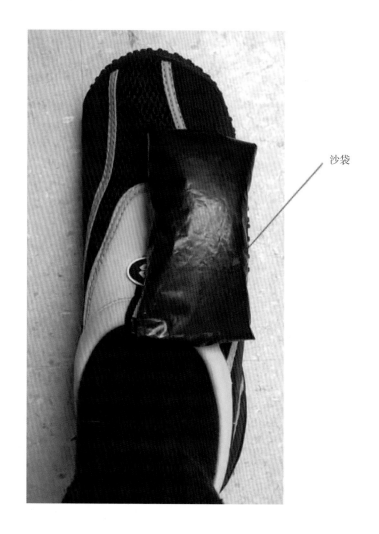

沙袋

用轻的重量在足的背外侧面来锻炼外翻位置。

在 3 个月开始时，患者应该恢复正常的步态行走、完全的踝关节活动度，其余的康复集中于力量、平衡、本体感觉和恢复到体力活动。

第四阶段：改善步态 / 平衡 / 本体感觉

在康复过程的这个阶段，运动员应该有正常的步态力学。在步态、敏捷性和跑步活动开始之前，需要解决步态的任何偏差。此外，一旦平衡和强度能够达到健侧的大约 75%，就可以进行功能测试 / 锻炼。

加强力量和平衡培训的进展是这一阶段的主要重点。运动应该着眼于整个阶段的肌肉力量和肌肉耐力。

手术后，传入通路可能受损，影响关节本体感受和神经肌肉反应时间。改善反应时间可以提高踝关节和周围关节的动态稳定性，最小化对手术修复组织的应力，并防止进一步的损伤。平衡活动应通过表面和环境挑战的变化来改善，可以使用 Y- 平衡测试、星形偏移平衡测试，以及单腿平衡测量方法[61]。进一步的锻炼包括单侧负重、使用多平面和干扰锻炼。应该尝试通过改变通过视觉、前庭和体感系统获得的信息来改变。为了重返体育运动，获得运动特有的感觉可能是有用的。

第五阶段：完全功能活动

在此阶段，主要开始增强和敏捷活动。注重冲击控制、对称肢体负重和多平面运动的训练是运动特定训练的前期。气压测量训练应继续进行，并注意其各个部分：速度、强度、体积和频率。提高的过程应该考虑到针对体育运动的要求。它们应该包括单腿双腿的移动，包括不同的跳跃高度，以及多平面运动。敏捷活动应遵循类似的进展，同时考虑加速和减速活动。

当运动员具有接受和管理冲击载荷的能力时，可以开始恢复到跑步的过程。恢复到跑步计划在文献中以多种形式存在。

关于恢复跑步的一般建议如下：

· 身体支撑的跑步机（如抗重力跑步机）是恢复跑步活动的有用工具，因为冲击负荷可以与患者的能力相匹配，并且可以用来在前进跑步过程中逐步推进负荷。
· 早期的跑步锻炼需要矢状面全范围的踝关节 ROM。开始前需要测试踝关节活动范围，以满足跑步中对踝关节背屈活动度的需求。
· 避免每天连续的跑步锻炼，可以隔日训练以避免负荷过大 / 组织应力性损伤。

第六阶段：恢复体育活动

康复的最后阶段包括持续的力量、耐力、力量增强和敏捷训练，直到特定运动的训练。重返运动训练目前在文献中腓骨肌腱手术中还没有很明确的定义。人们承认，身体准备和心理准备都是决定成功恢复到先前运动功能水平的重要因素。文献并不是针对腓骨肌腱手术恢复运动测试的。恢复运动功能和心理测试在前交叉韧带恢复中得到了很好的研究。虽然手术机制和损伤情况不同，但原则上可应用于腓骨肌腱术后测试，以优化客观和安全的恢复运动比赛。

为了安全地重返运动领域而进行的功能测试正在被用来帮助临床医生、康复医生、训练师和患者做出安全的重返运动领域的决定。功能跳测试、平衡测试、强度测试和运动质量评估，除了主观结果测量，还可协助这一过程。图 24.26 展示了功能跳点测试[62]。在康复过程的这一阶段，参与运动员护理的供应商和教练之间的合作至关重要。锻炼后成功恢复到运动需要分级曝光并充分参与。

心理准备已被证明是回归运动决策过程的一个重要因素，特别是在 ACL 术后人群[63]中。焦虑和恐惧会对康复过程产生重大影响，特别是在急性损伤和骨折中。对于腓骨肌损伤，不一定存在与最初损伤相关的显著损伤。对返回的心理准备可能会受到最初损伤性质的影响。

外科手术的因素也会影响回归到运动的时间框架。报道的时间平均为 3~5 个月[64]。手术的性质将对恢复运动时间以及恢复到之前比赛水平的成功率产生重大影响。上支持带修复、沟槽加深、肌腱修复等都可能会影响恢复到运动状态。其他的伴随术式，如踝关节外侧韧带重建可能进一步使恢复到运动状态复杂化。

单腿跳需要在同一肢体上承担最大的跳跃负重。单腿站立不跌倒或者或"向前摔倒"，需要重新进行测试。三连跳评估 3 次跳的最大距离，最后一次也必须稳定站立。6m 定时跳从位置在 0m 和 6m 的位置，要求受试者尽可能快地跳完总距离，从而报告时间的结果。交叉跳需要对角线模式下的 3 次最大跳（对于距离）。稳定着陆也必须在最后一跳（引自 Bishop 等[62]）。

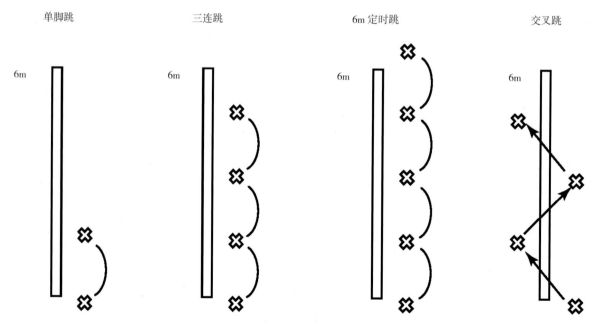

图 24.26　图表表示确定不对称的 4 个常用弹跳测试

结论

运动员的手术管理和随后的康复而且获得成功的预后包括很多方面的因素和治疗人员之间的广泛合作。受伤的性质、手术术式、运动需求，甚至特定赛事的时间都会影响运动的恢复的程度。训练应该在治疗过程允许的范围内针对特定运动的需求实施。

参考文献

[1] Porter D, Mccarroll J, Knapp E, orma J. Peroneal tendon subluxation in athletes: fibular groove deepening and retinacular reconstruction. Foot Ankle Int. 2005;26:436–441.

[2] Steel MW, Deorio JK. Peroneal tendon tears: return to sports after operative treatment. Foot Ankle Int. 2007;28:49–54.

[3] Dijk PADV, Lubberts B, Verheul C, Digiovanni CW, Kerkhoffs GMMJ. Rehabilitation after surgical treatment of peroneal tendon tears and ruptures. Knee Surg Sports Traumatol Arthrosc. 2016;24:1165–1174.

[4] Heckman DS, Pedowitz D, Parekh SG, Reddy S, Wapner K. Operative treatment for peroneal tendon disorders. J Bone Joint Surg Am. 2008;90:404–418.

[5] Sobel M, Geppert MJ, Warren RF. Chronic ankle instability as a cause of peroneal tendon injury. Clin Orthop Relat Res. 1993;296:187–191.

[6] Karlsson J, Wiger P. Longitudinal split of the peroneus brevis tendon and lateral anlkle instability: treatment of concomitant lesions. J Athl Train. 2002;37:463–466.

[7] Karlsson J, Brandsson S, Kälebo P, Eriksson BI. Surgical treatment of concomitant chronic ankle instability and longitudinal rupture of the peroneus brevis tendon. Scand J Med Sci Sports. 2007;8:42–49.

[8] Bonnin M, Tavernier T, Bouysset M. Split lesions of the peroneus brevis tendon in chronic ankle laxity. Am J Sports Med. 1997;25:699–703.

[9] Digiovanni BF, Fraga CJ, Cohen BE, Shereff MJ. Associated injuries found in chronic lateral ankle instability. Foot Ankle Int. 2000;21:809–815.

[10] Brandes CB, Smith RW. Characterization of patients with primary peroneus longus tendinopathy: a review of twenty-two cases. Foot Ankle Int. 2000;21:462–468.

[11] Sobel M, Bohne WH, Levy ME. Longitudinal attrition of the peroneus brevis tendon in the fibular groove: an anatomic study. Foot Ankle. 1990;11:124–128.

[12] Davis WH, Sobel M, Deland J, Bohne WH, Patel MB. The superior peroneal retinaculum: an anatomic study. Foot Ankle Int. 1994;15:271–275.

[13] Mick CA, Lynch F. Reconstruction of the peroneal retinaculum using the peroneus quartus. A case report. J Bone Joint Surg. 1987;69:296–297.

[14] Sobel M, Bohne WHO, Obrien SJ. Peroneal tendon subluxation in a case of anomalous peroneus brevis muscle. Acta Orthopaedica Scan. 1992;63:682–684.

[15] Sobel M, Geppert MJ, Olson EJ, Bohne WHO, Arnoczky SP. The dynamics of peroneus brevis tendon splits: a proposed mechanism, technique of diagnosis, and classification of injury. Foot Ankle. 1992;13:413–422.

[16] Palmanovich E, Laver L, Brin YS, Kotz E, Hetsroni I, Mann G, Nyska M. Peroneus longus tear and its relation to the peroneal tubercle: A review of the literature. Muscles Ligaments Tendons J. 2012;1:153–160.

[17] Bruce WD, Christoferson MR, Phillips DL. Stenosing tenosynovitis and impingement of the peroneal tendons associated with hypertrophy of the peroneal tubercle. Foot Ankle Int. 1999;20:464–467.

[18] Pierson JL, Inglis AE. Stenosing tenosynovitis of the peroneus longus tendon associated with hypertrophy of the peroneal tubercle and an os peroneum. JBJS Am. 1992;74:440–442.

[19] Sobel M, Pavlov H, Geppert MJ, Thompson FM, Dicarlo EF, Davis WH. Painful os peroneum syndrome: a spectrum of conditions responsible for plantar lateral foot pain. Foot Ankle Int. 1994;15:112–124.

[20] Stockton KG, Brodsky JW. Peroneus longus tears associated with pathology of the os peroneum. Foot Ankle Int. 2014;35:346–352.

[21] Raikin SM, Elias I, Nazarian LN. Intrasheath subluxation of the peroneal tendons. J Bone Joint Surg Am Vol. 2008;90:992–999.

[22] Alanen J, Orava S, Heinonen OJ, Ikonen J, Krista M. Peroneal tendon injuries. Ann chir gynaecol. 2001;90:43–46.

[23] Heckman DS, Gluck GS, Parekh SG. Tendon disorders of the foot and ankle, part 1: peroneal tendon disorders. AmJSports Med. 2009;37:614–625.

[24] Wapner KL, Taras JS, Lin SS, Chao W. Staged reconstruction for chronic rupture of both peroneal tendons using hunter rod and flexor hallucis longus tendon transfer: a long-term followup study. Foot Ankle Int. 2006;27:591–597.

[25] Mook WR, Parekh SG, Nunley JA. Allograft Reconstruction of Peroneal Tendons. Foot Ankle Int. 2013;34:1212–1220.

[26] Brodsky JW, Zide JR, Kane JM. Acute peroneal Injury. Foot Ankle Clin. 2017;22:833–841.

[27] Sammarco G, Mangone P. Diagnosis and treatment of peroneal tendon injuries. Foot Ankle Surg. 2000;6:197–205.

[28] Sammarco GJ, Diraimondo CV. Chronic peroneus brevis tendon lesions. Foot Ankle. 1989;9:163–170.

[29] Krause JO, Brodsky JW. Peroneus brevis tendon tears: pathophysiology, surgical reconstruction, and clinical results. Foot Ankle Int. 1998;19:271–279.

[30] Redfern D, Myerson M. The management of concomitant tears of the peroneus longus and brevis tendons. Foot Ankle Int. 2004;25:695–707.

[31] Manoli A, Graham B. The subtle cavus foot, "the Underpronator," a review. Foot Ankle Int. 2005;26:256–263.

[32] Sobel M, Mizel MS. Peroneal Tendon Injury. In: Pfeffer GB, Frey CC, editors. Current practice in foot and ankle surgery. New York: McGraw-Hill, Health Professions Division; 1993.

[33] Dombek MF, Lamm BM, Saltrick K, Mendicino RW, Catanzariti AR. Peroneal tendon tears: a retrospective review. J Foot Ankle Surg. 2003;42:250–258.

[34] Ogawa BK, Thordarson DB, Zalavras C. Peroneal tendon subluxation repair with an indirect fibular groove deepening technique. Foot Ankle Int. 2007;28:1194–1197.

[35] Khazen GE, Adam N, Wilson MD, Schon LC (2005) Peroneal groove deepening via a posterior osteocartilaginous flap: a retrospective analysis. presented at the 21st Annual American Orthopaedic Foot and Ankle Summer Meeting, Boston, 15–17 July 2005

[36] McGarvey W, Clanton T. Peroneal tendon dislocations. Foot Ankle Clin. 1996;1:325–342.

[37] Bassett FH III, Speer KP. Longitudinal rupture of the peroneal tendons. Am J Sports Med. 1993;21:354–357.

[38] Saxena A, Pham B. Longitudinal peroneal tendon tears. J Foot Ankle Surg. 1997;36:173–179.

[39] Saxena A, Cassidy. Peroneal tendon injuries: an evaluation of 49 tears in 41 patients. J Foot Ankle Surg. 2003;42:215–220.

[40] Squires N, Myerson MS, Gamba C. Surgical treatment of peroneal tendon tears. Foot Ankle Clin. 2007;12:675–695.

[41] Mason RB, Henderson IJP. Traumatic peroneal tendon instability. Am J Sports Med. 1996;24:652–658.

[42] Dijk PAV, Miller D, Calder J, et al. The ESSKA-AFAS international consensus statement on peroneal tendon pathologies. Knee Surg Sports Traumatol Arthrosc. 2018;26:3096–3107.

[43] Demetracopoulos CA, Vineyard JC, Kiesau CD, Nunley JA 2nd. Long-term results of debridement and primary repair of peroneal tendon tears. Foot Ankle Int. 2013;35:252–257.

[44] Selmani E, Gjata V, Gjika E. Current concepts review: peroneal tendon disorders. Foot Ankle Int. 2006;27:221–228.

[45] Shawen SB, Anderson RB. Indirect groove deepening in the management of chronic peroneal tendon dislocation. Tech Foot Ankle Surg. 2004;3:118–125.

[46] Coughlin MJ, Schon LC. Chapter 24, Disorders of Tendons. In: Coughlin MJ, Saltzman CL, Anderson RB, editors. Mann's surgery of the foot and ankle, vol. 24. Philadelphia: Saunders, an imprint of Elsevier Inc; 2014. p. 1232–1275.

[47] Wagner E, Wagner P, Ortiz C, Radkievich R, Palma F, Guzmán-Venegas R. Biomechanical cadaveric evaluation of partial acute peroneal tendon tears. Foot Ankle Int. 2018;39:741–745.

[48] Krause FG, Guyton GP. Chapter 26, Pes Cavus. In: Coughlin MJ, Saltzman CL, Anderson RB, editors. Mann's surgery of the foot and ankle, vol. 24. Philadelphia: Saunders, an imprint of Elsevier Inc; 2014. p. 1362–1382.

[49] Eckert W, Davis E. Acute rupture of the peroneal retinaculum. J Bone Joint Surg. 1976; 58:670–672.

[50] Maffulli N, Ferran NA, Oliva F, Testa V. recurrent subluxation of the peroneal tendons. Am J Sports Med. 2006; 34:986–992.

[51] Raikin SM, Elias I, Nazarian LN. Intrasheath subluxation of the peroneal tendons. J Bone Joint Sur Am Vol. 2008;90:992–999.

[52] Jockel JR, Brodsky JW. Single-stage flexor tendon transfer for the treatment of severe concomitant peroneus longus and brevis tendon tears. Foot Ankle Int. 2013;34:666–672.

[53] Seybold JD, Campbell JT, Jeng CL, Short KW, Myerson MS. Outcome of lateral transfer of the FHL or FDL for concomitant peroneal tendon tears. Foot Ankle Int. 2016;37:576–581.

[54] Dijk CV, Kort N. Tendoscopy of the peroneal tendons. J Arthroscopy Related Surg. 1998;14:471–478.

[55] Bare A, Ferkel RD. Peroneal tendon tears: associated arthroscopic findings and results after repair. Arthroscopy. 2009;25:1288–1297.

[56] Espinosa N, Maurer M. Peroneal tendon dislocation. Eur J Trauma Emerg Surg. 2015;41(6):631–637.

[57] Delahunt E, Monaghan K, Caulfield B. Altered neuromuscular control and ankle joint kinematics during walking in subjects with functional instability of the ankle joint. Am J Sports Med. 2006;34(12):1970–1976.

[58] Monaghan K, Delahunt E, Caulfield B. Ankle function during gait in patients with chronic ankle instability compared to controls. Clin Biomech (Bristol, Avon). 2006;21(2):168–174.

[59] Yen SC, Folmar E, Friend KA, Wang YC, Chui KK. Effects of kinesiotaping and athletic taping on ankle kinematics during walking in individuals with chronic ankle instability: A pilot study. Gait Posture. 2018;66:118–123.

[60] Yen SC, Gutierrez GM, Wang YC, Murphy P. Alteration of ankle kinematics and muscle activity during heel contact when walking with external loading. Eur J Appl Physiol. 2015;115(8):1683–1692.

[61] Gribble PA, Bleakley CM, Caulfield BM, et al. 2016 consensus statement of the International Ankle Consortium: prevalence, impact and long-term consequences of lateral ankle sprains. Br J Sports Med. 2016;50(24):1493–1495.

[62] Bishop C, Turner A, Jarvis P, Chavda S, Read P. Considerations for selecting field-based strength and power fitness tests to measure asymmetries. J Strength Cond Res. 2017;31:2635–2644.

[63] Webster KE, Nagelli CV, Hewett TE, Feller JA. Factors associated with psychological readiness to return to sport after anterior cruciate ligament reconstruction surgery. Am J Sports Med. 2018;46(7):1545–1550.

[64] van Dijk PA, Gianakos AL, Kerkhoffs GM, Kennedy JG. Return to sports and clinical outcomes in patients treated for peroneal tendon dislocation: a systematic review. Knee Surg Sports Traumatol Arthrosc. 2016;24(4):1155–1164.

第二十五章　腓骨肌腱损伤中使用合成移植物（聚氨酯脲）进行加强重建

Steven K. Neufeld, Daniel J. Cuttica, Syed H. Hussain

引言

目前为止，使用自体或同种异体移植物移植仍然是腓骨肌腱重建术的金标准，但是，这些移植物都有个缺点，因软组织坏死和再吸收引起的移植物强度和弹性的快速下降[1]。在重塑中，这些无血管的移植物通过吞噬作用被清除，随后生成 I 型胶原蛋白，形成再血管化、细胞的浸润及矩阵的重建，从而修复组织的生物力学强度和弹性。在早期重塑过程中，这些移植物会丢失高达 90% 的强度，随后，韧带和肌腱将经过 12~24 个月来达到成熟且恢复其功能[2]。

曾经在临床上使用过多种异种移植物来进行软组织修复，包括聚四氟乙烯（PTFE）、聚对苯二甲酸乙二醇（达克龙）、聚丙烯、可降解的聚二氧六环酮乙烯（PDS）及碳纤维，但之后这些材料因过于僵硬、应力遮挡等问题导致内置物失效，修复手术的失败，后逐步被抛弃[3-9]。

聚氨酯脲（Artelon，Marietta，GA）是一种基于聚乙酸内酯制成的聚氨酯脲纤维，它被编织成斑块或条索状，形成具有最为理想的生物力学特性的材料且便于使用（图 25.1）。PUUR 移植物具有优质的产品质量，确保其能用于软组织加固或腓骨肌腱重建手术。它是一种惰性物质，相对于其他生物学材料，如钛、聚苯乙烯，生物反应要低[10]。其强度较大，具有较好的抗蠕变能力，有助于急性期愈合时的软组织修复。但是，它具有超弹性，在后期重塑过程中能承受负重且刺激软组织增生[11, 12]。它能促使修复部位融合，且无明显坏死及异物反应。该物质能在 4~6 年内维持强

图 25.1　聚氨酯脲（Artelon）移植物

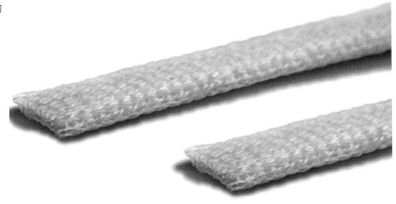

度，后逐渐通过水溶性降解逐步消退[13]。在腓骨肌腱损伤的修复加固手术中，PUUR植入物的上述特性要比一般生物力学特性的植入物更容易成熟且生成的组织排列更加有序。

现具有大量的临床数据支持PUUR移植物在软组织重建中的使用。Peterson[14]报道了一组多中心的随机对照研究，用PUUR移植物进行ACL重建，200余例患者随访12年。与单纯接受自体移植物移植的结果相比较的话，接受PUUR移植的结果和安全性与前者相似，术后12年随访时，92%的内植物存活率，与对照组相比旋转稳定性有所提高（旋转－滑移试验）。组织学活检结果表明术后1~6年内植物与周围组织完美结合，没有免疫排斥反应且重塑过程中韧带排列有序。Giza等[11]报道了使用PUUR移植物进行跟腱修复的生物力学研究。在尸体下肢中，跟腱在跟骨止点上2cm处切断，一半尸体单纯进行跟腱的Krackow缝合，另一半用卷曲后的PUUR移植物进行跟腱加固。使用环形的生物力学负重测试仪进行检测，得到标本受压导致失败时的数据。加固修复组在极限负荷的数据上增加了49%，在抗蠕变中下降了51%。这种差别是有明显统计学差异的，因此作者认为这种加固方法允许更早地进行康复训练。

近年来，在足踝部使用PUUR移植物进行重建研究的结果是令人振奋的。Shoaib和Mishra[19]报道了一组严重的陈旧性跟腱断裂的病例，间隙大于5cm，进行V-Y延长术后用PUUR移植物进行加固，29个月后，他们发现在加固后的肌腱上无感染、排斥等任何并发症，所有患者的AOFAS评分及跟腱断裂评分（ATRS）均有了明显的提升。

Sanders等报道了一组使用PUUR移植物进行急性胫前肌腱断裂修复的病例，平均随访6.5个月。所有患者的AOFAS评分较高，功能较好，疼痛指数较低，患者满意度较高，无感染、再次断裂等并发症[20]。

近几年，McKenna等报道了一组使用PUUR移植物进行踝关节外侧韧带重建的病例，其结果显示使用PUUR移植物后手术成功率高，并发症发生率低，除1例患者外其他患者重建后功能均得到了纠正[21]。

因此，大量强有力的临床及基础研究结果表明使用PUUR移植物进行腓骨肌腱的重建是安全有效的。

适应证／禁忌证

使用PUUR移植物的适应证为保守治疗无效，需要行手术治疗的腓骨肌腱病变。传统的保守治疗包括制动、支具保护、理疗、药物治疗及局部封闭。

PUUR移植物的手术适应证如下：

1. 在年轻或活动量较大的患者中腓骨长、短肌腱退行性撕裂＞50%，医生想保留各自肌腱独立的功能，避免行腓骨长、短肌腱缝合术。
2. 当腓骨肌腱慢性撕裂时，因缺损较大无法行边对边缝合时。
3. 慢性的腓骨肌腱半脱位，腓骨肌上支持带质量较差时。
4. 切除有症状的腓骨肌籽骨后无法行修补术时。

PUUR移植物的手术禁忌证如下：

1. 在感染性伤口中使用人工移植物的话可能会成为感染源。
2. 患者有严重的外周血管疾病，对韧带重建手术有影响。
3. 慢性腓骨肌腱断裂无肌腱残留时（是肌腱移植的手术适应证）。
4. 僵硬性后足病变或严重的关节退行性变（可能更适合做后足融合术）。

术前计划

腓骨肌腱病变的术前计划包括采集完整的病史，与影像学病变相对应的体格检查，以便于做出准确的诊断，判断该病变是否适合进行 PUUR 移植物的软组织重建手术。

病史问询的时候需要包括患者疼痛的部位，是否是急性损伤及初次受伤史，是否有关节不稳的症状，弹响或者捻发音。腓骨肌腱的慢性疼痛或半脱位可能提示有更为严重的肌腱损伤或者腓骨肌上支持带（SPR）的退变，这种情况下可能需要使用 PUUR 来进行不完整的肌腱或支持带的加固，或者作为肌腱断端缺损部位的桥梁连接。病史中还应包括曾进行过何种保守治疗，例如制动、支具保护、理疗、服用过何种药物及是否进行过封闭治疗。

体格检查应包括后足的力线及韧带稳定性[15]，后足的内翻和外侧韧带的松弛可导致腓骨肌腱病变的加剧，在治疗腓骨肌腱病变时不对上述症状进行手术干预的话，可能会导致术后的疾病的复发。在腓骨肌腱炎时常常能发现有明显肿胀及肌腱的压痛，压痛点可沿着腓骨肌腱走行，腓骨短肌腱的压痛点为腓骨尖下方延续至第五跖骨基底止点处，腓骨长肌腱则止于第一跖骨基底和内侧楔骨的跖侧面。当存在腓骨肌腱病变时可能会出现被动内翻时的疼痛及外翻力量的下降。还有对腓骨肌腱是否存在半脱位或者脱位的评估是非常重要的，当踝关节做背屈及外翻动作时，腓骨长、短肌腱有可能在腓骨的后外侧脊上出现一个或者全部肌腱的脱位或者半脱位。

踝关节 X 线的评估需要拍摄负重的前后位、侧位和踝穴位片，及足部前后位、侧位和斜位片。这些影像能帮助我们排除急性骨折，评估是否为马蹄内翻足、韧带松弛或关节退行性变。当存在斑点征时，可能会提示有腓骨肌上支持带的撕裂。有腓骨肌籽骨时需评估是否有骨折，是否有近端的移位，如存在可能提示有肌腱的撕裂，有可能需要进行 PUUR 移植物的加固。

为进一步对腓骨肌腱病变进行评估，可以行磁共振成像（MRI）检查。MRI 上可以发现多种腓骨肌腱的病变，这些病变可能会引起疼痛，包括腱鞘炎，腓骨肌低位肌腹，附属肌肉或肌腱，腓骨肌腱的脱位或半脱位，增大的腓骨肌结节。同样也可以评估腓骨肌腱撕裂及变性的范围。MRI 上较大范围的肌腱炎或肌腱周围滑膜的炎症，提示使用 PUUR 进行肌腱修复的可能。

CT 扫描同样可以对骨性结构进行评估，包括腓骨肌腱凹槽的形态[16]。

超声检查是另一种影像学技术，可以对腓骨肌腱进行更加动态的评估，如腓骨肌腱的脱位或半脱位。

在进行全面的病史问询及体格检查后，通过影像学及上述评估可以做出诊断，判断是否需要进行手术干预还是继续进行保守治疗，如手术是进行腓骨肌腱清理 / 修补，SPR 的修补 / 重建，外侧韧带的重建，后足力线的纠正，或者上述手术的结合治疗，是否需要用 PUUR 移植物进行软组织加固。

PUUR（雅特隆）移植物进行腓骨肌腱修补术的手术技巧

腓骨肌腱修复

建立标准的腓骨肌腱入路，沿着腓骨肌腱走行做一个纵向切口，在腓骨远端开始向远处延续，需要分离及保护腓肠神经。切开肌腱鞘，显露出腓骨长、短肌腱，查看肌腱，辨别是否有相应的损伤。清理所有肌腱的滑膜增生，低位腓骨肌腹及第四腓骨肌需要切除，任何腓骨肌腱结节上的撞击都需要进行切除。

一旦遇到腓骨肌腱的撕裂，首先要考虑进行修补术。切除断端退变的肌腱，任何长轴的撕裂都需要用 2-0 的缝线进行埋头缝合，缝合成管状肌腱（图 25.2，图 25.3）。

在进行腓骨肌腱缝合后，PUUR 移植物可用于缝合处的加固。测量移植物的长度，确认移植物能跨越修复区域。通常使用 0.5cm × 8cm 大小的移植物（图 25.4）。后将移植物缝合到腓骨肌腱上，在 10%~20% 张力的牵引作用下缝合移植物（图 25.5）。无须缝合腓骨肌腱鞘来避免术后粘连，将腓骨肌上支持带（SPR）进行缝合。

过去，当进行肌腱清理后残留不足 50% 时，需要进行肌腱的重叠缝合。但是，PUUR 移植物的使用可以避免这种操作。

其生物特性能使其与修复的肌腱融合，作为框架结构让组织长入，通过其生物传导性与肌腱共同参与负重，且加速软组织重塑过程[17]。

图 25.2 腓骨短肌腱纵向撕裂

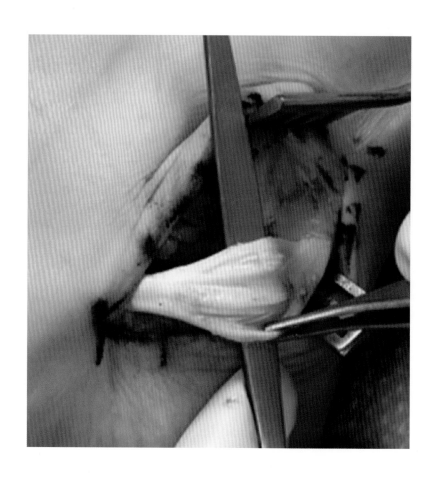

图 25.3　通过埋线缝合修复撕裂的腓骨短肌腱，之后将肌腱恢复管状

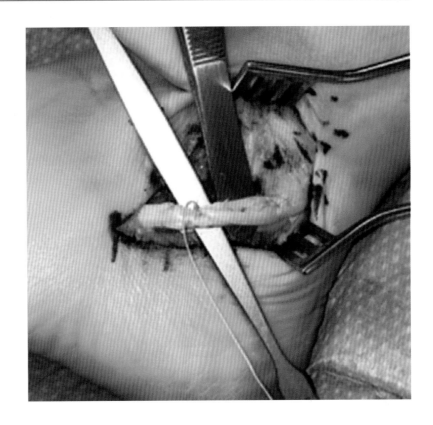

图 25.4　测量评估 PUUR 的需求规格，确保可以完全覆盖修复的肌腱组织，一般使用 0.5cm × 8cm 的移植物

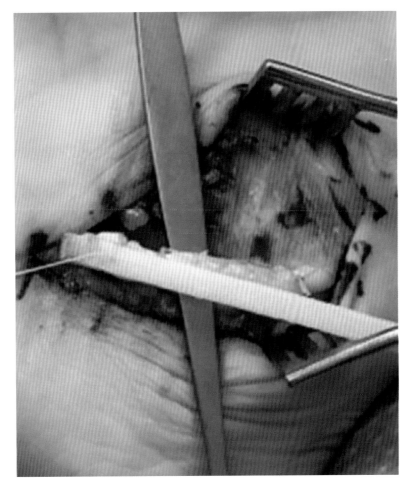

图 25.5 将 PUUR 缝合至修复
的肌腱组织，一般在 10%~20%
牵拉张力下缝合

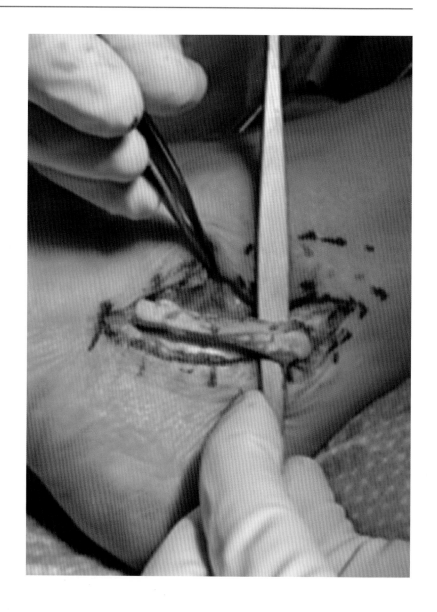

腓骨肌腱断裂后的重建

在腓骨长、短肌腱完全断裂的病例中，缺损较大，很难进行边对边的修复（图 25.6）。为此，其选择包括肌腱的重叠缝合，同种异体肌腱的重建，或肌腱的转位。如果肌腱的缺损存在的话，我们可以使用动态矩阵的同种异体肌腱 PUUR 来进行重建。对比于腓骨肌腱的重叠缝合术，我们更喜欢进行重建来更有效地保留腓骨肌腱的功能[18]。

在进行重建之前，切除所有病变的肌腱和粘连的组织。取一个 0.5cm×8cm 的 PUUR 移植物作为肌腱间隙间的桥梁，肌腱和移植物之间重叠缝合的部分大约为 1cm（图 25.7）。移植物应与近端肌腱残端做边对边的缝合。足部应放在轻度外翻位，移植物的远端缝合到肌腱远端的残端上，在 10%~20% 张力的牵引作用下缝合（图 25.8）。其远端也可以用锚钉缝合到第五跖骨基底部。复位肌腱，缝合腓骨肌上支持带，闭合切口。

图 25.6 腓骨短肌腱完全断裂，近端回缩

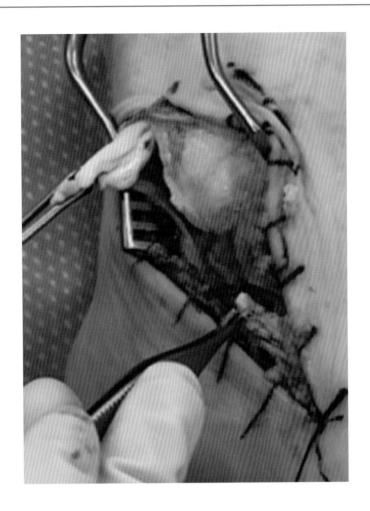

图 25.7 清理肌腱残端与瘢痕组织，测量需要 PUUR 移植物的长度，将移植物与肌腱近端残端重叠缝合约 1cm

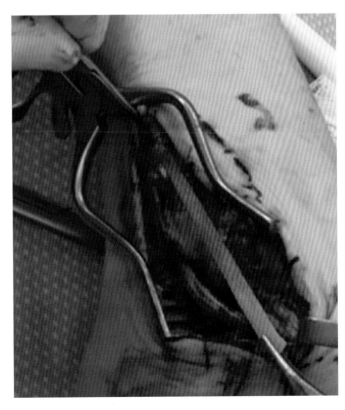

图 25.8　将移植物的远端残端在足轻度外翻位吻合，以确保移植后有一定的张力

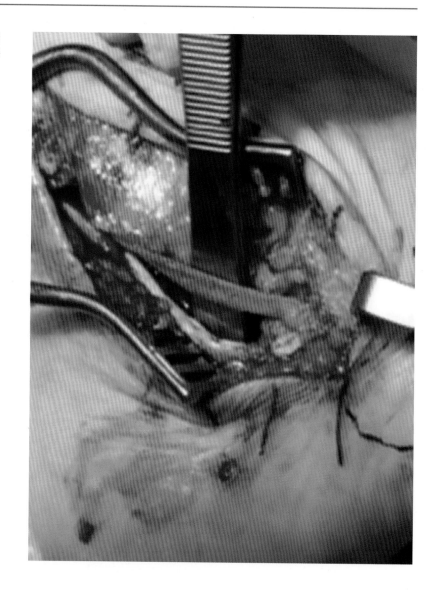

腓骨肌籽骨切除术

　　在外踝下腓骨肌腱走行处做一切口（图 25.9），找到腓肠神经进行保护。显露腓骨肌腱，腓骨长肌腱向远端查找直至骰骨下方肌腱切迹处，腓骨肌籽骨处通常会有肌腱变性或肌腱的增粗，可见一个块状的籽骨（图 25.10）。将腓骨肌籽骨剥出，切除，常会出现中间肌腱组织的缺损，很难进行修复。PUUR 移植物可作为桥梁进行修补加固，切取测量好大小的移植物，将其植入肌腱的缺损部位（图 25.11）。腓骨长肌腱的远端部分位置较深，位于骰骨下方肌腱切迹处，很难进行缝合，因此可以使用过线器将移植物缝合到远端肌腱上（图 25.12，图 25.13）。后移植物的一端在 10%~20% 张力的牵拉下直接缝合到近端肌腱上（图 25.14）。将重建的腓骨长肌腱进行复位（图 25.15）。活动关节查看肌腱和移植物是否有撞击或摩擦。缝合切口，足部在跖屈外翻位支具固定。

图 25.9　沿腓骨长肌腱做切口

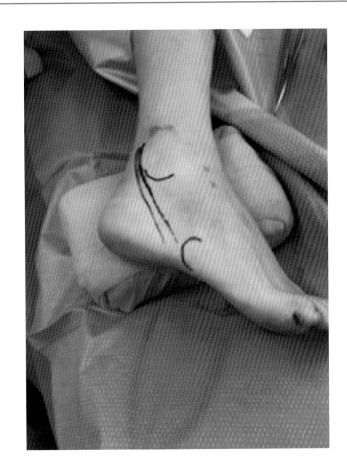

图 25.10　增厚的腓骨长肌腱，切除腓骨籽骨后残留一定的缺损

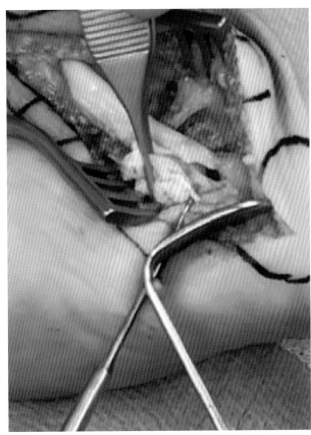

图 25.11　测量缺损部位需要
PUUR 的长度

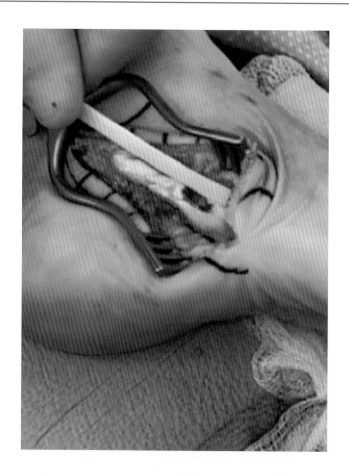

图 25.12　通过过线器将不可吸
收缝线连接到远端腓骨长肌残端

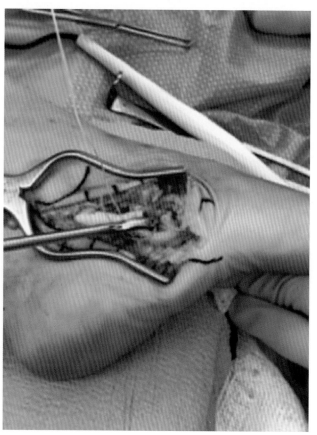

图 25.13　将 PUUR 缝合至腓骨
长肌腱远端残端

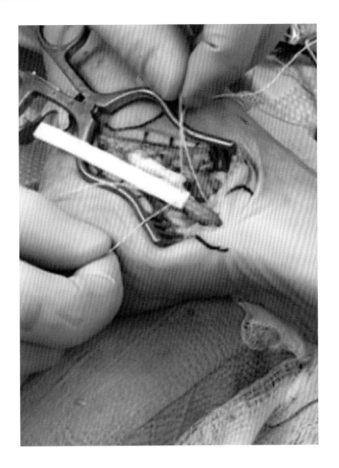

图 25.14　将 PUUR 在合适张力
下与腓骨长肌腱近端残端吻合

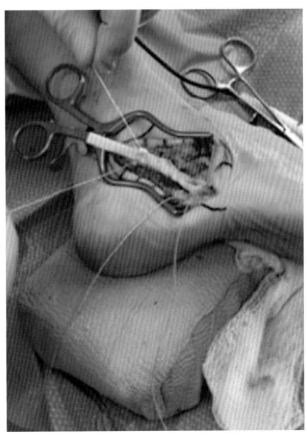

图 25.15 最后将腓骨长肌腱与 PUUR 完成缝合修复

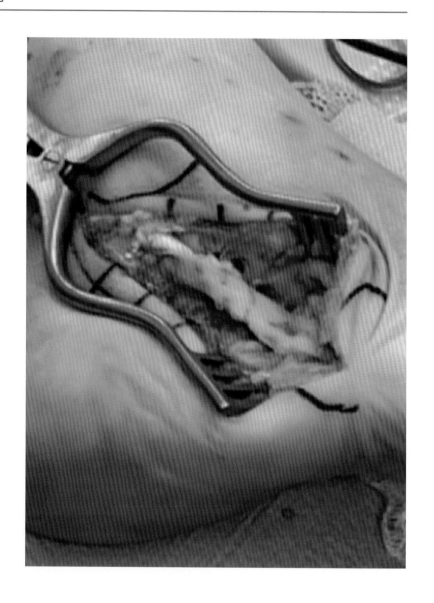

腓骨肌上支持带重建

在慢性腓骨肌腱半脱位中，PUUR 也是很有用的，特别是在一些腓骨肌上支持带质量较差或翻修手术的病例中。在外踝后缘做一切口，向远端延长。确认 SPR，典型表现为从腓骨止点处撕脱、变薄（图 25.16）。切开 SPR，确认腓骨肌腱，评估肌腱是否有撕裂或者变性，判断是否有低位肌腹或者第四腓骨肌的存在，这些可能会导致腓骨肌腱的不稳定（图 25.17）。评估后侧的腓骨凹槽，如有需要可行加深术，将腓骨肌腱归位，将 SPR 缝合回腓骨上的止点处，后进行重建（图 25.18）。

用 PUUR 做移植，在 SPR 止点处腓骨的后外侧面置入 1 枚锚钉，用 0.5cm × 8cm 的移植物进行重建（图 25.19）。第二枚锚钉置于 SPR 的跟骨止点处（图 25.20）。移植物一端在 10%~20% 张力牵引下缝合到 SPR 跟骨的止点上（图 25.21）。环绕踝关节，确认在复位状态下顺利滑动，常规缝合切口，足部后支具固定。

图 25.16 术中探查可见 SPR 从腓骨止点撕脱、变薄、强度减弱

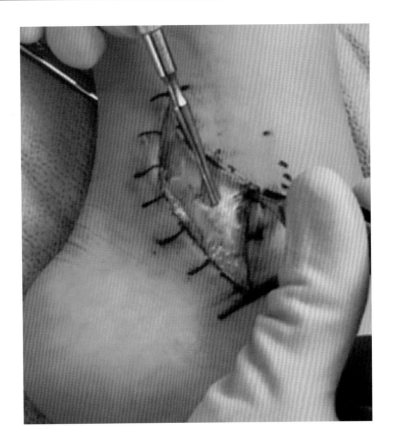

图 25.17 术中应该探查腓骨肌腱是否有撕裂或奇特的病理改变

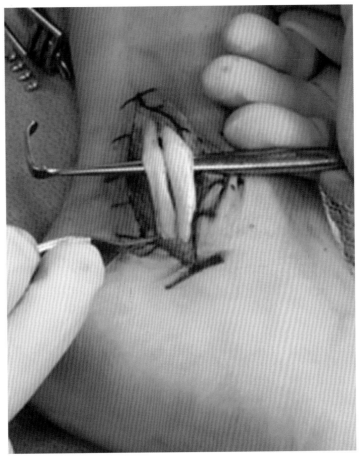

图 25.18 将撕脱的 SPR 修复缝合至腓骨止点

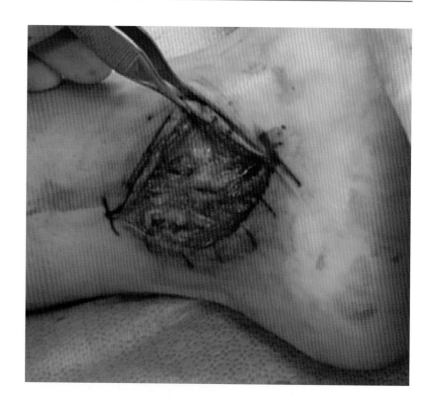

图 25.19 在腓骨的后外侧缘置入一枚带线锚钉，将 PUUR 缝合至腓骨

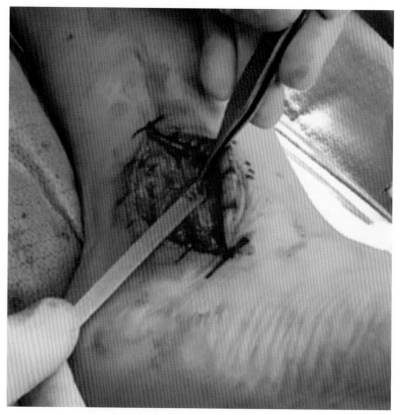

图 25.20　在 SPR 跟骨止点置入另一枚锚钉

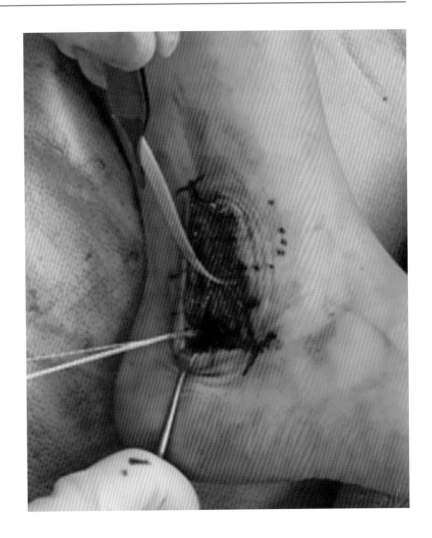

图 25.21　将 PUUR 在一定张力下缝合固定至跟骨外侧壁的 SPR 止点部位，张力 10%~20%

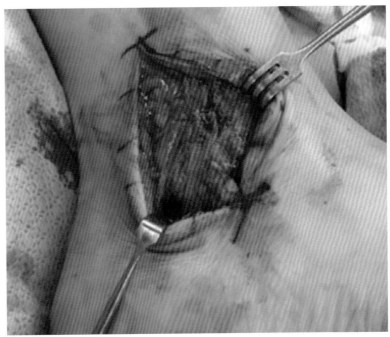

潜在并发症

· 切口愈合问题。
· 断裂或者再次撕裂。
· 出现腓肠神经症状或神经损伤。
· 肌腱瘢痕化，这可能会导致慢性疼痛。

术后康复

· 术后 1 周患者佩戴后托支具，在 1 周后患者穿行走靴，开始负重。
· 在术后 3 周的随访中，拆线，每日进行轻柔的主动关节活动练习来避免术后粘连。
· 术后 4 周起开始进行理疗，主要集中在功能康复上，后患者逐步摆脱行走靴，在术后 6~8 周应用有支撑作用的踝关节护具。
· 进行肌腱桥接或腓骨肌上支持带重建的患者，术后 1 周内用后托支具固定，后改用可负重石膏保护行走。
· 术后 3 周后的随访中，拆线，穿行走靴，每日进行轻柔的主动关节活动练习来避免术后粘连，但跖屈和内翻动作尽量避免，降低再次撕裂的风险。
· 术后 6 周起开始进行理疗，主要集中在功能康复上，后患者逐步摆脱行走靴，在术后 8~9 周应用有支撑作用的踝关节护具。

结果

表 25.1 展示了我们使用 PUUR 移植物治疗各种腓骨肌腱病变的结果，无一例出现异物反应，无移植物失效需要再次手术的病例。一例患者出现了切口的延迟愈合，后通过局部伤口处理完全愈合。我们的这些结果和之前报道使用 PUUR 移植物手术的结果相似，证明 PUUR 移植物在治疗腓骨肌腱病变及进行软组织重建中是一种安全有效的产品[20, 21]。

表 25.1　PUUR 移植物治疗腓骨肌腱病变的术后结果

手术方式	接受该手术的患者数（例）	平均随访时间（月）	并发症
腓骨肌腱完全断裂的修补术	2	5.4	无
腓骨肌腱撕裂的修补加固术	4	4.5	切口延迟愈合，伤口局部处置后愈合（n=1）
腓骨肌上支持带的重建术	1	14	无
痛性腓骨肌籽骨切除，腓骨长肌腱撕裂修补加固术	2	4.3	无

参考文献

[1] Weiler A, Peters G, Mäurer J, Unterhauser FN, Südkamp NP. Biomechanical properties and vascularity of an anterior cruciate ligament graft can be predicted by contrast-enhanced magnetic resonance imaging. A two-year study in sheep. Am J Sports Med. 2001;29(6):751–761.

[2] Clancy WG Jr, Narechama RG, Rosenberg RD, Gmeiner JG, Wisnefske DD, Lange TA. Anterior and posterior cruciate ligament reconstruction in rhesus monkeys. J Bone Joint Surg Am. 1981; 63(8): 1270–1284.

[3] Fu F, Bennett CH, Lattermann C, Benjamin C. Current trends in anterior cruciate ligament reconstruction. Part 1: Biology and biomechanics of reconstruction. Am J Sports Med. 1999; 27(6): 821–830.

[4] Rading J, Peterson L. Clinical experience with the Leeds-Keio artificial ligament in anterior cruciate ligament reconstruction. A prospective two-year follow-up study. Am J Sports Med. 1995; 23(3): 316–319.

[5] Wredmark T, Engstrom B. Five-year results of anterior cruciate ligament reconstruction with the Stryker Dacron high-strength ligament. Knee Surg Sports Traumatol Arthrosc. 1993; 1(2): 71–75.

[6] Engström B, Wredmark T, Westblad P. Patellar tendon or Leeds-Keio graft in the surgical treatment of anterior cruciate ligament ruptures. Intermediate results. Clin Orthop Relat Res. 1993; 295: 190–197.

[7] Denti M, Bigoni M, Dodaro G, Monteleone M, Arosio A. Long-term results of the Leeds Keio anterior cruciate ligament reconstruction. Knee Surg Sports Traumatol Arthrosc. 1995; 3(2): 75–77.

[8] Pattee GA, Friedman M. A review of autogenous intraarticular reconstruction of the anterior cruciate ligament. In: Friedman MJ, Ferkel RD, editors. Prosthetic ligament reconstruction of the knee. Philadelphia: WB Saunders; 1988. p. 22–28.

[9] Puddu G, Cipolla M, Cerullo G, Franco V, Gianni E. Anterior cruciate ligament reconstruction and augmentation with PDS graft. Clin Sports Med. 1993 Jan; 12(1): 13–24.

[10] Gretzer C, Emanuelsson L, Liljensten E, Thomsen P. The inflammatory cell influx and cytokines changes during transition from acute inflammation to fibrous repair around implanted materials. J Biomater Sci Polym Ed. 2006; 17(6): 669–687.

[11] Giza E, Frizzell L, Farac R, Williams J, Kim S. Augmented tendon Achilles repair using a tissue reinforcement scaffold: a biomechanical study. Foot Ankle Int. 2011 May; 32(5): S545–S549.

[12] Gisselfält K, Edberg B, Flodin P. Synthesis and properties of degradable poly(urethane urea)s to be used for ligament reconstructions. Biomacromolecules. 2002 Sep-Oct; 3(5): 951–958.

[13] Liljensten E, Gisselfält K, Edberg B, Bertilsson H, Flodin P, Nilsson A, Lindahl A, Peterson L. Studies of polyurethane urea bands for ACL reconstruction. J Mater Sci Mater Med. 2002 Apr;13(4): 351–359.

[14] Peterson L, Eklund U, Engström B, Forssblad M, Saartok T, Valentin A. Long-term results of a randomized study on anterior cruciate ligament reconstruction with or without a synthetic degradable augmentation device to support the autograft. Knee Surg Sports Traumatol Arthrosc. 2014; 22(9): 2109–2120.

[15] Coughlin MJ, Saltzman CL, Anderson RB. Mann's surgery of the foot and ankle. Philadelphia: Saunders/Elsevier; 2014.

[16] Ogawa BK, Thordarson DB. Current concepts review: peroneal tendon subluxation and dislocation. Foot Ankle Int. 2007; 28(9): 1034–1040.

[17] Gersoff WK, Bozynski CC, Cook CR, Pfeiffer FM, Kuroki K, Cook JL. Evaluation of a novel degradable synthetic biomaterial patch for augmentation of tendon healing in a large animal model. J Knee Surg. 2019; 32(5): 434–440.

[18] Pellegrini MJ, et al. Effectiveness of allograft reconstruction for irreparable peroneal brevis tears: a cadaveric model. Foot Ankle Int. 2016; 37(8): 803–808.

[19] Shoaib A, Mishra V. Surgical repair of symptomatic chronic Achilles tendon rupture using synthetic graft augmentation. Foot Ankle Surg. 2017; 23: 179–182.

[20] Sanders TH, Neufeld SK, Cuttica DJ. Anterior tibial tendon repair with polycaprolactone based polyurethane urea based graft. Am Orthop Foot Ankle Soc. 33rd Annual Meeting, July 11-14, 2018, Boston, MA.

[21] McKenna BJ, et al. Lateral Ankle Stabilization: Anatomic reconstruction for chronic lateral ankle instability utilizing degradable synthetic graft – a case series. Am Coll Foot Ankle Surg Scientific Conference, February 19–22, 2020, San Antonio, TX.